临床医疗护理常规（2019年版）

疼痛科诊疗常规

王保国　主　编
北京医师协会　组织编写

中国健康传媒集团
中国医药科技出版社

内容提要

本书是疼痛科医师临床工作规范指南，根据原卫生部《医师定期考核管理办法》的要求，由北京医师协会组织疼痛科专家、学科带头人及中青年业务骨干共同编写而成，介绍了疼痛科医师日常工作的基本知识和技能。体例清晰、明确，内容具有基础性、专业性、指导性及可操作等特点，既是疼痛科医师应知应会的基本知识和技能的指导用书，也还是北京市疼痛科领域执业医师“定期考核”业务水平的唯一指定用书。本书适合广大执业医师、在校师生参考学习。

图书在版编目（CIP）数据

疼痛科诊疗常规／王保国主编．—北京：中国医药科技出版社，2020.10
（临床医疗护理常规：2019 年版）
ISBN 978－7－5214－1986－3

Ⅰ.①疼…　Ⅱ.①王…　Ⅲ.①疼痛－诊疗　Ⅳ.①R441.1

中国版本图书馆 CIP 数据核字（2020）第 168355 号

美术编辑　陈君杞
版式设计　郭小平

出版　**中国健康传媒集团**｜中国医药科技出版社
地址　北京市海淀区文慧园北路甲 22 号
邮编　100082
电话　发行：010－62227427　邮购：010－62236938
网址　www. cmstp. com
规格　787×1092 mm 1/16
印张　26 1/4
字数　600 千字
版次　2020 年 10 月第 1 版
印次　2020 年 10 月第 1 次印刷
印刷　三河市万龙印装有限公司
经销　全国各地新华书店
书号　ISBN 978－7－5214－1986－3
定价　109.00 元

版权所有　盗版必究
举报电话：010－62228771
本社图书如存在印装质量问题请与本社联系调换

获取新书信息、投稿、为图书纠错，请扫码联系我们。

《临床医疗护理常规（2019 年版）》
编委会

主　　任　郭积勇

副 主 任　周保利　张永利　许　朔　吕　鹏　邱大龙
　　　　　赵玉沛　董家鸿　邱贵兴

办公室主任　许　朔（兼）

办公室成员　赵艳华　徐殿祥　许东雷　陈　平　郭建平

编　　委（以姓氏笔画为序）

王　杉　王　硕　王宝玺　王建六　王贵强
王保国　尹　佳　左明章　吕　鹏　乔树宾
刘元波　刘昌伟　刘晓红　刘惠亮　刘福全
孙　正　孙立忠　杨云生　杨仕明　李　宁
李　简　李汉忠　李佑祥　李宏军　李建初
李春盛　李高峰　吴永浩　何权瀛　邱贵兴
宋维群　张　俊　张　煊　张文中　张奉春
张国安　陆　林　陈　杰　陈有信　罗　毅
罗成华　金征宇　周福德　郑加生　封志纯
赵玉沛　姜玉新　钱素云　郭立新　席修明
黄　力　崔　巍　崔丽英　屠志涛　路　瑾

《疼痛科诊疗常规（2019 年版）》编委会

主　编　王保国

副主编　杨立强　安建雄　罗　芳　朱　谦　顾　柯
　　　　徐仲煌　李水清　孙永海　崔志强　胡三保

编　委（以姓氏笔画为序）

丁　超（中国医学科学院肿瘤医院）
丁玲玲（首都医科大学附属北京中医医院）
王　飞（北京中医医院平谷医院）
王全贵（北京朝阳急诊抢救中心）
王保国（首都医科大学三博脑科医院）
王晨晖（首都医科大学宣武医院）
王锡友（北京中医药大学东直门医院）
车向明（首都医科大学附属北京妇产医院）
戈晓东（首都医科大学附属北京朝阳医院）
冯　艺（北京大学人民医院）
朱　谦（中日友好医院）
朱德君（清华大学玉泉医院）
任秀君（北京中医药大学针灸推拿学院）
华　震（北京医院）
刘国凯（北京中医药大学东直门医院）
安建雄（中国医科大学航空总医院）
孙凤龙（首都医科大学附属北京康复医院）
孙永海（中国人民解放军总医院第二医学中心）
杨立强（首都医科大学宣武医院）
李水清（北京大学第三医院）
李秀华（首都医科大学附属北京同仁医院）

李娟红（首都医科大学附属北京世纪坛医院）
李萌萌（中国人民解放军总医院第四医学中心）
肖　军（中国疼痛医学杂志编辑部）
何　农（首都医科大学附属北京友谊医院）
何明伟（首都医科大学附属北京安贞医院）
张文浩（中国医科大学航空总医院）
张挺杰（北京大学人民医院）
张国荣（中国人民解放军空军特色医学中心）
张金华（北京中医药大学东方医院）
陈　思（中国医学科学院北京协和医院）
林彦达（首都医科大学宣武医院）
易云飞（北京爱育华妇儿医院）
罗　芳（首都医科大学附属北京天坛医院）
岳剑宁（首都医科大学宣武医院）
胡三保（首都医科大学附属北京安贞医院）
赵　睿（首都医科大学宣武医院）
顾　柯（首都医科大学三博脑科医院）
徐仲煌（中国医学科学院北京协和医院）
郭向飞（首都医科大学附属北京安贞医院）
郭瑞宏（北京市密云区医院）
黄　鹏（中国人民解放军总医院第一医学中心）
崔志强（清华大学玉泉医院）
章　静（北京丰台右安门医院）
韩雨洁（首都医科大学宣武医院）
蒋　毅（北京市海淀医院）
路桂军（北京清华长庚医院）
窦　智（首都医科大学宣武医院）
谭宏宇（北京大学肿瘤医院）

Foreword

序 言

为适应现代医疗卫生事业的发展需要，及时更新医学知识，北京医师协会 2018 年 10 月决定对北京市《临床医疗护理常规（2012 年版）》的内容进行补充修订。北京医师协会与北京地区 52 个专科医师分会组织医学专家和业务骨干，以现代医学理论为指导，致力于促进北京地区医疗质量与患者安全的持续改进和提高。经过有关专科医师分会和专家的共同努力，修编后的《临床医疗护理常规（2019 年版）》内容更加丰富，相关知识、技能更加先进，更能满足北京地区临床一线医师的需求。作为北京市各级各类医疗机构医务人员日常医疗护理工作规范，各类专科医师应知应会的基本知识与技能，北京市执业医师定期考核唯一指定用书，《临床医疗护理常规（2019 年版）》必将有效地帮助医疗机构提高工作质量，规范医疗行为，维护医务人员合法权益，推动北京地区临床医疗护理工作的持续改进和提高，为实现健康中国的宏伟目标作出积极的贡献。

在此，也向积极参与《临床医疗护理常规（2019 年版）》修编工作的各位专家和业务骨干表示衷心的感谢。

郭积勇

2019 年 12 月

《临床医疗护理常规（2019 年版）》修编说明

2012 年 3 月北京医师协会受北京市原卫生局委托，组织北京地区 35 个专科医师分会的医学专家和业务骨干，以现代医学理论为指导，结合北京地区临床实践经验，对《临床医疗护理常规（2002 年版）》进行了认真修编，推出了《临床医疗护理常规（2012 年版）》。

《临床医疗护理常规（2012 年版）》是按照北京医师协会已经成立的各专科医师分会所涉及的医疗专业类别进行编写的。推出 7 年来，对提高各级各类医疗机构医疗质量，规范医护人员医疗行为，保障医务人员及患者安全方面发挥了重要作用。

随着我国医疗卫生事业的快速发展，涌现出许多新的医疗技术手段，北京医师协会的专科医师分会也由 2012 年的 35 个发展到目前的 59 个。为了更好地规范医疗服务行为，适应现代医疗卫生工作的需要，借鉴、吸收国内外先进经验，紧跟医学发展步伐，自 2018 年 10 月开始，北京医师协会组织专科医师分会对《临床医疗护理常规（2012 年版）》有关内容进行补充修编，现共计推出 33 个专科的《临床医疗护理常规（2019 年版）》。《临床医疗护理常规（2019 年版）》凝聚着有关专家和业务骨干的心血，是北京地区临床医疗护理工作的一份宝贵财富。

尚需说明：

1. 关于《临床医疗护理常规（2019 年版）》的修编，内科医师分会、康复医学科医师分会、泌尿外科医师分会、烧伤科医师分会、耳鼻咽喉科医师分会认为本专科技术变化不大，未进行修编。原《儿科诊疗常规》分为《儿内科诊疗常规》和《儿外科诊疗常规》两册。由于北京医师协会近期成立了重症专科医师分会和疼痛专科医师分会，故本次修订增加了《重症医学科诊疗常规》和《疼痛科诊疗常规》。全科医学医师分会提前对《全科医学科诊疗常规》进行了修订，已于 2018 年 7 月出版。老年专科医师分会于 2017 年成立后即出版了本专科的《老年医学诊疗常规》。

2. 为进一步完善北京市医师定期考核工作，保证医师定期考核工作取得实效，修编后的《临床医疗护理常规（2019 年版）》旨在积极配合专科医师制度的建设，各专科分册独立程度高、专业性强，为各专科医师提供了应知应会的基本知识和技能。《临床医疗护理常规（2019 年版）》将成为各专科执业临床医师定期考核业务水平测试的重要内容。

3.《临床医疗护理常规（2019 年版）》的修编仍然是一项基础性工作，目的在于为各级医护人员在临床医疗护理工作中提供应参照的基本程序和方法，以利于临床路径工作的开展，促进医学进展的学术探讨和技术改进。

4. 本次修编仍不含中医专业。

北京医师协会
2019 年 10 月

Preface
前 言

《疼痛科诊疗常规》由北京医师协会疼痛专科医师分会负责组织编写。由于疼痛专科医师来源于麻醉科、疼痛科、神经内科、神经外科、风湿免疫科、骨科、医学康复科、中医科等专业科室，接受的住院医师和专科医师培训的时间和内容差异较大，并且国内外相关的诊疗规范、操作手册、工作手册较多，为了保持国内诊疗常规的一致性，本书主要参考中华医学会组织编写的《临床诊疗指南》和《临床技术操作规范》疼痛学分册、麻醉学分册、重症医学分册，结合北京疼痛学科的临床业务开展情况编写而成，内容尽可能全面，并突出简明、实用的特点。

全书分 2 篇 23 章，简洁阐述了疼痛科的设置、常见疼痛的诊断和治疗要点、常用技术的操作规程、并发症的防治等，是疼痛专科医师的实用“案头书”，也是临床医学本科生、研究生的参考书。

由于受编者的学识水平所限，且时间仓促，本书疏漏之处在所难免，敬请各位专家、学者和读者不吝赐教，以期将来修正。

编 者

2020 年 5 月

Contents

目 录

第一篇 疼痛诊疗常规 / 1

第二篇　疼痛科常用技术操作常规　/　187

第一篇

疼痛诊疗常规

第一章　疼痛科的建设和管理

第一节　疼痛科的建设

（1）原卫生部2007年下文（卫医发［2007］227号）在《医疗机构诊疗科目名录》中增加一级诊疗科目“疼痛科”，明确其主要业务范围为慢性疼痛的诊断和治疗。要求二级以上医院开展疼痛诊疗业务，应向核发其《医疗机构执业许可证》的地方卫生行政部门提出申请，地方卫生行政部门应依法严格审核，对符合条件的予以登记“疼痛科”诊疗科目。门诊部、诊所、社区卫生服务机构、乡镇卫生院等其他类别医疗机构暂不设立此项诊疗科目。

（2）开展“疼痛科”诊疗科目诊疗服务的医疗机构应有具备麻醉科、骨科、神经内科、神经外科、风湿免疫科、肿瘤科或康复医学科等专业知识之一和临床疼痛诊疗工作经历及技能的执业医师。独立开展疼痛诊疗的医师应具备主治医师及其以上职称。

（3）2016年原国家卫生和计划生育委员会办公厅在《关于印发三级综合医院医疗服务能力指南（2016年版）的通知》（国卫办医函〔2016〕936号）中明确了疼痛科医疗服务能力的基本标准、推荐标准和关键医疗技术。

（4）疼痛科的行政管理方式由医院确定。疼痛科主任一般应具备副高以上专业技术职称，从事临床疼痛工作5~8年以上。

（5）疼痛科医护人员的编制按所承担的临床、教学、科研任务和国家有关规定配备。

（6）各医院疼痛科根据实际情况建立疼痛门诊和病房。

1）门诊：疼痛科诊疗区域应相对集中，设独立的诊室和治疗室及疼痛治疗准备区域。疼痛科门诊建筑面积不少于50平方米（含诊室、治疗室、治疗准备室）；有创疼痛治疗操作应在符合相应标准的治疗室内进行；医师不少于2人，其中至少有1名具备中级以上职称；门诊护士不少于2人；可根据工作需要配备相关技术人员。

2）病房：每床净使用面积不少于4平方米，病区内应设有治疗室、办公室、值班室等。设置疼痛科病房，一般6~20张床。人员配备比例，床位：医师：护士为1：0.4：0.4。至少有2名本专业具有主治及以上职称的医师，2名具有护师及以上职称的护士。住院医师、主治医师和高级职称医师的比例应合理，能够满足三级医师查房和值班的需求。

（7）疼痛治疗室必备以下基本设备、器材和急救药品。

1）监护仪：能够进行心电图、心率、无创血压、脉搏氧饱和度监测。

2）麻醉机或呼吸机或简易呼吸器。

3）吸氧装置。

4）机械或电动吸引器。

5）气管插管器具。

6）急救药品。

7）应急照明设施。

（8）具有与开展疼痛诊疗项目相应的设备：射频治疗系统、激光治疗系统、臭氧治疗系统、经皮电刺激系统以及其他疼痛治疗设备。

第二节　疼痛科医护人员的职责

一、疼痛门诊医生的职责

（1）树立良好的医疗作风，以患者为中心。对患者应热情接诊、耐心解释，积极为控制和缓解患者的疼痛采取相应措施。

（2）认真询问病情、仔细检查，合理利用各项特殊辅助检查。

（3）重视诊断及鉴别诊断，务求每位就诊患者有初步诊断。严格执行循证诊疗原则。

（4）合理选择治疗方法，以有效、安全、经济为原则。

（5）尊重患者的知情权，有责任向患者及家属充分交代病情、可选择的治疗方案及可能存在的并发症，征得同意和理解。

（6）对疑难疼痛病例，应主动请示上级医师和（或）请有关科室会诊。

（7）合理用药、严格无菌操作，避免医源性并发症，杜绝医疗事故的发生。

（8）具有科学态度刻苦钻研业务，不断提高诊疗、技术水平。

二、疼痛病房医师的职责

（1）医生应以患者为中心，全心全意为患者服务。

（2）急性疼痛患者入院后，值班医生应即刻检查，并首先做紧急疼痛处理。非急诊患者入院后例行常规检查，主管医生应于24h内完成住院病历书写，并向上级医生汇报。

（3）疼痛患者如合并有并发症，应及时向上级医生汇报病情，并根据上级医生指示及时妥善处理。

（4）主管医生应每天巡视病房至少2次，主治医生应每天巡视患者至少1次，科主任每周至少查房1次。

（5）对疑难患者治疗前进行全科病例讨论，确定详尽的诊断与治疗计划。治疗期间主管医生应随时向上级医生汇报治疗效果和病情变化。

（6）主管医生应如实向患者交代病情、治疗方案、治疗效果以及可能出现的并发症等，在治疗前完成各项医疗文书（如手术同意书、自费药物及耗材同意书）的签署。

（7）危险性较大的治疗除及时完成患者及家属的病情告知、治疗方案选择及有效医疗文书的签署外，还应有必须的风险预案，并上报医院医务部门。

三、疼痛科护士职责

（1）负责接诊新入院的患者，介绍住院后的各种制度、病区环境及有关事宜和科内的工作人员。

（2）通过交谈、查体、观察，提出护理诊断，制定护理计划，在24h内写出护理病历。

（3）即时执行医嘱，完成患者的首次各项治疗及护理。

（4）参加医师查房，了解患者的病情及治疗方案。辅助医生治疗患者。

（5）帮助患者了解疾病相关的知识，指导患者有效配合医生治疗，促进恢复健康。

（6）做好病房的消毒隔离工作。

（7）做好药品的保管工作，尤其是毒麻药品。

（8）做好患者出院时的宣教及随访工作。

第三节　疼痛门诊的管理

一、门诊诊疗工作的管理

（1）疼痛门诊是一个独立的特色门诊，一般行政管理隶属于门诊部（或门诊办公室），必须接受其领导，遵守医院、门诊部的有关规章、制度。其医疗业务、行政领导由疼痛科主任直接负责，或指派专人具体负责疼痛门诊的具体工作。

（2）门诊须有固定的诊室、治疗室、观察室和候诊区；由门诊部统一安排在适当的区域（位置），以便利患者挂号、取药、就诊和治疗为根本。

（3）门诊须有固定开诊日期、时间及应诊人员，并应公布于众，以利患者就诊和监督。

（4）门诊应直接对外开放、挂号，具有独立诊断和处置疾病以及邀请和接受科间会诊的权利和义务。

（5）门诊须制定作息时间，并作好开诊前准备和门诊结束后的安全工作。

（6）门诊应执行首诊医师负责制和三级医师会诊制度。

（7）门诊应固定高年资医师或一年轮换，以利工作。其他低年资医护人员可定期轮转、培训。

（8）候诊区布置有关疾病的防治、疼痛诊疗知识以及就诊须知或注意事项等内容的宣传栏。

二、门诊的场地和器械、药品管理

（1）门诊须有固定的诊室、专用的无菌治疗和观察室各1至数间。

（2）诊室内应配备必要的设施，诸如诊桌、椅、检查床、屏风、照明、看片灯、血压计及上下水道等医疗用具。

（3）治疗室应具备空气消毒设备，符合无菌要求、杜绝院内感染的设施条件。

（4）定期检查治疗室内常备的心电监护仪、心肺复苏急救器械（设备）、药品、输液及氧气，保证随时可用、用之有效。

（5）根据治疗类别选取合适的一次性治疗包，用安尔碘、碘伏或碘酒＋酒精进行治疗前消毒。

（6）观察室（无条件者必须设有观察床）应紧邻治疗室或诊室，或设有专人负责监护，以保证能及时发现患者治疗后的变化。

（7）观察室应备有急救呼叫系统及必需的急救设备（如喉镜、气管插管、体外除颤仪等），以备急用。

（8）候诊区应有舒适的座椅、长凳，供患者休息和疼痛剧烈者躺卧。

（9）疼痛（诊疗）门诊区应有导诊台，备轮椅、平车以便利因疼痛而行动不便的患者。

（10）基本（常用）药品应准备一定的基数，尤其是循环、呼吸急救药品，应由门诊护士专人管理、定期整理。

（11）不存放与急救、神经阻滞无关的药品，尤其是剧毒麻醉药品及处方限制药品，应按规定随用随取，以策安全。

（12）药品的使用，严格执行三查三对制度，不使用过期、非本院药剂科发出的药品。

（13）使用不在医保和国家基本药品范围内的药品，应事先与患者讲清，征得同意，以免引起纠纷。

（14）每日下班时应清点各种治疗仪器及配件，并关好门、窗、水、电，严防灾害事故发生。

三、门诊治疗室的管理

（1）严格执行《消毒隔离管理总则》有关规定。

（2）医护人员进入室内，应更换刷手衣、拖鞋，带医用帽子、口罩，严格执行无菌技术操作规程。

（3）无菌治疗巾等物品必须一人一用一灭菌。

（4）室内设有空气消毒设施。

（5）治疗车上物品应排放有序，上层为清洁区，下层为污染区。进入病室的治疗车应配有快速手消毒剂，或消毒手套。

（6）各种神经阻滞治疗、配镇痛泵、换泵及换药操作应按清洁伤口处理，进行严格消毒。感染性敷料应放在黄色防渗的污物袋内，及时焚烧处理，污物桶定时清洁消毒。

（7）坚持每日清洁地面，湿式清扫，桌面用500mg/L含氯消毒剂擦拭，每日紫外线照射2次。

（8）每月空气培养一次，有据可查。

（9）患者治疗前需核对病例资料，包括治疗部位、方式、用药等；有创治疗同意书和治疗期间注意事项；3个月内的化验指标（凝血、传染病、血常规、生化等）。

（10）治疗前再次询问患者病情，确认治疗，除外有创治疗禁忌证（凝血功能异常、血糖过高、空腹、月经期间、半年内有心脑血管疾病发作史、2周内治疗部位接受过其他有创治疗）。

（11）患者进入治疗室前更换病号服，便于暴露治疗部位，换拖鞋或戴鞋套，戴医用帽子、口罩。

（12）治疗前连接心电监护仪，心电监护、脉搏氧饱和度等指标正常方可开始治疗。在治疗期间密切关注心电监护仪。

（13）治疗结束后根据治疗类型安置患者在治疗室或观察室休息观察5～30min，无不适后方可离开治疗室或观察室。

（14）治疗后嘱患者下次复诊时间及回家后的注意事项，互留联系方式。

四、门诊的病历书写

（1）严格病历书写制度，凡挂号来诊者已构成法律效力的医患关系，必须建立病历。根据医院情况书写电子病历或手写病历。

（2）病历书写内容应扼要、简明，必须包括主诉、现病史、检查（查体）、诊断（印象）和处理。如需要安排治疗应写明治疗部位、方式、用药等。

（3）疼痛的主诉应包括发病时间、疼痛性质、疼痛部位、时间、程度、有无规律等内容。

（4）病历是宝贵的资料和法律的依据，应认真积累、登记、分类保管，以便进行随访、总结和科研。

（5）复诊患者必须书写复诊病历，包括治疗效果、副反应及复查首诊诊断的符合率。

五、门诊的患者接待和随诊

（1）提高与患者交流的技巧　疼痛患者、特别是慢性疼痛患者，常伴有心理障碍，医生在门诊对患者的接待就是心理治疗的开始和治疗的重要部分。医护人员对患者要热情接待、耐心听取其诉说病情，关心其痛苦和不幸。注意语言、行为的医疗保护作用。

（2）强化“痛患者所痛”的观念　对患者的痛苦应表示理解、同情，详细了解患者致痛的诸多因素（包括心理、社会、家庭等因素），尽心尽力为其缓解或解除疼痛。鼓励其增强信心，与医生密切配合。

（3）坚持“以人为本”的指导思想　尽量简化诊疗手续，制度要便利患者。可采取一次诊查、多次治疗和一次挂号、收费，连续治疗等便民措施，减轻患者的医疗费用和就诊时间的负担。

（4）每次接诊（复诊或治疗）都应热情接待，主动、详细询问治疗效果，评估疼痛强度的变化，并详细记录，按疗程小结疗效及所用药物。

（5）每年进行一次随访，可采取书面问答或口头询问，对特殊病例应约来复查，以便调整治疗方案并掌握疗效。向患者学习，丰富经验，进行总结及临床研究。

（6）对特殊病例、罕见或诊断不清、有教学意义以及对疼痛诊疗提高、发展有价值的病例，应建立通讯联系，随时或根据需要进行随诊。

第四节　疼痛病房的管理

一、疼痛病房的环境和管理

（一）病房的布局及设施

（1）应为患者创造一个清洁、整齐、安全、舒适、安静的医疗环境，使患者在良好的环境中接受治疗。室内建筑材料应选用无毒，防滑，易于清洁、消毒，颜色淡雅，使患者感觉舒适、温暖、和谐。病区内应设常规治疗室、神经阻滞治疗室、中央设开放式护理站及医生办公室、值班室、更衣室等工作房间。

（2）护理站设在病房中央，便于观察整体病房情况。护理站应配置中央工作台（包括各室信号灯）、办公桌、椅、病历柜、电话机、病员一览表、微机管理系统等。

（3）神经阻滞治疗室须具备独立、专用、门窗严密、符合无菌条件的要求。必须备有监护仪、心肺复苏急救设备和药品、输液及供氧条件。备有治疗车、治疗器材、药品、无菌柜、轮椅、平车等。

（二）疼痛病房药品管理制度

（1）护士应根据医嘱，认真、如实打印用药处方（或根据各医院规定），并做好清点、统计、领取工作。

（2）各班护士在使用、执行给药治疗过程中，要认真核对、清点、交接、签字、登记执行，应及时、准确无误。同时向家属及患者做好有关用药的宣教，讲清所用药物名称、途径、注意事项，必要时应取得家属的签字认可。

（3）因患者死亡、自动出院、停药等情况，应及时清点退药或交给家属，并向家属说明缘由。为防止贵重药品丢失，要设专柜上锁保管，并设专人定期检查清点。

（4）麻醉药品管理实行“五专”制度：即专人负责、专柜加锁、专用帐册、专用处方、专册登记。

（5）开具麻醉药品的医务人员，必须具有主治医师以上专业技术职务。并经国家药物监督管理部门考核、确认能够正确使用麻醉药品者，所开具的处方书写要完整规范。

（6）严格执行麻醉剧毒药品管理制度，护理部人员（或指定有关人员）凭电脑打印的统领单、麻醉处方及用过的麻醉药品安瓶，才能领取哌替啶、吗啡、芬太尼等管制药品。

二、疼痛病房病历书写及保存

（1）住院患者大病历应在24h内完成，首次病程入院8h内完成，手术前一天和手术后第一天需有术者查房记录，术后首程应在6h内完成，手术记录在术后24h内完成，出院记录在出院后24h内完成，并打印病历首页以备病案室回收。病历记录应有医师签字才有效。

（2）大病历要对患者姓名、性别、年龄、职业、籍贯、工作单位、地址、电话号码要填写完整。对入院时间、病史、体检、印象诊断、检查、处理意见都要进行详细记录。

（3）疼痛专科病历既要体现对疼痛患者常规处理的基本内容，又要突出疼痛专科治疗的特色。尤其对疼痛体征的记录，应写明具体疼痛时间、疼痛部位、疼痛原因、疼痛性质、疼痛程度和治疗过程。

（4）认真书写病程及查房记录，详细记录治疗经过和变化，评估疼痛评分以及症状和体征的变化。并对与患者有关的心理、医疗、社会等问题予以记载。病程要求每天纪录；对于住院时间超过2周者至少也要2~3天记录一次，并请上级医师审阅、签字。

（5）对各种医嘱、病情记录、交接班、会诊、患者出院时间也应做好记录。

（6）病人出院后要将患者基本信息录入统一格式的 Excel 表格，包括病历号、姓名、性别、年龄、籍贯、联系方式、主要诊断、手术名称等。

（7）大病历核查完善后，按医院有关规定，及时送至病案室入库保存。

三、疼痛科三级查房制度

（1）科主任/主任医师/副主任医师（以下简称主任）、主治医师、住院医师均应按规定时间查房。主任查房每周至少一次，查房时应有主治医师、住院医师、实习医师、进修医师和护士长参加；主治医师查房每周至少 2 次，查房时应有住院医师、实习医师、进修医师和责任护士或主班护士参加；住院医师对所管病人每日至少查房 2 次。

（2）对危重病人，住院医师应随时观察病情变化，及时请上级医师检查病人；上级医师应主动了解危重病人的诊治情况。

（3）上级医师查房时，下级医师要做好准备工作，如病历、影像学检查结果，各项检查报告及所需用的检查器材。主管患者的住院医师要报告简要病历、当前病情并提出需要解决的问题。主任或主治医师可根据情况做必要的检查和病情分析，并作出明确的指示。上级医师的分析和处理意见，住院医师应及时记录在病程记录中，并请上级医师签名确认。

四、疼痛科疑难危重病人会诊和讨论制度

为提高疑难、危重病人救治成功率，对危重疑难病人一律要进行讨论，根据病人情况由科主任决定讨论会级别。

（1）科内讨论时由科内专业组长或主任主持，本科全体医生、科护士长、相关护士参加。

（2）参加讨论前医生及护士要查阅循证医学相关资料、亲自查看病人，询问相关病史，查看辅助检查资料等。

（3）讨论内容应包括护理内容。讨论过程和结论要如实记入病历，并有主治医生签字认可。

（4）当科内讨论仍有困难时，科室要及时启动院内及院外会诊。

（5）院内会诊由主任主持，本科主治医生应全程陪同。根据病人的需要，可以电话请求急会诊。被邀请急会诊的科室应在 10min 之内派出主治医生以上人员到会诊地点。

五、疼痛科会诊制度

（1）凡遇疑难或本科诊治有困难的病例，应及时申请会诊。

（2）根据病情需要，将会诊分为 3 个级别。

1）“急”会诊：限于急重病人，被邀人员必须随请随到（10min 内）。

2）“等”会诊：限于 1 ~2 日内手术或出院所需会诊，被邀人员应于当日内前去会诊。

3）“平”会诊：除上述情况外所需会诊，应邀医师应在 48h 内完成。

（3）申请会诊应有主治医师签字，在紧急抢救病人时可先用电话联系。各科室严格按会诊级别要求及时完成会诊。

（4）会诊前，请会诊医师应准备好有关资料，填写会诊记录中的病史及会诊目的部分；会诊时应由经治医师或病房值班医师陪同被邀医师，急会诊应由病房主治医师及经治医师或值班医师陪同并详细介绍病情；陪同会诊的医师应根据会诊意见及时予以实施。

（5）各专业科室应派出主治医师以上人员到各科室做专业会诊。设住院总医师的科室可派住院总医师前去会诊，解决一般性问题。一旦住院总医师会诊不能一次解决时，第二次会诊就应请相应专业主治医师以上人员共同会诊。如遇疑难重症、特殊患者或专业性较强的疾病，应由副主任医师以上人员前去会诊。住院医师及进修医师不能单独会诊。会诊医师要详细检查病人，会诊后应认真填写会诊意见，如需转科，商妥后及时转诊。

（6）需多科共同会诊时，由病人所在科室科主任提出，科室填写《院内病例讨论申请单》，科主任签字，经医务处同意，确定会诊时间，召集有关人员参加。会诊前病房经治医师和主治医师应准备好必要的材料，会诊中做好会诊记录，并将整理后的会诊意见记录在病程记录中。会诊意见由科主任和病房主治医师组织实施。

（7）本院诊治有困难的病例，由科主任提出，经治医师须认真填写《院外会诊病例申请单》，科主任签字，经医务处同意，可请院外专家会诊。需到外院会诊时，如病人病情允许，可由本院经治医师携带病历资料，陪同病人到院外会诊。

（8）院外会诊，对方医院医务处将该院专家来我院会诊安排确定后，通知我院医务处，并由病人家属或单位安排随车接送。院外专家来院会诊时应由科主任或科室主管病房的副主任医师以上人员陪同，必要时医务处或主管院领导参加。经治医师要做好会诊前的准备，详细介绍病情，记录会诊意见，并将整理的会诊意见记录于病程记录中。院外专家会诊后，病人的诊治计划应由科室主任和病房副主任医师以上人员确定并组织实施。

六、疼痛科告知及知情同意制度

（1）为了维护患者的合法权益，充分尊重患者知情同意权和选择权，医务人员必须履行告知义务，通过告知使患者明白自己疾病的诊断结果、治疗方案、预后情况、注意事项以及需要做的检查和费用产生情况等。

（2）患者就医的知情同意贯穿于医疗过程的始终，在工作中特别要求在下述情况中实施知情同意制度。

1）手术、麻醉。

2）重要诊疗方案的变更，尤其是术中意外处理及术中改变手术方式。

3）使用有创性诊断或治疗。

4）使用气管插管及人工呼吸机。

5）应用临床新技术、新疗法。

6）输血。

7）临床教学、临床试验。

8）其他医院规定的情况。

（3）签署各项知情同意书的医务人员要求由手术医师进行，知情同意结果记录于病历之中。告知的对象是患者或近亲属等授权代理人（有授权委托书）。

（4）告知过程中，使用通俗易懂的语言使患者及近亲属充分理解告知的内容和风险。充分说明手术指征、手术风险与利弊、高值耗材的使用与选择、可能的并发症及其他可供选择的诊疗方法等，并签署知情同意书。

（5）知情同意书应由手术医师先签署，然后由患者或近家属、授权委托人签署。

（6）患者及近亲属必须履行告知或知情签字手续（明确签署意见同意与否）。没有签字，不能实施手术、麻醉、输血以及其他特殊医疗措施。

（7）对有一定风险的医疗措施，医务人员必须做好充分的防范措施以防范不良后果发生，切不可通过要求患者签署知情同意书推卸责任。

（8）对未履行告知而发生医疗争议的，要追究相关医务人员责任。

第五节　疼痛诊疗的护理

一、疼痛门诊护理的工作内容

（1）做好开诊前准备工作，为患者创造舒适的就诊环境；做好治疗室的环境消毒、无菌器械、药品、帽子口罩、手套、拖鞋等准备工作。

（2）安排好就诊患者候诊，首诊患者需建立病历档案，包括填写姓名、年龄、诊断、治疗及次数、特殊用药、住址和电话等内容。

（3）患者进入治疗室前指导其更换拖鞋（或鞋套）之后，安排患者到指定治疗床等待治疗。

（4）治疗期间要安慰患者，避免患者心情过于紧张影响治疗。对老年、体弱患者进出治疗室时要随身搀扶，

（5）治疗前、后应向患者交待治疗时和治疗后的注意事项以及下次复诊时间。

（6）门诊结束后应清理诊室、治疗室。治疗时用过的物品应及时按照污物分类处理要求即时处置。应消毒的物品消毒后，放入无菌柜内保存待用。每日门诊结束后，应及时统计当日门诊工作量，填写日报表上报有关部门及留挡保存。

二、疼痛病房护理的工作内容

（1）负责接待新入院的患者，办理入科手续，入院后查体、身体评估并做出护理计划，书写护理病历。

（2）了解患者的病情及心理状态，做好心理护理及卫生宣教工作。

（3）完成患者的晨、晚间护理，为患者创造一个干净、安静、整洁、舒适的医疗环境。

（4）随时巡视患者，定时测量患者的生命体征和进行视觉模拟（VSA）疼痛评分，并做好记录。

（5）即时、准确地执行各项医嘱，正确地完成患者的各种治疗，如换药、肌内注

射、输液等工作，保证患者治疗的正常进行。

(6) 负责领取及保管患者的口服药、注射药、输血、输液药品。尤其要做好毒麻药的管理及登记工作。

(7) 配合医师完成各种疼痛介入手术，并做好围术期患者的护理。做好治疗室的空气、物品、物体表面的清洁、消毒工作及检菌监测和记录。

(8) 准确填写各种护理文件。

(9) 负责办理出院患者住院费用、记账和出院手续。

三、疼痛护理人员工作制度

(1) 护士上岗时服装应干净、整洁。要求着白大衣、白裤子（夏季短裙），戴燕帽，穿白鞋，着白色或肉色袜子。

(2) 淡妆上岗，发不过肩，不戴饰物。

(3) 使用礼貌用语，服务态度热情周到。杜绝冷、硬、顶的现象发生。

(4) 严格遵守劳动纪律。上班时间不脱岗、串岗、睡岗、干私活。

(5) 严格遵守各项规章制度，按时完成本岗工作。工作认真仔细，积极主动，杜绝差错事故的发生。

(6) 做好疼痛科的药品管理。

四、疼痛科的消毒管理

(1) 医护人员上班时要衣帽整洁，中午或下班就餐、开会时，应脱去工作服。

(2) 治疗、换药、处置工作前后应洗手，必要时用消毒液洗手，无菌操作时要严格遵守无菌操作规程。

(3) 病房要定时通风换气，每日 1 ~ 2 次空气消毒。

(4) 晨、晚间护理用具应一床一套。

(5) 患者用过的衣服、单子、被套等应放入污衣袋内，不得随地乱放。

(6) 床旁小桌要一桌一布擦拭。

(7) 各种治疗用具包括穿刺针、换药碗、弯盘、压舌板、注射器等用后需浸泡后消毒或灭菌。一次性器具或固定患者本人再次使用；或按规定弃之不应再次使用。

(8) 治疗室和换药室每日应紫外线行空气消毒 2 次，每次 40min。每月作空气细菌培养一次。记录每盏紫外线灯使用起始时间，超时限应及时更换。凡进入上述室内均需遵照各室有关规定执行。

(9) 无菌包、容器、敷料罐、持物钳等，要定期更换消毒液，每周高压灭菌 1 ~ 2 次。

(10) 所有消毒物品均要写明消毒日期及消毒有效期。

(11) 无菌消毒物品与非无菌消毒物品应分别放置。

(12) 凡厌氧菌、铜绿假单胞菌等特殊感染的患者应严格隔离，所用物品均需严密消毒、敷料要焚烧。

(13) 患者出院、转院、转科或死亡均应进行终末消毒。

五、疼痛科围术期的护理配合

（1）心理护理　通过对患者安慰、鼓励、启发、疏导暗示等方法，消除患者恐惧、紧张、失望等不良心理反应，鼓励患者树立战胜疾病的信心。

（2）进行护理查体　定时测量体温、脉搏、呼吸、血压、心率和体重，详细询问护理病史，及时留取各种化验标本（血、尿、便）并送检。24h 内完成护理病历。

（3）观察患者疼痛的性质、程度、持续时间，协助医生绘制在疼痛评分表上。

（4）介入治疗的患者于术前一天，按医嘱做好术前准备工作；手术当日按时给予术前用药。

（5）患者治疗后回病房时应认真、仔细接班，并密切观察患者的体温、脉搏、呼吸、血压，防止术后并发症的发生。

（6）治疗后密切配合医生，观察病情和情绪变化。按医嘱实施治疗及按时评估疼痛 VAS。

（7）治疗后三天换药，注意观察伤口有无感染及愈合情况。

（8）患者出院时应给予出院指导。需定期复查者，告知患者复查时间。

六、疼痛患者的基础护理

（1）心理护理　疼痛患者都伴有不同程度的情绪紧张、焦虑，护士在护理工作中应耐心、周到，态度和蔼可亲，使用安慰性语言，消除患者的紧张情绪。也可以采用让患者听音乐、看电视、读报纸、聊天等方法转移患者的注意力，从而减轻疼痛。

（2）饮食　根据患者的情况给予普食或低蛋白饮食。以营养丰富、易消化、富含维生素的饮食为宜。

（3）生活护理　保证室内适宜的温、湿度及安静的环境，定时为患者作晨、晚间护理及清洁卫生工作，保障患者住院期间安全、舒适。

（4）对生命体征的观察　定时测量患者的体温、脉搏、呼吸、血压等各项生命体征。

（5）对疼痛的准确评估　定时观测患者疼痛的部位、性质、程度及持续时间，并准确记录。

（6）防止感染　对介入手术后及硬膜外留置导管的患者，应密切观察其伤口，定时换药，预防感染。对于长期卧床的患者应防治压疮的发生。

第二章　疼痛诊疗概述

第一节　疼痛的分类

国际疼痛研究协会2016年定义疼痛是一种与组织损伤或潜在组织损伤相关的感觉、情感、认知和社会维度的痛苦体验（Pain is a distressing experience associated with actual or potential tissue damage with sensory，emotional，cognitive，and social components.）。

疼痛感觉是伤害性神经冲动通过复杂的机制从外周到脊髓再到脑部各级中枢整合的最后结果。疼痛的同时伴有躲避、哭叫、流泪、出汗、血压升高、心率增快等疼痛反应。

疼痛的分类方法有多种。临床常采用先按疼痛的部位，再按病因、发病机制、时间长短和疼痛程度等归类。疼痛的多种分类方法之间并非相互独立的，临床上常同时采用多种疼痛分类方法。

一、根据病因分类

1. 外伤性疼痛

有明确的机械性和物理性创伤病史，包括术后急性疼痛。此类疼痛一般多表现为开始比较剧烈，随着时间的延长疼痛有所减轻。

2. 病理性疼痛

分为炎性疼痛和缺血性疼痛。

3. 代谢性疾病引起的疼痛

4. 神经病理性疼痛

5. 组织、器官畸形引起的疼痛

6. 心理性疼痛/精神性疼痛

7. 复合因素引起的疼痛

二、根据病程分类

1. 短暂性疼痛

呈一过性疼痛发作。

2. 急性疼痛

与损伤有关的短时间疼痛。持续时间一般≤3个月。

3. 慢性疼痛

疼痛持续时间较长（>3个月）或长期（>6个月）间断性发作。此处所指的慢性疼痛确切来说是指慢性非癌性疼痛，主要包括肌肉骨骼源性疼痛、神经病理性疼痛、纤维组织性肌痛、脊柱关节炎、风湿性关节炎。需注意的是它一般不包括偏头痛、心绞痛、癌痛和特殊疾病引起的疼痛（如多发性硬化症）。

三、根据疼痛程度分类

1. 微痛

常与其他感觉如痒、麻、酸、沉等症状同时出现，大多不被患者重视。

2. 轻度痛

疼痛局限且轻微，一般不会影响患者睡眠。

3. 中度痛

疼痛较显著，患者要求止痛治疗，常常会致患者睡眠困难（如入睡困难、夜间疼醒）。

4. 重度痛

疼痛难忍，痛反应剧烈，可影响患者的日常生活能力，多需立即处理。

四、疼痛的临床综合分类

临床综合分类方法是以解剖部位为基础，并包含疼痛涉及的器官、病因、病理和诊断名称，在临床上较为常用。如头痛，包括颈源性头痛、紧张型头痛、偏头痛（先兆型偏头痛、非先兆型偏头痛）、丛集性头痛、损伤性头痛、血管源性头痛、颅压异常性头痛、炎性头痛、外伤后头痛等。

五、根据疼痛的发生性质分类

1. 刺痛

由 Aδ 纤维传导，定位明确，疼痛形成快、消失快，患者一般不产生明显的情绪反应。

2. 灼痛

由 C 纤维传导，定位不明，疼痛形成慢、消失也慢，一般患者难以忍受。

3. 酸痛

由 Aδ 和 C 纤维传导，疼痛难以描述，感觉定位差，很难确定疼痛部位。

六、根据疼痛的病理生理机制分类

1. 伤害性疼痛

由组织损伤或炎症刺激完整的伤害感受器所致的疼痛。

2. 神经病理性疼痛

由感觉神经系统受损或受到刺激或功能异常所致的疼痛。

七、根据疼痛发生的系统和器官分类

1. 躯体痛

其疼痛感受器多分布在皮肤、软组织、骨骼肌、骨等，定位明确，常被描述为锐痛、持续钝痛、挤压痛、刺痛、跳痛等。

2. 内脏痛

其疼痛感受器多分布在内脏器官（如肾脏、胃肠道），定位不明确，常被描述为钝痛、绞痛或持续钝痛。

3. 中枢性疼痛

主要是指由脊髓、脑干、丘脑、大脑皮质等中枢性神经疾病所引起的疼痛（如脑肿瘤、脑出血等），一般神经阻滞无效，常需作用于大脑皮质的麻醉药和镇痛药方能有效。

八、根据疼痛表现形式分类

1. 局部痛

2. 牵涉痛

当某些内脏器官发生病变时，在远离原器官的体表的一定区域所表现的疼痛。

3. 放射痛

与牵涉痛最大的区别在于它是沿受累神经分布的，它是指当神经根/干及中枢神经系统病变，使得疼痛沿受累神经在其远端支配区出现的疼痛。

第二节　疼痛的定性和定量诊断

一、疼痛的定性诊断

（一）询问疼痛的病史

应注意了解表2－1列出的内容。

表2－1　询问病史的主要内容

1. 主诉 主要疼痛表述 2. 现病史 疼痛的发生过程 疼痛的部位 疼痛的性质 疼痛的程度 疼痛的诱发因素 疼痛加重或缓解的因素 疼痛的伴随症状 就诊经过及目前的用药治疗方案 3. 既往史 过去身体健康状况 既往是否出现过类似症状 曾经是否有手术或外伤史 是否存在其他疾病 是否有药物过敏史和药物滥用史 是否有烟酒嗜好	4. 家族史 家族成员是否有类似的疼痛症状 家族成员有无其他的疼痛症状 家族成员有无伤残性疾病 死亡家属的死亡原因 家族有无遗传性疾病 5. 职业和社会环境 是否有过参加战争的经历 曾接受过何种教育 目前从事的职业 目前是否因疼痛丧失了工作能力 目前家庭经济状况 能否参加休闲娱乐活动 医疗费用能否满足需要 疼痛是否影响了患者的人际关系 6. 婚姻状况

（二）体格检查

1. 精神状态

（1）患者的意识、语言状态、能否合作。

（2）识别物体能力、判断力和观察能力。

（3）记忆力、计算和拼写能力。

2. 生命体征

呼吸、心率、体温、血压。

3. 一般检查

（1）体位　自主体位、被动体位、强迫体位。

（2）姿势　正常人的姿态协调自如。由于疼痛的原因，患者常出现特殊的姿势。

（3）皮肤颜色　可以显示可能存在的交感神经功能障碍、炎症、带状疱疹皮损等疾病。

（4）不对称出汗、局部组织血液灌注不足、肌肉萎缩可能存在神经功能障碍。

（5）步态有无共济失调、有无偏瘫。

4. 颅神经检查

对患有头痛和颈部疼痛的患者，应进行颅神经检查。

5. 感觉功能检查

（1）浅感觉　浅感觉包括痛觉、温度觉、触觉。

（2）深感觉　深感觉包括震动感、位置感（关节肌肉定位感或运动感）、两点辨别觉、压迫感觉、重量感觉。

（3）本体感觉检查。

（4）压痛点的检查　详见第十七章与疼痛相关的查体方法。

6. 四肢的肌力、肌张力和关节检查

详见第十七章与疼痛相关的查体方法。

7. 深浅反射

反射是神经活动的基本形式，深浅反射是检查神经功能的方法之一，包括肱二和肱三头肌肌腱反射、腹壁反射、跟腱和膝腱反射等。检查反射时应注意两侧是否对称，如果出现不对称的反射，常常表示有器质性病变的存在。

8. 病理反射

详见第十七章与疼痛相关的查体方法。

疼痛的临床体格检查要点见表2－2。

表2－2　临床体格检查要点

疼痛类型	要　点	举　例	
局部疼痛	疼痛部位与病变部位相一致，由周围神经及感受器受冷、热、压、刺等刺激所致	一条周围神经受到损害时，该神经分布区感到疼痛，其部位与神经干的位置一致	
牵涉痛	内脏脏器有病变时，除有该脏器局部痛之外，还有远离该脏器的体表部位疼痛或深部组织痛	心脏（$T_1 \sim T_4$）痛	牵涉痛区为左胸前、左肩背、左手尺侧
		胃（$T_7 \sim T_8$）痛	牵涉痛区为上腹部
		幽门（$T_8 \sim T_9$）痛	牵涉痛区为脐上
		小肠、阑尾（$T_9 \sim T_{10}$）痛	牵涉痛区为脐周
		升、横、降、乙状结肠、直肠（T_{12}，L_1，$S_2 \sim S_4$）痛	牵涉痛区为耻骨、骨盆深部、肛门
		肝、胆（$T_7 \sim T_8$）痛	牵涉痛区为右上腹、右肩部
		肾、输尿管（T_{12}，$L_1 \sim L_2$）痛	牵涉痛区为腰、腹股沟
		膀胱底（$T_{11} \sim T_{12}$，L_1）痛	牵涉痛区为耻骨上
		膀胱颈（$S_2 \sim S_4$）痛	牵涉痛区为会阴和阴茎
		子宫底、子宫颈（$T_{11} \sim T_{12}$，L_1，$S_2 \sim S_4$）痛	牵涉痛区为耻骨上、下腹、会阴

续表

疼痛类型	要　点	举　例
放射痛	从受累部位局部痛放射到该神经所支配的区域，临床上常见于神经干、神经根受刺激时	腰椎椎间盘突出时可引发坐骨神经痛
扩散痛	神经干某一支受刺激时，疼痛可扩散至其他分支	三叉神经痛
烧灼痛	临床见于交感神经不全性损伤时	上肢或下肢的交感神经纤维受损，表现为患肢局部发红、毛发增加、指或趾甲增厚等营养障碍表现

二、疼痛的定量诊断

主要借助疼痛程度评估量表实现，需注意的是疼痛程度评估量表仅仅在比较同一患者不同时间点的疼痛程度时是可靠的。因此，对于单个患者的疼痛评估，在不同时间点应始终采取一致的衡量方法。

1. 语言评价量表（VRS）

即用口述语言文字描绘对疼痛程度进行评分，包括“4 级评分法”和“5 级评分法”。

（1）“4 级评分法”　用无痛、轻度疼痛、中度疼痛、重度疼痛进行评估。

（2）“5 级评分法”　用无痛、轻度疼痛、中度疼痛、重度疼痛、剧烈疼痛进行评估。

2. 视觉模拟评分（VAS）

VAS 方法是在白纸上画一条 10cm 的粗直线，左端为无疼痛，用“0”表示，右端为难以忍受的剧烈疼痛，用“10”表示，患者根据自己感受到的疼痛程度，在直线上的某一点上标示出来，然后使用直尺测量从无痛端到患者标记点的直线距离，用测量到的数字表达疼痛的强度。

3. 数字评分（NRS）

患者被要求用数字（0～10）共 11 个数字表达出感受疼痛的程度，0 为无疼痛，10 为难以忍受的剧烈疼痛。

4. McGill 疼痛问卷（MPQ）

因所使用的词汇中文表述有些抽象，难以理解和使用，且使用时耗时较多，我国临床较少使用。

5. 手术后疼痛评分（Prince－Henry 法）

Prince－Henry 法包含了不同状态下的疼痛情况，并分为 0～4 共 5 个等级。对于术后因气管切开或保留气管导管不能说话的患者，可在术前训练患者用 5 个手指来表达自己从 0～4 级的选择。

（1）0 分　咳嗽时无疼痛。

（2）1 分　咳嗽时才有疼痛。

（3）2 分　深呼吸时即有疼痛发生，安静时无疼痛。

（4）3 分　静息状态下即有疼痛，但较轻，可以忍受。

（5）4 分　静息状态下即有剧烈疼痛，难以忍受。

6. 测痛仪

（1）压力测痛仪　给予组织一定的压力，机体感到疼痛时的压力。

（2）电刺激测痛仪　通过电极向组织施加一定的电流，当机体感到疼痛和能够耐受的电流数值分别为痛阈和耐痛阈。

三、儿童疼痛的评估

由于小儿尤其是婴幼儿缺乏表达能力，疼痛评估较为困难。临床上可通过观察患儿的行为异常、生理改变来判断疼痛程度。对于6岁以上的儿童也可以使用视觉模拟量表来评估疼痛。

（一）儿童疼痛评估内容

1. 疼痛的基础类型

根据病理生理学机制分为伤害性疼痛和神经病理性疼痛，确定疼痛的基础类型有助于识别疼痛的病因，从而指导治疗的选择。

2. 疼痛来源和定位

（1）疼痛来源　详细了解原发病可能有助于明确疼痛来源，从而指导治疗方案的选择。

①癌症：患儿可能存在由骨肿瘤引起的伤害性疼痛以及肿瘤侵袭外周神经引起的神经病理性疼痛。

②发育障碍。

③镰状细胞病：因血管阻塞而产生的急性伤害性疼痛。

（2）疼痛定位　有助于明确病因。

3. 疼痛程度评估

（二）疼痛严重程度的具体评估方法

1. 行为评估方法

（1）哭声　根据哭声的强弱、持续的时间、次数来评估疼痛程度。高音调、紧张、强烈的哭闹具有代表性。

（2）面部表情　代表着婴幼儿对疼痛天生的反应，与疼痛有关的表情包括眉毛凸出、挤眼后闭上、鼻唇沟加深、张嘴、缩舌、撅嘴、口角歪斜、下颌抖动等。

（3）躯体疼痛行为表达　疼痛时婴幼儿肢体的反应包括：肢体的踢打、摆动、肢体的紧张、身体僵硬、肢体活动减少等。

2. 生理评估方法

生理评估的内容包括心率、血压、出汗等指标。客观疼痛评分（OPS）法（表2-3）不需小儿参与，根据血压、哭闹程度、运动、烦躁情况及语言或形体语言等进行疼痛的评估，每个指标分为三级，分别为0、1、2分。若各项积分之和≥6分，就需要镇痛。此法常用于手术或治疗前后的对比观察。

表2-3　OPS评分表

观察指标	标　准	分数
血压	超过基础值<10%	0
	超过基础值10%~20%	1
	超过基础值>20%	2

续表

观察指标	标　准	分数
哭闹	无	0
	哭，但对安抚有反应	1
	哭，且对安抚无反应	2
运动	安静	0
	不停地动	1
	折腾（乱动乱蹬）	2
烦躁	睡眠或安静	0
	轻度烦躁	1
	歇斯底里	2
语言或形体语言	睡眠或述无痛	0
	轻度痛，不能定位	1
	中度痛，能定位（指或说）	2

注：≥6 分为重度疼痛，需要镇痛。

3. 面部表情量表

是由一组表达不同痛苦程度表情的脸谱组成，可以用来测量 3～12 岁儿童疼痛程度。

将疼痛程度用 0～10 之间的数字表示，数字旁有从笑至哭不同的脸谱，0 为无痛，10 为最痛，让小儿选择与疼痛相当的脸谱或数字（图 2－1）。

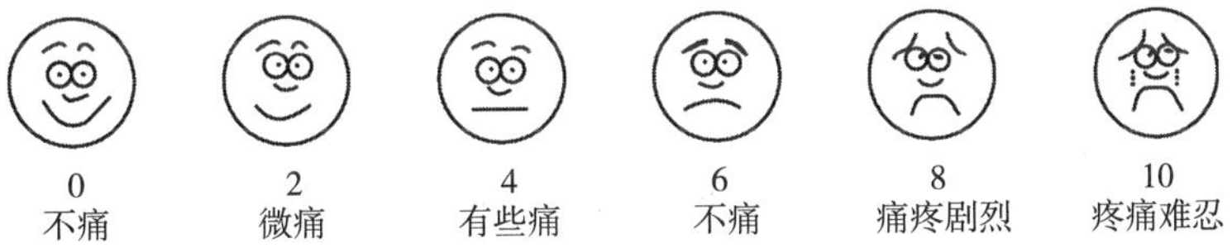
0
不痛
2
微痛
4
有些痛
6
不痛
8
痛疼剧烈
10
疼痛难忍

图 2－1　面部表情评分法

不管采用何种评分法评估疼痛的程度和镇痛的效果，都需要有连续性、客观性、科学性，避免主观暗示或粗暴地对待患儿。

四、疼痛治疗效果的评价

1. 根据疗效评估

（1）显效　疼痛减轻 80% 以上。

（2）中效　疼痛减轻约 50%。

（3）微效　疼痛稍有减轻，但远不到 50%。

（4）无效　疼痛无缓解。

2. 疼痛缓解度的四级评估法

（1）完全缓解（CR）　疼痛完全缓解或消失。

（2）部分缓解（PR）　疼痛明显减轻，睡眠基本不受干扰，能正常生活。

（3）轻度缓解（MF）　疼痛有些减轻但仍感有明显疼痛，睡眠、生活仍受干扰。

（4）无效（NR） 疼痛无减轻感。

3. 疼痛缓解度的五级评估法

0 度：未缓解（疼痛未减轻）；1 度：轻度缓解（疼痛约减轻 1/4）；2 度：中度缓解（疼痛约减轻 1/2）；3 度：明显缓解（疼痛约减轻 3/4）；4 度：完全缓解（疼痛消失）。

第三节 疼痛的治疗原则

（一）先诊断、后治疗的原则

1. 重视诊断和鉴别诊断

疼痛症状常掩盖原发疾病，易致误诊、漏诊、延误病情。

2. 诊断性治疗，必须目的明确

患者疼痛难忍时，常需暂时止痛或者患者诊断依据缺乏不足以确诊时，可采用“诊断性治疗”方法。然而，这种措施绝不是最终目的，必须密切观察“治疗”后的反应，以有助于确诊，指导进一步治疗。

3. 复诊时应核实诊断的正确性

如有可疑应即时予以纠正或进一步检查。

（二）合理用药，以有效、安全为主的原则

1. 合理用药

合理用药是指“用药正确、保证疗效、剂量恰当、治疗期限合理，用药后产生的危害性较小”。

2. 规范用药

规范用药是保证有效、安全的关键。如对癌性疼痛使用止痛药应按照世界卫生组织推荐的三阶梯药物治疗，口服为主，主动按时给药、按阶梯给药、个体化给药。

对非癌性疼痛疾病，应用非甾体抗炎药（NSAIDs）药物时，要坚持疗程，不宜频繁更换和（或）同类药物重叠使用。

对糖皮质激素（甾体类）药物，应严格掌握适应证和禁忌证，注意和记录用药剂量、日期和总剂量。

3. 联合用药

联合用药要注意配伍禁忌和副作用的增加。

（三）先简后繁，先无创后有创，先可逆后毁损的原则

（1）选择治疗措施应以安全、有效和术者熟练掌握者为首选方法。

（2）实施各种治疗措施，以能用简单、无创、安全的措施达到治疗目的为原则。

（3）神经阻滞疗法应根据疼痛部位，判定其支配的神经再决定预阻滞的神经性质和部位。并应遵照“先末梢后中枢、先可逆后毁损”的原则。

（四）相辅相成，综合治疗的原则

疑难性疼痛，只靠某一专科或一种疗法很难奏效，应采用中西医结合、跨学科、多元化措施治疗。

（五）节省医疗资源，减轻医疗负担的原则

（1）在选择各种疗法和选用药物时，应考虑患者获益和经济负担之比，依据获益、风险和经济负担择优而定。

（2）合理利用医疗资源，发挥各级医疗机构的特点和功能，某些慢性疼痛性疾病在条件允许的情况下，可以开展家庭病床。

（六）保护患者生理功能，提高生活质量的原则

（1）尊重患者的意愿，在医疗行为中维护患者的知情权。选择各种治疗，尤其是风性较大、后遗症和并发症较多的治疗措施之前，应向患者及家属充分沟通，并征得同意后方可施行；必要时应由患者或家属签字。

（2）在选择治疗方法和实施过程中，应积极保护组织、保护患者生理功能，决不可轻率地采取破坏组织、器官、损毁仪容或损害生理功能的治疗措施。

（3）施行特殊治疗或试验性治疗及开展新疗法之前，应持科学态度，须经周密的准备和预试验，并报院（科）级领导（有条件最好能征得该专业权威）审核、批准。

第三章 急性疼痛

第一节 手术后疼痛

手术后疼痛分为术后即刻疼痛和术后慢性疼痛两大类，前者产生疼痛的主要原因是手术本身造成的，可分为切口痛、炎性痛、内脏痛，一般高峰期在术后 24 ~48h，属于急性疼痛；后者是手术创伤本身愈合后发生的疼痛，产生疼痛主要的原因是手术切口愈合后的瘢痕、神经损伤和胸、腹膜粘连、周围组织产生继发的异常变化，发生时间可以从术后数月到数年不等，一般属于慢性疼痛的范畴。本节重点描述手术后急性疼痛的诊疗。

一、临床表现

1. 术后皮肤切口和手术局部疼痛

多为锐痛。对于内脏器官的损伤而引起的疼痛，定位多不准确，为钝痛。

2. 术后疼痛引起的机体多系统反应

（1）血压升高，心率增快，心脏负荷加重，耗氧增加，心血管系统负担增加。

（2）肺顺应性降低、通气功能和肺氧合功能减弱，可引起术后肺部并发症。

（3）产生负氮平衡。

（4）胃肠道功能抑制、恶心和呕吐、尿潴留。

（5）肌张力增加，肌肉痉挛，限制机体活动，促进深静脉血栓形成。

（6）应激反应增强，引发术后高凝状态和免疫抑制。

（7）可导致焦虑、恐惧、无助、忧郁、沮丧。

（8）睡眠障碍，会对心情和行为产生不利影响。

二、诊断要点

1. 手术后切口疼痛

患者主诉明显的切口疼痛和（或）内脏器官损伤的钝痛。

2. 临床表现

由于疼痛刺激所产生的各系统体征及情绪异常（如抑郁、焦虑等）。

3. 实验室检查

内分泌系统功能异常，临床上可见儿茶酚胺、血管紧张素Ⅱ、醛固酮、皮质醇、高血糖素、ACTH 等多种激素分泌增加。

三、给药途径和给药方案

（一）全身给药

1. 口服给药

适用于神志清醒、非胃肠手术和术后胃肠功能良好患者的术后轻、中度疼痛的控制；也可在术后疼痛减轻后，以口服镇痛药作为延续；作为其他给药途径的补充（如预先镇痛）或多模式镇痛的组分。禁用于吞咽功能障碍（如颈部手术后）和肠梗阻患者。术后重度恶心、呕吐和便秘者慎用。

常用口服药物包括对乙酰氨基酚、非选择性非甾体抗炎药、选择性环氧化酶-2抑制药、可待因、曲马多、羟可酮，以及对乙酰氨基酚与曲马多或羟可酮的口服复合制剂或上述药物的控、缓释制剂。

2. 肌内注射给药

适用于门诊手术和短小手术术后单次给药，连续使用3~5天。常用药物有NSAIDs（酮洛酸、氯诺昔康、帕瑞昔布）、曲马多、羟吗啡酮、哌替啶和吗啡的注射剂。肌内注射给药起效快于口服给药。但注射痛、单次注射用药量大、副作用明显，重复给药间隙易出现镇痛盲区。

3. 静脉注射给药

（1）单次或间断静脉注射给药　适用于门诊手术和短小手术，但血浆药物浓度峰-谷比大，易出现镇痛盲区，对术后持续痛者，需按时给药。常用药物有NSAIDs（氯诺昔康、帕瑞昔布）、曲马多、哌替啶、吗啡、芬太尼的注射剂。

（2）持续静脉注射给药　一般先给负荷量，迅速达到镇痛效应后，以维持量维持镇痛作用。但由于术后不同状态疼痛阈值变化，药物恒量输注的半衰期不等，更宜使用患者自控方法，达到持续镇痛和迅速制止爆发痛。

（二）局部给药

1. 局部浸润

局部浸润简单易行，适用于浅表或小切口手术如阑尾切除、疝修补术、膝关节镜检查术等，也可以切口长效局麻药浸润，减少全身镇痛药的用量。常用局麻药加阿片类药物，可增强镇痛作用并延长镇痛时间。如0.75%罗哌卡因或0.5%布比卡因10~20ml+吗啡1~2mg关节内注入；0.25%罗哌卡因40~60ml腹腔内注入；0.25%~0.5%罗哌卡因或左旋布比卡因20~30ml局部浸润。

2. 外周神经阻滞

适用于相应神经丛、神经干支配区域的术后镇痛。由于患者可保持清醒，对呼吸、循环功能影响小，特别适用于老年、接受抗凝治疗患者和心血管功能代偿不良者。使用留置导管持续给药，可以获得长时间的镇痛效果。神经电刺激器和超声引导下的神经阻滞术可提高导管留置的精确性。常用局麻药及浓度为0.2%罗哌卡因或0.1%~0.15%布比卡因或0.1%~0.2%左旋布比卡因，常用注射速度为臂丛阻滞5~9ml/h、腰大肌间隙腰丛阻滞15~20ml/h、坐骨神经或股神经阻滞7~10ml/h、腘窝腓总神经和胫神经阻滞3~7ml/h。

3. 硬脊膜外腔给药

适用于胸、腹部及下肢手术后疼痛的控制。优点：不影响神智和病情观察，镇痛完善，也可做到不影响运动和其他感觉功能。手术后T_3~T_5硬膜外腔镇痛，不仅镇痛效果确实，还可改善冠状动脉血流量，减慢心率，有利于纠正心肌缺血。腹部手术后硬膜外腔镇痛虽然可能导致胸部和下肢血管代偿性收缩，但可改善肠道血流，利于肠蠕动恢复、有利于肠功能恢复。下肢术后硬膜外腔镇痛，深静脉血栓的发生率较低。

在下腹部和下肢手术，此法几乎可以完全阻断手术创伤引起过高的应激反应。术后硬膜外镇痛过去多采用单一局麻药，如0.2%罗哌卡因和0.15%布比卡因，所需药物浓度较高，导致运动麻痹为其缺陷。单纯使用1～4mg吗啡硬膜外镇痛起效慢，可能带来延迟性呼吸抑制，加之作用时间长（12h以上），调整剂量不易，已较少使用。局麻药中加入阿片类药物不仅可达到镇痛的协同作用，还可降低这两类药物的副作用，是目前最常用的配伍，多以患者自控方式给药。

（三）**患者自控镇痛**（PCA）

PCA具有起效较快、无镇痛盲区、血药浓度相对稳定、可及时控制爆发痛以及用药个体化、患者满意度高、疗效与副作用比值大等优点，是目前术后镇痛最常用和较理想的方法，适用于手术后中到重度疼痛。

PCA需设置负荷剂量：术后立刻给予，药物需起效快，剂量应能制止术后痛，避免术后出现镇痛空白期，又不影响术后清醒和拔除气管导管。也可术前使用作用时间长的镇痛药物，起超前镇痛和覆盖手术后即刻痛的作用。

持续剂量或背景剂量：保证术后达到稳定的、持续的镇痛效果。静脉PCA时，对芬太尼等脂溶性高、蓄积作用强的药物应该不用恒定的背景剂量或仅用低剂量。

单次剂量：使用速效药物，迅速制止爆发痛。一般单次剂量相当于日剂量的1/10～1/12。

锁定时间：保证在给予第一次冲击剂量达到最大作用后，才能给予第二次剂量，避免药物中毒。有的镇痛泵还设定1h限量（如吗啡10～12mg），4h限量等。

根据不同给药途径分为：静脉PCA（PCIA）、硬膜外PCA（PCEA）、皮下PCA（PCSA）和外周神经阻滞PCA（PCNA）。

1. PCIA

采用的主要镇痛药有阿片类药（布托啡诺、吗啡、芬太尼、舒芬太尼、阿芬太尼）和曲马多。强阿片类药物之间有相对效价比：哌替啶100mg≈曲马多100mg≈吗啡10mg≈阿芬太尼1mg≈芬太尼0.1mg≈舒芬太尼0.01mg≈布托啡诺2mg。

常用PCIA药物的推荐方案见表3－1。为防止阿片类药物的恶心、呕吐等不良反应，常可在镇痛合剂中加入抗呕吐药，如昂丹司琼4～8mg。

表3－1　PCIA的推荐方案

药物（浓度）	负荷剂量	Bolus剂量	锁定时间	持续输注
吗啡（1mg/ml）	1～4mg	1～2mg	5～15min	0.5～1mg/h
芬太尼（10μg/ml）	10～30μg	10～30μg	5～10min	0～10μg/h
舒芬太尼（2μg/ml）	1～3μg	2～4μg	5～10min	1～2μg/h
布托啡诺（0.5mg/ml）	0.5～1mg	0.2～0.5mg	10～15min	0.1～0.2mg/h
曲马多（10mg/ml）	1～2mg/kg	20～30mg	6～10min	1～15mg/h

2. PCSA

适用于静脉穿刺困难的患者。药物在皮下可能有存留，生物利用度约为静脉给药的80%。起效慢于静脉给药，镇痛效果与PCIA相似。常用药物为吗啡、氯胺酮和丁丙诺啡。哌替啶具有组织刺激性不宜用于PCSA。

3. PCEA

适用于术后中、重度疼痛。

（1）可选用0.1%～0.2%罗哌卡因、0.1%～0.15%布比卡因、0.1%～0.2%左旋布比卡因或0.8%～1.4%氯普鲁卡因。

（2）可选择麻醉性镇痛药和局麻药合用：芬太尼2～4μg/ml、舒芬太尼0.3～0.6μg/ml、吗啡20～40μg/ml或布托啡诺0.04～0.06mg/ml等。

（3）PCEA方案：首次剂量6～10ml；维持剂量4～6ml/h；单次剂量4～6ml；锁定时间20～30min；最大限量12ml/h。

（4）舒芬太尼0.3～0.6μg/ml与0.0625%～0.125%罗哌卡因或0.05%～0.1%布比卡因合剂能达到良好的镇痛而不影响运动功能，适合于需功能锻炼的下肢手术。

4. PCNA

神经丛或神经干留置导管采用PCA持续给药。常用局麻药及用量同局部给药外周神经阻滞。

常用外周神经置管术后镇痛的指征和方法如下：

（1）上肢、肩关节手术　采用臂丛神经阻滞，于臂丛置管（8～10cm）；0.2%罗哌卡因持续输注，5～15ml/h。

（2）股骨（颈）骨折手术　采用腰丛+坐骨神经阻滞，于腰丛置管（8～10cm）；0.2%罗哌卡因持续输注，5～15ml/h。

（3）膝关节镜手术　采用腰丛+股神经阻滞，于股神经置管（8～10cm）；0.2%罗哌卡因持续输注，5～15ml/h。

（4）全膝关节置换术　采用腰丛或股神经阻滞，于腰丛或股神经分别置管（8～10cm）；0.2%罗哌卡因持续输注，5～15ml/h。

（5）大腿、小腿截肢术　采用坐骨神经+股神经阻滞，于坐骨神经、股神经分别置管；0.2%罗哌卡因用量最大10ml/h，或间断追加药物，最大用量5～15ml/h。

（6）踝关节骨折复位或脚部截肢　采用坐骨神经阻滞，于坐骨神经置管；0.2%罗哌卡因持续输注，5～15ml/h。

（四）多模式镇痛

联合使用作用机制不同的镇痛药物或镇痛方法，由于作用机制不同而互补，镇痛作用相加或协同，同时每种药物的剂量减小，副作用相应降低，从而达到最大的效应/副作用比。

1. 镇痛药物的联合应用

（1）阿片类（包括μ受体激动药或激动－拮抗药）或曲马多与对乙酰氨基酚联合　对乙酰氨基酚的每日剂量为1.5～2.0g，可节俭阿片类药物20%～40%。

（2）对乙酰氨基酚和NSAIDs联合　两者各使用常规剂量的1/2，可发挥镇痛协同作用。对乙酰氨基酚的镇痛效能比NSAIDs弱20%～30%，但更安全，其与NSAIDs联用时可显著降低术后疼痛程度。

（3）阿片类或曲马多与NSAIDs联合　使用常规剂量的NSAIDs可节俭阿片类药物20%～50%。COX_2抑制剂（如帕瑞昔布）在脑脊液中浓度较高，术前开始使用具有抗炎、抑制中枢和外周敏化作用，并可能降低术后疼痛转化成慢性疼痛的发生率。

（4）阿片类与局麻药联合用于 PCEA　低浓度的局麻药可避免下肢运动障碍，阿片类药物可增强镇痛效果而不影响肠道功能恢复。

（5）氯胺酮、可乐定等也可与阿片类药物联合应用，偶尔可使用三种作用机制不同的药物实施多靶点镇痛。

2. 镇痛方法的联合应用

主要指局部麻醉药切口浸润（区域阻滞或神经干阻滞）与全身性镇痛药（NSAIDs 或曲马多或阿片类）的联合应用。患者镇痛药的需要量明显减少，疼痛评分降低，药物的不良反应发生率低。

3. 根据不同类型手术术后预计的疼痛强度实施多模式镇痛

（1）轻度疼痛手术　如腹股沟疝修补术、静脉曲张手术、腹腔镜检查等，仅口服对乙酰氨基酚和局麻药伤口浸润，必要时再加上 NSAIDs 即可；也可区域阻滞，加弱阿片类药物或曲马多或必要时使用小剂量强阿片类药物静脉注射。

（2）中度疼痛手术　如髋关节置换术、子宫切除术、颌面外科等，除可采用上述措施外，也可外周神经阻滞（单次或持续注射），配合曲马多或阿片类药物 PCIA；或硬膜外局麻药合用阿片类 PCEA。

（3）重度疼痛手术　如开胸术、上腹部手术、大血管（主动脉）手术、全膝或髋关节置换术，宜采用以上多种方法综合镇痛。

第二节　急性创伤疼痛

急性创伤时神经系统兴奋性增强，内分泌系统活跃、代谢反应亢进，尤其是强烈的应激反应引起肾上腺素与肾上腺皮质激素显著增多。患者可因严重疼痛而处于极度兴奋、焦虑不安状态，需用强效镇痛药和神经阻滞等方法才能达到满意的镇痛。但须注意疼痛部分或完全缓解可能掩盖症状及创伤部位的反应，延误诊断，尤其合并多处外伤时。

一、临床表现

可表现为心动过速、血管收缩和大汗淋漓；创面或组织移动、体位不当可使疼痛明显加重；患者精神和情绪常处于兴奋、焦虑、恐慌状态；防御反应过强。严重者可有休克、虚脱、高热等全身症状。

二、诊断要点

结合创伤史、疼痛的临床表现、相应创伤部位的症状与体征即可诊断。化验检查：血浆 17－羟皮质类固醇升高，外周血嗜酸性粒细胞计数下降，尿量减少，尿氮排泄增加，尿醛固酮、尿渗透压升高等。

三、治疗方法

（一）治疗原则

（1）正确判断病情。

（2）根据病情选择镇痛方法。

（3）根据创伤部位、疼痛程度、患者全身状况、对镇痛药的反应以及不同镇痛药的药理特点选用镇痛药。

（4）镇痛治疗同时，尽快去除致痛病因。

（二）治疗方案

1. 颌面部及五官创伤后痛

确认未并发颅脑创伤，可给予局部神经阻滞，或麻醉性镇痛药与神经安定药。疑有气道梗阻等呼吸系统功能障碍时慎用。

2. 颅脑创伤后痛

意识是反映病情轻重的重要客观指标之一。在闭合性颅脑伤诊断未明确前，应避免使用强效镇痛剂和镇静剂。

3. 胸部创伤后痛

无肺损伤时，可行局麻神经阻滞，并口服非麻醉性镇痛药。若疼痛剧烈，可静注吗啡2.5～5.0mg。对于循环稳定的剧痛可选用PCEA，其药物为0.125%布比卡因5～8ml/h；或芬太尼0.5～1μg/（kg·h）；或吗啡0.004mg/（kg·h）加用布比卡因0.2mg/（kg·h）。

伴有肺损伤无明显呼吸功能障碍者亦可采用上述治疗镇痛。如有广泛性肺挫伤，则应注意保持呼吸道通畅，适当镇痛。严重呼吸困难者应尽早气管插管或切开，并用呼吸机辅助呼吸，此时可合用麻醉性镇痛药。

4. 腹部创伤后痛

无恶心呕吐等胃肠道症状的单纯腹壁挫伤，可卧床休息，口服非阿片类镇痛药，疼痛较重者可采用局麻药区域神经阻滞。在腹部创伤确诊前一般禁用麻醉性镇痛药，以免掩盖症状和体征造成误诊。确诊后手术前可予以麻醉性镇痛药如吗啡等治疗。

5. 脊柱创伤后痛

脊柱创伤一般疼痛较轻，口服非阿片类镇痛药和采用局麻药区域阻滞即可。如伴有高位截瘫，不用麻醉性镇痛药及对心血管系统有影响的镇痛药。

6. 四肢创伤后痛

创伤范围较小和疼痛较轻者，可口服非阿片类镇痛药或曲马多，并可适当伍用地西泮、异丙嗪等镇静剂，也可在创伤部位行局麻药区域阻滞。

对于严重骨折、关节脱位、深部组织损伤伴剧痛者，如无颅脑和胸腹部复合伤，可肌内注射吗啡5～10mg或其他强效麻醉性镇痛药。全身情况较差者，则行局麻药周围神经或神经丛阻滞。

第四章　头面部疼痛

第一节　偏头痛

偏头痛为周期性发作的头痛，约2/3为一侧性头痛，也可为双侧头痛，多在30岁前发病，60%～70%为女性。约20%在头痛发作前有“先兆”。

一、临床表现

偏头痛为一发作性疾病，发作间歇期可无任何不适，发作期可以分为前驱症状期、先兆期、头痛期（有伴随症状）和恢复期四个阶段。

（一）前驱症状和先兆期

前驱症状并不经常出现，且常常不易辨认。头痛前24h的前驱症状包括易激、兴奋、功能亢进或抑郁等。

先兆症状中以视觉先兆最常见。闪光幻觉（如点状、色斑、线形闪光幻觉）占感觉异常的75%，其他感觉异常多起自手部，向手臂发展，波及面部、口唇及舌。基底动脉型偏头痛的先兆可表现为基底动脉缺血的表现，如眩晕、构音不清、步态不稳等。其他类型的也可表现为偏瘫及眼肌麻痹等。先兆大多持续5～20min。

（二）头痛期

60%的偏头痛患者头痛位于一侧或以一侧为主。头痛可在同一次发作中转向另一侧或不同发作表现不同侧的头痛。有时也可表现为双侧头痛。头痛的性质多为搏动性头痛，也可表现为胀痛。偏头痛患者的头痛程度为中度至重度，增加颅内压的活动或姿势，如咳嗽、打喷嚏、弯腰、上楼梯等，可加重头痛。若未经治疗或治疗无效，头痛持续时间一般在4～72h。

头痛时常伴有恶心和（或）呕吐。其他伴随症状可能为感知觉增强、畏光、恐声及难闻的气味。有时可能表现为体位性低血压和头晕。发作期患者可能伴有易激、言语表达困难、记忆力降低、精神不能集中等。有时甚至被误诊为精神病。一般在睡眠后、呕吐后头痛缓解。

（三）恢复期

头痛消失后疲劳；女性患者怀孕后偏头痛发作减少。

（四）诱发因素

诱发偏头痛的常见因素如下。

1. 激素作用

如月经来潮、排卵、口服避孕药、激素替代治疗。

2. 饮食因素

如酒精、富含亚硝酸盐的肉类、谷氨酸钠、天冬氨酸、巧克力、过期的奶酪、误餐。

3. 心理因素

紧张、焦虑、生气、抑郁。

4. 行为和环境因素

强光注视、闪烁的灯光、视力集中、荧光、气味、天气变化、高海拔。

5. 睡眠相关因素

睡眠不足、睡眠过多。

6. 药物作用

硝酸甘油、组胺、利血平、肼苯哒嗪、雷尼替丁、雌激素。

7. 其他

头部外伤、用力、疲劳等。

二、诊断标准

（一）无先兆偏头痛

（1）至少发作5次，并符合以下第（2）~（4）条。

（2）头痛未经治疗或治疗不成功，持续4~72h。

（3）头痛特点至少符合以下2条。

1）偏侧。

2）搏动性。

3）中度或重度，影响日常活动。

4）爬楼梯或类似日常活动使头痛加重。

（4）头痛时至少具备以下之一。

1）恶心和或呕吐。

2）畏光和怕声。

（5）至少符合以下之一。

1）病史、体格检查、神经系统检查不提示继发于器质性或全身代谢性疾病的头痛。

2）病史和（或）体格检查和（或）神经系统检查提示这些疾病，但可通过适当的检查排除这些疾病。

3）有这些疾病存在，但偏头痛首次发作与这些疾病无关。

（二）有先兆偏头痛

1. 诊断标准

（1）至少发作2次，且符合下列2条。

（2）至少具备以下4项中的3项。

1）至少有1个或1个以上可逆的反映大脑或脑干局部症状的先兆症状。

2）至少有1个先兆症状逐渐发展时间超过4min或2个以上先兆症状相继出现。

3）先兆症状持续时间不超过60min，如有1个以上的先兆症状存在，持续时间可相应延长。

4）出现头痛与先兆的间隔时间不超过60min（头痛也可早于先兆或与先兆同

时出现）。

（3）至少符合以下之一。

1）病史、体格检查、神经系统检查不提示继发于器质性或全身代谢性疾病的头痛。

2）病史和（或）体格检查和（或）神经系统检查提示这些疾病，但可通过合适的检查排除这些疾病。

2. 亚型

（1）有典型先兆型偏头痛诊断标准

1）符合以上有先兆偏头痛的诊断标准，还须符合下列第2）条。

2）具有下列一种或多种类型的先兆症状：①同相视野视觉障碍；②偏侧感觉障碍；③偏侧无力；④失语或无法分类的言语困难。

（2）先兆延长型偏头痛诊断标准为　符合有先兆偏头痛的诊断标准，但至少其中一种症状持续60min以上但不超过7天。

需要注意的是本亚型极为少见，很难与短暂性脑缺血或脑梗死区别。如影像学提示相关的缺血灶，应考虑为偏头痛性脑梗死。

（3）家族性偏瘫型偏头痛诊断标准

1）符合有先兆偏头痛的诊断标准。

2）先兆包括某种程度的偏瘫其持续时间可以有所延长。

3）一级亲属中至少有1位相同发作的患者。

（4）基底动脉型偏头痛的诊断标准

1）符合有先兆偏头痛的诊断标准。

2）具有2个或2个以上下列先兆症状：①双眼颞侧和鼻侧均有视觉障碍症状；②构音障碍；③眩晕；④耳鸣；⑤听力下降；⑥复视；⑦共济失调；⑧双侧感觉异常；⑨双侧力弱；⑩意识障碍。

（5）有偏头痛先兆但无头痛亚型的诊断标准　为符合有先兆偏头痛的诊断标准，但无头痛。

（6）先兆迅速进展型偏头痛的诊断标准

1）符合有先兆偏头痛的诊断标准。

2）先兆症状在4min内完全出现。

3）头痛未经治疗或治疗不成功，持续4～72h。

4）头痛特点至少符合以下2条：①偏侧；②搏动性；③中度或重度影响日常活动；④爬楼梯或类似日常活动使头痛加重。

5）头痛时至少具备以下之一：①恶心和或呕吐；②畏光和怕声。

6）排除血栓栓塞性短暂性脑缺血发作和其他颅内疾病。

（三）眼肌麻痹型偏头痛

（1）至少有2次发作。

（2）头痛时出现1个或更多的眼动神经麻痹症状及体征。

（3）排除鞍旁病变。

（四）视网膜性偏头痛

（1）至少 2 次发作。

（2）发作时出现单眼视野缺损或黑矇，其持续时间少于 60min。

（3）视觉症状后 60min 内出现头痛，头痛也可在视觉症状前出现。

（4）非发作期眼科检查正常，并排除栓塞。

（五）与偏头痛有关的儿童期周期性综合征

1. 儿童期阵发性眩晕诊断标准

（1）周期性反复出现的平衡障碍、焦虑，常有眼球震颤或呕吐。

（2）神经系统检查正常。

（3）脑电图正常。

2. 儿童期交替性偏瘫诊断标准

（1）18 个月以前发病。

（2）双侧交替性反复偏瘫发作。

（3）偏瘫发作相关出现或独立出现其他阵发性症状，如强直发作、肌张力异常、舞蹈徐动动作、眼球震颤或其他眼球运动障碍、自主神经功能紊乱。

（4）具有精神神经缺陷的证据。

（六）偏头痛的并发症

1. 偏头痛持续状态

诊断标准为：

（1）符合无先兆偏头痛或有先兆偏头痛的诊断标准。

（2）当前发作不论治疗与否，头痛超过 72h。

（3）发作过程中头痛持续存在或中间间隔不到 4h，睡眠中头痛被打断不予考虑。

2. 偏头痛性脑梗死

诊断标准为：

（1）患者既往有符合有先兆偏头痛诊断标准的发作。

（2）目前发作为既往的典型发作，但 7 天内神经系统受损症状或体征不能恢复或神经影像学检查显示相关区域的梗塞灶。

（3）排除其他因素所致的梗死。

（七）不符合上述标准的偏头痛样疾病的诊断标准

（1）仅 1 项不符合其余均符合以上 1 种或多种类型偏头痛的诊断标准。

（2）不符合紧张型头痛的诊断标准。

三、治疗方法

偏头痛的治疗分为发作期的治疗和预防性治疗。发作期治疗重点在于消除发作期的临床症状，预防性治疗主要是减少或阻止偏头痛的发作。

（一）发作期治疗

偏头痛发作期治疗一般采用分级治疗的方法。

首先应用一线药物，常用普通止痛药物如去痛片、阿司匹林（300～600mg，q6h）、对乙酰氨基酚（最大剂量为 1000mg，q6h）或布洛芬（200～400mg，q4～q6h）等。

如果患者对一线治疗药物效果比较满意则继续服用。如效果不满意，患者来复诊，给予二线药物，常为复合止痛药物如酚咖片等。如果二线药物起作用，且效果满意则继续服用。

如果二线药物也无效，可应用三线药物，即特异性抗偏头痛药物：麦角制剂（麦角胺咖啡因和双氢麦角胺）或特异性 5 - $HT_{1B/1D}$激动剂（曲普坦，如舒马普坦及佐米曲普坦）等。

如果仍然无效，就要选择进一步的治疗方法，如采用注射用曲普坦。

此外，应尽量去除头痛的诱发因素。应避免长期大量应用止痛药物，以免引起止痛药物依赖性头痛。

极重度头痛，尤其是急诊患者，可静脉注射双氢麦角胺同时静脉注射丙氯拉嗪或甲氧氯普胺。80% 的患者对双氢麦角胺有反应。对双氢麦角胺不能耐受或有不良反应的患者可试用多巴胺拮抗剂如氯丙嗪、氟哌啶、苯海拉明。

颈交感神经阻滞治疗偏头痛的疗效确切，可与药物配合使用于重度偏头痛。

（二）偏头痛的预防性治疗

预防性治疗的目标包括降低偏头痛发作的频率和严重程度，增强急性发作对终止发作治疗的反应，改善生活质量。预防性治疗的指征为：①1 个月内 2 次以上发作造成劳动力丧失持续 3 天以上；②有用药禁忌证或对发作期治疗药物无效；③1 周需应用终止发作药物 2 次以上；④偏瘫性偏头痛或少见的能产生广泛性神经系统紊乱或有永久性神经系统损伤危险的头痛发作。

表 4 - 1 列出了目前用于偏头痛预防性治疗的药物以及临床不良反应。

表 4 - 1　偏头痛预防药物临床作用与不良反应

药物	临床作用	潜在的不良反应	不良反应（禁忌证）
β 受体阻断剂			
普萘洛尔、美托洛尔、阿替洛尔、纳多洛尔、噻吗洛尔	+ + + +	+ +	疲惫、四肢发凉、生动的梦境、抑郁（哮喘、脆性糖尿病、房室传导阻滞）
抗 5 - 羟色胺（5 - HT）药物			
美西麦角	+ + + +	+ + + +	长期应用：纤维化疾病（心血管疾病）
苯噻啶	+ + +	+ + +	体重增加、镇静（肥胖）
钙通道阻滞剂			
氟桂利嗪	+ + +	+ + +	镇静、体重增加、抑郁（抑郁、帕金森综合征）
维拉帕米	+	+	便秘（心动过缓、房室传导阻滞）
NSAIDs			
萘普生	+ +	+ +	食欲不振、消化性溃疡（活动性消化性溃疡）
托芬那酸	+ +	+ +	
三环类抗抑郁药			
阿米替林	+ +	+ +	镇静、口干、体重增加（青光眼）

续表

药物	临床作用	潜在的不良反应	不良反应（禁忌证）
5－羟色胺再摄取抑制剂（SSRIs）	＋＋	＋	
γ－氨基丁酸（GABA）能药物			
丙戊酸	＋＋＋＋	＋＋	恶心、无力（肝脏疾病）
加巴喷丁	＋＋＋	＋	
其他药物			
可乐定	＋	＋	口干
二氢麦角胺	＋＋	＋＋	恶心、腹泻（缺血性心脏病）

第二节　颈源性头痛

颈源性头痛是一类与颈神经受刺激有关的头痛，指由颈椎或颈部软组织的器质性或功能性病损所引起的，以慢性、单侧或双侧头部疼痛为主要表现的综合征。疼痛性质是一种牵涉痛。

一、临床表现

（一）疼痛的性质

早期颈源性头痛患者多有枕部、耳后部、耳下部不适感，以后转为闷胀或酸痛感，逐渐出现疼痛。疼痛可扩展到前额、颞部、顶部、颈部。有的可同时出现同侧肩、背、上肢疼痛。疼痛可有缓解期。随着病程的进展，疼痛的程度逐渐加重，持续性存在，缓解期缩短，发作性加重。寒冷、劳累、饮酒、情绪激动可诱发疼痛加重。

（二）疼痛的部位

颈源性头痛常常不表现在它的病理改变部位，其疼痛的部位常常模糊不清，分布弥散并向远方牵涉，可出现牵涉性疼痛，部分患者疼痛时伴有耳鸣、耳胀、眼部闷胀、颈部僵硬感。大多数患者在疼痛发作时喜欢用手按压痛处，以求缓解。口服非甾体抗炎药可减轻头痛的程度。颈源性头痛在伏案工作者中的发病率较高。病程较长者工作效率下降、注意力和记忆力降低，情绪低落、烦躁、易怒，易疲劳，生活和工作质量明显降低。

（三）颈部疼痛

患者常同时有颈部慢性、持续性钝痛，活动时可诱发或加剧。颈椎小关节受到创伤、劳损或病变可引起不同区域的疼痛：①第 2～3 颈椎小关节：疼痛位于上颈区，并可延伸至枕区，严重者范围可扩大至耳、头顶、前额或眼等。②第 3～4 颈椎小关节：颈侧后方区域，同样可延伸至枕下，但不超过枕区，向下不超过肩胛部，其分布形状类似于肩胛提肌。③第 5～6 颈椎小关节：可引起肩痛，易与肩周炎混淆。可有胸痛及上肢疼痛的表现。

（四）局部体征

在有小关节创伤、退行性关节炎的患者，常有明显上部颈椎旁固定压痛，颈部活动后压痛加剧。检查可发现在耳下方颈椎旁及乳突后下方有明显压痛。病程较长者可有颈后部、颞部、顶部、枕部压痛点。

患者多有上颈部软组织紧张、僵硬。颈部可因疼痛而使颈部活动减少、受限，甚至颈部可处于强迫体位。大多数患者在头痛的同时伴有颈部疼痛和颈部僵直。

患者可有局部触觉、针刺觉减弱，部分患者患侧嗅觉、味觉和舌颊部感觉减退。

部分患者压顶试验和托头试验为阳性。对支配小关节的相应脊神经后内侧支进行局部阻滞可使疼痛缓解，持续 2h 以上者为阻滞试验阳性，是早期诊断本病的特征表现之一。

部分患侧白发明显多于对侧。

（五）影像学特点

依据 X 线平片、MRI、CT 扫描图像，诊断晚期患者并不困难，但早期患者常不易见到异常表现。虽然 CT 和小关节造影对本病早期诊断具有帮助，但不如神经阻滞试验灵敏和可靠。

二、治疗方法

颈源性头痛的临床治疗原则为以非手术治疗为主。

（一）一般性治疗

对于病程较短、疼痛较轻的颈源性头痛患者，可采取口服非甾体抗炎药，配合休息、头颈部针灸、牵引、理疗，部分患者的病情可好转。但对按摩治疗要慎重，许多患者按摩后病情加重，有的还发生严重损伤。三维正脊对颈源性头痛效果较好，需要有经验的医师完成。

（二）健康教育

对颈源性头痛患者治疗的同时，要注意对患者进行必要的健康教育。主要内容包括：

（1）注意保持良好的睡眠体位和工作体位。

（2）注意自我保护，预防头颈部外伤。

（3）急性损伤应及时治疗。

（三）注射疗法

由于颈源性头痛的发病机制十分复杂，病灶部位不同，注射治疗要坚持个体化原则。

1. 颈椎旁病灶注射

在第 2 颈椎横突穿刺注射消炎镇痛药物，对大多数颈源性头痛患者具有良好的治疗效果。药液在横突间沟扩散可流到 C_1、C_2、C_3 脊神经及周围软组织内，发挥消炎、镇痛和促进神经功能恢复的治疗作用。由于药液被直接注入病灶区域，所以治疗效果较好。由于第 2 颈椎横突的体表标志在较肥胖者不易触及，也可在 X 线或彩色超声波引导下进行穿刺注射治疗。

2. 颈椎关节突关节注射

3. 寰枢椎间关节注射

4. 寰枕关节注射

5. 颈部硬膜外间隙注射

（四）颈神经毁损治疗及手术治疗

经各种非手术治疗无效者，多有椎管内骨性异常改变卡压神经根，应考虑进行外科手术治疗。对于有手术禁忌证或手术危险性较大的患者，经患者同意，可采用颈神经后内侧支破坏性阻滞，治疗应在 X 线透视或三维 CT 引导下进行。还可采用射频热凝术毁损颈神经后内侧支。

第三节　丛集性头痛

丛集性头痛以反复发作、短暂的单侧剧烈头痛为特征，头痛时常伴有局部自主神经功能紊乱的表现。头痛发作常呈丛集性出现，丛集发作期一般持续 1 周至数月不等。

丛集性头痛大多数发生于男性，约占 80%。发病年龄多在 20～40 岁，儿童及 70 岁以上的老人很少发生。丛集性头痛具有一定的遗传倾向，可能与常染色体有关。

一、临床表现

丛集性头痛发作一般从一侧眼部、前额或颞部不适开始，迅速加重，几分钟内变为难以忍受的剧烈刀割样、压榨样或烧灼样疼痛。特别剧烈的头痛一般持续 10～15min，期间几乎所有患者均表现坐立不安，甚至要撞墙。疼痛可以两种方式放射，一种是经眼眶向上至前额、颜部或头顶部；另一种是经眼眶向下至牙齿、颌部，甚至到达同侧颈部。一次发作持续时间较短，不超过 3h。

丛集性头痛发作时常伴有同侧结膜充血、流泪、鼻塞、流涕、前额及面部出汗、瞳孔缩小、眼睑下垂及水肿等自主神经功能紊乱的症状和体征。

在同一丛集期内，头痛发作的频率、疼痛强度和持续时间常不相同。多数在丛集期开始时发作频率较低，疼痛强度也较轻，以后发作频率增加、疼痛强度加大。丛集期的持续时间每个患者也不相同，一般持续数周至数月。在丛集期内患者似乎对啤酒或其他含酒精的饮料异常敏感，有的患者只要少许饮酒就会诱发头痛发作。

丛集性头痛在发作间歇期无任何不适感，对酒精也不像在丛集期内那么敏感。间歇期在 2 周以上，一般半年至一年。丛集性头痛的发作常固定于某一季节，甚至某一月份。

二、诊断要点

国际头痛学会的诊断标准：

（1）至少 5 次符合以下 3 条标准的发作。

（2）重度单侧眼眶、眶上和（或）颞部疼痛，如不治疗持续 15～180min。

（3）头痛时在头痛侧至少出现以下 1 个体征：①眼结膜充血；②流泪；③鼻充血；④流涕；⑤前额或面部出汗；⑥瞳孔缩小；⑦眼睑下垂；⑧眼睑水肿。

（4）发作频率　隔日 1 次～每日 8 次。

三、治疗方法

（一）发作时治疗

发作时治疗目的为尽快消除头痛、终止发作。面罩给予100%纯氧（7～10L/min）可使60%～70%的患者在10～15min内头痛缓解。麦角胺咖啡因由于起效慢，较少使用。约50%的患者鼻内应用双氢麦角胺有效。目前最为有效的药物治疗方法为皮下注射5-$HT_{1B/1D}$受体激动剂，如舒马普坦等，但它们并不能预防发作。此外，也可试用鼻内滴利多卡因治疗。

颈交感神经阻滞对于终止发作有效，可以选用。

（二）预防性治疗

目前关于丛集性头痛的预防性治疗尚无统一方案。

（1）维拉帕米可能是预防丛集性头痛发作最有效的药物，推荐剂量为200mg，2～3次/天。有些患者可能需要量更大。常见不良反应为便秘、乏力和低血压。

（2）碳酸锂也可以减少丛集性头痛的发作，治疗时如有条件应进行血浆锂浓度监测，其有效血浆浓度为0.7～1mmol/L。

（3）睡前服用麦角胺可预防夜间丛集性头痛的发作。

（4）丙戊酸钠可能对部分患者有效。

（5）大剂量肾上腺糖皮质激素也可中断丛集性头痛的发作，但应限于丛集期使用。

（6）穴位或颈交感神经节附近注射糖皮质激素和局麻药，可能预防丛集性头痛的发作，但其作用机制有待进一步研究。

（7）除以上治疗，目前蝶腭神经阻滞或蝶腭神经射频可以作为终止发作的有效手段，往往经过一次注射即可明显减轻症状，缩短发作期甚至终止本次丛集性发作。

第四节　紧张型头痛

紧张型头痛为慢性头部紧束样或压迫性疼痛，通常为双侧头痛。紧张型头痛的发生与颅周肌筋膜炎的关系密切。

一、临床表现

国际头痛学会将紧张型头痛分为发作性紧张型头痛和慢性紧张型头痛两个亚型。

（一）发作性紧张型头痛

发作性紧张型头痛的特点为发作性表现。头痛发作前没有先兆或前驱症状。头痛通常为轻或中度疼痛，性质为钝痛，通常患者主诉为头部发紧、沉重感、压痛、酸痛、紧箍感、戴帽感。偶尔，疼痛呈间断性跳痛。典型的紧张型头痛多呈双侧带状分布的头痛，头颅的任何部位均可单独受累或同时联合受累，但头的额部、颞部发病较枕部更常见。大约10%的患者，特别是存在下颌功能障碍或枕神经痛的患者为单侧头痛。每次头痛持续30min到7天，这种头痛的发作每年少于180天（少于15天/月）。

头痛不会因为体力劳动而加重，也不伴有恶心、呕吐。少数患者可能会存在轻度畏光或怕声，但两者不会同时出现。通常睡眠不足、精神压力、情感冲突、焦虑和抑郁等因素可以触发发作，有些患者也可无任何诱发因素。

查体一般无阳性发现，部分患者可触及颅周肌肉的变硬和压痛，肌电图检查可见颅周肌肉平均电压增高，但肌电图改变与头痛的程度不呈正比。

（二）慢性紧张型头痛

慢性紧张型头痛的临床表现与发作性紧张型头痛在头痛的性质、程度、分布范围及伴随症状方面均相同，所不同的是头痛通常为持续性的，按国际头痛学会的诊断标准，头痛的平均频率每个月至少 15 天（180 天/年），病程长达 6 个月以上。

慢性紧张型头痛与发作性紧张型头痛一样，根据有无颅周肌肉触痛和（或）肌电图表现分为的两种临床亚型：即伴有头颅肌肉收缩和不伴有颅周肌肉收缩的慢性紧张型头痛。有肌肉触痛的患者，颈部肌肉与头颅肌肉一样具有触痛。

二、诊断要点

（一）紧张型头痛的诊断标准

（1）至少具有以下头痛特点中的 2 项

1）头痛性质为压痛或紧缩感（无搏动性头痛）。

2）为轻或中度疼痛（可能会限制活动，但不会禁止活动）。

3）双侧头痛。

4）上楼或相同的日常活动不会加重头痛。

（2）同时具备以下 2 项

1）无恶心或呕吐（可能会有厌食）。

2）无畏光和怕声，或者两者中只具备 1 项。

（3）至少具有以下头痛特点中的 1 项

1）病史和全身、神经系统检查没有发现器官或系统代谢性疾病继发的头痛。

2）病史和（或）全身检查和（或）神经系统检查提示可能存在此类疾病，但通过对应的检查排除了这种可能。

3）确实存在此类全身或神经系统疾病，但偏头痛的第一次发作与器质性病变之间在时间上无紧密的联系。

（二）发作性紧张型头痛的诊断标准

（1）符合紧张型头痛的诊断标准。

（2）既往至少有 10 次的头痛发作。头痛的天数 $<$180 天/年（$<$15 天/月）。

（3）头痛持续时间为 30min 至 7 天。

（三）慢性紧张型头痛的诊断标准

（1）符合紧张型头痛的诊断标准。

（2）平均头痛频率为 15 天/月（180 天/年），病程不少于 6 个月。

三、治疗方法

（一）药物治疗

1. 非甾体抗炎药

常用药物为：阿司匹林（300～600mg，q6h）、对乙酰氨基酚（不超过 1000mg，

q6h）、布洛芬（200～400mg，q4～q6h）。酚咖片等也具有较好的疗效。

必须注意切勿滥用镇痛药物，因为其本身也可引起药物性头痛。遇下列情况应考虑药物过量：①开始头痛缓解后头痛持续性加重；②停用药物后头痛减轻；③阿司匹林（每周＞45g）；④吗啡制剂＞2 次/周。

2. 抗焦虑及抗抑郁药物

可以缓解患者的焦虑及抑郁症状，减少紧张型头痛的头痛频率和持续时间。目前常用的抗焦虑药物为阿米替林，可采用每晚 12.5mg（即半片）作为首次剂量，以后逐渐加量，以次日不出现困倦为原则。一般疗程为 2～3 个月。阿米替林可产生口干、震颤及体重增加。对于患有青光眼、前列腺肥大、心律失常和癫痫的患者避免使用。

3. 肌肉松弛剂

对紧张型头痛患者若伴有颅周和面部肌肉收缩，也可采用肌肉松弛剂治疗，常用的有盐酸乙哌立松片、巴氯芬、氯唑沙宗、美他沙酮、美索巴莫等。

（二）非药物治疗

1. 心理治疗

紧张型头痛患者常有疑病观念，总认为自己患有躯体疾病。应给予适当的心理治疗。

2. 物理及生物反馈治疗

有助于解除肌肉痉挛，减轻头痛。

（三）局部神经阻滞

双侧颞部或痛点局部注射 1% 利多卡因＋维生素 B_{12}，可明显缓解疼痛，1 次/周，5 次一疗程。

第五节　外伤后头痛

头痛是头部外伤的一个重要症状，但头痛的程度与外伤的严重程度并不成比例。外伤后头痛的产生除有器质性因素外，心理和社会因素可能也发挥着重要作用。女性外伤后头痛较男性常见。

一、临床表现

外伤后头痛分为急性和慢性两种。急性外伤后头痛在意识恢复或头部外伤后 8 周内消失，而慢性外伤后头痛则持续 8 周以上。

外伤后头痛的临床表现多种多样，可表现为紧张型头痛、偏头痛、枕神经痛、丛集性头痛、眶上和眶下神经痛的特征。外伤也可因神经根的硬脑膜根袖撕裂或筛板骨折引起脑脊液外漏，从而表现为低颅压性头痛。其中紧张型头痛约占外伤后头痛的 85%，头痛可表现为全头、颈枕部、双额部、双颞部的压痛、酸痛、紧缩感或难以名状的疼痛。

外伤后头痛患者常伴有其他心理和躯体的不适，如易怒、焦虑、抑郁、人格改变、记忆障碍、注意力不集中、反应迟钝、头晕、耳鸣、听力下降、视物模糊、疲劳、睡眠障碍、性欲减退及食欲减退等。少数可因为外伤出现癫痫、震颤或肌张力不全，甚至出现硬膜下或硬膜外血肿，以及颅内静脉窦血栓形成的表现。

二、诊断要点

国际头痛学会确定的外伤后头痛的分型和诊断标准如下：

（一）急性外伤后头痛

1. 具有明显头部外伤和（或）肯定体征

（1）至少符合以下 1 项提示头部严重外伤

1）意识丧失。

2）外伤后记忆缺失达 10min 以上。

3）至少有下列 2 项表明有相关异常：临床神经系统检查、头颅 X 线平片、神经影像学检查、诱发电位、脑脊液检查、前庭功能检查、神经心理学检查。

（2）意识恢复后（如无意识障碍，则在外伤后）14 天内出现头痛。

（3）头痛在意识恢复后（如无意识障碍，则在外伤后）8 周内消失。

2. 具有轻微外伤但无肯定体征

（1）不能满足上述头部严重外伤条件的头部外伤。

（2）外伤后 14 天内出现头痛。

（3）头痛在外伤后 8 周内消失。

（二）慢性外伤后头痛

符合急性外伤后头痛诊断，且头痛在外伤后持续 8 周以上，即诊断为慢性外伤后头痛。

三、治疗方法

急性外伤后头痛应让患者休息，给予适当的心理安慰，同时给予简单镇痛药或非甾体抗炎药，此外还应针对可能出现的记忆障碍、情绪和人格障碍及其他伴随症状进行相应的治疗。

慢性外伤后头痛的治疗应针对不同的患者进行相应的治疗。如表现为紧张型头痛和偏头痛，应采取对症治疗和预防复发的治疗。对长期应用非甾体抗炎药或含有咖啡因的食品或药物者，应警惕药物反跳性头痛的发生。

对出现枕神经痛的患者，可服用卡马西平、巴氯芬或加巴喷丁，适当应用肌肉松弛剂也有一定的帮助。也可通过枕神经阻滞治疗缓解患者的疼痛。

对伴有焦虑、抑郁症状的患者，除心理治疗外，可应用三环类抗抑郁药如阿米替林、多虑平，或者单胺氧化酶抑制剂等进行治疗。

此外，三维正脊、按摩、针灸、理疗等辅助治疗对外伤后头痛可能均有一定的帮助。

第六节　三叉神经痛

三叉神经痛是三叉神经分布区的一种发作性突发性剧痛，分为原发性和继发性（或症状性）两大类。继发性三叉神经痛是指继发于肿瘤、脱髓鞘等明确病变的三叉神经痛。在三叉神经痛患者中，大约1% ~5%有脑肿瘤存在，多见听神经瘤和胆脂瘤。原发性三叉神经痛的病因尚不十分清楚，目前认为主要是由于颅内血管压迫所致；也可能是由于牙齿脱落及慢性感染所致；三叉神经痛的发作性也可能有中枢机制的参与，三叉神经的逆行电活动可能改变了三叉神经核的电生理活动方式。

一、临床表现

三叉神经痛具有以下几个临床特征：

1. 发作性

三叉神经痛为发作性“闪电”或“触电”样疼痛，每次持续数秒钟到数分钟，一般为20 ~30s。

2. 触发性

面部特别是口周区的轻度触觉刺激即可诱发三叉神经痛。说话、咀嚼、刷牙、洗脸均可诱发疼痛的出现和加重，严重者微风或身体运动亦可诱发。一般在疼痛发作后有2 ~3min的不应期。

3. 间歇性

在三叉神经痛频繁发作期间，大多数有数周到数月的间歇期。

4. 单侧性

大多数三叉神经痛均在单侧发生。少数患者在病程中可再出现另一侧的三叉神经痛。双侧同时发生者仅占0.5%。三叉神经痛多发生在第Ⅱ、第Ⅲ支的分布区，发生在第Ⅰ支分布区的少见。

5. 原发性三叉神经痛

无神经系统定位体征，一些患者在疼痛发作时可以在其分布区域发现有痛觉过敏或痛觉减退，有的甚至出现角膜反射迟钝，但发作停止后这些体征即消失。如果发现这些体征持续存在，应考虑为继发性三叉神经痛。

6. 三叉神经痛对卡马西平及神经阻滞有效

卡马西平对三叉神经痛的治疗效果良好，这一特点也可作为三叉神经痛与其他面部疼痛如牙源性疼痛、非典型面部痛和颞颌关节紊乱的鉴别要点之一。

二、诊断要点

国际头面痛学会分类委员会确定的原发性三叉神经痛的诊断标准为：

（1）阵发性发作的面部疼痛，持续数秒。

（2）疼痛至少包含以下4个标准

1）疼痛只限于三叉神经的一支或多支分布区。

2）疼痛为突然的、强烈的、尖锐的、皮肤表面的刺痛或烧灼痛。

3）疼痛程度严重。

4）刺激扳机点可诱发疼痛。

5）具有疼痛发作间歇期。

（3）无神经系统损害表现。

（4）每次发作形式相似。

（5）排除其他引起面部疼痛的疾患。

对于疑为继发性三叉神经痛患者，应进行详细的体格检查，必要时行头颅 CT 或 MRI 检查。MRI 薄层扫描和 MRA 有助于明确有无微小病变以及颅内血管和三叉神经根的位置关系。

三、治疗方法

（一）药物治疗

卡马西平为首选药物，如果无效或出现不可耐受的副作用，可选择其他抗癫痫药物，也可选择抗痉挛药物如巴氯芬或多巴胺受体阻断剂。

1. 抗癫痫药物

（1）卡马西平　通常由 100mg 每日 2 次开始，以后每日增加 100mg，直至疼痛缓解或消失（可增至 200 ~ 400mg，每日 3 次），用此有效量持续 2 ~ 3 周，然后逐渐减少，找出最小有效量，再以此维持量服用数月。本药孕妇忌用。其副作用可有思睡、眩晕、药疹、消化障碍、复视、共济失调等，减量或停药后一般可消失。但长期应用可发生骨髓抑制及肝功能损害，须注意观察。

（2）苯妥英钠　初服 0.1g，每日 3 次，以后每日增加 0.1g，直至疼痛停止（或至 0.2g，每日 3 次），继续应用 2 ~ 3 周，然后（或出现中毒症状时）逐渐减量，还应以最小有效量维持在疼痛停止后数月。其主要副作用为共济失调（头晕、步态不稳等）、视力障碍、齿龈增生及白细胞减少等。

（3）氯硝西泮　开始剂量为 0.5mg，3 次/天，以后每 3 天增加 0.5 ~ 1mg，直至疼痛缓解。但其不良反应较重，主要为嗜睡和步态不稳。

（4）丙戊酸钠　常用剂量为 600 ~ 1200mg。服用期间应定期检查肝、肾功能。

（5）加巴喷丁　起始剂量为 300mg/d，以后逐渐增量至疼痛控制，一般用量为 1200mg/d，最大可至 2400mg/d。

（6）拉莫三嗪和托吡酯　也可选用。

2. 抗痉挛药物

巴氯芬既可在卡马西平或苯妥英钠无效时单独使用，也可与它们联合应用，以增强治疗效果。使用时应从小剂量开始，逐步增量，初始剂量可用 5mg，3 次/天；3 天后改为 10mg，3 次/天；以后每 3 天增加一次剂量，每日总剂量增加 15mg，最大剂量为 40 ~ 80mg/d。常见的不良反应为嗜睡、头昏及疲乏。

（二）神经阻滞治疗

如药物治疗无效，或者出现明显的副作用，可采用神经阻滞治疗。对于下颌神经分布区疼痛的患者，可行下颌神经阻滞术；上颌神经分布区疼痛者，可行上颌神经阻滞术；眶上及额部疼痛者，可行眶上神经阻滞术。

（三）手术治疗

对于三叉神经任何一支或多支疼痛者，均可选行半月神经节或神经分支药物或射频毁损术，治疗应在影像学设备的引导和定位下进行，以保证疗效和防止并发症。此外，还可考虑采用外科手术治疗。现多采用的手术为微血管减压术。

第七节　舌咽神经痛

舌咽神经痛是发生在舌咽神经感觉分布区的一种发作性剧烈疼痛。分为原发性和继发性。原发性舌咽神经痛最为多见，其病因不明，可能与局部缺血有关，亦可能与某些原因造成舌咽神经及迷走神经脱髓鞘病变，从而导致舌咽神经的传入冲动与迷走神经之间发生“短路”有关。近年来，由于显微外科的开展，证实了部分患者与椎动脉或小脑后下动脉压迫第Ⅸ、第Ⅹ脑神经有关。解除压迫后疼痛缓解。

继发性舌咽神经痛通常由舌咽神经或其周围肿瘤、血管病变或炎症累及该神经所致。常见原因有茎突过长、茎骨舌骨韧带钙化、椎动脉粥样硬化、颅内外肿瘤（如脑瘤、颈部肿瘤）、蛛网膜炎及附近组织炎症等。

一、临床表现

（一）疼痛特点

为阵发性疼痛，绝大多数患者无发病先兆（个别有某种异常或不适），疼痛常突然发作或突然停止。疼痛性质与三叉神经痛相似，为剧烈疼痛，呈电击样、针刺样、刀割样、烧灼样。每次发作短暂，仅持续数秒至数十秒钟（极少数有时持续数分钟），轻者每年发作数次，重者一天可发作数次。间歇期长短不一，期间可完全无痛。

（二）疼痛部位

主要位于舌根部、咽部、扁桃体窝，可放射到耳、下颌角和上颈部。发作时疼痛多始于一侧的舌根和扁桃体，迅速扩及咽部和软腭，并常向同侧耳道深部、下颌角底部放射，偶尔亦可波及耳颞部和颈枕部。少数疼痛仅局限于外耳道及其周围。

（三）触发因素

扳机点（触发点或触发带）大多在同侧的舌根、腭、扁桃体窝或咽后壁、耳部或外耳道，触及该部位即可引起疼痛发作，而触摸颜面部皮肤不会触发疼痛。缓解期扳机点消失。

诱因多见于吞咽食物时，其次是在打哈欠、说话、咳嗽、掏耳及舌的轻微运动等动作时诱发。

（四）伴随症状

疼痛发作可伴随晕厥、心律不齐、心动过缓、心脏停搏及癫痫发作。还可出现低血压、唾液分泌增加、出汗、流泪、局部充血、阵发性咳嗽以及喉部痉挛感等。

二、诊断要点

根据典型的疼痛性质、疼痛部位及触发因素，典型病例不难诊断。对于不典型病例可行利多卡因试验：即用2%利多卡因溶液喷涂在患侧扁桃体及咽部，疼痛停止并维持1～2h，做正常咀嚼和吞咽不再触发疼痛发作为阳性。舌咽神经痛的患者此试验阳性率高达90%。原发性舌咽神经痛一般无阳性体征。

继发性舌咽神经痛的部位与原发性相同，但疼痛的持续时间长，无明显缓解期，无扳机点，常伴有神经系统体征，CT及MRI等检查可发现原发病的异常或病理改变。

三、治疗方法

（一）药物治疗

舌咽神经痛的药物治疗和三叉神经痛相同。主要是离子通道阻滞剂，如卡马西平、加巴喷丁，一般镇痛药物无效。药物治疗的有效率为50%。少数患者疼痛完全缓解，但复发率较高。

（二）神经阻滞

包括局部神经阻滞和舌咽神经阻滞疗法。局部神经阻滞可用利多卡因等局部麻醉药行咽喉部喷洒。

1. 舌咽神经阻滞

2. 舌咽神经药物毁损性阻滞

顽固的原发性舌咽神经痛可在多次局麻药阻滞的基础上试行舌咽神经干化学药物（乙醇、多柔比星等）毁损性阻滞治疗。

（三）手术疗法

1. 射频热凝术

经皮射频热凝术是在CT或X线透视下，对舌咽神经干或经颈静脉孔对岩下神经节进行电凝。可能会发生声带麻痹，由于舌咽神经周围有许多重要的血管和神经组织，操作的难度较大，要谨慎进行，但安全性大于舌咽神经药物毁损性阻滞和开颅微血管减压术。

2. 微血管减压术

枕骨下开颅探查舌咽神经，有血管压迫者，使其松解可使疼痛停止，无神经功能的丧失。

3. 颅内切断舌咽神经及迷走神经分支

为外科治疗应用最多、效果最好的方法，但手术后有程度不等的吞咽困难，甚至因手术后并发症而死亡。

第八节　中间神经痛

中间神经痛又叫膝状节神经痛或面神经痛，因Hunt首先描述，故又称Hunt综合征。此病比较少见，可能因膝状神经节被某种病毒感染，或由于颅底部骨折、动脉瘤、感染等邻近病灶而使该神经节及其感觉纤维受损引起。

一、临床表现

一侧外耳道疱疹，有时可侵犯头皮、面部、颈部和鼓膜，受累部分常出现剧烈的烧灼样疼痛。同侧伴周围性面瘫。部分患者有味觉、听觉改变以及眩晕呕吐症状。

少数患者仅表现为一侧的耳部疼痛而并无其他表现，即耳痛型，可反复发作，起病急，疼痛多为深在的烧灼痛，持续时间较长，数十分钟或数小时，而且在严重时尚可由外耳道向同侧面部、舌外缘、咽部以及颈枕部放射。检查无明显阳性体征，偶尔外耳道或骨膜有疼痛触发点，轻触可诱发疼痛。

也有少数病例累及舌咽神经、迷走神经、颈上段的脊神经和腮腺。有部分患者可出现脑膜的症状以及脑脊液改变。

二、诊断要点

（1）一侧发作性短暂疼痛，主要位于耳深部。

（2）可有外耳道附近疱疹。

（3）扳机点位于内听道后壁。

（4）可伴听力减退、味觉减退以及眩晕呕吐。

（5）排除其他器质性病变。

三、治疗方法

主要采用综合性非手术治疗。

（1）耳痛型选用卡马西平。

（2）可给予止痛药、镇静药、维生素 B_{12}、山莨菪碱等药物。

（3）有带状疱疹感染者，抗病毒治疗。

（4）精神焦虑者，阿米替林 25mg，每晚口服。

（5）可配合针灸、耳部普鲁卡因离子透入、超短波或间动电流物理治疗。

（6）手术治疗　因为经皮穿刺不可能阻滞中间神经，非手术治疗无效时，需进行手术治疗。大多采用枕骨下开颅探查中间神经，如发现压迫神经的血管，可将其移开；如无此现象，可切断中间神经。

（7）星状神经节阻滞治疗　可通过阻断颈交感神经来改善面部血供，促进神经功能恢复和炎症消退。

第九节　枕神经痛

枕神经痛是指头后部枕大神经和枕小神经分布区的疼痛。

一、诊断要点

（1）枕骨下和后头部疼痛，常为持续性，也可阵发性加剧。疼痛可向后头皮放射，压迫枕神经可加剧。严重时可伴有眼球后痛，甚至有偏头痛样症状或出现丛集性头痛。

（2）神经支配区痛觉减退。

（3）在所累及的神经和同侧第 2、3 颈椎横突处有压痛及放射痛。

（4）头颈部动作可诱发头痛。

（5）枕神经阻滞、颈椎旁阻滞后疼痛消失。

二、治疗方法

1. 病因治疗

对于有结构损害基础的患者，应尽可能进行病因治疗，如手术切除肿瘤和解除神经受压。

2. 药物治疗

口服镇痛药物如卡马西平、布洛芬等。

3. 局部理疗

急性期可采用间动电流、超短波、紫外线或普鲁卡因离子透入；慢性期宜采用超短波、短波透热或碘离子透入等。

4. 神经阻滞治疗

一般治疗无效者，可行局部神经阻滞疗法

（1）枕大、枕小神经阻滞　枕大神经阻滞穿刺点在患侧乳突与枕骨后突连线的内1/3处，该处常有压痛。在穿刺点刺入皮下，然后使穿刺针针尖向上大约45°角缓慢推进，患者出现放射痛时，回抽无血，可注入1%利多卡因2～3ml。枕小神经阻滞的穿刺点在枕大神经阻滞穿刺点外2.5cm处。对于有炎症因素的可在局麻药中加入糖皮质激素。对于反复阻滞者，可考虑应用神经破坏药，如无水乙醇或10%～15%苯酚甘油阻滞。

（2）C_2～C_4椎间孔阻滞术　每个部位不超过4ml，多部位阻滞时药量酌减，避免双侧同时阻滞。治疗最好在超声或X线或三维CT的引导下进行，更加准确和安全。

5. 手术治疗

对于个别疼痛严重，阻滞治疗效果不持久者，亦可考虑行枕大或枕小神经等周围神经低温等离子或射频热凝消融术，或颈椎硬膜外置管连续阻滞术分解治疗。

第十节　痛性眼肌麻痹综合征

痛性眼肌麻痹综合征又称Tolosa－Hunt综合征，病因不明。病变仅限于海绵窦段颈内动脉外膜及其附近的硬脑膜的非特异性炎性肉芽肿病变引起的一组症状，主要表现为一侧眶周疼痛或头面痛伴同侧眼球运动神经麻痹、动眼神经麻痹及三叉神经眼支和上颌支分布区感觉减退。

一、临床表现

本病发病无性别差异，大约70%的患者发病前有上呼吸道感染、咽峡炎、上颌窦炎、低热等病史。早期一侧眼球后眶区剧烈疼痛，可放射到额部或颞部。可有恶心、呕吐、畏光、流泪、眼球肿胀。疼痛的性质多大为持续性胀痛、刺痛或撕裂样剧痛。数天后痛侧眼肌可有不同程度的麻痹。主要以动眼神经受累为主，其次是外展神经。可表现为第Ⅲ、Ⅳ、Ⅵ对脑神经全部受累，眼球固定，眼球突出，眼内肌受累相当少见，称海绵窦综合征。

病变累及视神经可出现视力改变，少数出现视神经萎缩。病变亦可使眼球、眼眶部静脉回流受限，产生眼睑浮肿、结膜充血，也可有视乳头水肿。有些患者可损害三叉神经第1、2支，出现相应部位的感觉障碍和角膜反射消失。尚有少数患者侵犯海绵窦段颈内动脉壁上的交感神经出现Horner征，表现为上睑下垂、眼球凹陷、瞳孔缩小。病程一般为1～6个月。少数患者可呈两侧交替病变。本病的预后良好，症状有自行缓解和再发的倾向。仅个别患者遗留有某些神经功能不全。

脑脊液可出现为蛋白和细胞计数增高，其他各项数值正常。外周血白细胞、血沉、血浆γ球蛋白、C－反应蛋白可出现增高。CT无阳性发现，少数患者颅脑MRI示海绵窦发生异常改变，呈不规则扩大，海绵窦壁可见异常软组织，T1WI呈等或低信号，T2WI呈稍高或等信号，增强后呈均一强化，边缘清楚。少数患者脑血管造影表现为颈内动脉末端到虹吸部狭窄。眶静脉造影可表现为眼上静脉闭塞；形成侧支静脉；同侧海绵窦显影模糊混浊。

二、诊断要点

（1）亚急性起病，一侧眶后或眶上缘持续性疼痛。

（2）以第Ⅲ、Ⅳ、Ⅵ对脑神经损害为主，可合并有$V_{1\sim2}$及第Ⅱ对脑神经损害，有或无瞳孔改变。

（3）症状反复发作，可自然缓解和再发。

（4）能除外其他能引起痛性眼肌麻痹的疾患。

（5）糖皮质激素治疗有效。

本病应与颈内动脉瘤、三叉神经痛、蝶腭神经痛、青光眼、海绵窦血栓形成、海绵窦部肿瘤、眼肌麻痹型偏头痛等疾病鉴别。

三、治疗方法

主要应用大剂量糖皮质激素，一般每日可给予泼尼松60～80mg，症状消失后逐渐减量。同时应用抗生素和维生素。对疼痛明显的患者可给予镇痛药物。由于本病对糖皮质激素特别敏感，用药后48h内症状缓解，1周左右症状消失。个别有临床报道可试用环磷酰胺或配合高压氧治疗。个别患者遗留眼外肌不全麻痹或视神经萎缩，视力受到严重损害。糖皮质激素的早期应用对促进炎症改善和减少后遗症具有重要意义。

第十一节　非典型面痛

非典型面痛是指原因不明的与脑神经疼痛特点不符合的持续性面部疼痛。病因目前尚不清楚。虽然疼痛可被面、颌及牙龈的手术或损伤所诱发，但从来找不到与持续性疼痛有关的局灶性病变。本病发作和加重与情绪激动关系密切。

一、临床表现

多于牙和颌面部手术或创伤后发生。疼痛的部位主要限于一侧面部的某些区域，可以扩散到上、下颌，甚至比面、颈部更广泛的区域，如同侧软腭、顶枕部、颈肩部等，远远超过三叉神经分布的范围，但很少累及上肢。疼痛位置深，不易定位，性质为酸痛，灼痛或钻痛。疼痛的程度较重，情绪激动可加剧疼痛。疼痛呈持续性，每天均出现，持续整天或大部分时间。不伴随其他症状和体征。

二、诊断要点

符合以上疼痛特征而无任何其他伴随症状及感觉和运动异常，实验室及影像学检查皆为阴性，即可确定本病的诊断。

三、治疗方法

目前尚无可靠和有效的治疗方法。首先要积极寻找病因和病理改变，针对性治疗；无明确病因和病理改变者，则对症治疗。可行三叉神经、颈神经后支、蝶腭神经阻滞治疗等。

（一）药物治疗

联合应用三环类抗抑郁药和吩噻嗪类药物，对患者有效。常用阿米替林 25mg 睡前服用。具有三叉神经痛的某些特点时，选用苯妥英钠、地西泮等。维生素、氨茶碱也可选用。

（二）神经阻滞疗法

1. 疼痛区域神经阻滞

根据疼痛的区域分布，行相应神经阻滞。1% 利多卡因或 0.25% 布比卡因加入适量糖皮质激素和维生素 B_{12}，每个阻滞点 1～2ml，每周 1～2 次。神经阻滞不仅有利于治疗，同时对于明确病因有一定帮助。

2. 星状神经节阻滞

以上两种方法如同时配合使用，效果更好，病情较重时，可每日治疗 1 次，两侧交替，缓解后频率可逐渐减低，直至痊愈。

（三）神经电刺激疗法

采用经皮穿刺或手术将电极置在半月神经节或外周神经，连接刺激器，进行神经调控治疗，2/3 的患者有效。但价格较贵。

（四）手术治疗

患区神经撕脱术和切除术等不但不能解除原有疼痛，而且还可加重疼痛、增加麻木等新的并发症。故选择手术治疗要慎重。应有明确病因时进行神经毁损治疗。

（五）心理治疗

有明显心理因素的，可配合心理治疗。

第十二节　巨细胞性动脉炎

巨细胞性动脉炎又称为 Horton 病，因为常累及颞动脉也称为颞动脉炎、颅动脉炎。其病理改变为动脉壁中层出现淋巴细胞、浆细胞和多核巨细胞浸润，尤其是大量的多核巨细胞聚集于内膜或内膜与中层交界处，其中淋巴细胞数为病理结果的独立影响因素。部分患者合并系统性脉管炎、结节性动脉炎和风湿性多发性肌痛。

一、临床表现

临床主要表现为头痛和风湿性多发性肌痛。头痛通常位于一侧或双侧的颞部持续性疼痛。疼痛的程度轻重不等，一般较为剧烈。多为搏动样或烧灼样疼痛。触摸、压迫、转头、咀嚼等动作可加重头痛。触诊可发现颞浅动脉搏动减弱或消失，颈动脉区水肿及压痛。非甾体抗炎药可暂时缓解头痛。

若合并风湿性多发性肌痛，多表现为肩胛带或骨盆带区的关节或肌肉疼痛，可有大关节的晨僵现象。患者可出现全身乏力、发热、出汗等全身症状。

部分患者由于视神经或视网膜的缺血性损害，出现视野缺损、视力减退，甚至失明，此为最严重的并发症。视觉障碍一旦发生，须立即进行急救处理，因为在发病数小时后视觉障碍的恢复很差，发病12h后即使应用皮质类固醇治疗也难以使之恢复。视觉障碍可为一侧或双侧，可在头痛后出现，也可先于头痛发生。部分患者由于眼肌缺血，出现眼肌麻痹，表现为复视。眼肌麻痹多在数月后完全恢复。少数特殊病例颈动脉也可受累，出现其供血区的脑缺血或脑梗死表现，如偏瘫、失语、偏侧性感觉障碍。

辅助检查可发现血沉加快，有的高达100mm/h。半数患者血常规检查发现白细胞增多。有些出现正色素性贫血。蛋白电泳可发现 α_2 和 β 球蛋白增高。如出现脑梗死，头颅CT和MRI可帮助检出病灶。颞浅动脉活检可发现巨细胞性动脉炎的典型病理形态改变，有助于确诊。

二、诊断要点

50岁以上出现颞部的疼痛、眼眶痛、四肢近端的肌肉疼痛、视野缺损、视力下降以及脑梗死者应考虑本病。国际头痛学会制定该病的诊断标准为：颞浅动脉活检发现典型的组织病理学改变，以及下列1项或多项表现：①头部浅表动脉的水肿及压痛；②红细胞沉降率加快；③皮质类固醇治疗48h内头痛消失。辅助检查包括动脉活组织检查，颞动脉造影选择性大动脉造影。

三、治疗方法

（1）首选皮质类固醇，首次治疗可采用40～90mg/d泼尼松，头痛将很快减轻，在48h内完全消失。一旦症状消失，应将泼尼松逐渐减量，在数周至数月后停用。

（2）有视觉障碍者应尽快使用皮质类固醇，如在视觉障碍出现前治疗效果更好。但老年人容易出现激素的不良反应，应注意观察，如不良反应严重可改用免疫抑制剂如硫唑嘌呤等。

（3）颞部动脉周围注射局麻药、皮质类固醇和维生素 B_{12} 有助于本病的治疗。

（4）对有糖皮质激素禁忌者，可采用非甾体抗炎药与细胞病类免疫抑制剂联合应用。

第十三节　高颅压头痛

任何原因导致颅腔变小和（或）颅内容物增多均可造成颅内压增高。

如果没有颅内占位性病变，但有颅内压力增高，并出现急性、发作性全头痛，伴颅高压三联征（头痛、呕吐、视乳头水肿），称为良性颅内压增高综合征。

一、临床表现

高颅压头痛早期常呈周期性、搏动性，少数呈撕裂样。头痛可为持续性，也可为阵发性。阵发性头痛的持续时间可数分钟至数小时不等。头痛的部位与病灶的部位并不一致，头痛的程度与颅内压也不一定成呈比，头痛的突然缓解并不代表颅高压的缓解。

呕吐是高颅压头痛的常见伴随症状，典型的为喷射状呕吐。

查体常可发现视乳头水肿，但患者常无视觉症状，有时可出现一过性视物模糊、色觉异常。颅内压增高如波及黄斑且出现水肿，可出现中心暗点、中心视力下降。慢性高颅压患者，可出现继发性视神经萎缩，甚至完全失明。

急性高颅压患者可出现意识障碍，严重者可出现脑疝的表现。慢性颅高压患者多无意识障碍，常可出现一侧或双侧外展神经麻痹。

头部 CT、MRI 可有异常表现。

二、诊断要点

头痛患者如伴有呕吐，特别是查体发现视乳头水肿者，应首先考虑为高颅压头痛。应进行详细的神经系统体格检查，行头颅 CT、MRI 检查，必要时脑血管造影，确定导致高颅压的病变部位与性质。腰穿测定压力超过 200mmH_2O。腰穿时，应特别注意缓慢放液，防止脑疝的形成。

对良性颅内压增高的诊断，必须通过充分的体格检查、辅助检查和随访观察排除其他引起高颅压的原因后方可考虑。国际头痛学会制定的良性高颅压的诊断标准为：

（1）患者须符合以下标准

1）腰穿测定或硬膜外或脑室内压力监测，超过 200mmH_2O。

2）除视乳头水肿和可能的外展神经麻痹外，其他神经系统检查均正常。

3）神经影像学检查无占位性病变和脑室扩大。

4）脑脊液白细胞数正常、蛋白质浓度正常或偏低。

5）无颅内静脉窦血栓形成的临床及神经影像学证据。

（2）头痛的程度和频率随颅内压的变化而变化，间隔在 24h 以内。

三、治疗方法

高颅压头痛治疗的关键在于明确其病因后，治疗其原发病。对症治疗应根据患者的具体情况进行脱水治疗，可采用静脉点滴甘露醇、甘油果糖和口服甘油盐水等渗透脱水剂。口服或静脉注射利尿剂、皮质类固醇也可减轻水肿从而达到降低颅内压的目的。对于急性高颅压患者为防止脑疝的形成，可进行外科手术如颞极下减压术等治疗。对脑积水患者可进行脑室分流术或脑室镜下造瘘术。良性高颅压患者的治疗除上述降颅压治疗外，还包括口服乙酰唑胺减少脑脊液的生成、控制饮食降低体重。视力进行性下降者，可短时间应用皮质类固醇，也可进行视神经鞘开窗术，以达到挽救视力的目的。

第十四节　低颅压头痛

在侧卧位脑脊液压力低于 60mmH_2O 者为低颅压，由此引起的头痛称为低颅压头痛。常见原因包括先天性硬脊膜发育异常、脑脊液漏、全身严重脱水、糖尿病昏迷、尿毒症等。找不到原因者，被称为自发性低颅压综合征。

一、临床表现

低颅压头痛的特征为体位性头痛，即立位时头痛加重，卧位时减轻。头痛可位于额部、枕部或呈弥散性。头痛的程度较重，多为钝痛或跳痛，一般对止痛药无反应。长期低颅压头痛患者 MRI 增强扫描可见广泛的软脑膜增强。

二、诊断要点

（一）腰穿后头痛的诊断标准

（1）腰穿后 7 天内发生的头痛。

（2）站立后 15min 出现头痛或头痛加重，恢复卧位后 30min 内头痛消失或减轻。

（3）腰穿后 14 天内头痛消失（如超过 14 天，应考虑脑脊液漏性头痛）。

（二）脑脊液漏性头痛的诊断标准

（1）外伤、手术后或原发性脑脊液漏的漏出液经糖浓度测定证实为脑脊液，或者椎管内注射染料或放射性核素证实脑脊液漏。

（2）头痛的特征与腰穿后头痛相同。

（3）脑脊液漏经有效治疗后 14 天内头痛消失。

三、治疗方法

腰穿后头痛重在预防，应尽量选择直径较小的穿刺针进行穿刺。腰穿后去枕平卧 4 ~ 6h 有助于减少低颅压头痛的发生。

低颅压头痛患者应多平卧，甚至可加用腹带。头低位可预防或缓解头痛症状。如发现脑脊液漏应尽量进行修补，如硬脊膜漏可采用硬膜外血块补丁。充分补液、口服咖啡因有助于头痛症状的缓解，必要时可短时应用皮质类固醇治疗。头痛严重时可给予麻醉性镇痛药。

第十五节　儿童头痛

一、小儿偏头痛

（一）临床表现

小儿偏头痛和成人一样，为发作性头痛。与成人偏头痛不同的是儿童偏头痛以双侧颞部和双侧额部多见，双侧疼痛者高达 60%，是一种周期性发作的神经血管功能障碍引起的头痛；头痛的持续时间较成人短，一般在放学后开始，常在 2h 以内缓解，睡眠或应用止痛药可缓解头痛。青少年阶段，单侧头痛者稍增多，持续时间相对延长，且依靠睡眠和止痛药不易缓解。儿童及青少年偏头痛不会每日发生，一般每月发作 1 ~ 4 次。

小儿偏头痛一部分为腹型偏头痛，表现为反复腹痛、呕吐、眩晕，伴或不伴典型头痛，或间隔一段时间出现头痛。

小儿偏头痛发作时常伴随肤色苍白、食欲减退、腹痛、恶心、呕吐、畏光、畏声和嗜睡。而成人偏头痛患者一般不出现腹痛。

小儿偏头痛有一些诱发因素，但不如成人明显。饮食、焦虑、紧张、上学、疲劳、睡眠过多或过少、轻微头部外伤、气味以及患有其他疾病都有可能成为诱发因素。

小儿偏头痛一般没有明显的抑郁症状，患有偏头痛的儿童，晕车、睡眠障碍、晕厥、二尖瓣脱垂和 Tourette 综合征患病率较同龄儿童高。

经颅多普勒超声（TCD）检查对于疾病的诊断有一定帮助。

（二）治疗方法

小儿偏头痛的治疗应根据患儿的年龄、发作频率和严重程度、有无先兆症状出现和患儿对治疗的接受能力来确定。开始应充分向患儿及其家属解释病情，尽可能祛除诱发因素，使患儿建立正常的良好的生活习惯。生物反馈和放松训练对患儿也有所帮助。

治疗的目的：减轻疼痛、恶心和呕吐；终止即将发生的偏头痛发作；防止将来再次发作。

1. 止痛

15 岁以前应尽量避免应用阿司匹林，因为有导致 Reye 综合征的潜在危险。6 岁以下儿童可通过促进睡眠或给予对乙酰氨基酚（10 ~ 15mg/kg），大于 6 岁的患儿可给予对乙酰氨基酚治疗，也可给予其他非甾体抗炎药治疗。头痛严重或以上治疗无效者可应用咖啡因、双氢麦角胺和舒马坦等。

2. 止吐

由于小儿偏头痛常伴有恶心、呕吐，应重视止吐。止吐药应在症状开始出现时立即给予，即使轻症的偏头痛患儿只要出现恶心症状就应使用止吐药。常用的止吐药有茶苯海明（1 ~ 1. 5mg/kg）、甲氧氯普胺（口服 1 ~ 2mg/kg 或静脉注射 0. 1 ~ 0. 5mg/kg）、多潘立酮（口服 0. 3 ~ 0. 6mg/kg）、氯丙嗪（口服或肌内注射 1mg/kg，最大不超过 25mg）、异丙嗪（0. 5mg/kg）等。严重者可给予昂丹司琼。

3. 预防发作

偏头痛频繁发作严重影响学习和生活者，可考虑预防性治疗。何时开始应用预防性药物，应用多长时间目前尚无明确的标准。一般说来，预防性药物应从小剂量开始，逐渐增加剂量。常采用的药物有以下几类：

（1）β 受体阻断剂如普萘洛尔。

（2）5 - 羟色胺受体拮抗剂如苯噻啶。

（3）三环类抗抑郁药如阿米替林。

（4）抗组胺药。

（5）钙通道阻滞剂如盐酸氟桂利嗪，对小儿偏头痛的疗效较成人好。

（6）抗癫痫药如丙戊酸、拉莫三嗪等。

4. 颈交感神经阻滞

对于能够配合的儿童，可试用颈交感神经阻滞治疗偏头痛，两侧交替进行，间隔 1 ~ 3 天。用于预防时可每月 1 ~ 2 次。

二、小儿紧张型头痛

紧张型头痛也曾称为慢性非进展性头痛、肌肉收缩性头痛和心因性头痛。

（一）临床表现

小儿紧张型头痛的临床表现与成人相似。患儿多数为女性。头痛一般位于额部或全头，呈压迫样或束带样疼痛，可以伴有颈枕部压痛，头痛持续时间不等。头痛一般较轻，常不影响日常活动。很少受光、声影响，少数伴有恶心，一般无呕吐。患儿常有不同程度的心理行为症状，如焦虑、抑郁及睡眠障碍等，影响学习使学习成绩下降。患儿常有一些诱发因素如父母离异、亲人或亲密朋友的死亡、遭受挫折等。一些患儿常诉说许多躯体症状如腹痛和体肢疼痛，疼痛的形式往往与自己以往所患疾病或家人与朋友所患疾病相似。

（二）治疗方案与原则

紧张型头痛患儿如不影响学习，最好避免经常使用阿司匹林、含咖啡因或巴比妥的药物，应首先采取心理治疗，患儿应尽可能正常上学。如心理治疗无效，可以采用三环类抗抑郁药或5－羟色胺再摄取抑制剂。由于许多青少年对三环类抗抑郁药比较敏感，建议从小剂量开始，逐渐增加剂量，以阿米替林为例，从5mg睡前口服开始，以后每2～3周增加10mg，症状常在每天30～60mg时减轻或消失。阿米替林可产生嗜睡、口干和体位性低血压，逐渐增加剂量和分次服用有助于减少这些不良反应。

第五章　颈、肩部和上肢疼痛

第一节　颈椎病

因颈椎间盘退行性改变及其继发性改变刺激或压迫邻近组织，并引起各种症状和（或）体征者，称为颈椎病。仅有颈椎相关退行性变化而无症状者称为颈椎退行性改变。可粗分为颈神经根痛、颈关节突综合征等。

一、临床表现

（一）颈型颈椎病

1. 症状

以青壮年居多，颈部感觉酸、痛、胀等不适。酸胀感以颈后部为主。女性患者多诉肩胛、肩部也有不适。部分患者有颈部活动受限，少数可有一过性上肢麻木，但无肌力下降及行走障碍。多由颈椎关节突关节或颈部肌肉韧带病变所引起，常累及颈神经后支。

2. 体征

患者颈部一般无歪斜。生理曲度减小或消失，常用手指捏颈项部。棘突间及关节突关节可有压痛，部分可复制疼痛。

（二）神经根型颈椎病

1. 根性痛

根性痛是最常见的症状，疼痛范围与受累脊椎节段的脊神经分布区相一致。与根性痛相伴随的是该神经分布区的其他感觉障碍，其中以麻木、痛觉过敏、感觉减弱等为多见。疼痛与麻木常受体位影响。

2. 根性肌力障碍

早期可出现肌张力增高，但很快减弱并出现肌无力和肌萎缩征。在手部以大小鱼际肌及骨间肌萎缩最为明显。

3. 腱反射异常

早期出现腱反射活跃，后期反射逐渐减弱，严重者反射消失。然而单纯根性受压不会出现病理反射。若伴有病理反射则表示脊髓本身也有损害。

4. 颈部症状

颈痛不适，颈旁可有压痛。压迫头顶时可有疼痛，棘突也可有压痛。

5. 特殊试验

当有颈椎间盘突出时，出现压颈试验阳性。脊神经牵拉试验阳性。

（三）脊髓型颈椎病

1. 症状

患者首先出现双侧或单侧下肢发沉、发麻的症状，随之出现行走困难，下肢肌肉发紧，行步慢，不能快走，重者明显步态蹒跚，更不能跑。双下肢协调差，不能跨越障碍物。双足有踩棉花样感觉。自述颈部发硬，颈后伸时易引起四肢麻木。一般下肢症状可先于上肢症状出现，上肢一侧或两侧先后出现麻木、疼痛。部分患者有括约肌功能障碍、尿潴留。除四肢症状外，往往有胸1平面以下皮肤感觉减退、胸腹部发紧，即束带感。突出的椎间盘可压迫脊髓血管，出现脊髓缺血表现。

2. 体征

最明显的体征是四肢肌张力升高，严重者稍一活动肢体即可诱发肌肉痉挛，下肢往往较上肢明显。下肢的症状多为双侧，严重程度可有不同。上肢的典型症状是肌无力和肌萎缩，并有神经根性感觉减退，下肢肌萎缩不明显，主要表现为肌痉挛、反射亢进，出现踝阵挛和髌阵挛。皮肤的感觉平面检查常可提示脊髓真正受压的平面。Hoffmann征阳性，Babinski、Oppenheim、Chaddock、Gordon征亦可阳性。腹壁反射、提睾反射可减弱甚至消失。

（四）椎动脉型颈椎病

1. 眩晕

头颅旋转时引起眩晕发作是本病的最大特点。部分颈性眩晕患者可持续性眩晕、呕吐。

2. 头痛

由于椎－基底动脉供血不足，侧支循环建立，血管扩张引起头痛。头痛部位主要是枕部及顶枕部，以跳痛和胀痛多见，常伴有恶心呕吐、出汗等自主神经功能紊乱症状。

3. 猝倒

是本病的一种特殊症状。发作前并无预兆，多发生于旋转颈部时，反向活动后症状消失。这种情形多系椎动脉受刺激后血管痉挛，血流量减少所致。

4. 视力障碍

患者突然弱视或失明，持续数分钟后逐渐恢复视力，此系双侧大脑后动脉缺血所致。此外，还可有复视、眼睛闪光、冒金星、黑矇、幻视等现象。

5. 感觉障碍

面部感觉异常，口周或舌部发麻，偶有幻听或幻嗅。

（五）交感型颈椎病

1. 症状

该型颈椎病主要由刺激交感神经所致，症状常累及多个系统，同时伴有椎－基底动脉系统供血不足症状。常见症状包括：

（1）头部症状　头晕头痛，沉重感。

（2）面部症状　眼胀、干涩，视力下降，听觉下降，耳鸣，鼻塞，流涕，口咽异物感等。

（3）心血管、内分泌症状　心悸，胸闷，血压增高或血压不稳，血糖升高等。

（4）精神症状　易怒、焦躁、失眠、记忆力减退。

（5）多汗症　常出现手足多汗、潮湿。

严重病例可出现温度觉异常、怕冷怕热、一侧眼睑下垂等症状。

2. 体征

颈前方常有压痛，同时根据其受累系统不同存在多种体征。

（六）盘源型颈椎病

盘源型颈椎病主要与椎间盘退变、异常神经增生有关，即突出不严重，但症状多样，该型颈椎病可出现上述颈椎病分型中所有症状，单纯用突出或压迫难以完全解释的病例。

二、诊断要点

（一）颈型颈椎病

（1）颈部、肩部及枕部疼痛，头颈部活动因疼痛而受限制。因常在早晨起床时发病，故被称为落枕。

（2）颈肌紧张，有压痛点，头颅活动受限。

（3）X 线片上显示颈椎曲度改变，动力位摄片可显示椎间关节不稳与松动；由于肌痉挛头偏歪，侧位 X 线片上出现椎体后缘一部分重影，小关节也呈部分重影。

（二）神经根型颈椎病

（1）具有典型的根性症状，其范围与受累脊椎节段相一致。颈肩部、颈后部酸痛，并沿神经根分布区向下放射到前臂和手指，有时皮肤有过敏，抚摸有触电感，神经根支配区域有麻木及明显感觉减退。

（2）脊神经根牵拉试验多为阳性，痛点注射对上肢放射痛无明显疗效。

（3）X 线正位片显示钩椎关节增生；侧位片生理前弧消失或变直，椎间隙变窄，骨刺形成；伸屈动力位片示颈椎不稳。

（三）脊髓型颈椎病

（1）自觉颈部无不适，但手动作笨拙，细小动作失灵，协调性差。胸部可有束带感。

（2）步态不稳，易跌倒，不能跨越障碍物。

（3）上下肢肌腱反射亢进，张力升高，Hoffmann 征阳性，可出现踝阵挛和髌阵挛，重症时 Babinski 征可能呈阳性。早期感觉障碍较轻，重症时可出现不规则痛觉减退。感觉丧失或减退区呈片状或条状。

（4）X 线片显示病变椎间盘狭窄，椎体后缘骨质增生。

（5）MRI 检查示脊髓受压呈波浪样压迹，严重者脊髓可变细，或呈念珠状。磁共振还可显示椎间盘突出，受压节段脊髓可有信号改变。

（四）椎动脉型颈椎病

（1）颈性眩晕（即椎 - 基底动脉缺血征）和猝倒史，且能除外眼源性及心源性、耳源性眩晕。

（2）个别患者出现自主神经症状。

（3）旋颈诱发试验阳性。

（4）X 线片显示椎体不稳及钩椎关节增生。

（5）椎动脉造影及椎动脉血流检测可协助定位但不能作为诊断依据。

（五）交感型颈椎病

（1）患者情绪不稳定，常伴有失眠，多失禁。

（2）手足潮湿，胸闷心悸。

（3）颈前方压痛。

（六）盘源型颈椎病

（1）症状多样，难以以一种疾病解释。

（2）症状大多以神经支配区走行，但不完全符合。

（3）MRI 示间盘退变重，突出轻，常可有椎间盘后缘异常高信号点。

（4）诊断性神经阻滞有效。

三、治疗方法

颈椎病应采用综合治疗。

（一）非手术疗法的基本原则

（1）非手术疗法应符合颈椎的生理解剖学基础。由于颈椎的解剖结构和生理功能的特殊性，要求在治疗上严格遵循这一原则。粗暴操作，超过颈部骨骼和韧带的强度，可突然出现神经症状，甚至完全瘫痪，造成严重后果，因此切不可采用暴力手法。

（2）非手术疗法应密切观察患者的反应，超过颈椎骨关节生理限度的操作，往往会造成局部损伤。轻者局部水肿，渗出增加，粘连形成，重者可使韧带撕裂，颈椎不稳性加重。长期推拿可使骨赘形成加速。因此，如推拿后患者感到不适或牵引后颈部疼痛加重，应立即停止这种疗法。非手术治疗的目的应是纠正颈椎病的病理解剖状态，停止或减缓伤病的进展，有利于创伤的恢复及病变的康复，预防疾病的复发。

（二）颈椎非手术疗法的适应证

（1）各型颈椎病均可非手术治疗，尤其是神经根型、椎动脉型及交感型。

（2）颈椎病的诊断尚未肯定而需一边治疗一边观察者。

（3）全身情况差，不能耐受手术者。

（4）手术恢复期的患者。

（三）非手术治疗方法

1. 颈椎牵引疗法

目前牵引的器械较多，但大致分为坐式牵引和卧式牵引。从生物力学的角度看，卧式牵引效果较好。卧式牵引的优点是患者可以充分休息，可以在睡眠肌肉松弛时牵引。

2. 制动法

颈椎制动包括颈托、围领和支架三类。

3. 传统疗法

三维正脊、推拿、按摩、针灸和穴位注射治疗等传统医学方法对多数患者有治疗作用。

4. 家庭疗法

家庭疗法是一个综合性的治疗方法，集康复、预防于一体，方法也较多。家庭疗法的主要内容包括纠正和改善睡眠及工作中的不良体位，适当的颈部活动和放松，牵引及使用围领等。增强颈部力量，维持颈部稳定性。家庭疗法是正规治疗的基础，对颈椎病的预防和康复具有重要作用。

5. 物理治疗

通过物理疗法手段，缓解肌肉紧张、关节及神经炎症。常用手段包括：热疗、蜡疗、红外线照射、偏振光照射、中频电治疗、短波及超短波治疗、毫米波等。

6. 药物治疗

（1）止痛药物　常用非甾体抗炎药（NSAIDs），如布洛芬、洛索洛芬钠、塞来昔布等，疼痛严重时可加用阿片类药物。

（2）骨骼肌松弛药　巴氯芬、乙哌立松等。

（3）神经营养药　连续服用 1 个月以上，常用维生素 B_1、维生素 B_{12}、甲钴胺等。

（4）其他药物　包括中药、外用贴剂或搽剂等，可加用抗焦虑、抗抑郁药。

7. 射频疗法

颈椎病的注射治疗需在对病人病情了解的情况下，有的放矢地实施。除传统的颈椎旁神经阻滞，还可采用星状神经阻滞等，随影像技术的应用，现可采用影像引导下神经阻滞及肌筋膜松解术等。

8. 微创介入治疗

微创介入治疗适用于非手术治疗无效或疗效较差且达不到开放手术标准的病人，包括臭氧消融术、射频热凝术、低温等离子消融术等。激光治疗现也少用。

（四）颈椎病的手术治疗

当颈椎病发展到一定程度，必须采用手术治疗方可终止对神经组织的进一步损害。多数情况下，前路手术更合理，而后路手术为前路手术的补充治疗手段。不过，当有黄韧带骨化时，脊髓广泛受压，宜采用后路手术。

1. 颈椎病手术的适应证

（1）颈椎病发展至出现明显的脊髓、神经根、椎动脉损害，经非手术治疗无效者。

（2）原有颈椎病的患者，在外伤或其他原因的作用下症状突然加重者。

（3）伴有颈椎间盘突出症经非手术治疗无效者。

（4）颈椎病患者，出现颈椎某一节段明显不稳，颈痛明显，经正规非手术治疗无效，即使无四肢的感觉运动障碍，亦应考虑手术治疗以中止可以预见的病情进展。

2. 颈椎病手术的禁忌证

颈椎病手术不受年龄的限制，但必须考虑全身情况。若肝脏、心脏等重要脏器患有严重疾病，不能耐受者，应列为手术禁忌证。此外，颈椎病已发展至晚期，或已瘫痪卧床数年，四肢关节僵硬，肌肉有明显萎缩者，手术对改善生活质量已没有帮助时，也不宜手术。若颈部皮肤有感染、破溃，则需在治愈这些局部疾患后再考虑手术。

第二节　颈椎间盘突出症

颈椎间盘突出症是指有轻重不等的颈部外伤史或劳损史，影像学检查证实有椎间盘破裂压缩或突出，而无颈椎骨折、脱位，并存在相应临床表现者。

一、临床表现

大多数病例有明显头颈部外伤史或劳损史。临床表现因压迫部位和程度不同而有较大差异。根据椎间盘突出部位及压迫组织不同，可分为侧方型、中央型、旁中央型。

（一）侧方型颈椎间盘突出症

1. 症状

（1）颈痛、僵硬、活动受限，劳累后加重，休息后减轻。

（2）颈部过伸时可产生剧烈疼痛，并可向肩部或枕部放射，伴随根性症状。

（3）一侧上肢疼痛或麻木感，有时可两侧同时发生。

2. 体征

（1）颈部处于僵直位。

（2）病变节段椎旁压痛、叩痛，颈根部棘突间及肩胛内侧可有压痛。

（3）颈脊神经根张力试验阳性。

（4）受累神经根支配区感觉、运动和反射改变。支配肌肉可有萎缩及肌力减退现象。

（二）中央型颈椎间盘突出症

1. 症状

（1）不同程度的四肢无力，下肢往往重于上肢，表现为步态不稳。

（2）病情严重者出现四肢不完全性或完全性瘫痪。

（3）大、小便功能障碍，表现为尿潴留和排便困难。

2. 体征

（1）不同程度的四肢肌力下降。

（2）感觉异常，深浅感觉均可受累，因椎间盘突出节段不同，感觉异常平面的高低各异。

（3）四肢肌张力增高。

（4）腱反射亢进，可出现髌阵挛及踝阵挛，病理征如 Hoffmann、Oppenheim 征阳性。

（三）旁中央型颈椎间盘突出症

突出部位偏于一侧而介于颈脊神经根和脊髓之间，压迫单侧神经根和脊髓。

二、诊断要点

（一）病史

头颈部外伤史或捞损史，有时是轻微的颈部扭伤。发病前无症状，起病后出现颈脊髓或神经根受压的症状和体征。常为 $C_{5\sim6}$、$C_{6\sim7}$椎间盘突出。

（二）影像学检查

（1）颈椎生理弧度减小或消失。

（2）年轻或急性外伤性突出者，椎间隙可无明显异常，但年龄较大者，受累椎间隙可有不同程度的退行性改变。

(3) 椎前软组织阴影，在急性过伸性损伤所致的椎间盘突出可见增宽。

(4) 颈椎动力位摄片时可显示受累节段失稳。CT 扫描虽对本病诊断有一定帮助，但往往无法依靠常规 CT 确诊。磁共振成像（MRI）直接显示颈椎间盘突出部位、类型，可从脊髓和神经根受损的程度，为颈椎间盘突出症的诊断、治疗方法的选择及预后提供可靠依据。

(5) 必要时可行椎间盘造影，但因其为有创检查，是非常规检查手段。

(三) 肌电图

用于确定神经根损害，对神经根的定位有一定意义。

三、治疗方法

以非手术治疗为主，如出现脊髓压迫症状，应尽早施行手术治疗。

(一) 非手术疗法

1. 颈椎牵引

原无退变的颈椎间盘突出症，经牵引恢复其椎间隙高度，部分突出物有望还纳。牵引方法：采取坐位或卧位，用枕颌带（Glison 带）牵引，重量 2.0 ~ 3.0kg，一般认为持续牵引比间断牵引效果好，2 周为一疗程。

2. 颈部围领制动

主要作用是限制颈部活动和增强颈部的支撑作用，减轻椎间盘内压力。一般可采用简易颈部围领保护，对严重病例伴有明显颈椎失稳者可采用石膏托颈固定。对牵引后症状缓解者制动有利于病情恢复。

3. 理疗

对轻型病例仅有神经根刺激症状者有一定效果，其中以蜡疗和离子透入疗法效果较好。

4. 药物治疗

对症处理，对疼痛剧烈者可采用镇静镇痛药物。

(二) 手术疗法

对颈椎间盘突出症诊断准确、神经根或脊髓压迫症状严重者应采取手术治疗。手术方式包括：颈前路减压术、颈后路减压术、颈椎间盘显微切除术、经皮穿刺椎间盘旋切术等。

微创融盘术对于单纯颈椎间盘突出，可在 CT 或 X 光引导下行颈椎间盘穿刺，选择给予射频热凝、激光消融、臭氧消融、胶原酶消融等治疗，效果较好。临床常用射频热凝 + 臭氧消融。具体操作详见第二篇“疼痛科常用技术操作常规”。

第三节　胸廓出口综合征

臂丛神经和锁骨下动脉、静脉在胸廓出口受压而产生的症候群称为胸廓出口综合征。

一、临床表现

本病多见于青年女性，症状多为单侧性，多见于右侧，两侧受累者约占 30% 左右。

症状可分为神经和血管受压两组症状，以臂丛神经受压为主。按临床症状可分为轻、中、重型，轻者仅偶有上肢麻木和刺痛，常在夜间明显，不需要治疗。中型者同时有颈、肩、上肢症状，往往需要治疗。重型者则不能进行日常生活活动，疼痛剧烈，甚至不能入睡，可有雷诺现象、动脉栓塞、静脉血栓形成、肌肉萎缩等症状。可分为以下几型。

（一）臂丛神经受压型

主要症状是上肢疼痛、刺痛、麻木、感觉过敏、烧灼感、蚁走感、进行性乏力、疲乏等。疼痛等症状为隐袭性开始，且常为间歇性夜间多较重，可致痛醒，常累及颈、肩部，上肢抬高可使症状加剧，但与咳嗽、打喷嚏无关。往往同时有肌乏力、握力下降、手指动作不协调、精细动作失灵、握住的东西会掉下去。肌肉萎缩一般并不明显，但可有骨间肌和小鱼际肌萎缩。重者可有轻瘫，感觉完全丧失，一般无病理反射。

（二）锁骨下动脉、静脉受压型

1. 动脉受压症状

可致肢体苍白、缺血、发冷，甚至产生缺血性挛缩、坏死等。动脉受压症状多发生在合并颈肋或胸廓出口有骨性畸形者。无颈肋或第1肋异常者一般不会产生动脉受压症状。

2. 静脉受压症状

可有肢体间歇性肿胀、静脉淤血、青紫，偶尔发生锁骨下静脉血栓性静脉炎。

（三）交感神经刺激型

臂丛神经富有交感神经纤维，因此常合并交感神经受压症状，如上肢酸痛，往往定位不明确。严重者可出现雷诺现象、肢体苍白、发绀、发冷、霍纳（Horner）综合征等。

（四）假性心绞痛型

表现为心前区疼痛或不明心悸表现，可合并左上肢麻木，心电图检查、血液生化检查均正常。

（五）椎动脉受压型

椎动脉系锁骨下动脉第1段分支。斜角肌挛缩使第1肋骨抬高，使椎动脉开口处扭曲或狭窄，产生椎动脉供血不足，可出现一侧头痛，患侧面部麻木、眩晕。严重者有恶心、呕吐，可同时出现大鱼际肌萎缩、前臂内侧皮肤感觉减退、拇指不能对掌。

（六）双卡综合征型

当周围神经在近端受压以后，由于轴突流输送受阻，很易在远端骨纤维管道处再次受压产生受压症状，称之为双卡综合征。如胸廓出口综合征合并腕管综合征。临床诊断除肌电图外，Tinel征很有帮助。

二、诊断要点

诊断比较困难，主要依靠详尽的病史和体检。病史更为重要，因为有时体征很少。一般认为具有血管压迫症状者比较容易诊断。X线片可以确定有无颈肋、C_7横突是否过长、胸廓出口有无骨性异常。特殊检查可提示有无体位性压迫臂丛和锁骨下动、静脉。

（一）锁骨上窝触诊

可触及颈肋，指压或轻轻捶击有压痛，同时疼痛向上肢放射，并有手指麻木感、痛觉减退，其范围相当于臂丛下束的分布区。也可有手部骨间肌、肱二头肌、肱三头肌乏力，但反射正常。

（二）斜角肌压迫试验（Adson test）

患者颈部过伸，患肢外展15°，并向检查侧旋转，深吸气同时屏气，若在颈过伸或旋转过程中出现桡动脉搏动减弱、消失，手指苍白、发冷，同时在锁骨上窝可闻及杂音者为阳性。因为吸气时斜角肌紧张，第1肋骨提高造成斜角肌间隙与肋锁间隙减小。

（三）肋锁压迫试验（Eden test）

患者取坐或直立位，令患者将肩部向后向下旋转而成军人的立正姿态，如果脉搏减弱、消失，同时锁骨下动脉闻及杂音则为阳性，表示锁骨下动脉、静脉或臂丛受压。

（四）上肢抬高运动试验（Roos test）

令患者上臂外展外旋、前臂屈曲90°，呈AER体位（abduction and external rotation），这种姿态使锁骨以胸锁关节为支点向后下方转动，如同剪刀一样靠近第1肋骨，使肋锁间隙减小，压迫臂丛和锁骨下动脉。方法为手指同时迅速屈伸，患肢在几秒钟以内由于疼痛、不适而下垂，表示运动不能继续。健侧仍能继续运动1min以上，而并无不适感。亦可以中等速度交替握拳与松开，则将在3min以内产生症状。

（五）过度外展试验（Wright test）

患者取坐位，令一肢过度外展100°、屈肢、前臂旋后、颈过伸、头转向对侧，同时检查桡动脉脉搏变化及有否腋动脉杂音，此试验阳性率90%左右。

（六）体位性低血压

上肢外展外旋位时，若上肢的血压下降15～20mmHg或更多，则有诊断价值，提示锁骨下动脉受压。

（七）特殊检查

1. X线颈椎片或胸片

有无颈肋、第7颈椎横突肥大，有无锁骨、第1、2肋骨畸形及其他骨性病变。

2. 尺神经传导速度测定

正常胸廓出口传导速度72m/s。55m/s以上表示压迫不严重，55m/s以下表示严重压迫。

三、治疗方法

（一）非手术治疗

非手术治疗适用于大多数患者，除有血管狭窄、闭塞症状以外，均应先作非手术治疗。治疗措施包括纠正不良姿态、热疗、超声治疗、锻炼肩部肌肉、避免引起症状的姿势等，偶尔也有患者锻炼以后症状加重，也可应用颌枕牵引治疗。

（二）手术治疗

手术的目的是解除胸廓出口的压迫因素，有以下手术方式。

1. 前斜角肌切断术

可以解除斜角肌三角的压迫，手术操作简单，优良率在23%以下，因为前斜角肌不是唯一的压迫因素，复发率达60%。

2. 锁骨切除术

切除锁骨可以解除对神经、血管的压迫，但可造成上肢畸形，严重影响上肢功能。主要的适应证是当锁骨异常，且必须暴露锁骨下动脉以便切除动脉瘤或作旁路手术以及肋锁间隙明显压迫时，但必须同时进行前斜角肌切断术，而且应该仔细寻找异常约束带及异位的中斜角肌，锁骨骨膜也必须切除以防锁骨再生。

3. 颈肋切除或胸小肌切断术

如颈肋很短，在2cm以内不需切除，因其位置偏后不致构成压迫。长于2cm者应切除，可与第1肋切除同时进行。

4. 第1肋骨切除术

可以解除肋锁间隙压迫及松解斜角肌三角，并可解除第1肋骨对臂丛下束的阻挡，易于切断胸小肌腱，又不致产生畸形，因此是目前治疗胸廓出口综合征最有效、使用最广泛的手术，疗效达90%左右。第1肋骨必须几乎完全切除，只可留下肋骨头部不超过2cm，否则其残端仍可造成压迫。第1肋骨切除的手术进路很多，如经锁骨上进路、经胸进路、锁骨下进路和经腋路等。

第四节　颈椎过伸性损伤

本病既往多称为“挥鞭性损伤”，大多见于高速行驶车辆急刹车或撞车时，由于惯性力的作用，头颈向前过度屈曲，面、颌、额等遭受来自正前方的撞击而又使头颈向后过度仰伸，引起快速颈部组织结构损伤。此外，来自前方的其他暴力，仰颈位自高处跃下，以及颈部被向上后方暴力牵拉等均可产生同样后果。

一、临床表现

1. 颈部症状

除颈后部疼痛外，因前纵韧带受累，亦同时伴有颈前部的疼痛。颈部活动明显受限（切勿重复检查）。颈部周围多处明显压痛。

2. 脊髓受损症状

病理改变多位于中央管周围，愈靠近中央管处病变愈严重，因此锥体束深部最先受累。临床表现为上肢瘫痪症状重于下肢，手部功能障碍重于肩肘部。感觉功能受累主要表现为温觉与痛觉消失，而位置觉及深感觉存在，此种现象称为感觉分离。严重者可伴有大便失禁及尿潴留等。

二、诊断要点

（一）外伤史

多系来自面颌方向的暴力。患者面颌部可有表皮及皮下损伤。

（二）临床症状

主要是上肢重于下肢的四肢瘫、感觉分离、颈部症状。

（三）影像学特点

1. X 线平片

（1）椎前阴影增宽　损伤平面较高时（少见）主要表现为咽后软组织阴影增宽（正常为 4mm 以下）；而损伤平面在颈 4 ~ 颈 5 椎节以下时，则喉室后软组织阴影明显增宽（正常不超过 13mm）。

（2）椎间隙增宽　受损椎节椎间隙前缘之高度多较其他椎节为宽，且上下节椎体的前上缘可有小骨片撕下（约占 15% ~20%）。

（3）其他　大多数病例显示椎管矢状径狭窄，约半数病例可伴有椎体后缘骨刺形成。

2. MRI 检查

对椎间盘突出、软组织损伤及脊髓受累程度的判定意义较大。

3. 其他

CT 检查对骨骼损伤及髓核脱出的判定有一定的作用，脊髓造影于急性期不宜选用。

三、治疗方法

（一）保守治疗

1. 颈部的制动与固定

应及早采用颅骨持续牵引，牵引，力线略向前屈伸牵引重量不宜过重，1 ~1. 5kg。

2. 保持呼吸道通畅

尤其是对损伤平面较高者，应酌情吸入氧气或气管切开。

3. 脊髓脱水疗法

给予糖皮质激素或（和）甘露醇。适当给予非甾体抗炎药。

4. 预防并发症及肢体功能锻炼

注意预防坠积性肺炎及褥疮，加强以手部为主的双上肢功能锻炼与康复。

（二）手术疗法

一般选择伤后 3 周左右为宜。此时创伤反应已减退，病情稳定。

1. 适应证

椎管明显狭窄者；椎管内有骨性致压物者；伴有黄韧带肥厚内陷者。

2. 术式选择

可分为前路及后路两种减压术式。椎管狭窄及黄韧带病变者应从后路减压及扩大椎管。而对椎管内有骨性致压物者，应视骨性致压物所在位置而决定前路或后路切除之。伴有椎节后缘骨刺形成者，则需选择前路术式。对黄韧带内陷者，在行颈后路切除减压术后，可选用椎板固定夹或颈后路钢板固定。

3. 注意事项

（1）术中切勿仰伸　包括麻醉及手术过程中均不宜使颈椎过伸而加重病情。

（2）避免牵拉硬膜囊　尤以后路施术时，对硬膜囊切勿牵拉，以防处于恢复阶段的脊髓再次损伤。

（3）冰水降温保护脊髓　术中，尤其是后路减压术时，可用5℃ ~10℃冰冷等渗氯化钠冲洗术野，以达到局部降温保护脊髓的作用。

第五节　痉挛性斜颈

痉挛性斜颈是一种较少见的无意识的头部异常运动。分为三类：强直型，头部不自觉的偏向一侧；阵挛型，头部不自觉的摇摆；强直－阵挛型，同时有两种运动方式。

痉挛性斜颈为中枢性运动功能障碍，少见于受累肌肉本身的疾病。最初为头部细微的不自觉运动，间断发作。随着疾病进展，症状不断加重，张力障碍性运动呈持续性，受累肌肉出现持续酸痛。在睡眠时张力障碍消失，初醒时症状较轻，日间张力障碍和疼痛逐渐加重。疼痛通常导致患者到医院就医。

一、临床表现

痉挛性斜颈的患者可有头部不自觉的张力障碍性运动。严重者张力障碍呈持续性，头侧倾明显，耳部可靠在同侧肩膀上。疼痛是主要症状，还可出现颈棘突旁肌肉、颈部带状肌和胸锁乳突肌的痉挛。可见受累的肌肉肥大。神经学检查均正常。触摸对侧面部或下颌可使张力障碍性运动暂时停止。

脑部 MRI 可帮助鉴别颅内和脑干病理改变，包括肿瘤和脱髓鞘疾病。磁共振血流成像术可帮助鉴别是否有动脉瘤。不能进行 MRI 检查的患者，如安有起搏器的患者，应考虑进行 CT 检查。临床实验室检查包括全血细胞计数、生化和血沉检查以排除感染和恶性肿瘤。

鉴别诊断：不自觉的运动障碍是该病的标志性症状。习惯性痉挛通常是自觉运动，当患者紧张时加重。初期的痉挛性斜颈需与帕金森病鉴别。

二、治疗方法

痉挛性斜颈至今没有特效疗法。较轻的病例，使用作用在脊髓水平的肌松药（如巴氯芬）和作用于中枢的药物（如抗惊厥药和左旋多巴）等，可使症状得到一定程度的缓解。苯海索和地西泮也可使用。

药物治疗失败的患者可在受累肌肉局部注射肉毒素。但频繁注射可产生抗肉毒素抗体，导致肉毒素效果逐渐减弱。使用不同亚型的肉毒素可保持效力。

严重病例可考虑施行双侧丘脑切开术，此法可能是目前最为有效的。

第六节　臂丛综合征

臂丛综合征是由于臂丛受到颈肋或异常肌肉（如胸廓出口综合征）的压迫、肿瘤侵犯（如 Pancoast 瘤）、直接外伤（如牵张性损伤和撕脱伤）、炎症（如 Parsonage－Turner 综合征）或放射损伤，发生神经性疼痛，放射至锁骨上区和上肢，并伴发无力的综合征。

一、临床表现

患者通常主诉有向锁骨上区和上肢放射的神经痛。活动颈部和肩部可使疼痛加剧，因而避免这些活动，出现冻结肩。

颈椎、胸部、肩部的 MRI、CT 等影像学检查、肌电图描记和神经传导速度检查有助于病因诊断。实验室筛查性试验包括全血细胞计数、血沉、抗核抗体和生化检查，以帮助排除其他病因导致的疼痛症状。

二、治疗方法

（一）药物治疗

1. 加巴喷丁

是治疗臂丛神经痛的一线药物。第一天晚上服用300mg，第二天中午、晚上各服用300mg，第三天早、中、晚各服用300mg，随后根据疼痛程度逐渐加量，每天1.8g分次服用，更大剂量并无益处。

2. 卡马西平

对加巴喷丁无效者可选用。在用药前应该进行实验室基础值的检查，包括全血细胞计数、尿常规和生化检查。初始剂量每次100~200mg，每日1~2次，逐渐加量至最佳疗效，通常每次400mg，每日2~3次，少有可用至每日1600mg的患者。在副作用允许的情况下直至疼痛缓解或总量达每天1200mg。严密监测实验室参数，一旦出现血细胞计数异常或皮疹应立即停药。注意有无再生障碍性贫血发生。如果疼痛得到缓解，在减药前患者应持续该剂量至少6个月。

3. 巴氯芬

开始2天，每天睡前口服10mg。注意观察副作用。每次增加10mg，在7天内逐渐增加。在副作用允许的情况下，增至疼痛缓解或总剂量达到每日80mg。此药物有明确的肝脏和中枢神经系统的副作用，包括无力和镇静。

要告知患者，如果没有专业指导，不应擅自改变药物剂量或停药。过早减药或停药都可导致疼痛复发，而且在这之后疼痛症状将更难控制。

（二）有创性治疗

1. 臂丛神经阻滞

使用局麻药和类固醇进行臂丛神经阻滞是一种有效的辅助治疗方法。

2. 臂丛射频消融

可通过影像引导下射频消融毁损臂丛神经。此方法用于以上治疗均无效的患者和继发于肿瘤或臂丛撕脱伤的患者。因该手术会造成患者上肢功能丧失，现已少用。

3. 背根入髓区（DREZ）毁损

用于以上方法治疗均失败的患者和疼痛继发于肿瘤或臂丛撕脱伤的患者。

（三）物理治疗

物理和作业疗法是治疗臂丛综合征，帮助维持功能和缓解疼痛的重要部分。

第七节　肩部创伤性肌腱炎

肩部创伤性肌腱炎是指肩峰下滑囊炎、肩袖肌腱炎而言。在体操、投掷、排球、乒乓球、游泳及举重运动员中非常多见。疼痛的产生是肩袖或肩峰下滑囊与肩峰和肩喙韧带相互摩擦造成的。

一、临床表现

有明显的扭伤或运动过度病史。主要症状是肩痛其次是肩活动受限、肌肉痉挛和肌肉萎缩。

急性期主要表现为急性肩峰下滑囊炎症状，肩部疼痛，活动受限，肩峰下面有剧烈压痛。克服阻力时肩各个方向的活动都有疼痛。

亚急性期主动或被动的使上臂外展至60°～120°时或内外旋时疼痛（但被动将上臂外展超过120°，则疼痛消失或减轻），肱骨大结节部压痛，外展或内外旋克服阻力时也痛，肩外展受限。

慢性期肩一般不痛，即使令肩外展、内外旋克服阻力时也不痛，只有在做某一特殊动作时才痛，例如标枪运动员臂上举做反弓投掷姿势时。

二、治疗方法

根据病情的轻重，可用固定、注射治疗、理疗或手术等方法处理。

1. 固定

急性炎症时疼痛剧烈，应卧床休息，并将上臂外展30°固定，以减少肌肉活动减轻疼痛。

2. 局部注射

在压痛点及滑囊内注入含糖皮质激素的消炎镇痛液，常有奇效。每周注射一次，5次一疗程。建议在超声引导下治疗，以增加治疗成功率。对于疼痛明显者，应加服非甾体抗炎药。有效止痛后，加强功能锻炼。

3. 物理治疗

急性期可用热灯照射，每日2次，每次20min；亚急性病例可用紫外线（4～5生物剂量）照射2～3次，每次间隔时间3～4天。此外，也可用直流电离子透入或超高频超声波等治疗。

4. 功能锻炼

急性病例应在急性期过去后，开始肩关节的回环及旋转运动；亚急性病例以不痛为原则，进行三角肌及肩袖肌群的活动，改进血液循环，增加肌力，防止肌萎缩；慢性病例应加强三角肌力量的练习。

第八节　肱二头肌长头腱鞘炎

由于肩关节超常范围的肩活动，使肱二头肌长头肌腱不断地在结节间沟中横行或纵行滑动反复磨损导致损伤，或突然的牵扯致伤，肌腱与腱鞘发生创伤性炎症。

一、临床表现

相当于肱二头肌长头肌腱处有剧烈的疼痛，关节活动明显受限，提物或使二头肌收缩并克服阻力时都有疼痛。慢性劳损的患者，主诉三角肌部疼痛，压痛点较局限。

二、诊断要点

（1）肩部疼痛，夜间加重。

（2）结节间沟部压痛。

（3）Speed 试验　使患侧肘关节伸直，做对抗性肩关节前屈运动，若结节间沟部疼痛或疼痛加剧即为阳性。

（4）Yergason 试验　屈肘 90°，做抗阻性二头肌收缩，若结节间沟部疼痛即为阳性。如同时做肩关节被动外旋动作，出现疼痛，则为 Yergason 加强试验阳性。

（5）与健侧对比，患侧肱二头肌肌力减弱。

（6）结节间沟局部注射治疗，症状显著减轻。

（7）X 线摄片偶见结节间沟部钙化影。

（8）肩关节造影　肱二头肌长头肌腱鞘充盈不全或闭锁。

（9）超声下可见肱二头肌长头腱滑动不畅。

三、治疗方法

1. 非手术治疗

消炎镇痛液局部注射治疗，超声引导下效果确切。急性期过后可行功能锻炼，防止僵冻肩发生。

2. 手术治疗

可行长头腱下移固定在结节间沟内或移植在喙突上或肩峰成形术。适应证如下：

（1）非手术治疗无效。

（2）肱二头肌长头肌腱已在结节间沟中粘连。

（3）骨性纤维腱鞘内骨赘形成，造成狭窄。

（4）长头腱变性，部分肌纤维断裂。

第九节　肩峰下滑囊炎

位于冈上肌腱表面与肩峰之间的肩峰下滑囊发生炎症，急性期滑囊肿胀，慢性期囊壁增厚，囊腔粘连。本病好发年龄 40～50 岁。

一、临床表现

初起感肩前上方疼痛、疲劳，疼痛可向斜方肌方向或上肩和前臂放射。肩上举时症状加重。急性期疼痛较重，夜间不能入眠，患肩不能受压。肩峰下区及大结节近侧有局限性压痛。肩关节连续性伸屈运动可扪及关节内摩擦感。

二、诊断要点

（1）外伤史。

（2）肩峰下区及大结节近侧有局限性压痛。

（3）肩前上方疼痛。

（4）撞击试验阳性。

（5）疼痛弧征阳性　患肩上举60°~120°范围出现疼痛。

（6）臂坠落试验阳性　被动抬高患臂至上举90°~120°范围，撤除支持，患臂不能自主支撑而发生臂坠落和疼痛。

（7）肩关节活动受限　肩关节外展、外旋及上举受限。

（8）后期出现肌肉萎缩。

病史和体征具备（1）、（2）、（3）三项，再加上（4）、（5）、（6）、（7）四项中的任何一项阳性体征，诊断即可成立。

三、治疗方法

1. 手术治疗

急性期患肩制动，三角巾悬吊；口服非甾体抗炎药；局部注射治疗。炎症消退，症状缓解，开始进行肩关节功能的康复训练。

2. 手术适应证

陈旧性冈上肌腱断裂者；存在肩峰下撞击因素者。

3. 手术方法

肩袖修复术，肩峰成形术。

第十节　肩关节周围炎

肩关节周围炎简称“肩周炎”，为肩痛及运动功能障碍的症候群。广义的肩周炎包括肩峰下滑囊炎、冈上肌腱炎、肩袖撕裂、肱二头肌长头腱鞘炎、喙突炎、冻结肩、肩锁关节病变等多种疾患。狭义的“肩周炎”为“冻结肩”或“五十肩”的同义词。

一、临床表现

本病发病过程分为3个阶段。

（一）急性期

又称冻结进行期。起病急骤，疼痛剧烈，肌肉痉挛，关节活动受限。夜间疼痛加重，难以入眠。压痛范围广，X线检查无异常。

（二）慢性期

又称冻结期。此时疼痛相对缓解。由急性期肌肉痉挛造成的关节功能受限发展到关节挛缩性功能障碍。关节周围软组织呈“冻结”状态。X线检查偶可观察到肩峰、大结节骨质稀疏，囊样变。关节镜检查：关节腔内粘连，关节容积减小，腔内可见纤维条索及漂浮的碎屑。

（三）功能恢复期

炎症逐渐吸收，血液供给恢复正常，滑膜逐渐恢复滑液分泌，粘连吸收，关节容积逐渐恢复正常，大多数患者肩关节功能可恢复正常或接近正常。肌肉萎缩需较长时间的锻炼才能恢复正常。

二、治疗方法

（一）非手术治疗

急性期解痉止痛。可制动，口服非甾体抗炎药，局部注射治疗；冻结期应在止痛条件下做适当的功能锻炼，防止关节挛缩加重。

（二）手法松解术

适用于无痛或疼痛已基本缓解的肩关节挛缩症患者。在全身麻醉或臂丛麻醉下分别在矢状面行后伸松解，在冠状面行外展内收松解，最后做内旋外旋的轴向松解，手法松解术必须用力徐缓，忌暴力，必须依次按矢状面、冠状面及轴向的顺序进行松解。

（三）手术治疗

冻结期患者，伴有重度关节挛缩，经非手术治疗无效，可用手术方法剥离粘连。

第十一节　肱骨内、外上髁炎

肱骨外上髁炎又称网球肘，为前臂伸肌起点特别是桡侧伸腕短肌的慢性撕拉伤。肱骨内上踝炎又称棒球肘或高尔夫球肘，为前臂屈肌起点反复牵拉累积性损伤。

一、临床表现

（1）肱骨外上髁炎多见于网球、羽毛球运动员，搅拌操作工及家庭主妇也多见。肱骨外上踝部位明显疼痛及压痛，握拳伸腕和旋转前臂时疼痛加重。Mills 试验（抗阻力伸腕）阳性。

（2）肱骨内上髁炎多见于棒球肘和高尔夫球运动员。肱骨内上髁部疼痛和压痛。如果前臂外旋腕关节背伸时，使肘关节伸直可引起局部疼痛加剧。

二、治疗方法

轻者可采用上臂限制活动；局部注射治疗或理疗等措施。保守治疗无效者，手术剥离松解相应肌肉附着处软组织或切断肌筋膜上穿出的微血管神经束，效果较好。

第十二节　前臂骨间综合征

前臂骨间综合征多在前臂急性创伤或前臂和肘部的反复运动后发生，如使用冰镐之后。

一、临床表现

主要为前臂近端和手腕深部的剧烈疼痛。随着病情的进展，患者会抱怨自己活动时前臂无力或者是沉重感。体格检查会发现患者由于拇长伸肌腱和拇伸深肌腱的麻痹不能弯曲拇指关节和食指关节的远端。某些患者还表现为在前臂旋前圆肌区域的超敏感性。在肘部以下的6~8cm处还会出现正中神经前臂骨间分支区域的Tinel征。

二、治疗方法

（1）非甾体抗炎药或COX-2酶抑制剂。

（2）三环类抗抑郁药如阿米替林25mg睡前服用，它的副作用有助于治疗睡眠障碍。

（3）避免前臂的重复运动。

（4）如果上述治疗不能缓解症状，采用局麻药和激素肘部正中神经注射。

（5）若症状持续不缓解，可行手术探查和正中神经减压。

第十三节　尺骨鹰嘴滑囊炎

尺骨鹰嘴滑囊炎缓慢发生，是由于反复刺激尺骨鹰嘴滑囊、急性损伤或感染所致。如果炎症变成慢性，则关节囊会发生钙化。

一、临床表现

患者在肘部做任何运动时都会感觉到疼痛，尤其在伸展运动时会加剧。疼痛定位在尺骨鹰嘴部，但常会在肘关节上方感到疼痛。物理检查常提示尺骨鹰嘴的疼痛点和关节囊的肿胀，被动地伸肘和肩部外展时也会出现疼痛，在关节囊周围按压也会导致疼痛。

X线平片可以发现肘关节内部小的钙化灶和慢性炎症改变。如果怀疑感染，则应该抽取关节囊液，行革兰染色，并进行细菌培养，然后选择合适的抗生素进行治疗。

二、治疗方法

短期应用镇痛药、非甾体抗炎药、COX-2酶抑制剂。用护肘来防止肘关节的损伤。若疼痛没有改善，可以局部注射局麻药加糖皮质激素。

第十四节　桡骨茎突狭窄性腱鞘炎

一、临床表现

桡骨茎突部局限性疼痛，放散至手、肘或肩臂部，腕、拇活动时加重。若把拇指扣在其四指内，并向尺侧屈腕活动可诱发或加重疼痛，拇指在屈伸时可能因肌腱卡压而发出声响，因此又称为“弹响”。

二、诊断要点

（1）桡骨茎突处压痛及摩擦感，有时在桡骨茎突有轻微隆起的小结节。

(2) 屈拇、腕尺偏时疼痛剧烈。

三、治疗方法

(1) 减少手部活动，理疗。
(2) 症状重者，局部注射针刀治疗。
(3) 保守治疗无效者，手术切开腱鞘狭窄部（术中注意保护桡神经浅支）。

第十五节 指屈肌腱狭窄性腱鞘炎

一、临床表现

(1) 掌指关节掌侧酸痛，向远近侧放散。
(2) 症状重者，屈伸指时可闻及弹响声，又称“扳机指、弹响指”。

二、诊断要点

(1) 掌指关节掌侧压痛。
(2) 症状重者指固定于屈曲位或伸直位而功能受限。
(3) 扳机指征。

三、治疗方法

(1) 轻者休息患手、理疗。
(2) 局部注射治疗。
(3) 保守治疗无效行屈肌腱鞘切开。

第十六节 手痛感觉异常

手痛感觉异常又称为手套样神经病变。手套样神经病变常由于桡神经的感觉支受到压迫所致。神经的直接损伤也会出现相同的临床症状。骨折和撕裂伤常常会直接损伤神经，导致桡神经分布部位的感觉缺失。手术治疗痛性腱鞘炎时偶尔也会损伤桡神经的感觉支。

一、临床表现

手背部桡侧和拇指基底部的疼痛、异感和麻木感。物理检查可见腕部的桡神经感觉减弱。前臂远端常存在着桡神经的 Tinel 征。当手腕行屈腕和内旋动作时，病人常会感觉到桡神经支配区域的手套感。

二、治疗方法

首先应去除造成神经压迫的病因；应用非甾体抗炎药或 COX－2 酶抑制剂，严重者可加用加巴喷丁等药物。上述治疗方法无效时，可考虑腕部桡神经感觉支注射局麻药和激素。对于顽固病变者，可行手术探查和神经减压治疗。

第十七节　肩胛上神经卡压综合征

本症为肩胛上神经于肩胛上切迹及其远侧部位受压，引起冈上肌或冈下肌麻痹、萎缩，导致肩周疼痛和运动受限的症候群。

一、临床表现

（1）好发于中老年人，长期肩部扛、挑重物者多见。

（2）起病缓慢，早期患侧肩部酸胀，夜间尤甚，患肩时有沉重感，提携物件无力。

（3）肩部疼痛在肩前屈和外旋时加剧，在锁骨后方、肩胛冈前方凹陷处有压痛，可向肩后或颈部放射，肩关节外展、外旋无力，晚期出现冈上肌和冈下肌萎缩。

（4）当神经卡压发生在冈盂切迹时，则表现为孤立性的冈下肌萎缩，肩关节外展、外旋无力，而常不出现疼痛。

（5）肌电图检查，在冈上肌及冈下肌可出现神经损伤电位。

（6）肩关节 X 线片检查，以判断有无肩胛骨骨折，并除外骨肿瘤。

二、治疗方法

本症早期非手术治疗，即可治愈。

1. 休息

患肢适当休息，不持重物。

2. 药物治疗

可口服消炎镇痛药和维生素 B 族。

3. 神经阻滞治疗

行肩胛上神经阻滞术，选用药物为局麻药、类固醇激素，每周 1 次，5 次为一疗程。

4. 物理治疗

理疗、针灸、按摩等有辅助治疗作用。

5. 手术

晚期肩部肌肉萎缩、肌电图检查示有神经损伤现象者，可手术治疗。

第十八节　腕管综合征

腕管综合征为正中神经在腕管部受压所产生的一系列症状。腕管内通过的有指浅屈肌腱、正中神经、指深屈肌腱及拇长屈肌腱。任何增加腕管内压的因素，都将使正中神经受到压迫。如骨性关节炎、腕骨骨折或脱位、腕横韧带增厚和指屈肌腱非特异性慢性腱鞘炎、腱鞘囊肿、脂肪瘤、血管瘤等。

一、临床表现

（1）女性多于男性，男女比例约为 1∶6。

（2）患者主诉手掌面桡侧二指半麻木、疼痛，夜间或清晨较明显。疼痛有时放射至肘。甩手、按摩、挤压手腕，可使症状减轻。

（3）有时拇指外展、对掌无力，动作不灵活。

（4）检查可发现正中神经分布区皮肤感觉迟钝，但感觉完全丧失者少见。

（5）有拇外展功能障碍者，可有大鱼际肌运动障碍，甚至瘫痪、萎缩。

（6）压迫或叩击腕横韧带、背伸腕关节时疼痛加重。

二、诊断要点

1. 手指麻木

示指和中指麻木、疼痛，尤以中指为明显，夜间症状加重，病期较久可出现大鱼际肌无力、萎缩。

2. 屈腕试验（Phalen 试验）

腕关节极度掌屈，1min 后，自觉正中神经分布区手指皮肤麻木加重者为阳性。可双侧同时对比做。也可在屈腕时，一拇指压迫腕部正中神经部位，1min 出现手指麻木、疼痛者为阳性。

3. 神经叩击试验（Tinel 征）

用手指轻叩腕掌部，如出现沿正中神经分布区异常感觉者为阳性。

4. 肌电图检查

早期病例可用肌电图检查，以帮助确定诊断。

5. 神经诱发电位检查

该法优于肌电图，它可借分段测定神经传导速度，而发现神经嵌压的部位，有利于确立诊断，明确手术的部位。

6. 超声检查

可见腕管受压，结构不清。

三、治疗方法

（1）早期病例采用非手术疗法，可用消炎镇痛液做腕管内注射，每周 1 ~ 2 次，5 次为一疗程。类固醇激素可使腕管内组织水肿减轻，肌腱滑膜变薄，神经充血及水肿减少，症状缓解。

（2）应用非甾体抗炎药及神经营养药或进行理疗。

（3）经上述治疗无效或发生大鱼际肌萎缩者，应行腕横韧带纵行切开或部分切除以减压，将增厚的正中神经外膜切除，行神经外膜松解术。如已出现大鱼际肌萎缩者，应同时在显微镜下行神经束间松解术。

（4）如有腕骨脱位或其他病变，切开腕横韧带后，还应进一步处理腕骨脱位及其他适当治疗。

（5）在关节镜下切开切除腕横韧带。

第十九节　肘管综合征

任何原因在肘管部位压迫尺神经，均可产生肘管综合征。

一、临床表现

（1）早期患者常感到尺神经分布区皮肤麻木、不适，有时感到写字、用筷子等动作不灵活。

（2）症状加重时，尺侧腕屈肌及环、小指的指深屈肌肌力减弱。

（3）病程长者，可发生小鱼际肌及骨间肌萎缩，出现爪形手畸形。

（4）肘部尺神经沟处近端尺神经变得粗大，局部叩击尺神经可有过敏现象。

二、诊断要点

（1）发病缓慢，主要为环、小指麻木或感觉异常，手指活动不灵敏，自觉持物无力，并有前臂、手背侧麻木感等。

（2）随病情进展，可出现手内侧肌萎缩，偶有肘部尺神经增粗，Tinel 征阳性。

（3）双侧尺神经沟切线位 X 线片，患侧可见尺神经沟变浅、不平滑。

（4）肌电图检查　早期病例可用肌电图检查，以帮助确定诊断。

（5）神经电图检查　通过测定尺神经前臂段（腕至肘下 5.0cm）和肘段（肘下 5.0cm 至肘上 5.0cm）传导速度及潜伏期的变化进行诊断，是诊断肘管综合征的主要方法。

三、治疗方法

（1）早期病例采用非手术疗法，可用消炎镇痛液做肘管内注射，每周 1 ~ 2 次，5 次为一疗程。

（2）应用非甾体抗炎药及神经营养药或进行理疗。

（3）环、小指麻木定位准确，内在肌萎缩，为手术指征。将尺神经从尺神经沟中解脱出来，然后移至肘前皮下。也可行神经外膜松解术，一般不主张行神经束间松解，否则易伤及神经内纤维，使症状加重。术后屈肘位石膏托制动。三周后开始练习活动。

第二十节　腕尺管综合征

腕尺管位于腕关节掌尺侧，起于豌豆骨近端，止于钩骨钩的远端。在豌豆骨与钩骨之间有豆钩韧带作为腕尺管的衬底。管的顶部有小鱼际肌起始部，腕掌侧横韧带及尺侧腕屈肌扩张部所覆盖。中间构成一个骨性纤维鞘管，即腕尺管。尺神经及尺动、静脉通过此管至掌部。尺神经在此受压，产生一系列症状，称为腕尺管综合征。

一、临床表现

（1）病程短者，仅以环、小指中、末节皮肤感觉障碍为主，手内在肌无力。

（2）病程延长，可出现手内在肌萎缩。

（3）腕尺管综合征应与肘管综合征或胸廓出口综合征相鉴别。前者除在 Guyon 管附近压痛或可触及肿物外，环、小指指深屈肌及尺侧腕屈肌不受累。

二、诊断要点

（1）腕豆骨平面受压，即尺神经主干受压，发病缓慢，开始为小指、环指尺侧感觉麻木、刺痛，可向前臂放射；病程延长，可出现手内在肌无力、萎缩，爪指畸形。

（2）如在钩骨钩部受压，主要为手内在肌无力、萎缩麻木，但无感觉障碍，无内在肌功能障碍。

（3）肌电图也可以帮助定位诊断。

（4）神经电图检查　通过测定腕部以下尺神经传导的变化，可进行诊断。

三、治疗方法

（1）同“腕管综合征”。

（2）晚期病例或发现有手内在肌萎缩者，应手术治疗。去除腕尺管上部纤维结构，解除一切压迫因素，局部肿物应予切除。

第二十一节　桡管综合征

一、临床表现

（1）桡神经在桡管内受压时，患者主诉肘外侧及前臂伸肌群近端疼痛，劳累后加重，疼痛向肘关节放射。

（2）有的患者因上肢突然过度用力，可发生桡神经完全性麻痹，出现垂腕、垂指、垂拇症状。此现象往往是肱三头肌纤维腱桥压迫桡神经所致。

（3）临床检查桡管附近压痛，伸肘位抗阻力伸指及前臂抗阻力旋前、旋后时疼痛明显。

（4）第1、2掌骨间背侧桡神经单一分布区的皮肤出现感觉障碍。

二、诊断要点

（1）临床表现。

（2）肌电图。

（3）神经电图检查　通过测定桡神经传导的变化进行诊断。

三、治疗方法

（1）同“腕管综合征”。

（2）诊断明确者，主要应采取手术治疗。沿桡管走行切开皮肤及深筋膜，分离肌间隔，切断或切除肱三头肌纤维腱弓。

（3）病史较长神经外膜增厚病例，可行神经外膜松解。一般术后都有较明显的疗效。

第二十二节　旋前圆肌综合征

旋前圆肌综合征是由于正中神经在肘窝部经过时受到挤压而产生的神经运动和感

觉功能障碍的一系列临床症状。

一、临床表现

（1）多为男性，尤好发于经常做强有力前臂旋转工作者。

（2）患者感到前臂近端疼痛，有时向桡侧3个手指放射，抗前臂旋转和屈腕使疼痛加重。

（3）手掌桡侧3个半指麻木，感觉减退或消失。

（4）旋前圆肌有压痛、变硬或明显肥大。旋前圆肌上缘可出现Tinel征阳性。

（5）拇长屈肌、示指及中指的指深屈肌、拇指对掌肌表现无力，患者拿笔写字无力、不稳或拿不住，不能做精细动作。

（6）电生理检查显示前臂运动神经丛旋前圆肌的两个头开始传导速度减慢，肌电图检查可显示拇长屈肌有去神经征象。

二、治疗方法

急性期患肢休息、制动，禁止前臂做过度旋前的工作及活动。早期保守治疗即可治愈。

1. 药物治疗

以镇痛、消炎、解痉为主，可常规辅助维生素B族制剂。

2. 神经阻滞术

局部痛点阻滞疗效最显著，该症的痛点，往往就是病灶的所在，将0.25%利多卡因10ml含曲安奈德5mg、维生素B_{12} 500μg的混合液2～3ml，缓慢注入痛点的肌筋膜下，即可收到立竿见影的效果。对病程较长者，连续反复进行痛点阻滞，每周1～2次，5次为一疗程。治疗一个疗程后，视病情变化继续治疗至痊愈。

3. 物理治疗

针灸、TENS疗法，局部热敷或药物外敷，有改善局部血液循环的作用，可以缓解症状。

4. 手术

若保守治疗无效，则手术治疗，探查旋前圆肌，解除束带或压迫性病变。

第二十三节　旋后圆肌综合征

旋后圆肌综合征又称前臂骨间背侧神经卡压综合征，多指桡神经骨间背侧支在进入旋后肌深浅两层之间，由于旋后肌腱肥厚，或此处发生脂肪瘤、血管瘤、腱鞘囊肿及肘关节外伤后畸形，牵拉摩擦或机械压迫此神经，使其支配的肌肉产生不同程度的运动障碍甚至瘫痪。

一、临床表现

（1）男性多发，病程较缓慢。

（2）患肢主要表现为伸指无力而呈垂指状。

（3）患肢前臂近端疼痛，休息时加重，常有夜间痛醒史，疼痛又往往是瘫痪的先兆；本综合征无感觉障碍。

二、诊断要点

根据临床表现及以下几点可作出诊断：

（1）桡骨头背外侧相当于旋后肌投影处压痛，重压可向远端放射。

（2）伸拇、伸指或外展拇指肌力减弱或消失。

（3）伸腕肌肌力桡侧正常，尺侧减弱或消失，腕部呈背伸并向桡侧倾斜。

（4）肌电图检查神经传导速度减慢，伸拇伸指肌出现纤维震颤电位。

三、治疗方法

1. 一般治疗

早期局部热敷、理疗及 TENS 疗法，可起到一定疗效，能使水肿减退，改善局部血供，缓解症状。

2. 药物治疗

给予非甾体抗炎药可减轻症状和抗炎止痛。也可辅助维生素 B 族制剂。

3. 神经阻滞疗法

局部痛点阻滞疗效明显，将局麻药、激素、维生素 B_{12} 混合液适量，注入旋后圆肌压痛处，每周 2 次，5 次为一疗程。

4. 手术治疗

若经保守治疗 2 ~ 3 个月无效，可手术治疗，解除压迫或粘连。

第二十四节　雷诺病

雷诺病又叫“凉手综合征”，是由于交感神经功能紊乱引起的指端局部缺血现象。

本病确切病因仍未完全明了，多数认为与长期受凉、感染、中毒、内分泌改变有关，这些因素引起脊髓血管运动中枢功能失调，出现末梢小动脉功能性、间歇性收缩，导致周围血液循环障碍。本病也可能有一定的遗传因素。

一、临床表现

常见于青年女性，发病年龄在 20 ~ 40 岁之间。手指发病多于足趾。寒冷是所有患者的诱发因素，一般是在受寒冷后，特别是手指接受低温后发作，故冬季和居住在寒冷地区的人多发，某些患者情感变化亦可诱发。经典发作的表现有三期：指（趾）动脉痉挛致血流停止，出现指（趾）苍白，有时变黄和麻木；血流缓慢恢复，因血氧饱和度低，指（趾）出现发绀；指（趾）动脉舒张，管腔完全再开放，因反应性充血指（趾）变为潮红，此期可伴有烧灼、跳痛感，然后变为正常颜色。发作结束后，指（趾）可有搏动感和麻木感。一般情况下发作自行终止，或因回到温暖环境，或将患处浸入温水中而终止，亦可通过揉擦、挥动患肢使发作终止。

二、诊断要点

（一）辅助检查

1. 血管无创性检查

如激光多普勒血流测定、应变计体积描记法测定手指寒冷刺激时手指收缩压等，可见血流及手指收缩压异常改变。

2. 激发试验

（1）冷水试验　指（趾）浸入4℃冷水中1min，75%可诱发上述发作的颜色变化。

（2）握拳试验　两手握拳1.5min后，于弯曲状态松开手指，部分患者可出现发作时的颜色改变；将全身暴露于寒冷环境，同时将手浸于10℃～15℃水中，发作的阳性率更高。

3. 指动脉造影

分别在冷刺激前后做，如发现血管痉挛，可于动脉内注射盐酸妥拉苏林后再次造影，了解血管痉挛是否缓解。造影可以显示动脉管腔变小，严重者可见动脉内膜粗糙、管腔狭窄，偶见动脉闭塞。此项检查临床较少应用。

（二）诊断依据

（1）多发于青年女性。

（2）两侧对称的指或趾出现间歇性苍白、发绀和潮红，温暖后症状缓解。

（3）发作由寒冷或情感刺激诱发。

（4）肢端疼痛表现为灼痛、麻木。恢复过程中可感胀痛。疼痛范围一般与神经支配无关。

（5）激发试验阳性。

（6）一般无坏疽，即使有也仅限于指尖皮肤。

（7）发作间歇期，疼痛可完全消失，但仍存在手指或足趾麻木等循环障碍症状。

（8）无其他引起血管痉挛发作疾病的证据。

（9）病史2年以上。

三、治疗方法

（1）患肢保暖，防止手脚受凉，尽可能避免水中操作，避免损伤和疲劳，适当加强营养，吸烟者应戒烟。

（2）药物治疗　硝苯地平10～20mg，口服，每日3次；罂粟碱30～60mg，皮下或肌内注射，每日2次；盐酸妥拉苏林20～30mg，每日4次；双氢麦角碱0.25mg，每日0.75～1.5mg；酚苄明10～20mg，每日1～2次；烟酸50～100mg，每日3～4次；利血平0.25mg，每日3～4次；血管舒缓素10U，每日30～90U；前列腺素E_1静脉滴注。

（3）物理疗法　可用光疗、热疗、按摩、熏洗（活血止痛散或四阳止痛洗剂）等，改善血液循环，调整神经功能。

（4）神经阻滞　交感神经阻滞具有一定疗效，下肢病变阻滞腰交感神经节，上肢病变行星状神经节或胸$_2$、胸$_3$交感神经节阻滞。

第六章　胸背部疼痛

第一节　胸壁疼痛

胸壁由软组织及骨性胸廓构成。骨性胸廓是由 12 块胸椎及椎间盘、12 对肋骨和胸骨组成的骨架；软组织为胸壁固有肌、神经、血管、淋巴等组织，填充于骨架之间的空隙中。胸壁结构原发性和继发性病变均可引起疼痛。

一、临床表现

1. 症状

局部疼痛，尤其在深呼吸、咳嗽或转动体位时加剧，严重时可出现呼吸困难。

2. 体征

受伤的局部胸壁有时肿胀，按之有压痛，甚至可有骨摩擦感。用手挤压前后胸部，能引起局部疼痛加重甚至产生骨摩擦音。

3. 辅助检查

胸部 X 线和 CT 可有肋骨骨折线或断端的错位，同时有助于判断有无气胸、血胸的存在。但前胸肋软骨折断不能显示 X 线征象。胸壁 B 超检查可提供软组织异常证据。

二、诊断要点

（1）根据病史及放射线证据确诊。

（2）在缺乏放射线证据的情况下，损伤的部位可由轻轻地触诊胸壁，使患者深呼吸来确定。挤压征阳性可帮助诊断。

三、治疗方法

（一）病因治疗

是主要的治疗方法，在明确疼痛的原因后应积极采取病因治疗，如胸椎骨转移癌、椎管内肿瘤、糖尿病、椎间盘脱出、骨折等。

（二）一般治疗

最初的治疗是休息，避免增加疼痛的剧烈活动。可以口服肌肉松弛剂，尽量使患者放松以配合检查和进一步的治疗。

（三）神经阻滞

神经阻滞是治疗根性神经痛的主要方法，尤其是对疼痛十分剧烈、呈持续性的病例。对于某些疾病，神经阻滞可以有助于病因治疗，如带状疱疹、开胸术后综合征等。一般使用椎旁神经阻滞。对于需要反复穿刺阻滞胸脊神经根的病例，可以采用硬膜外置管。对于有明显交感神经痛症状的病例，可以进行胸交感神经节阻滞或毁损，尤其是顽固性的剧烈疼痛。椎旁神经阻滞效果不明显者可以考虑使用胸交感神经阻滞，可以达到治疗和协助诊断的目的。

（四）镇痛药物治疗

一般在病因治疗无效或疼痛剧烈急需控制的情况下使用。但对于肿瘤全身多处存在疼痛的患者，身体情况不能接受过多的损伤性治疗时镇痛药物治疗则是唯一的选择。大多数的神经根疼痛患者对阿片类镇痛药物不敏感，可综合应用不同种类的抗癌药物。骨转移病灶累及脊神经或胸交感神经链时，需要加用抗抑郁药或抗惊厥药。如果使用硬膜外置管控制疼痛，可以给予吗啡和布比卡因，或加入可乐定。

（五）手术治疗

对于有些压迫脊神经根的疾病可以行手术治疗，给予减压使疼痛得到缓解。目前提倡使用微创手术，如椎间盘髓核的摘除、神经根切断、神经化学毁损、神经射频热凝术等均可在腔镜下进行。

第二节　肋软骨炎

肋软骨炎主要表现为肋软骨局限性肿大和疼痛，也有称为肋软骨痛性非化脓性肿胀。

一、临床表现

1. 症状

好发于20~30岁，呈突然或逐渐起病，表现为前上胸部疼痛，疼痛在咳嗽、打喷嚏、躯干侧屈活动时加剧，有时放射至肩部。

2. 体征

（1）患病部位多为2~4肋软骨处，局部呈纺锤形或球形肿胀，压痛明显。

（2）多为单一根肋软骨受累，偶有多根或双侧肋软骨受累者。

（3）局部皮肤无炎症反应。

（4）尽管局部疼痛明显，但全身状态良好，偶有低热。

（5）症状多在3~4周内自行消失，偶可持续数年之久。

（6）有反复发作倾向。

3. 辅助检查

（1）血常规正常。

（2）X线胸部透视或拍片　肋骨或胸骨无异常，可除外胸壁结核及骨髓炎等病变。

（3）远红外热图扫描局部多呈高温图像。

二、治疗方法

（1）镇静剂使患者精神安定。

（2）症状明显者需对症处理。局部或全身使用肾上腺皮质激素；热敷及理疗；中药止痛；非甾体抗炎药；消炎镇痛液局部注射；个别用放射诊疗；抗生素治疗。

（3）药物无效、影响情绪和工作、不能排除局部恶性肿瘤者可行肋软骨切除术。

第三节　胸大肌肌筋膜炎

一、临床表现

（1）症状　前胸部痛，可伴皮肤麻木，夜间疼痛明显，午间较舒适。与气候不一定有关。

（2）体征　局部有压痛，压痛区较局限，无红肿，无发热，肌肉可见轻度萎缩，有时可触及筋膜结节，重压有酸痛感。

（3）如不经治疗其病程长。

（4）辅助检查　血常规及胸透均正常。远红外热图扫描局部呈片状高温图像。

二、治疗方法

（1）去除病因。

（2）消炎镇痛液局部痛点注射，每周 1 次，5 次为一疗程。

（3）舒筋活血、祛风散寒类中药内服或外用。

（4）非甾体抗炎药口服或外用，必要时还可口服曲马多或外用芬太尼透皮贴剂等。

第四节　肋间神经痛

肋间神经痛是指一个或数个肋间的经常性疼痛。原发性肋间神经痛相当少见，临床多见继发性肋间神经痛。

一、临床表现

（一）症状

（1）肋间部位的疼痛，可呈发作性加剧，在咳嗽、打喷嚏或深吸气时疼痛加剧。

（2）疼痛剧烈时可放散到同侧的肩部和背部，故患者感到如束带状疼痛。

（二）体征

（1）相应皮肤区感觉过敏。

（2）相应肋骨边缘、肋间组织压痛。

（三）辅助检查

原发性肋间神经痛可正常，而继发性肋间神经痛可有相应的阳性发现，如胸膜炎、慢性肺炎、胸主动脉瘤等。

二、治疗方法

（1）去除病因。

（2）如无明显病因存在者可行理疗、局部神经阻滞、针灸、TENS 等治疗。

（3）肋间神经脉冲射频，必要时射频热凝治疗。

第五节　棘上韧带炎

一、临床表现

1. 症状

主诉背痛或腰痛，病前可有久坐、长时间弯腰屈曲的病史。

2. 体征

疼痛处可有压痛，多局限于棘突和棘上韧带的一小点区域，无红肿；局部有叩痛或感纤维束在棘突上滑动的韧带“剥脱”感。

3. 辅助检查

远红外热图扫描局部高温图像。

二、诊断要点

（1）多见于中年以后，有过长低头弯腰屈曲工作病史者。

（2）在棘上韧带，特别是胸3～胸5段棘突处有局限性压痛即可诊断。

三、治疗方法

（1）对继发于椎间盘和脊柱疾患者要对原发病给予防治。

（2）对长期埋头、弯腰、伏案工作者要注意工作姿势。

（3）痛点局部注射消炎镇痛液。

（4）理疗，湿热敷。

第六节　菱形肌综合征

一、临床表现

1. 症状

背痛，多为酸胀痛，以后半夜为重，严重时可伴有相应肋间神经痛或相应的肋间神经周围的肌筋膜疼痛，以致患者心烦意乱。

2. 体征

在肩胛骨脊柱缘与胸椎之间有压痛点，有时放散至前胸，局部皮肤无红肿。

3. 辅助检查

远红外热图局部片状高温图像。

二、诊断要点

（1）有或无劳损史。

（2）在肩胛骨脊柱缘与胸椎之间有疼痛感及压痛点。

三、治疗方法

（1）按摩，仅以拇指点压镇痛手法就能使局部痛点减轻或消失，每日 1 次。

（2）理疗，湿热敷。

（3）疼痛剧烈可辅以局部痛点注射消炎镇痛液。也可采用局部注射疗法。

（4）对长期反复发作、顽固的菱形肌筋膜炎，应考虑为颈椎病所致的肩胛背神经痛。

（5）非甾体抗炎药。

第七节　带状疱疹神经痛

一、临床表现

（一）症状

（1）多有前驱症状，轻度发热和全身不适感。

（2）局部有感觉过敏和神经痛、烧灼感。

（3）部位多呈单侧、非对称性，沿一定皮肤神经分布。

（4）病程 2 ~4 周。

（二）体征

（1）多在侧胸壁，一个或几个邻近的肋间神经分布区出现皮疹、潮红、丘疹、水疱，内容透明澄清，类似珍珠，患部炎症，明显有红晕。

（2）新旧疱疹成群分布，排列呈带状，数天后水疱松弛，内容物混浊化脓或水疱破裂，露出糜烂底面，最后干燥结痂，一般不留瘢痕。

（3）不典型皮疹　仅出现丘疹不发生水疱即吸收者称不全性带状疱疹；疱疹大如豌豆至樱桃者称大泡性带状疱疹；内容呈血性称出血性带状疱疹；中心坏死结黑色痂皮称坏疽性带状疱疹；病势进行，皮疹遍延全身者称泛发性带状疱疹。

（三）辅助检查

血常规可见白细胞减少或增多，淋巴细胞增多；病毒分离可呈阳性。

二、诊断要点

（1）根据前驱全身症状，患者皮肤感觉过敏伴神经痛。

（2）皮疹呈单侧性发疹，沿神经分布，多数水疱簇集成群，排列成带状而可诊断。

（3）病程急，很少复发。

三、治疗方法

（1）严重病例应休息，特别是年老体弱者，注意局部卫生，防止水疱破裂和继发感染。对继发感染者宜抗炎处理。

（2）全身应用抗病毒药物及免疫干扰剂如干扰素。

（3）口服维生素 B_1 或肌内注射维生素 B_{12}。

（4）局部治疗以消炎、干燥、收敛、防止继发感染为原则。

（5）物理治疗、针灸、经皮电刺激疗法对缓解疼痛有效。

（6）早期并用神经阻滞治疗可加强镇痛效果，促进治愈，并预防发生带状疱疹后神经痛。神经阻滞治疗可采用硬膜外腔注药、椎旁注药和交感神经阻滞。

（7）口服镇痛药可选抗抑郁药、抗癫痫药和麻醉性镇痛药。外用止痛药物可应用芬太尼透皮贴剂或辣椒素。

第八节　胸肋关节错位

一、临床表现

（1）背痛、憋气，不能自如活动，也不敢大声说笑，深呼吸时疼痛加重。可放散至前胸部。

（2）个别患者疼痛可放散到右上腹部。

（3）多在背部胸（椎）肋关节处有压痛点；运动受限。

（4）胸部透视无异常发现。

二、诊断要点

（1）背痛在突然改变体位或负重后发生。

（2）胸肋关节处有压痛点。

（3）复位手法可使症状立即消失。

三、治疗方法

首选推拿整复手法。在排除胸椎结核、肿瘤及胸腔内疾患后，采用坐位膝顶复位法或俯卧位双手臂交叉法推拿可收到立竿见影之效。

第九节　乳腺切除术后疼痛综合征

乳腺切除后疼痛综合征包括乳腺切除后出现在前胸、腋窝、上臂的中央和后部的持续疼痛。其经常发生在根治性乳腺切除和腋窝淋巴结清扫术后，也可发生在小的手术如乳腺肿块切除术后。疼痛发生率在4% ~6%。

一、临床表现

（1）前胸、腋窝，臂的中、后部出现压迫感、收缩感、烧灼性疼痛感。

（2）在损伤神经分布的区域疼痛常伴随阵发性撕裂性疼痛，感觉异常，感觉过敏。

（3）上臂淋巴水肿。

（4）一些患者可产生反射性交感神经萎缩症，许多患者则出现加重的感觉过敏和痛觉过敏。

（5）神经瘤时触诊可引起撕裂性的电休克感觉。

（6）远红外线扫描多呈高温热图像。

二、治疗方法

1. 药物

非类固醇药物结合三环类抗抑郁药，如阿米替林。

2. 神经阻滞

如果出现严重的疼痛，可采用后肋间神经阻滞或持续硬膜外阻滞，通常使用长效局麻药，也可在硬膜外腔注入阿片类药物。另外也可行交感神经阻滞。加入射频治疗

3. 手术治疗

神经切断术亦可考虑，如后侧脊神经根切断和后根入口周围切断。

4. 经皮神经电刺激

可减轻疼痛。

第十节　开胸术后疼痛综合征

一、临床表现

（1）疼痛通常是中等或严重程度，可局限于胸壁或节段性分布。

（2）可伴有感觉异常、感觉缺失，或其他感觉障碍。

（3）患者可出现锥体束受损的征象。在少数由创伤性神经瘤引起的持续性疼痛可呈烧灼性疼痛，伴阵发性撕裂性疼痛。

（4）胸壁的触诊可显示感觉过敏和痛觉异常。

（5）一些患者在同侧上肢出现反射交感性营养不良（RSD），伴随烧灼样疼痛和RSD的其他症状和体征。

二、治疗方法

（1）由肿瘤复发和残留引起疼痛的患者可按抗癌治疗，其效果取决于肿瘤的类型和抗癌的方法。

（2）缓解疼痛　非类固醇药物和阿片类止痛药，偶尔也可应用类固醇类药物。伴有撕裂性疼痛的患者可应用阿米替林。假如药物治疗不能缓解疼痛，应考虑神经阻滞，可行后肋间神经阻滞。如果伴双侧疼痛且CT显示没有硬膜外肿瘤存在的患者，可试用节段性的硬膜外神经阻滞。另外对于伴有严重烧灼性疼痛的患者可进行颈胸部交感神经阻滞。

（3）假如仍不能缓解严重的疼痛，应考虑神经外科手术和神经破坏阻滞。

第十一节　硬膜外脊髓压迫

一、临床表现

疼痛是本病的首要症状，可发生在其他神经症状和体征出现以前数天和数周。疼

痛开始位于背部中央，并伴随相关的神经根疼痛。背疼为钝痛、恒定，并逐渐进展，可由躺倒、伸腰、屈颈、伸直腿上举而加重，部分患者可在坐位或站位时缓解。可出现受累椎体棘突固定的局限性叩痛。当主要压迫神经根时，可出现放射性疼痛。在胸部表现为双侧。有少数患者不表现为疼痛，常因诊断、治疗不及时而产生神经体征，故在诊断确立时，75%的患者表现为虚弱，50%的患者感觉缺失和自主功能丧失，表现为运动失调，可能由脊髓小脑束的压迫引起。

二、诊断要点

出现脊髓压迫的神经体征时，诊断不困难，损伤部位也比较容易确定。当疼痛是唯一的症状时，诊断就比较困难，也很难区别是脊髓压迫或脊髓转移，尤其当患者自己不知道患肿瘤时，可误诊为骨肌肉疾病。故对可疑患者应进行影像学检查。磁共振对本病诊断具有重要意义。

三、治疗方法

治疗的目的是缓解和控制疼痛，恢复运动功能。药物治疗包括应用皮质类固醇类药物，如大量地塞米松，可通过减少脊髓血管源性水肿来缓解疼痛。改善其他症状和体征，放射治疗已成为主要治疗手段，可使75%的患者疼痛缓解。外科处理包括解除压迫的椎板切除术、椎体切除。但是对于椎体塌陷和椎体半脱位的患者，椎板切除降低了脊柱的稳定性，有时导致症状的加重。现在采用器械来稳定脊柱的椎板切除，取得了一定效果。

第十二节　肺、气管和支气管源性疼痛

气管、支气管炎可引起轻度和中等度的疼痛，位于胸骨后，呈烧灼样，常伴有咽喉炎和喉部受刺激。

一、临床表现

急性支气管炎常常先有上呼吸道感染的症状，如鼻炎、麻疹、寒战、低热、背部和肌肉疼、咽喉炎。气管支气管的起病以咳嗽为信号，开始干咳无痰也可产生少量黏痰，一天中持续几个小时。以后变为大量脓性痰，患者可感到胸骨后刺激、不适和明显的疼痛。严重的患者发热可达到38℃～39℃，持续2～5日，之后一些症状减轻，但咳嗽可持续几周。有时可因为继发下呼吸道阻塞而有大量的黏液脓性痰和呼吸困难症状。体检两肺呼吸音增粗，散在干、湿性啰音。啰音的位置常不恒定，咳嗽后可减少或消失。

二、诊断要点

根据病史、物理检查可作出诊断。如果症状、体征持续存在，可行胸部X线检查以鉴别其他疾病和并发的肺炎。对于抗感染治疗无效的患者，革兰染色可确定感染的细菌种类。

三、治疗方法

治疗包括休息、抗炎和缓解疼痛。应用非类固醇类抗炎药物如阿司匹林等，可以有效地减轻疼痛和退热。如果患者有严重的咳嗽，并引起肌肉疼痛而影响休息，可加可待因 30 ~ 60mg。其他措施还包括蒸气吸入、支气管扩张药物。如果患者持续高热，有脓痰或有慢性阻塞性肺疾病，应给予抗生素。如果症状持续复发则应根据涂片和痰培养的结果应用抗生素。

第十三节　肺栓塞性胸痛

一、临床表现

肺栓塞最常见的症状是胸痛、呼吸困难、呼气急促。此外，咯血亦常见。肺梗死常常引起胸膜炎，造成胸膜摩擦音和疼痛。如果肺梗塞面积较大，患者通常有严重的心脏或胸骨后的压榨性疼痛，除了不放射外与心肌梗死的局部缺血相似。这是由于肺动脉、右心室或两者突然扩张而引起。此种类型的疼痛伴随 T 波和 ST 段变化。

二、治疗方法

疼痛的治疗取决于肺栓塞疼痛的频率、严重程度、持续时间和性质。

当患者发生大的肺栓塞而突然产生严重的压榨性的胸前区疼痛时，应给予吗啡或其他有效的麻醉性镇痛药。吗啡 4 ~ 5mg 溶于 5ml 生理盐水溶液中，2 ~ 3min 缓慢注射，注射 5min 后症状轻微缓解，10 ~ 15min 后有效的缓解。如果患者仍然有严重的疼痛，可再给予 5mg，同时应严密监测。通常第二剂量可使疼痛缓解。如果在 15 ~ 20min 内还不能缓解，可再给予第三剂量。随之可用阿片类药物持续静脉输入或给予患者自控镇痛治疗。

颈交感神经持续阻滞可产生同侧完全的疼痛缓解，一般在注射后 5 ~ 8min 内疼痛缓解，可持续 6 ~ 10h。

发生胸膜炎疼痛的患者通常用非甾体抗炎药（NSAIDs），同时使用有效的麻醉性镇痛药。如果疼痛不缓解，可采用布比卡因后肋间神经阻滞。

第十四节　肺癌疼痛

一、临床表现

肺癌的早期往往没有特异性的症状，大多数在 X 线或 CT 检查时发现。随着癌肿的增大，会出现刺激性咳嗽、痰中带血丝、胸闷、哮鸣、气促、发热和轻度胸痛。晚期肺癌可压迫侵及邻近器官、组织或远处转移，出现膈肌麻痹、声音嘶哑、上腔静脉梗阻、胸水等症状，当侵及胸壁则可引起剧烈疼痛，食管受侵时出现吞咽困难。上叶顶部肿瘤（Pancoast 瘤）产生剧烈胸痛、上肢静脉怒张、水肿、臂痛和上肢运动障碍，以及颈交感神经综合征。少数病例由于癌肿产生内分泌物质，临床上呈现非转移性的全身症状，如骨关节病综合征（杵状指、骨关节痛、骨膜增生等）、库兴综合征、重症肌无力、男性乳腺增大、多发性肌肉神经痛等。

二、诊断要点

早期诊断具有重要意义。当症状、体征及影像提示肺癌时，及早确定组织类型和分期。获取组织学类型的方法包括痰查瘤细胞、纤维支气管镜、经皮针吸肺活检、纵隔镜、胸腔镜。

三、治疗方法

（一）肿瘤治疗

治疗方法的选择主要取决于肿瘤的部位、组织类型、分期以及患者的身体状况等。各型肺癌如病灶较小，无远处转移，患者情况较好者，均应手术治疗并根据病理类型和手术时发现的情况，综合应用放射治疗和化疗药物疗法。

（二）疼痛治疗

（1）药物治疗　按照癌症三阶梯止痛原则进行。

（2）神经阻滞　对于药物止痛治疗不能缓解疼痛的患者，可考虑用局部麻醉药或神经破坏药物进行神经阻滞。

（3）神经刺激技术。

（4）神经外科手术。

第十五节　胸膜炎疼痛

一、临床表现

胸膜的炎症可继发于肺炎、肺脓肿、肺栓塞引起的肺梗死以及肿瘤等疾病。胸膜炎常伴有局部疼痛。

胸膜痛，也称为 Bornholm 疾病和流行性肌痛，以麻疹、咽痛、肌痛为特点。一般伴随食欲减退、发热、突然的肌肉、胸膜和腹部疼痛。疼痛是锐性的，在低位肋骨或胸骨后部位突然发作，运动、呼吸、咳嗽、喷嚏、呃逆等可明显加重，也可涉及肩部、颈部、肩胛骨或胸部。约 50% 的患者前腹部肌肉的疼痛和痉挛可以和胸部疼痛同时发生。许多患者还可表现为疼痛部位的痛觉过敏、感觉过敏和感觉异常。这种状况可持续 3 ~7 日，并可复发。偶尔，胸膜炎可伴随胸膜渗出。在疾病早期，胸膜炎、心肌炎、肝炎可连续发生。晚期的并发症是睾丸炎，在复发的胸膜痛的患者中 3% ~5% 可发生此并发症。

二、治疗方法

胸膜炎一般为自限性疾病，治疗原则是解除病因、缓解疼痛。对于轻微和中等程度的疼痛，可单独使用 NSAIDs 或给予适量的可待因。对于更严重的疼痛，可合用麻醉性镇痛药和NSAIDs，效果良好。另外，可考虑后肋间神经阻滞或节段性的硬膜外阻滞，应用长效局麻药和阿片类药物阻滞。

第十六节　食管黏膜病变引起的胸痛

在食管黏膜病变中，胃食管反流是造成食管源性胸痛的最常见原因，其他原因依次为感染性疾病、全身性疾病、物理因素和外伤所引起的食管黏膜病变。

一、临床表现

1. 烧心

是胃食管反流的最常见症状，约50%以上的患者有此症状，为上腹部或胸骨后的一种烫热感或烧灼感。在立位、饮水或服抗酸剂时可使症状减轻或短时缓解，在弯腰、睡眠时反流加重，甚至反流至咽部或口腔。酒类、甜食、咖啡、浓茶可诱发症状。

2. 吞咽时胸痛

吞咽的食物，特别是固体食物通过病变部位时产生疼痛。一般胃食管反流病引起的吞咽痛较轻，或不引起吞咽痛。

3. 吞咽困难

是胃食管反流患者的常见症状。早期吞咽困难为间歇性发作，为炎症刺激引起的食管痉挛所致。有时梗阻感位置较高，系因食管上括约肌发生痉挛。早期吞咽困难症状较轻，常不被患者所注意，需仔细询问病史才能发现。若有胸痛，同时有轻微下咽困难，应考虑有食管源性胸痛的可能。

4. 食管慢性溃疡性炎症

最终可导致疤痕形成，造成管腔狭窄。此时“烧心”症状逐渐减轻，出现进行性吞咽困难。

二、诊断要点

1. 测定有无异常反流存在

食管pH测定是诊断胃食管反流的最有效方法。如果没有食管pH监测设备，可用酸液灌注试验。

2. 直接观察

食管造影和食管镜检查对本病的确诊具有重要价值。

三、治疗方法

嘱患者取半卧位减少夜间发生的胃食管反流，减少反流物与食管黏膜的接触时间。其他预防措施包括不饮果汁等甜食，减少脂肪摄入，严格禁止吸烟、饮酒和食用巧克力食品。

如果上述措施无效，可采用药物治疗。抗酸药物对于间断发作的烧心症状有效，H_2受体阻断剂可抑制白天和夜间的基础胃酸分泌以及食物刺激引起的胃酸分泌，对治疗反流性食管炎有效。奥美拉唑具有强烈抑制胃酸分泌的作用，其疗效比H_2受体阻断剂好。甲氧氯普胺既能增加食管下括约肌的压力，又不增加胃酸分泌，是治疗反流性食管炎的理想药物，以每次 15mg、每日 3～4 次为宜，剂量过大可引起锥体外系症状。虽然用药物治愈反流性食管炎引起的胸痛比较困难，但临床上很少推荐用抗反流手术来治疗单纯性反流性食管炎。

第十七节　食管运动功能障碍性胸痛

一、临床表现

（一）食管绞痛或心绞痛样疼痛

疼痛与心绞痛发作相似，容易与心绞痛相混淆。疼痛十分剧烈，患者同时伴有压榨感、濒死感，向上胸部、颈部、下颌和上肢放射。以下几点有利于食管绞痛与心绞痛的鉴别：食管绞痛与吞咽和平卧有关，并常伴有返酸和烧心症状，与身体劳累无关，疼痛易放射至背部。而心绞痛常在劳累、精神紧张或饱餐后发作，休息后好转。

（二）吞咽困难与吞咽疼痛

食管运动功能障碍患者胸痛的同时存在有吞咽困难，在进流食和固体食物时均可出现。食管黏膜病变一般只在进固体食物时出现下咽困难。吞咽疼痛一般被认为是食管黏膜病变引起，部分存在食管痉挛。

二、诊断要点

（一）食管测压

食管压力测定是诊断食管运动功能障碍所引起的胸痛的最准确方法。

（二）X 线检查

弥慢性食管痉挛在食管造影检查时多表现为节段性、收缩性管腔狭窄。有人描述为节段性食管痉挛、梯状食管痉挛或念珠状食管等。少数患者表现为几个厘米长的食管收缩或食管下段几个厘米长的弥慢性狭窄，食管上段轻度扩张。

（三）激惹试验

对食管测压和 X 线检查不能确定诊断者，为观察胸痛是否源于食管，常有意识地刺激食管，诱发其产生异常运动，同时进行测压分析。

1. 冷刺激试验

如果患者有下咽冷食后胸痛的病史，可用吞咽冰水的方法刺激胸痛发作。持续服用冰水会导致食管蠕动停止，因此刺激试验仅需吞咽 2～3 次冰水即可。

2. 注酸试验

食管注酸试验可以引起胸痛，但同时进行的食管测压，部分患者在产生胸痛的同时，出现高振幅、长时程的收缩。

三、治疗方法

目前治疗食管运动功能障碍性疾病的方法虽多种多样，但没有一种是特效的。

（一）硝酸酯与亚硝酸类

约 50% 的食管源性胸痛患者应用硝酸甘油能使疼痛迅速缓解。对硝酸甘油治疗效果较好的患者，应改用长效硝酸盐制剂硝酸异山梨酯或硝酸甘油贴剂。

（二）钙通道阻滞剂

钙通道阻滞剂可缓解部分食管运动功能异常患者的胸痛症状。常用的有心痛定、维拉帕米。

（三）手术治疗

最常用的手术方法是食管肌层纵行切开术，切开的长度自下括约肌至主动脉弓下缘，肌层剥离的范围必须超过 1/3 周。

第十八节　胸椎棘突间韧带炎

棘间韧带是连接两个相邻棘突，由三层纤维组织构成，交叉排列，在脊椎后方稳定脊柱，可防止脊柱的过度前屈。临床上胸椎棘间韧带炎多见于下胸段。病理可见病变的棘间韧带出现纤维组织断裂、炎性渗出、细胞变性等改变，这些变化刺激分布于该部位的胸脊神经后支，可引起肋间、腹部、内脏等部位的牵涉痛。由于棘间韧带的血运差，损伤后其修复能力也差。随着年龄的增长，因劳损而出现的退行性改变增多。

一、临床表现

患者以中年人多见，多有反复发作史、弯腰搬重物的损伤史，或有驼背等不良姿势。主要症状为胸背痛，患者多能明确指示痛点，部分患者有肋间、腹部、内脏等部位的牵涉痛。许多患者诉说挺胸伸展背后感觉疼痛可减轻。查体两棘突间局限性压痛，多发于下胸段，也可发生于 2 个以上间隙，但多为其中一个间隙痛感最重。

二、治疗方法

（一）非手术疗法

（1）药物治疗包括口服非甾体抗炎药及各种维生素类药物。

（2）理疗可改善局部血液循环，加速组织修复。

（3）注射疗法包括局部痛点阻滞。

（二）手术治疗

主要用于久治无效，痛苦大的患者。

第十九节　肩胛内侧滑囊炎

本病也称为肩胛内缘综合征，常并发于肩胛内上角综合征或肩周炎。

一、临床表现

患者常述有肩背不适及肩胛内缘痛感，常需活动肩颈部以缓解。查体可见肩胛内缘局限压痛，可触及该部位粗糙摩擦感或条索状物。病变被背阔肌及斜方肌遮盖，压痛较深在，查体时可在患者指引下找到压痛点。

二、治疗方法

一般采用非手术疗法：

1. 药物治疗

包括口服非甾体抗炎药及外敷各类消炎镇痛剂。

2. 理疗

可改善局部血液循环，加速组织修复。

3. 注射疗法

局部痛点病灶注射镇痛复合液 3 ~5ml，每周 1 次，4 次为一疗程。

第二十节　肋横突关节炎

一、临床表现

1. 症状

患者常有背痛，呈钝痛或烧灼样疼痛，好发背部及两肩胛之间，多有一最痛处，患者一般可明确指出疼痛的部位。炎症可累及胸椎脊神经后支，严重时可累及前支向相应的肋间、腹部、内脏等部位放射，表现为剧烈的刺痛或灼痛，并因活动、咳嗽、用力等因素加重。

2. 体征

胸椎小关节处压痛明显，当累及胸椎脊神经后支时，可在小关节内侧和（或）外侧均有压痛。

3. 辅助检查

影像学检查可有或无椎间隙或骨及骨关节改变，部分患者表现为胸椎侧弯、生理弯曲加深或变直。

二、治疗方法

（一）一般治疗

可口服消炎镇痛药物，以及应用半导体激光、红外偏振光、经皮电刺激等物理治疗。

（二）神经阻滞

准确定位病变肋横突关节处，注射消炎镇痛药液 3 ~5ml，一周 1 次，一般 4 次为一疗程，治疗间歇期配合理疗。

第二十一节　胸椎间盘突出症

胸椎间盘突出症远较颈、腰椎的椎间盘突出症少见。

一、临床表现

胸椎间盘突出症的临床症状与突出物的大小、突出物在椎管的部位及突出物和椎管内容积的相应关系都密切相关。一侧后外侧突出，仅单侧神经根受影响，临床上只出现神经根症状，而无脊髓症状。而中央型突出是指突出物从正中或向正后方突出，脊髓直接受压，临床首先出现运动功能障碍，同时存在疼痛及感觉异常。有些患者会因突出物压迫而导致脊髓的急性循环障碍，而出现截瘫，检查显示脊髓横断性损伤。位于胸 11 ~ 胸 12 节段的突出，可压迫脊髓圆锥和马尾神经，疼痛可放射到腰部及下肢或出现马尾神经损伤的症状。

二、诊断要点

（一）病史

临床很少有急性症状发作者。有些患者有外伤史。背痛往往是开始的症状，多局限在棘突间，叩击时尤为明显，疼痛呈放射状，出现束带样分布在胸壁或上腰部。疼痛区域局限在 1 ~ 2 根脊神经皮区。

（二）体征

（1）胸段脊神经支配区的压痛和放射痛，相应脊神经支配区的感觉减退或消失，温度觉异常。脊旁肌肉强直，并因此可致脊柱侧弯。

（2）运动神经功能障碍的表现　下肢肌力减退，下段胸椎间盘突出时可见下运动神经元病征和迟缓性瘫痪。而上运动神经元损害时显示肌痉挛、踝阵挛和髌阵挛阳性、深反射活跃、巴氏征等病理征阳性。个别存在马尾综合征、性功能障碍，趾端可出现营养性溃疡。

（三）辅助检查

X 线平片检查椎间隙狭窄、胸椎侧弯、椎体退行性改变都只能作为间接诊断依据。CT、MRI 可见相应节段椎间盘突出的影像学改变，另外可见椎管有无狭窄、突出物后纵韧带有无钙化、黄韧带是否增厚、椎体和下关节突有无增生。

三、治疗方法

1. 保守治疗

仅有单侧或双侧根性神经痛无脊髓压迫者可考虑保守治疗。

（1）静滴神经脱水剂　2 次/天，7 天一疗程。

（2）口服非甾体抗炎药。

（3）神经根阻滞治疗　可行胸椎旁神经阻滞或胸部硬膜外间隙阻滞。急性期用药：复方倍他米松注射液 1ml，维生素 B_{12} 0. 5mg，0. 5% 利多卡因，总剂量 10 ~ 15ml，每处注药 5 ~ 8ml，1 ~ 2 周 1 次。

（4）经皮电刺激治疗　电极放在相应脊神经支配区域或痛点。每天 1 次。

（5）红外线偏振光或半导体激光治疗　每天 1 次，10 次为一疗程。

2. 微创和手术治疗

出现脊髓压迫征或出现马尾综合征的治疗原则。

（1）单侧不完全瘫痪，无骨性椎管狭窄，无突出物钙化，无后纵韧带钙化和黄韧带肥厚者，可考虑髓核化学溶解疗法和射频消融术。

（2）半身全瘫、截瘫或出现严重马尾综合征者，应尽早行外科手术治疗。术后可给予药物、理疗辅助。

3. 注意事项

糖尿病、高血压病患者禁用糖皮质激素。胃溃疡患者，禁用非甾体抗炎药。

第二十二节　心绞痛

一、临床表现

心绞痛分为劳累性和自发性两大类，也可分为稳定型劳累性心绞痛、初发型劳累性心绞痛和恶化型劳累性心绞痛。

（一）稳定型劳累性心绞痛

（1）该型最常见，也称普通型心绞痛，指由心肌缺血缺氧引起的典型心绞痛发作。

（2）每日和每周疼痛发作次数大致相同，诱发疼痛的劳累和情绪激动程度相同，每次发作疼痛的性质和疼痛部位在1～3个月内无改变。

（3）典型发作是突然发生的胸骨体上段或中段之后的压榨性、闷胀性或窒息性疼痛。

（4）疼痛可波及大部分心前区，可放射至左肩、左上肢前内侧，达无名指和小指，偶可伴有濒死的恐慌感，往往迫使患者立即停止活动。

（5）疼痛持续3～5min，很少超过15min，休息或含服硝酸甘油片，在1～2min内（很少超过5min）消失。

（6）常在体力劳累、情绪激动（发怒、焦急、过度兴奋）、受寒、饱食、吸烟、发生贫血、心动过速或休克时诱发。

（7）发作时，患者表情焦虑，皮肤苍白、寒冷或出汗。血压可略增高或降低，心尖区可有收缩期杂音（二尖瓣乳头肌功能失调所致）。第二心音可有分裂，还可有交替脉或心前区抬举性搏动等体征。

（8）50%以上患者休息时心电图正常，异常心电图包括ST段和T波改变、房室传导阻滞、束支传导阻滞、左束支前分支或后分支阻滞、左心室肥大或心律失常等，偶有陈旧性心肌梗死表现。疼痛发作时心电图可呈典型的缺血性ST段压低的改变。

（二）初发型劳累性心绞痛

（1）指患者过去未发生过心绞痛或心肌梗死，而现在发生由心肌缺血缺氧引起的心绞痛，时间尚在1～2个月内。

（2）有过稳定型心绞痛但已数月不发生心绞痛的患者再次发生心绞痛时，也可归入本型。

（3）患者疼痛部位、性质、程度、可能出现的体征、心电图和X线发现等，与稳定型心绞痛相同，但心绞痛发作尚在1～2个月内。

（三）恶化型劳累性心绞痛

（1）简称恶化型心绞痛或进行型心绞痛。指原有稳定型心绞痛的患者，在 3 个月内疼痛的频率、程度、诱发因素经常变动，进行性恶化。

（2）患者痛阈逐步下降，较轻的体力活动或情绪激动即能引起发作，故发作次数增加，疼痛程度较剧，发作的时限延长，可超过 10min。用硝酸甘油后不能使疼痛立即或完全消除。

（3）发作时心电图示 ST 段明显压低与 T 波倒置，但发作后又恢复，且不出现心肌梗死的变化。

（4）本型心绞痛反映冠状动脉病变有所发展，预后较差。可发展为急性透壁性心肌梗死，部分患者已经存在较小心肌梗死（未透壁）或心内膜下散在心肌梗死灶而心电图无改变，患者随时可能猝死。

（5）部分长期患稳定型心绞痛患者，可在一段时间呈现心绞痛进行性加剧，然后又逐渐恢复稳定。

二、诊断要点

（1）典型心绞痛发作含服硝酸甘油后可缓解，再结合患者年龄、是否有冠心病因素，即可迅速建立诊断。

（2）发作时心电图检查显示以 R 波为主导联 ST 段降低，T 波平坦或倒置（变异型心绞痛患者相关导联 ST 段抬高），发作过后数分钟内逐渐恢复。

（3）无心电图改变患者考虑做负荷试验，不典型发作者要依据硝酸甘油疗效和发作时心电图的改变进行诊断。

（4）暂时确诊困难者应反复检查心电图、心电图负荷试验或 24 小时动态心电图连续监测，如心电图显示阳性变化或负荷试验诱致心绞痛发作时也可确诊。

（5）诊断仍有困难者，可作放射性核素检查或考虑行选择性冠状动脉造影。

（6）冠状动脉内超声检查可显示管壁的病变，对诊断可能更有帮助。

（7）患者不典型心绞痛发作时，应先判断胸部不适感或疼痛是否出现在心绞痛发作时，需谨慎从事。因为心绞痛一词不单纯表现为疼痛，因为心肌缺血、缺氧的感觉可能是痛以外的感觉。

（8）心绞痛应是压榨紧缩、压迫窒息、沉重闷胀性疼痛，而非刀割样尖锐痛或抓痛、短促的针刺样或触电样痛或昼夜不停的胸闷感觉。

（9）少数患者感觉为烧灼感、紧张感或呼吸短促伴有咽喉或气管上方紧榨感。疼痛或不适感开始时较轻，逐渐加剧，然后逐渐消失，很少为体位改变或深呼吸所影响。

（10）疼痛常见于胸骨或其邻近，也可发生在上腹至咽部之间的任何水平处，但极少在咽部以上。有时可位于左肩或左臂，偶尔也可位于右臂、下颌、下颈椎、上胸椎、左肩胛骨间或肩胛骨上区，然而位于左腋下或左胸下者很少。

（11）对于疼痛或不适感分布范围，患者常需用整个手掌或拳头来表示，用一手指指示疼痛部位者极少见。

（12）疼痛时限为 1～15min，多数 3～5min，偶有达 30min 的（中间综合征除外），疼痛持续仅数秒钟或不适感（多为闷感）持续整天或数天者均不似心绞痛。

（13）体力劳累和情绪激动是主要诱发因素，如登楼层数过高、平地快步走、饱餐后步行、逆风行走、用力大便、长时间位于寒冷环境、其他疼痛诱因、心情恐怖、紧张、发怒、烦恼等情绪变化均可诱发心绞痛。

（14）晨间痛阈低，轻微劳力如刷牙、剃须、步行即可引起发作；上午及下午痛阈提高，即使较重的劳力亦可不诱发；而体力劳累加上情绪激动更易诱发。自发性心绞痛可在无任何明显诱因下发生。

三、治疗方法

（一）发作时治疗

1. 休息

发作时立即停止活动。

2. 药物治疗

硝酸酯制剂作用较快，此类药物除迅速扩张冠状动脉，降低其阻力，增加其血流量外，还通过扩张周围血管，减少静脉回心血量，降低心室容量、心腔内压、心排出量和血压，减低心脏前后负荷和心肌的需氧，从而缓解心绞痛。

（1）硝酸甘油　用 0.3～0.6mg 片剂，置于舌下含化，可迅速为唾液所溶解而吸收，1～2min 即开始起作用，约半小时后作用消失。长期反复应用可产生耐药性而降低效力，停用 10d 后恢复效力。不良反应有头昏、头胀、头部跳动感、面红、心悸等，偶有血压下降，因此第一次用药时，患者宜取平卧位，必要时吸氧。

（2）硝酸异山梨酯　用 5～10mg，舌下含化，2～5min 见效，作用维持 2～3h。或用喷雾剂喷入口腔，每次 1.25mg，1min 见效。

（3）亚硝酸异戊酯　极易气化的液体，盛于小安瓶内，每安瓶 0.2ml，用时以手帕包裹敲碎，立即盖于鼻部吸入。其作用快而短，约 10～15s 内开始，几分钟即消失。作用与硝酸甘油相同，降压作用更明显，宜慎用。同类制剂还有亚硝酸辛酯。

（4）应用上述药物的同时，可考虑用镇静药。

（二）缓解期治疗

1. 一般治疗

（1）尽量避免各种诱致心绞痛发作的因素。

（2）调节饮食，禁忌进食过饱，禁忌烟酒。

（3）调整日常生活与工作量，减轻精神负担。

（4）保持适当体力活动，以不致发生疼痛症状为度。

2. 药物治疗

应该选择作用持久的抗心绞痛药物预防心绞痛发作，可单独选用、交替应用或联合应用下列作用持久的药物。

（1）硝酸酯制剂

1）硝酸异山梨酯：口服硝酸异山梨酯 3 次/天，每次 5～10mg；服后半小时起作用，持续 3～5h。单硝酸异山梨酯 20mg，2 次/天。

2）硝酸戊四醇酯：口服 3～4 次/天，每次 10～30mg；服后 1～1.5h 起作用，持续

4～5h。

3）长效硝酸甘油制剂：服用长效片剂可使硝酸甘油持续而缓慢释放，口服后半小时起作用，持续可达8～12h，可每8h服1次，每次2.5mg。用2%硝酸甘油软膏或膜片制剂（含5～10mg）涂或贴在胸前或上臂皮肤，作用可能维持12～24h。

（2）β受体阻断剂　具有阻断拟交感胺类对β受体的刺激作用，减慢心率，降低血压，降低心肌收缩力和氧耗量，从而缓解心绞痛发作。此外，还降低运动时血流动力学反应，使同一运动量水平心肌氧耗量减少；使不缺血的心肌小动脉（阻力血管）缩小，从而使更多的血液通过极度扩张的侧支循环（输送血管）流入缺血区。不良反应有心室射血时间延长和心脏容积增加，可能使心肌缺血加重或引起心力衰竭，但其对心肌氧耗量减少的作用远超过其不良反应。

（3）钙通道阻滞剂　本类药物能抑制钙离子进入细胞内，抑制心肌细胞兴奋－收缩偶联中钙离子的利用，因而抑制心肌收缩，减少心肌耗氧量。扩张冠状动脉，解除冠状动脉痉挛，改善心内膜下心肌的血供。扩张周围血管，降低动脉压，降低心脏负荷。降低血液黏度，抗血小板聚集，改善心肌的微循环。

治疗变异型心绞痛以钙通道阻滞剂的疗效最好。本类药可与硝酸酯类药物同服，其中硝苯地平可与β受体阻断剂同服，但维拉帕米和地尔硫䓬与β受体阻断剂合用时则有过度抑制心脏的危险。停用本类药物时也宜逐渐减量然后停服，以免发生冠状动脉痉挛。

3. 中医中药治疗

以“活血化瘀”法（常用丹参、红花、川芎、蒲黄、郁金等）和“芳香温通”法（常用苏合香丸、苏冰滴丸、宽胸丸、保心丸、麝香保心丸等）最为常用。此外，针刺或穴位按摩治疗也有一定疗效。

4. 其他治疗

低分子右旋糖酐或羟乙基淀粉注射液，250～500ml/d，静脉滴注14～30天为一疗程。抗凝剂如肝素、溶血栓药和抗血小板药可用于治疗不稳定型心绞痛。高压氧治疗增加全身的氧供应，可使顽固的心绞痛得到改善，但疗效不易巩固。体外反搏治疗可能增加冠状动脉的血供，也可考虑应用。兼有早期心力衰竭者，治疗心绞痛的同时宜用快速作用的洋地黄类制剂。

5. 外科手术治疗

主要是施行主动脉－冠状动脉旁路移植手术（CABG）。取患者自身大隐静脉或乳内动脉作为旁路移植材料。一端吻合在主动脉，另一端吻合在有病变的冠状动脉段的远端，引主动脉的血液改善该冠状动脉对心肌的供血。

6. 经皮腔内冠状动脉成形术（PTCA）

将带球囊的导管经周围动脉送到冠状动脉，在引导钢丝的引导下进入狭窄部位，向球囊内注入造影剂使之扩张，此技术可代替部分外科手术治疗。绝对适应证为：

（1）心绞痛病程<1年，药物治疗效果不佳。

（2）1支冠状动脉病变，且病变在近端、无钙化或痉挛。

（3）有心肌缺血的客观依据。

（4）患者有较好的左心室功能和侧支循环。应用该技术治疗效果不理想可以行紧急主动脉冠状动脉旁路移植手术。多支冠状动脉病变、心肌梗死后出现再次心绞痛也用本法治疗，但有左冠状动脉主干病变者属于禁忌证。本手术即时成功率在90%左右，术后3~6个月内，有25%~35%的患者可能再次发生狭窄。

7. 神经阻滞

可给予星状神经节阻滞或高位硬膜外腔连续阻滞，必要时给予星状神经节毁损性治疗。

第二十三节　急性心包炎引起的胸痛

急性心包炎可因感染、结缔组织异常、代谢异常、损伤、心肌梗死或某些药物引起。

一、临床表现

（一）胸痛

常在全身疾病的病程中发生胸痛，位于胸前或胸骨后，偶尔疼痛位于上腹部酷似“急腹症”，为钝痛或尖锐痛，并向颈部、斜方肌区或肩部放射。疼痛程度轻重不等，在胸部活动、咳嗽和深吸气时加重，坐起和前倾时减轻或缓解。

（二）其他症状

呼吸急促，呼吸困难；发热、干咳、寒战和乏力等。

（三）心包摩擦音

间歇出现且时间短暂，性质也在每次查体时可发生变化。多为二相（收缩期和舒张期），有时仅出现于收缩期，但仅在舒张期闻及则较少见。

（四）心包积液

量大时出现心浊音界扩大、心音低沉。

（五）心电图

大多发生在胸痛后数小时或数天内，急性心包炎的系列心电图中的异常的ST-T改变分四个阶段。

1. 第一阶段

伴随胸痛发作时的心电图改变，对急性心包炎有实际诊断价值，表现为ST段抬高，凹面向上（除aVR和V1外）。无对应ST段压低。在ST段抬高导联中的T波通常是直立的。

2. 第二阶段

发生在起病的数天后，表现为ST段回落至基线并伴T波的平坦，ST段的变化通常发生在T波倒置前。

3. 第三阶段

T波倒置，不伴有R波消失或出现Q波。

4. 第四阶段

可以发生在病程的数周或数月之后，为倒置的T波恢复至正常。

（六）超声心动图（UCG）

为安全、迅速、无创的检查方法，对识别心包积液有高效的敏感性和特异性。只有纤维素性心包炎时，UCG 可能是正常的。

（七）X 线胸片

如合并大量心包积液，可显示心影扩大和外形改变。约 1/4 的心包炎患者出现左侧胸腔积液，可为继发于结核或恶性肿瘤等提供诊断线索。

（八）血液检查

包括血常规、血沉、心肌酶、血培养、结核皮肤试验、血清肌酐、抗链“O”、抗核抗体、HIV 感染试验、柯萨奇病毒、流感病毒和埃可病毒中和抗体测定、促甲状腺激素、T3 和 T4 等化验有助于对急性特异性心包炎的诊断。

二、治疗方法

（1）明确病因进行特异治疗。

（2）卧床休息直至胸痛与体温消退。

（3）心包炎性胸痛常对非甾体抗炎药治疗有效。

（4）胸痛严重且对上述治疗 48h 内无效时应用糖皮质激素。泼尼松 60～80mg/d，分次服用。

（5）抗生素只有在证实是化脓性心包炎时才应用。

（6）禁用抗凝剂，如因有人工机械瓣必须长期抗凝，则推荐静脉应用肝素，同时定期复查 UCG 观察心包渗液的变化。

第七章 腰、骶和下肢疼痛

第一节 腰椎间盘突出症

60%的患者有腰扭伤史。特殊职业，如长期坐位工作、驾驶员等易患该病。其典型症状是腰痛伴单侧或双侧下肢痛。

一、临床表现

（一）腰痛

大多数患者有腰痛，部分患者为腰腿痛同时出现。疼痛部位在腰部和腰骶部，位置较深。疼痛在活动时加重，卧床休息后减轻。当椎间盘突出突然发作时，可发生急性腰痛，肌肉痉挛，伴有坐骨神经痛和腰椎各种活动受限，疼痛持续时间较长。

（二）坐骨神经痛

由于95%的腰椎间盘突出症发生在腰4～腰5或腰5～骶1椎间隙，患者多伴有坐骨神经痛，向腰骶部、臀后部、大腿后外侧、小腿直至足背或足底放射。当患者弯腰、咳嗽、打喷嚏、大便时疼痛症状加重。

（三）腰椎姿势异常

由于椎间盘突出的方向向后或后外侧，刺激、压迫了一侧（有时为双侧神经根）神经根，患者会保护性地采取一定的特殊体位，以避开椎间盘对神经的压迫。因此患者的腰椎可表现出不同侧凸、侧后凸、双肩不等高、骨盆不等高等各种异常姿势。

（四）麻木与感觉异常

当突出的椎间盘刺激了本体感觉和触觉纤维，即可出现肢体麻木。麻木部位按受累神经区域皮节分布。有时患者感觉患肢怕冷、畏寒，夏日也穿多条长裤。

（五）马尾神经损伤症状

此症状出现于急性中央型椎间盘突出者往往是髓核脱出。患者在搬重物、用力咳嗽、打喷嚏或被实施腰椎重力牵引、重手法“复位”后，即感腰骶部剧痛，双下肢无力或不全瘫。会阴区麻木，出现排便、排尿无力或失禁等括约肌障碍症状。男性可出现功能性阳痿，女性可出现尿潴留或假性尿失禁。

二、诊断要点

（一）病史

（1）仔细询问患者职业、发病时间与诱因、腰痛性质和下肢痛性质。

（2）观察患者的步态与脊柱外形，疼痛症状较重者可出现跛行步态。脊柱外形如前所述。

（二）一般体格检查

1. 压痛点

在病变间隙的患侧有深压痛。疼痛可沿坐骨神经分布区向下肢放散。

2. 腰椎活动受限

腰椎在各个方向上均有不同程度的活动受限。前屈后伸运动受限明显；有脊柱侧弯的患者，向凸侧弯曲的活动受限明显。

3. 肌萎缩和肌力减弱

受累的神经所支配的肌肉，如胫前肌、腓骨长短肌、伸趾长肌等，均可有不同程度的肌肉萎缩和肌力减弱。腰4～腰5椎间盘突出时，肌力明显减弱。

4. 感觉减退

受累神经根支配区，皮肤针刺痛觉明显减退。

5. 腱反射改变

腰$_{3\sim4}$椎间盘突出时，出现膝反射减弱或消失。腰5～骶1椎间盘突出时，出现跟腱反射减弱或消失。

（三）特殊检查

1. 胸腹垫枕试验

患者全身放松，两上肢伸直置于身旁，检查者在病侧腰3～骶1各节椎板间隙的深层肌上用手指探压，寻找深层压痛点。若在腰椎过度前屈位上测定，使原有在超伸展位上引出的深压痛、传导痛或下肢酸麻感完全消失或明显减轻者，则可判定为腰椎管内发病因素。

2. 直腿抬高试验

由于椎间盘突出时神经根袖受到卡压，限制了其在椎管内的移动。因此，在做患侧直腿抬高动作时因牵拉了受压的神经根而产生了疼痛症状，试验呈阳性。

3. 直腿抬高加强试验

将患肢抬高到一定程度而出现坐骨神经痛。然后降低患肢使疼痛症状消失，此时被动背伸踝关节，当又出现坐骨神经痛时为阳性。

4. 健肢抬高试验

当直腿抬高健侧肢体时，如果出现患侧坐骨神经痛的症状，即为阳性。此种情况多表明椎间盘突出为“腋下型”突出。

5. 股神经牵拉试验

对高位椎间盘突出症（如腰2～腰3和腰3～腰4）的患者，股神经牵拉试验为阳性。但对部分腰4～腰5突出的患者，该试验也为阳性。

6. 屈颈试验

患者取坐位或半坐位双下肢伸直。当被动向前屈曲颈椎时，如出现患侧下肢的放射性疼痛者为阳性。

7. 颈静脉压迫试验

压迫颈静脉，使硬脊膜膨胀。由硬脊膜发出的神经根与突出的椎间盘相挤压，从而诱发出疼痛。

（四）影像学检查

1. X 线平片

在侧位片可见病变的椎间隙狭窄，正位片可见轻度侧弯。

2. MRI 检查

该项检查可更好地对脊髓内病变和椎间盘退变、脱水情况进行显影。MRI 对椎间盘突出的诊断有重要意义，但该项检查的假阳性率较高。

3. CT 检查

可清楚地显示椎间盘突出的部位、大小、形态和神经根、硬膜囊受压的情况。同时可显示黄韧带肥厚、关节内聚、后纵韧带钙化、椎管狭窄等情况。

4. 腰椎管造影

注入造影剂后通过正、侧、斜位 X 线摄片，直观地了解到任何对硬膜和神经根的压迫。现在使用较少。

5. CTM 检查

腰椎管造影后再做 CT 断层扫描，能提高诊断的准确性，尤其是侧隐窝和神经根袖受压情况的了解，具有单纯 CT 检查无法替代的优势。

6. 腰椎间盘造影

此项检查适合于腰椎间盘源性腰痛的患者。在破碎和退变的椎间盘内注入造影剂，即可以看到造影剂外溢的影像，又可以在注射的过程中进行疼痛诱发试验。若注射造影剂可诱发出患者以往相同的腰痛，即为阳性。MRI 普及后，该技术现在使用也较少。

三、治疗方法

（一）非手术疗法

非手术疗法的目的以缓解疼痛症状为主。

1. 牵引治疗

间歇式牵引比传统的持续牵引有更好的疗效。但是，牵引治疗并非对所有椎间盘突出症患者都有效，其疗效取决于突出的椎间盘与神经根的关系。也可采用三维正脊快速牵引。

2. 手法治疗

不同的推拿、按摩、旋搬手法治疗，均可取得缓和肌肉痉挛或改变突出髓核与神经的相对关系，从而可减轻对神经根的压迫，缓解症状。

3. 理疗、卧床、药物治疗

卧床、理疗并配合消炎镇痛类药物治疗可以减轻神经根的炎性反应，以达到缓解症状的目的。多用于急性期。现多主张在有效镇痛的基础上适当功能活动。

4. 神经阻滞和注射疗法

采用硬膜外注射和置入导管连续阻滞法，在 CT 或 C 型臂 X 光机透视引导下，可以直接将导管置入硬膜外间隙，将药物输送到局部，直接减轻神经根的炎性反应。也可采用腰大肌间沟阻滞治疗。

（二）手术治疗

1. 传统手术治疗方法

此方法经后路行开窗、扩大开窗、半椎板或全椎板切除，显露椎管内结构，摘除突出的椎间盘，解除神经根的压迫。

2. 微创外科技术

包括脊柱内镜下椎间盘手术、椎间孔镜手术、经皮穿刺椎间盘摘除手术、经皮激光椎间盘切除术、纤维环及髓核化学溶解术、椎间盘低温等离子消融术等方法，其中以椎间孔镜手术的发展变化最具代表性。该手术方法有创伤小、利于保护脊柱稳定性的优点。

第二节　腰椎棘上、棘间韧带炎

一、临床表现

（1）患者多为青壮年，有慢性腰背痛病史，以酸痛为主。

（2）棘上韧带炎多位于腰背部，而棘间韧带炎的位置较低，多位于下腰部。

（3）患者在弯腰时因牵拉损伤的韧带使疼痛症状明显，伸腰时较轻。局部受压时症状较重。

（4）在棘突和棘突间均可有压痛。在棘突上的压痛局限而表浅。压痛多为一个棘突，偶见两个棘突。

（5）普通 X 线片检查无阳性发现。

二、治疗方法

（1）减少局部应力。口服非甾体抗炎药，局部外敷止痛膏药。

（2）局部理疗。

（3）以上治疗无效时可以给予局部注射局麻药 + 糖皮质激素，效果较好。每周 1 次，2 ~4 次多可治愈。

（4）对个别症状严重，保守治疗无效的棘间韧带炎患者，可以考虑手术切除韧带，并行局部脊椎融合术。

第三节　第三腰椎横突综合征

一、临床表现

（1）腰痛程度和性质不一，可反射至同侧大腿，少数可反射到小腿或其他部位。

（2）腰部活动时或活动后疼痛症状加剧，有时翻身及步行困难；但咳嗽、打喷嚏、腹肌用力等则对疼痛无影响。

二、诊断要点

（1）多数患者有腰部扭伤史。

（2）在骶棘肌外缘第 3 腰椎（或第 2、第 4 腰椎）横突尖端处有局限性压痛，有时可引起同侧下肢放射痛。局部触诊可摸到肌肉痉挛性结节。

（3）直腿抬高试验可为阳性，但加强试验阴性。有些患者股内收肌明显紧张。无神经根性损害体征。

三、治疗方法

（1）口服消炎镇痛药物并配合局部理疗。

（2）手法或三维正脊松解治疗。

（3）局部注射　患者俯卧位，腹部垫一软枕，用长针头作第 3 腰椎横突尖部骨膜下及周围软组织注射。每周 1 次，共 2 ~4 次。要求注射部位准确，否则无效。

（4）对上述保守治疗无效，而症状严重者，可考虑手术治疗，作横突周围软组织松解术。

第四节　腰神经后支痛

一、临床表现

（1）患者感腰痛、臀痛、腰臀部痛，疼痛可向股部放射。疼痛部位在膝以上。

（2）患者在任何时候均感疼痛，并影响睡眠。

（3）无间歇性跛行。

（4）在腰 3 横突处或竖脊肌外缘与髂嵴交界处附近有压痛。

（5）做上腰段或胸腰段椎旁脊神经后支注射，疼痛症状即刻消失。此法即明确诊断又可用于治疗。

二、治疗方法

（1）保守治疗　如消炎镇痛药、理疗、按摩、温针、局部注射、三维正脊等方法均有效。

（2）局部注射消炎镇痛药。

（3）神经后支毁损　经以上治疗无效者可行腰神经后支药物或射频毁损性阻滞。

（4）手术治疗　因局部软组织增生、挛缩较重，经以上治疗无效者可行软组织松解术，效果明显。

第五节　腰椎滑脱

腰椎滑脱是腰部脊柱的一种先天性、发育性疾病或退行性病变，可导致疼痛和功能障碍。女性多见，且多发生于 40 岁以后。此病是一块椎体相对于另一块椎体滑动所致。多数情况下，上面的椎体相对于下面的椎体向前滑动，出现脊髓压迫和背部疼痛，最终导致椎管的狭窄。少数患者上方的椎体相对于下方的椎体向后方移动。腰椎间盘脱出、肿瘤和感染也可引起腰椎滑脱。

一、临床表现

在举重物、扭腰或者弯腰时后背疼痛。从坐位站起时经常疼痛。许多患者会存在神经根症状，表现为受累节段的下肢放射性疼痛、无力和感觉障碍。通常情况下，至少一个节段受累。椎体滑脱严重时，会导致脊髓损伤或马尾神经损伤症状，出现下肢无力、肠道和膀胱的功能障碍。

单纯的 X 线平片检查就可发现椎体的移位。侧位平片可见两个椎体相对移位的情况。腰椎的核磁共振检查可以使临床医生更准确的发现椎管内容物的病变情况。不能行核磁共振检查的患者，可行 CT 或脊髓造影检查。若考虑到转移性疾病或者是骨骼的损伤可考虑行放射性核素扫描检查。

肌电图和神经传导速度的检查可为临床医生提供神经生理方面的信息。

二、治疗方法

1. 物理疗法

包括腰部的弯曲练习、热疗、镇静药物和非甾体抗炎药、肌肉松弛剂的联用等。

2. 硬膜外应用激素

局麻药和糖皮质激素行腰部的硬膜外阻滞对继发于椎体移位的疼痛有非常好的疗效。

3. 药物

睡眠障碍和情绪低落可用三环类抗抑郁药，如阿米替林，起始剂量为睡前 25mg，口服。

第六节　强直性脊柱炎

强直性脊柱炎是脊柱的一种炎性病变，有家族性和遗传性，可涉及到骶髂关节，偶尔可涉及到关节外的组织，如眼睛。本病又叫 Marie－Strümpell 病。强直性脊柱炎的原因不明，自身免疫系统的调节机制异常可能参与发病。骶髂关节炎是强直性脊柱炎的最早表现。偶尔会发生急性眼葡萄膜炎和大动脉瓣膜的病变。

一、临床表现

1. 后背和骶髂关节疼痛和晨僵

晨僵往往在早上起床时最为严重，在长时间不活动后也会出现。活动受限的原因是由于骨性的融合和肌肉的阵挛。随着疾病的进展，疼痛逐渐加剧，并且出现严重干扰夜间睡眠的情况。脊柱、骶髂关节、胸肋关节和股骨粗隆感到非常疼痛。

2. 脊柱变化

腰部脊柱前凸会消失，臀大肌萎缩。胸段脊柱后凸，颈部向前伸展。若髋关节受累，则出现髋关节的融合，作为代偿，患者行走时经常伸展膝关节。由于脊柱固定而且不能伸展，可能会出现脊柱的断裂和脊髓的损伤。

3. 眼睛的葡萄膜炎

会导致眼睛怕光、视力下降、大量流泪等情况出现。

4. X 线平片

对称性骶髂关节侵蚀性损害，关节间隙的炎症与狭窄是此病的特异性诊断。磁共振检查可以为临床医生提供最好的腰部脊柱和骶髂关节的信息。

5. HLA－B27 抗原检测阳性

对于有临床症状的患者高度提示强直性脊柱炎。在强直性脊柱炎的患者中 90% 的 HLA－B27 抗原呈阳性，而在普通人群中仅为 7%。全血分析可提示血色素正常的贫血存在。由于血清中 IgA 抗体的增加，红细胞沉降速率往往是加快的。

二、治疗方法

1. 物理疗法

包括反复的练习以保持功能，局部热敷疗法、镇静药物和非甾体抗炎药的联用、肌肉松弛剂等。水杨酸偶氮磺胺吡啶在控制强直性脊柱炎相关炎症上可能有用。

2. 硬膜外神经阻滞

对于强直性脊柱炎的患者使用局麻药和糖皮质激素行鞍部或腰部的硬膜外阻滞对继发的疼痛有非常好的疗效。

3. 药物

对于睡眠障碍和情绪低落者可用三环类抗抑郁药。针对急性眼葡萄膜炎应该给予肾上腺皮质激素和扩瞳药物治疗。

第七节　腰椎管狭窄

腰椎管狭窄是天生或者是后天因素所致，病因包括椎间盘脱出、腰椎的小关节病变、腰椎关节间韧带的增厚和压迫。随着年龄的增加而逐渐加重。

一、临床表现

腰椎管狭窄的病人会感到小腿后部和大腿在行走、站立或仰卧位时的疼痛和疲劳。当腰部弯曲或者采取坐位时症状会消失。此症状称为假性跛行或神经性跛行。伸展腰椎会使症状加重。在受到影响的腰部神经根的支配区域，触诊会感到疼痛、麻木、刺痛、感觉异常。患者会发现受累肢体的无力和动作的不协调。肌肉的阵挛和背痛非常常见。在物理检查中，可发现感觉功能降低，无力和反射的变化。严重时出现神经根、脊髓或马尾神经压迫。

磁共振检查可为临床医生提供腰椎及其内容物的非常清晰的影像学信息。肌电图和神经传导速率检查可为临床医生提供神经生理方面的信息。

二、治疗方法

1. 保守治疗

物理疗法包括热疗和镇静治疗，可联用非甾体抗炎药和肌肉松弛药。对于睡眠功能障碍和伴有抑郁的患者，加用三环类抗抑郁药。

2. 椎旁或硬膜外神经阻滞

局麻药和糖皮质激素的神经阻滞对于椎管内狭窄的疗效较好。

3. 手术治疗

第八节　腰背筋膜纤维织炎

因某种原因（寒冷、潮湿、急性扭伤及慢性劳损等）致使腰背筋膜等组织出现水肿、渗出及纤维性变，并伴有一系列临床症状者称为腰背筋膜纤维织炎。

一、临床表现

本症除具有一般腰痛共性症状外，主要特点有：

1. 弥慢性疼痛

其特点是晨起时痛剧，活动数分钟或半小时后即缓解，但至傍晚时，似乎因活动过多疼痛又复现，休息后又好转。

2. 多有诱发因素

患者发病多有明确的诱发因素，其中以受凉、受潮及过度劳累等为多见，且既往有类似情况。

3. 点状压痛及皮下结节

患者多能用手指明确指出其痛点（一点或数点）；除局部压痛外，尚可沿该痛点处所分布的神经纤维末梢向上传导，反射地出现该处邻近部位痛感。皮肤较薄者，尚可在痛点处深部触及结节样硬块。

4. 腰痛

其中以腰部僵硬、活动受限及肌肉紧张等多见。

5. X 线平片无特殊改变

二、治疗方法

1. 非手术疗法

消除病因，即注意防潮保温，避免引起腰背部劳损的体位；腰背肌锻炼不仅可增强肌力，且可改善局部血循环而有利于本症的康复；局部注射治疗效果较好。

2. 手术疗法

对有明确压痛点，疑发生末梢神经卡压者，可行局部点状或片状软组织松解术，将连、纤维化的筋膜及血管神经末梢切开，减压；对于腰骶部脂肪脱垂者，可行手术探查及脂肪摘除（或筋膜松解）术。

第九节　骶尾部疼痛

一、临床表现

（1）骶尾部疼痛为其主要症状，尤以坐硬板凳、咳嗽或解大便时疼痛明显。

（2）患者喜坐沙发或自带海绵等软垫，以防局部受压。对排大便有恐惧感。

二、诊断要点

（1）部分患者有骶尾部外伤或骨折病史，也有一部分因韧带劳损或关节退变引起。
（2）体检时发现在骶尾连接处有明显的压痛。
（3）肛门指检时用两指捏住尾骨，前后晃动，可加剧和诱发疼痛症状。
（4）X 线检查对既往有骨折脱位病史者，可有相应的影像学改变。

三、治疗方法

（1）急性劳损者应卧床休息。新鲜骨折并有向前移位者可经肛门指诊复位。减少步行，每日温热水坐浴 1 ~ 2 次。

（2）改变坐姿，养成长期用大腿坐的习惯，以减少臀部承重。也可用气垫、气圈，防止压迫，缓解症状。

（3）口服消炎镇痛药物，局部理疗。

第十节　臀肌筋膜损伤

一、临床表现

（1）腰骶部或臀部疼痛，常有剧烈运动史或受寒史。疼痛可表现为轻微疼痛、钝痛、酸痛，直至难以忍受。

（2）疼痛扳机点的部位较为固定，多在骶棘肌外缘、髂嵴上两寸处及骶髂关节部。疼痛可向下肢后侧放射。

（3）每次发作症状可持续数日或数周，但疼痛过后不留痕迹。患者无发烧及其他周身不适。

（4）机械性压迫、牵拉周围组织、高热、寒冷超声波治疗等可诱发产生症状。

二、诊断要点

（1）腰骶部仔细触诊可于深筋膜层触及一个或多个结节。一半以上的患者有明确的扳机点，压之可诱发患者疼痛症状，并向周围放射。其部位多在髂嵴及其下 5cm 处，有时在骶髂关节处的深筋膜也可发现扳机点。在体形较胖中年女性的髂嵴附近，可触及肌筋膜表层的“脂肪疝”。

（2）臀中肌与臀大肌交界的肌筋膜处局部压痛、肌痉挛及关节活动受限，有时可触及条索状物。

（3）本病无皮肤感觉减退，但可有烧灼感、寒冷等异样感觉。神经系统检查无异常发现。

（4）X 线等影像学检查阴性。

三、治疗方法

（1）急性期注意休息。平时加强腰背肌锻炼，野外作业注意保暖。工作中各种体位应符合人体工效学，避免腰骶部受伤。

（2）口服非甾体抗炎药，外敷膏药。

（3）局部理疗、针灸、按摩。

（4）局部注射　局麻药 + 糖皮质激素，每周 1 次，4 次为一疗程。

（5）手术治疗　对疑有神经支卡压、脂肪疝脱垂者可行软组织松解术或脂肪疝摘除术。

第十一节　梨状肌综合征

梨状肌综合征是由于梨状肌穿经坐骨切迹的过程中对坐骨神经的压迫造成的。梨状肌的功能是在髋关节将股骨外旋。梨状肌的神经支配来自骶丛。在内旋股骨时，肌腱的嵌插和肌腹可对坐骨神经造成压迫，如果压迫持续不缓解，即可造成坐骨神经卡压。腰部神经根病和坐骨神经卡压可并存，称为“双重挤压综合征”。

一、临床表现

首发症状为臀部严重的疼痛，可放射到下肢和足。伴有麻木、感觉异常以及坐骨神经分布区的无力。体格检查可见坐骨切迹的触痛、坐骨神经处的 Tinel 征阳性、直腿抬高试验阳性。梨状肌触诊可有触痛，并触及肿胀、僵硬的肌腹。病情进展，如不治疗，患侧臀肌和下肢可出现无力，最终可导致肌萎缩。背部、臀部和骨盆的平片可用于排除潜在的骨性病变。臀部的影像学检查和肌电图有助于区别神经根病或臀源性疼痛。

二、治疗方法

联合应用非甾体抗炎药或环氧化酶 -2 抑制剂与物理疗法。局部的热疗和冷疗也有一定的疗效。患者需要避免反复的活动，否则会加重症状。夜间侧卧位时，可将双腿间夹一个枕头，起到将患肢固定的作用，也可起到治疗的效果。对这些治疗效果不明显的患者可采取局麻药液或类固醇在梨状肌水平注射。很少采用外科松解术来缓解疼痛。

第十二节　坐骨神经卡压综合征

坐骨神经由骶丛神经构成，在神经走行过程中若受到骨性结构、肌肉、韧带、软组织等结构病变的影响，对神经干产生卡压，可出现疼痛等症状。肿瘤、骨折、股骨头脱位、与坐骨神经相关区域内的手术、手术后疤痕等均可能导致坐骨神经卡压，出现坐骨神经痛。

一、临床表现

1. 疼痛特点

初期为臀部钝痛、刺痛伴酸痛、沉重，疼痛向大腿后侧、小腿后外侧及足背、小趾放射。有时伴有麻木，或向下腹部、会阴部放散，行走时疼痛加重，但咳嗽、喷嚏时疼痛无明显加重。患肢无力，可出现瘸行，甚至不能行走。

2. 坐骨神经支配区内感觉、运动功能障碍和跟腱反射异常

（1）反射性紧张，脊柱向健侧侧凸，患腿微屈膝状。

（2）臀区坐骨神经骨盆出口体表投影处有压痛，并沿坐骨神经放射。

（3）直腿抬高试验、屈颈试验、下肢内旋试验等坐骨神经牵拉试验均为阳性。但腰部一般无压痛点和阳性体征。

二、诊断要点

（1）根据病史、症状、体征，尤其是疼痛的特点、部位、压痛点等，可以初步诊断。

（2）注意与椎间盘突出症、腰椎管狭窄等疾病相鉴别，有必要进行 X 线、CT、MRI、脊髓造影等影像学检查。

（3）肌电图及电生理检查显示坐骨神经传导速度减慢，潜伏期延长，严重者肌肉呈现失去神经支配表现。

三、治疗方法

1. 非手术治疗

是首选的治疗方法，对于急性期或发病初期的患者，首先去除病因、卧床、抬高患肢等，其目的是消除神经水肿、缓解疼痛程度。理疗可以减轻神经水肿，缓解腰背部疼痛和坐骨神经疼痛。

2. 药物

口服非甾体抗炎药，也可以给一些营养神经的维生素类药物。

3. 坐骨神经阻滞术

通常为小剂量的糖皮质激素、维生素 B_{12}、利多卡因（或普鲁卡因）等药物。

4. 中药治疗和针灸治疗

可以明显地减轻疼痛程度。

5. 手术治疗

非手术治疗无效、诊断明确，可以考虑手术治疗。

第十三节　股神经卡压综合征

各种原因卡压股神经而出现症状者称为股神经卡压综合征。

一、临床表现

（1）疼痛　位于股前侧至小腿内侧放射性疼痛。常伴有腰丛神经损伤的其他症状，如下腹痛、阴囊痛等。髂窝部位疼痛，髋关节活动受限。

（2）压痛　位于腹股沟韧带中 1/3 靠近股动脉外侧、膝内侧、小腿至足内侧。腰丛受损时，经腹壁压迫腰椎旁时，可有明显的压痛。

（3）大腿前内侧至膝及小腿前内侧麻木，伸膝无力，股四头肌紧张、肌束颤动、肌力减弱，膝腱反射减弱或消失。晚期可出现股四头肌萎缩。

二、诊断要点

（1）多有外伤史、手术史及其他疾病症状，发病突然且逐渐加重。

（2）对于症状较重和病因不明确的患者，可进一步行 X 线、CT、MRI、B 超等检查，排除器质性疾病。对于有血友病病史的患者，应高度怀疑股神经鞘内出血的可能。

（3）股神经牵拉试验阳性。

（4）肌电图可见股神经电位异常。

三、治疗方法

（1）外伤后突然出现股神经卡压症状，在除外血友病后，尽快行手术减压，有利于神经功能的恢复。对手术或外伤后疤痕引起的卡压症状，也可以手术松解。

（2）对于有血友病病史的患者，首先给予止血治疗，输注新鲜血浆或成分输注凝血因子，早期局部冷敷，压迫止血，及抬高患肢等症治疗措施。

（3）股神经阻滞，局麻药 + 小剂量糖皮质激素，减轻水肿，有利于神经恢复。

（4）针灸和中医康复治疗有助于神经损伤后的恢复，可试用。

第十四节　股外侧皮神经卡压综合征

是指股外侧皮神经支配区的感觉异常和股前外侧表皮疼痛的综合征。常见于中年以上，肥胖的男性，尤多见于喜穿紧窄短裤者。有腿部外伤、糖尿病、妊娠者较易发病。

一、临床表现

（1）多数为一侧发病，起病可急可缓，以中年以上患者为主。

（2）股前外侧皮肤疼痛，初期疼痛为间断性，逐渐成为持续性痛，且因持久站立、远距离行走、衣服摩擦、仰卧位大腿过度伸展等动作使疼痛加剧。

（3）髂前上棘内侧并沿此向下约 2cm 处有压痛点，股前外侧皮肤可有局限性感觉减退。

二、诊断要点

（1）根据该神经行程及其分布区的疼痛、感觉异常及皮肤出汗、甚至皮肤萎缩，可作出初步诊断。

（2）髂前上棘内侧直下约 2cm 处（股外侧皮神经投影处）出现局限性压痛点，压之有向肢体远端放射感（Tinel 征阳性）。

（3）肌腱反射存在，不出现股四头肌萎缩。

（4）对症状严重的病例，应行腰椎 X 线平片及盆腔脏器检查，以排除器质性病变。

三、治疗方法

1. 病因治疗

祛除致病因素或进行病因治疗，如避免紧裤等各种理化因素刺激，改变生活习惯，矫正脊柱畸形。

2. 药物治疗

可给予非甾体抗炎药及维生素 B 族药物；也可服用卡马西平 0.1 ~ 0.2g，每日 3 次，口服。

3. 理疗

激光、红外偏振光照射治疗。

4. 神经阻滞治疗

本法对原发和继发性疼痛均有疗效。

第十五节　腓总神经卡压综合征

腓总神经通过的骨筋膜管由腓骨颈外侧面的骨沟、腓骨长肌的纤维弓和深筋膜组成。当踝关节强力内翻即腓骨长肌强力收缩时，其纤维弓可卡压腓总神经造成本症。

一、临床表现

本症多因足、踝急性或慢性跖屈内翻损伤所致，如舞蹈演员、运动员的运动损伤；腓骨头颈部骨折、肿瘤、腱鞘囊肿的内在压迫，以及外来压迫如绷带包扎过紧、管型石膏、盘膝坐位时间过久，极度屈膝位时间过久，长期卧床时下肢体位不当，均可使腓总神经受压引起足及小腿外侧疼痛，伴有痛区感觉障碍，严重时出现足背伸或外翻肌力减退，甚至发生足下垂。

二、诊断要点

（1）足及小腿外侧疼痛，运动时加剧。

（2）痛区伴异样感、麻木等感觉障碍。

（3）足背伸或外翻肌力减退，甚至出现足下垂。

（4）在卡压神经的痛点叩诊时，其所支配区出现刺痛，即 Tinel 征阳性，表示有神经损伤。

（5）辅助检查　正侧位 X 线片有时可见到腓骨头颈部骨折、局部肿瘤、腱鞘囊肿等器质病变的表现。

三、治疗方法

1. 病因治疗

因骨折、肿瘤、腱鞘囊肿所致者，应首先去除原发病因，再做对症治疗。

2. 镇痛及对症处理

（1）局部物理治疗　外伤引起者，可用红外偏振光、半导体激光等局部治疗。

（2）口服非甾体抗炎药或外敷用药。

（3）在发生局部神经卡压的压痛点处，可行注射治疗。配方可用0.5%利多卡因镇痛复合液（内含维生素 B_{12} 0.5mg、倍他米松 1ml 的混合剂）5～8ml，一周 1 次，5 次为一疗程。

3. 手术治疗

上述治疗无效时，应行腓骨颈处骨筋膜管切开减压术，可根治本症。

第十六节　髋、膝骨性关节炎

骨性关节炎特征是能动关节的关节软骨发生原发性或继发性退行性变，并在关节缘有新骨形成，退行性变的速度超过修复和再生的速度。该症可分为原发性和继发性两种。

一、临床表现

1. 疼痛

骨性关节炎的最显著症状是关节疼痛，为持续性钝痛，或为活动时突然剧痛。疼痛一般具有活动多加重，休息减轻的特点。

2. 受累关节

常有关节胶着现象，即关节在某一位置较长时间静止不动以后，开始活动时比较困难，且伴有疼痛；短时间活动后胶着现象才消失。

3. 体格检查

活动时关节有摩擦音，局部压痛。

4. X 线片表现

在早期，X 线片常为阴性，中期可见关节间隙狭窄、软骨下骨板致密、关节边缘及关节内结构尖锐、边缘性骨刺形成，软骨下骨质内可见囊性改变。晚期可见关节畸形及半脱位。

5. 实验室检查

骨性关节炎的血沉正常，类风湿因子阴性，关节滑液很少异常。

6. 髋关节骨性关节炎主要症状及体征

主要的症状是在活动或负重时，腹股沟处有疼痛，并向大腿或膝关节内侧放射。患侧髋关节常有轻度屈曲内收畸形。

7. 膝关节骨性关节炎主要症状及体征

多见于女性，主要为疼痛、关节交锁、关节胶着和运动受限。下蹲后不能起立，需依赖支撑。关节肿胀较明显，活动时可听到或摸到骨摩擦音。以膝关节的内侧室最为显著，造成膝内翻畸形。

二、治疗方法

1. 适当休息

减少受累关节的应力和承重，应避免过多地步行和上下楼梯。股四头肌锻炼对膝关节的骨性关节炎特别重要。过分肥胖的患者应减轻体重，减轻对受累关节的压力。

2. 理疗

适当行理疗、按摩等治疗可缓解症状。

3. 药物治疗

一般疼痛较轻者，不需服用止痛药物。在发作期可用消炎止痛和解除肌肉痉挛的药物。

4. 关节腔注射治疗

药物以小剂量糖皮质激素和局麻药为主，还可以根据情况选择透明质酸制剂注射。

5. 手术治疗

根据患者病变的严重程度、年龄、职业以及对生活质量的要求，结合全身情况来确定手术方法，如关节镜、闭孔神经切除术、关节融合术、人工关节置换术等。

第十七节　髌下脂肪垫炎

一、临床表现

（1）急性或慢性者均有膝关节外伤史。常见于足球和跳远运动员的膝关节突然过伸和扭转损伤。

（2）髌韧带周围肿痛。下蹲痛，上、下阶梯痛。重者下蹲困难。

二、诊断要点

（1）髌腱两侧肿胀，膝伸直或屈曲可以受限。

（2）髌尖粗面压痛点检查　髌下脂肪垫前上缘附着于整个髌尖粗面，涉及髌骨的下1/2段边缘。无菌性炎症病变时，可引出膝盖下方痛。

三、治疗方法

1. 急性期

碘离子透入效果较好，也可用红外线和超短波治疗；局部脂肪垫内注射泼尼松类药物，消肿止痛效果明显。

2. 慢性期

因局部脂肪垫肥厚，已纤维化，可以采用银质针疗法。如严重者，关节活动受限，可施行髌下脂肪垫松解术。

第十八节　滑膜皱襞综合征

滑膜皱襞是膝关节内正常的退变结构，一旦受损即可产生症状。

一、临床表现

（1）膝关节慢性疼痛病史。

（2）多数患者有膝关节创伤史。包括暴力不大，未伤及半月板、韧带的直接钝挫伤和反复大运动量训练造成的滑膜皱襞慢性损伤，后者以髌内侧滑膜皱襞损伤最为常见。

（3）膝关节疼痛以内侧为重，常伴有打软腿、假性关节交锁及关节内弹响。

二、诊断要点

（1）膝关节内侧压痛，可触及条索状物，有髌骨摩擦感，向内推动髌骨时可诱发疼痛。

（2）股四头肌萎缩。

（3）X 线片无阳性发现，关节造影有时可见皱襞影像。

（4）如在局麻下行关节镜检查，用探针牵拉皱襞可引起与临床症状相似疼痛者。

三、治疗方法

关节镜下切除和松解是治疗滑膜皱襞综合征的唯一方法。术中要彻底、仔细地检查膝关节，在完全排除其他病变（如半月板撕裂、韧带损伤）后，再行滑膜皱襞手术。

第十九节　膝内、外侧侧副韧带损伤

膝关节内、外侧侧副韧带断裂可分别引起膝关节内、外侧不稳定，并严重影响膝关节功能，应早期准确诊断并给予及时治疗。

一、临床表现

（一）内侧侧副韧带损伤

（1）单纯内侧侧副韧带拉伤时，即感膝内侧疼痛，仍可继续活动。但伤后片刻疼痛加重，肌肉痉挛。

（2）内侧侧副韧带部分断裂，多合并有关节内出血。疼痛明显。某角度有不稳感。肌肉痉挛。

（3）内侧侧副韧带完全断裂，疼痛明显，关节积血，肌肉痉挛。膝关节屈伸受限，且多合并其他损伤。

（二）外侧侧副韧带损伤

受伤后外侧侧副韧带处疼痛。因该韧带结构为柱状，不与关节相通，因此伤后很少引起关节积液。

二、诊断要点

（一）内侧侧副韧带损伤

（1）患者有膝关节外翻损伤病史，即屈膝时小腿受到外展外旋的暴力。

（2）韧带若部分或完全断裂，关节肿胀积血浮髌试验阳性。内侧侧副韧带压痛，外翻试验阳性。若为单纯韧带拉伤，则外翻试验阴性，但有牵扯痛。

（3）外翻试验应在完全伸膝位和屈曲 30°位分别检查，两侧对比。部分断裂者于

30°位松弛、疼痛，而0°位阴性。完全断裂者则膝关节在任何角度皆松弛、疼痛和开口感。

（4）X线检查应包括普通平片和外翻应力位片。后者可在局麻下进行，伤侧膝关节外翻角度大于5°说明内侧侧副韧带断裂：10°～12°说明内侧侧副韧带、前交叉韧带同时断裂。

（二）外侧侧副韧带损伤

（1）患膝有内翻暴力受伤史。因受到对侧下肢的保护，外侧韧带损伤较少见。一旦出现内翻暴力常使外侧侧副韧带断裂，且往往合并骨折或其他外侧结构损伤。

（2）外侧侧副韧带处疼痛、压痛。内翻试验阳性（疼痛、松弛）。

三、治疗方法

在药物镇痛的基础上进行如下治疗。

（一）内侧侧副韧带损伤

1. 单纯内侧侧副韧带拉伤

伤后即刻冷敷，加压包扎。两天后理疗，在体疗师指导下开始进行功能训练。一般两周可愈。

2. 内侧侧副韧带部分断裂

损伤现场冷敷加压包扎，一般不需手术治疗伸直位制动3～4周。伤后2天理疗和肌力练习。

3. 内侧侧副韧带完全断裂

对新鲜断裂而言，一经诊断应行修补手术。同时治疗合并损伤，如半月板撕裂、交叉韧带损伤等。在中上段的断裂，视患者情况（如感染、身体条件不允许手术者），可用石膏制动6～8周，也可取得一定疗效。但若在下端断裂，因有浅层足部肌腱的卡压，必须手术复位缝合。对陈旧性断裂，有关节不稳者应手术治疗。

（二）外侧侧副韧带断裂

新鲜断裂应及时手术缝合。陈旧断裂多无不稳症状，若有不稳可用股二头肌腱修补。

第二十节　踝关节扭伤

一、临床表现

当过度踝内翻或外翻外旋时可发生踝关节扭伤，无论外踝或内踝扭伤均有以下主要临床表现：

1. 肿胀

局限于外踝或内踝处，视断裂程度不同而有轻重不等的肿胀范围。损伤严重时常出现淤斑。

2. 压痛

以受伤踝关节下方韧带处最为明显，且多局限。

3. 活动受限

踝关节活动受限，尤以内翻或外翻时因局部剧痛而中止。

4. X 线平片

常规片上无骨折征，如局麻后应力位摄片时，可显示相应的踝关节间隙增宽。

二、治疗方法

1. 镇痛及对症处理

（1）局部物理治疗　外伤引起者，可用红外偏振光、半导体激光等局部治疗。

（2）口服非甾体抗炎药或外敷用药。

（3）在发生局部神经卡压的压痛点处，可行注射治疗。配方可用0.5%利多卡因镇痛复合液。

2. 非手术固定

对于部分断裂者，可用胶布将踝与足固定于轻度外翻位。完全断裂者，若为青年患者多主张手术治疗，而老年患者可将踝置于0°位，足外翻位以 U 形石膏或短腿石膏托固定6 周。解除固定后加强足外翻肌锻炼。行走时可将鞋跟内侧垫高 0.5cm 左右，保持踝关节处于轻度外翻位。

3. 手术治疗

韧带完全断裂者原则上应行韧带修复术；对修复困难的晚期病例，亦可用附近的部分膝骨短肌大部或全部重建受损的韧带。三角韧带断裂部或胫后肌腱嵌入关节间隙而阻碍距骨复位时，也考虑手术治疗。合并有外踝或腓骨下端骨折，或同时有下胫腓韧带损伤的三角韧带完全断裂，对断裂的韧带行修补术，对有移位的骨折可同时行开放复位内固定术。

第二十一节　足跟痛

又称跟痛症，在足跟部承重时产生疼痛症状。其病因较多，如跟腱膜及跖长韧带损害、跟骨骨髓炎、跟骨炎（类风湿）、跟骨骨刺、跟骨结节滑囊炎等。

一、临床表现

（1）青少年或儿童的跟骨痛多因跟骨骨髓炎所致，表现为站立或行走时渐感疼痛，局部不肿或微肿。

（2）青年或中年人的足跟痛的主要原因是类风湿性跟骨炎或 Reiter 病。患者感足跟后部及足跟底部肿胀、疼痛、不能承重、行走困难。

（3）老年人的足跟痛常因跟骨骨刺、跟骨结节滑囊炎及跟部脂肪垫变性所致。疼痛在久坐、久卧后突然起立时加重。稍微活动后疼痛减轻，但长时间行走后疼痛又加重。

二、诊断要点

（1）骨骺炎所致的足跟痛好发于幼年跟骨的二次骨化中心，患儿患足常有外伤史。

X 线片可见跟骨骨骺骨密度增加，呈分裂状，边缘欠整齐，需与健侧对比。

（2）类风湿性跟骨炎或 Reiter 病常见于青年人，相关的生化检查阳性。X 线片示骨疏松，足跟后部和底部软组织影增厚并有骨皮质轻度破坏和增生。病变范围逐渐扩大，波及跟腱止端和跖筋膜附着部，晚期可使跟骨结节上部呈鸡尾状，跖筋膜附着形成巨大骨刺。

（3）老年人骨刺和滑囊炎所致的足跟痛，其特点表现为休息痛。足底跟骨棘周围软组织压痛明显，跖腱膜及跖长韧带也有压痛，X 线片可见有跟骨骨刺。

三、治疗方法

（1）跟骨骨骺炎所致的跟痛症多可自愈。对症处理包括穿软底鞋、减少承重、足部热敷和理疗。

（2）类风湿性跟骨炎或 Reiter 病应常规应用抗风湿药，垫高鞋跟，鞋内用跟骨垫。必要时可用局部注射止痛。保守治疗无效者可行手术切除增生的骨刺。

（3）老年人的跟痛症以对症治疗为主。穿坡跟软底鞋，带跟骨垫。患者应减轻体重。局部热敷、理疗。必要时局部注射治疗，每周一次，可连用 3 ~ 4 周，或者采用银质针针刺疗法。无效者可行手术治疗。

第二十二节　跖管综合征

跖管是小腿内后区及足底深部结缔组织间隙纤维组织形成的通道，有肌腱、神经、血管通过。跖管狭窄压迫神经可出现足趾、足跟内侧及足底疼痛和麻木等症状，称为跖管综合征。常见诱因为内踝骨折、扁平足、跟骨畸形、距骨向内塌陷和踝关节炎等。

一、临床表现

发病与从事强体力或体育活动有关。其临床特征为足趾烧灼痛、刺痛及麻木等感觉异常，夜间尤重，常痛醒而影响睡眠。有时疼痛可放射到小腿后侧腓肠肌处。上述症状可因久立或远行而诱发，但休息或脱鞋后疼痛可减轻或消除。

二、诊断要点

（1）体格检查可发现内侧足底神经及外侧足底神经分布区的皮肤感觉丧失，足趾背侧感觉丧失，但足背部感觉正常。

（2）在内踝处压迫神经可触发症状，并常在跖管部位或足跟内侧发现压痛点。足背伸至极限时，症状加剧。

（3）叩击内踝后方，足底刺痛加重，Tinel 试验阳性。

（4）肌电图及腓总神经传导速度检测，可发现传导时间延长；内侧足底神经潜伏期 6. 1ms，外侧足底神经 >6. 7ms。

（5）X 线片可见距骨内侧骨刺。

三、治疗方法

1. 物理疗法

可用红外偏振光、半导体激光治疗。

2. 跖管内神经阻滞术

于内踝下方跖管部位为穿刺点，用 7 号针头垂直刺入皮下后，稍斜向远端进针，穿过分裂韧带出现放射样异感后，稍退针少许，回抽无血液后注入镇痛复合液 5ml。

3. 手术减压

自内踝后 1cm 处做弧形切口，在支持带的上部分离出神经血管，然后把支持带分开，同时向远侧游离神经，保留跟骨支，逐渐向远侧移动神经直达拇展肌的纤维性开口处，松解卡压的神经。一般保守疗法效果不佳或无效者，即可选择外科手术减压治疗。

第二十三节　血栓闭塞性脉管炎

血栓闭塞性脉管炎又称 Buerger 病，是由于肢体中、小动脉闭塞引起的局部组织缺血而致肢体末端坏死，伴有剧烈疼痛的疾病。其病因尚未完全清楚，但动脉壁器质性病变和血管挛缩引起肢体缺血是发病的重要因素，可能与长期吸烟、肢体受寒、受冻、性激素分泌、外伤、血液黏度增高、遗传及精神因素等有关。

一、临床表现

1. 疼痛

疾病早期仅在行走时小腿和足部疼痛、麻木及酸胀感，休息后很快缓解，再行走又出现疼痛而影响行走，即为间歇性跛行。患者的足背动脉或胫后动脉搏动减弱或消失。部分患者可伴有血栓性浅静脉炎。随病情进展，疼痛转为待续性静息痛，夜间疼痛剧烈，不能入睡，抬高患肢时疼痛加重，下垂时疼痛减轻，有时患者将患肢下垂于床旁，以减轻疼痛。

2. 肢体营养障碍

肢体长期慢性缺血引起肢体营养障碍，可出现皮肤干燥、脱屑、紫红，汗毛脱落，肌肉松弛或萎缩，趾甲生长缓慢，增厚变形等。

3. 组织坏死

如果病情进一步恶化，肢端严重缺血，可发生溃疡或坏疽。常从趾末端或趾甲旁开始，随病程进展可累及整个趾。

4. 下肢血管多普勒超声检查

可显示下肢动脉的形态、管径和流速变化。

5. 肢体电阻抗图

患肢可出现峰值波幅降低，降支下降速度缓慢。

6. 温度测定和热像图

皮温降低。

7. 动脉造影

可确定动脉阻塞部位、范围及侧支循环情况。

二、诊断要点

（1）多发于20～40岁的男性，有吸烟史，多数有受寒、潮湿史。

（2）疼痛是最突出的症状，初期为行走时小腿和足部疼痛，有进行性间歇性跛行，严重者疼痛剧烈而持续，夜间尤甚，形成静息痛。

（3）慢性缺血性症状　如麻木、怕冷、苍白、淤血等。

（4）Buerger试验阳性　即患者仰卧，患肢抬高45°，持续3min，患者皮肤出现苍白或蜡黄，患肢疼痛、麻木感；然后让患者坐起，患肢下垂于床旁，足部皮肤逐渐出现潮红或斑块状发绀，提示下肢有严重循环障碍及供血不足。

（5）足背动脉或胫后动脉搏动常消失或减弱。

（6）近半数患者早期出现或反复出现游走性血栓性浅静脉炎。

（7）严重者后期出现肢端坏疽和溃疡。

（8）多普勒超声检查和血流测定可显示病变动脉形态改变、血腔狭窄或闭塞、血流速度异常。

（9）动脉造影检查可明确肢体动脉阻塞及侧支循环情况。

三、治疗方法

（一）一般治疗

指导患者戒烟，保持四肢卫生，适当保暖，防止受冷、受潮和外伤，并适当活动肢体，改善血液循环。

（二）药物治疗

妥拉苏林25～50mg，每日4～6次；烟酸50～100mg，每日3次；罂粟碱30～60mg，每日3次；前列腺素动脉或静脉注射；山莨菪碱10mg，加入5%葡萄糖500ml，静脉点滴，每日1～2次；低分子右旋糖酐500ml静脉点滴，每日1次。疼痛剧烈者，需使用适当的镇痛、镇静药物。

（三）溶栓治疗

如有血栓形成者可考虑尿激酶或t－PA溶栓治疗。

（四）抗生素

并发溃疡感染者，及时应用抗生素。

（五）神经阻滞

1. 局部阻滞

如股动脉周围阻滞。

2. 腰交感神经阻滞

可选L_2、L_3、L_4腰交感神经节用乙醇或酚甘油行毁损性阻滞。效果良好，很少有复发的病例。

3. 神经阻滞

可根据情况选用患侧的坐骨神经阻滞、胫神经阻滞等。

4. 硬脊膜外腔阻滞

可在腰段硬膜外间隙置入导管，经镇痛泵连续给药。多用局部麻醉药如利多卡因、布比卡因等，必要时可用神经破坏药如乙醇、酚甘油溶液等。

5. 局部处理

有干性坏疽时，应保持干燥，避免继发感染，出现溃烂时应按时换药，或用去腐生新中药，或有效抗生素湿敷，界限清楚的坏死组织则应将其去除。

6. 外科手术

在非手术治疗无效时可慎重选用手术治疗，如腰交感神经切除、动脉内膜剥除、截趾或截肢术。

第二十四节　红斑性肢痛症

红斑性肢痛症是原因不明的阵发性肢体血管扩张性的自主神经系统疾病，以患肢阵发性血管扩张为特征，并伴有烧灼样疼痛。

一、临床表现

（1）典型临床特征　位于肢端，以下肢多见，即足的前部、足底或手掌、足趾或手指。可单侧或双侧，但不一定对称，表现为肢端的发红、温热、充血及烧灼样疼痛。

（2）站立、运动和（或）暴露于热环境下，症状易诱发和加重；休息、抬高受累的肢端及暴露于较冷的环境中可减轻症状。

（3）肢端感觉异常（如足趾和手指的麻刺感、针刺感及麻木感等）常先于烧灼样疼痛感。

（4）低剂量或单一剂量的阿司匹林能够特异而快速的减轻或消除疼痛，并且可维持数天。

（5）若未经治疗，红斑性肢痛症常常进展。受累的足趾或手指可为剧烈烧灼感、搏动感以及剧烈疼痛，以后肢端患部可变凉发绀，甚至出现坏疽。

（6）红斑性肢痛症与血小板增高症密切相关，或与真性红细胞增多症相关。

（7）红斑性肢痛症区域皮肤活检表现为非特异性的炎症及小血管或小动脉的肌纤维增生及血栓性闭塞。

（8）由于低剂量阿司匹林对血小板环氧化酶活性的抑制，红斑性肢痛症可完全缓解，缺血的循环紊乱可获得改善。血小板计数减少到正常水平（$350\times10^9/L$）可消除症状。

（9）红斑性肢痛症常在成年起病。

二、诊断要点

（1）多见于青年女性。

（2）发病较急，双足突发烧灼样疼痛，也可出现于双手。

（3）皮肤发红，温度升高，一般临界温度点在30℃～36℃，超过时则出现症状。

（4）局部多汗，轻度水肿，有感觉过敏。

（5）暴露于冷处或冷水浸洗，可使疼痛缓解。

（6）实验室检查　血常规、血沉、血糖、抗溶血性链球菌“O”等均正常。

三、治疗方法

（一）一般治疗

急性期应卧床休息，避免久站，可抬高患肢，局部宜行冷敷，避免过热及其他各种引起患部血管扩张的刺激。

（二）药物治疗

1. 阿司匹林

剂量一般为每日100mg以下。

2. 血管收缩剂

可用麻黄碱、肾上腺素、甲基麦角酸丁醇酰胺、α_1受体激动剂进行治疗，收缩血管以缓解症状。

3. 血管扩张药

有的患者须用硝酸甘油和普萘洛尔等扩张血管治疗。如普萘洛尔每日3次口服，一次20～40mg，但有低血压及心衰者禁用。

4. 利血平与氯丙嗪合用

口服利血平0.25mg及氯丙嗪25～50mg，每日3次，可控制发作，作用机制可能与镇静有关。应用时应注意血压。另有用阿米替林治疗显效的报告。

5. 普鲁卡因静脉滴注

用0.15%普鲁卡因500ml，缓慢静脉滴注，每日1次，5日为一个疗程。

6. 调节自主神经及维生素类药物

谷维素、维生素C、维生素B_1及B_{12}等对症状缓解有益无害。对症治疗中亦可用卡马西平辅助止痛。

7. 糖皮质激素

短期内应用或冲击治疗有可能控制或减轻症状。

8. 赛庚啶及苯噻啶

具有5-HT及组胺的拮抗作用，对于原发性红热痛症可能效果较好。

9. 低分子右旋糖酐加氯喹治疗

先用10天低分子右旋糖酐，每日1次静脉滴注500ml，以后改为隔日静脉滴注，同时服用氯喹一次0.5g，每日3次，1周后改为一次0.25g，每日3次，共用3～4周。

10. 硝普钠

某些青少年的红斑肢痛症对阿司匹林无效，但对硝普钠的治疗十分敏感。

（三）物理疗法

发作时用冷水或微温水冷敷，可用超声波治疗。

（四）神经阻滞

可在硬膜外间隙置入导管，经镇痛泵连续给药，行相应部位的硬脊膜外阻滞或交感神经阻滞。

（五）手术治疗

对各种治疗措施均不满意，反复发作多年不愈者，可考虑行交感神经切除术。

第二十五节　下肢动脉栓塞

下肢动脉栓塞是由于栓子随血流至远侧动脉，堵塞下肢动脉所造成下肢缺血，甚至坏死的急性疾病。可为血栓、空气、脂肪、瘤细胞、异物等。

一、临床表现

动脉栓塞后，引起血流障碍、血管痉挛及继发性血栓形成，使肢体远端组织缺血、缺氧，很快出现麻木、感觉异常、疼痛、苍白等缺血症状，严重时可致组织坏死。

二、诊断要点

（1）多见于中老年患者，且大多数伴有心血管疾病。

（2）患肢痉挛性或绞窄样剧痛，起于闭塞部位，渐向远端蔓延，活动后加重。

（3）患肢感觉异常，自觉麻木或针刺感，远端感觉丧失。

（4）患肢皮温降低，皮色苍白，也可有青紫色斑点及条纹，最后肢体坏死，呈紫黑色。

（5）栓塞以下动脉搏动明显减弱或消失。

（6）多普勒血管诊断仪在栓塞远端处测不到血流，无动脉搏动波形。

（7）动脉造影能明确显示栓塞部位。

三、治疗方法

（一）药物治疗

1. 抗凝治疗

肝素 100mg，静脉滴注，可按体重每 6 小时 1.0～1.5mg/kg 给予，但须反复测定凝血时间。

2. 溶栓治疗

可用尿激酶 100 万～150 万 U 溶于生理盐水中静脉滴注；也可动脉插管将尿激酶直接注入血栓处进行溶栓治疗，动脉溶栓用药量较静脉溶栓小，常用尿激酶 50 万～75 万 U。也可用 r－tPA 进行溶栓治疗。

3. 解痉止痛

罂粟碱 30～60mg 或妥拉苏林 25～75mg，注入患肢动脉；低分子右旋糖酐 500ml，静脉点滴；酚苄明 100mg，静脉注射；哌替啶 50～75mg，肌内注射。

（二）手术治疗

诊断准确，定位清楚者，应及早进行手术取栓，这是当前最可靠和最有效的方法。

第八章　腹部、盆腔及会阴痛

第一节　急性胰腺炎

急性胰腺炎的发病率大约为0.5%，死亡率为1%～5%。主要病因包括酒精、胆石症、病毒感染、肿瘤、药物、结缔组织病等。

一、临床表现

腹痛是急性胰腺炎的最常见症状。程度从中度到重度疼痛，特点是持续存在的烧灼样上腹痛且放射到肋腹和胸部。仰卧位时疼痛加剧，患者常常喜欢坐位并且弓弯腰，膝盖顶在腹部。恶心、呕吐、食欲不振也是急性胰腺炎的常见症状。

由于体内血容量的不足，心率加快、低血压、低热也比较常见。15%的病人可见皮下脂肪的皂化，15%患者出现胸膜炎和胸膜疼痛，呼吸功能受到抑制。可触及胰腺组织或者由于胰腺的水肿形成的假性囊肿。如果有出血发生，脐周和侧肋部会产生瘀斑，提示为坏死性胰腺炎，预后不良。血钙可降低。

血中淀粉酶的升高提示急性胰腺炎。在发病后48～72h内达到峰值，然后开始下降到正常水平。血浆脂肪酶也会升高，且升高程度和胰腺炎的严重程度有良好的相关性。急性胰腺炎病人除了急性胰腺炎的相关检查外，还应行全血分析、血钙、血糖、肝功和离子的检查。腹部CT扫描有助于帮助鉴别假性胰腺炎和判断疾病严重程度和进展情况。

需与急性胰腺炎相鉴别的疾病包括急性消化道溃疡、急性胆囊炎、肠梗阻、肾结石、心肌梗死、肠系膜上动脉梗死、糖尿病酮症酸中毒和急性肺炎。非常罕见者还有血管的结缔组织病变包括：系统性红斑狼疮和结节性多动脉炎。

二、治疗方法

1. 禁食

大部分的急性胰腺炎是自愈的，一般会在5～7天内自愈。急性胰腺炎治疗的最初目的为使胰腺休息。禁食可降低胃泌素的分泌。如果有肠梗阻存在，应先行鼻胃管引流。

2. 镇痛

使用短效强力的镇痛药如羟考酮、哌替啶、吗啡、芬太尼。由于阿片类药物会抑制咳嗽反射和呼吸，必须严密观察病人，必要时呼吸支持。如果症状持续存在，可在CT引导下使用局麻药和激素行腹腔神经丛阻滞。采用局麻加激素行胸段的硬膜外持续镇痛可以有效地镇痛并且可以避免由于阿片类药物导致的呼吸抑制的发生。

3. 支持治疗

应积极地输注晶体液和胶体液纠正体内血容量不足。对于长时间存在的胰腺炎，需非肠道营养支持以防营养不良的发生。

4. 手术

严重的坏死性胰腺炎患者，对上述的治疗方法无效时，需手术引流和清除坏死组织。

第二节 肾及输尿管绞痛

肾及输尿管绞痛的常见病因为肾结石或输尿管结石和肿瘤。绞痛是由于结石移动、肿瘤脱落块、坏死的肾乳头等使近端输尿管或肾盂急性扩张引起，其疼痛机制包括急性尿路梗阻引起输尿管扩张、肾盂积水、肾盂内压增加、肾体积扩大、牵拉肾被膜等而产生疼痛；输尿管急性扩张产生的疼痛；输尿管结石嵌顿可引起输尿管平滑肌强烈收缩痉挛，引起剧烈的绞痛；急性输尿管梗阻后尿液渗入肾皮质、肾周围组织、淋巴管和静脉壁，引起疼痛。

一、临床表现

1. 肾绞痛

肾绞痛是间歇性绞痛或持续性的、难以忍受的内脏性疼痛，由脊肋角区域向下放散到腹股沟和会阴部。患者常伴有恶心、呕吐及肠蠕动减弱。

2. 输尿管绞痛

输尿管绞痛由脊肋角向腹股沟及会阴部放散。低位输尿管结石会引起膀胱区不适、尿急、尿频等症状。输尿管肿瘤也可引起输尿管绞痛。

二、诊断要点

1. 病史

肾及输尿管结石疼痛、血尿和排石三联症状，对诊断具有重要的价值。

2. 影像学检查

X 线是简单的检查方法，少数情况下可以在腹部平片看到结石影像；输尿管镜逆行造影可以确定肾或输尿管梗阻的位置。B 超可以确定结石的大小、部位、数量。CT 检查对于疑难的病例，可以明确病变的位置和性质，尤其是怀疑疼痛是肿瘤引发的情况下，可以全面了解病变的范围。

3. 实验室检查

尿常规检查可以见到红细胞、尿潜血实验阳性，必要可行尿培养。对 X 线隐性结石或怀疑有上尿路充盈缺陷者，可以进一步进行尿细胞学检查、膀胱镜检查和逆行肾盂造影。

三、治疗方法

1. 病因治疗

导致肾或输尿管绞痛的原因大多数为结石。如果诊断明确，首先考虑采取排出结石的治疗方法。如果结石较小，可以大量饮水、活动、甚至跳动以帮助结石排出。也可以使用中医药疗法，包括排石汤、针灸等；对于较大的结石可以选择体外碎石技术，将结石击碎排出。对于肿瘤导致的疼痛，手术切除是首选治疗方法。

2. 镇痛药物治疗

严重的肾或输尿管绞痛非常剧烈，患者往往难以忍受，当初步得出诊断后，及时缓解剧烈的疼痛。一般需要强阿片类药物，如吗啡、哌替啶、芬太尼，也可以选择曲马多、强痛定、丁丙诺啡等药物。在使用镇痛药物的同时，应联合使用解痉药物，如阿托品、东莨菪碱及山莨菪碱等药物。

3. 硬膜外阻滞

对于严重的疼痛，镇痛药物难以控制，可以考虑使用硬膜外阻滞的方法既可以消除疼痛又可以缓解输尿管痉挛，使输尿管平滑肌松弛，利于结石顺利排出体外。

4. 中医药治疗

针灸和中药治疗对有些肾或输尿管结石病例有一定的效果。

第三节 胆绞痛

胆绞痛一般是由胆管结石或胆囊结石所诱发，偶尔也会因为蛔虫逆行到胆总管而引起。

一、临床表现

胆绞痛通常始于右上腹，并向背部或右肩部放散，局部有深压痛和肌紧张。疼痛多在夜间发作，呈阵发性绞痛多伴有恶心呕吐、出汗及发热等。临床上常让患者试验性进食富含脂肪的饮食诱发胆绞痛，并以此作为确定诊断的依据。

胆石症的疼痛是胆囊和胆管平滑肌痉挛的结果，疼痛表现为逐渐增强到一定程度，然后逐渐减弱，反复出现。疼痛发作时患者常按压局部来缓解疼痛，但伴有胆囊炎或胆管炎的患者惧怕按压局部，并且伴有发冷发热症状。胆石症的患者容易引发胆囊炎，在无胆绞痛的症状时有时会感到有上腹局部隐痛不适，持续存在。

二、治疗方法

胆绞痛的治疗以病因治疗为主。诊断明确、反复出现疼痛症状者可以考虑手术治疗。急性疼痛治疗以药物治疗为主，首选解痉药物，如阿托品、山莨菪碱、东莨菪碱等。不要单独使用阿片类药物治疗胆绞痛，因为该类药物不能有效缓解平滑肌痉挛性疼痛，同时又可以使奥狄括约肌收缩，进一步加剧疼痛程度。

椎旁神经阻滞是治疗胆绞痛的有效手段，通常阻滞右侧的 T_8、T_9、T_{10} 椎旁间隙。椎旁神经阻滞后，腹部疼痛明显缓解，对胆囊的运动及分泌功能没有明显的影响。

第四节 慢性盆腔炎

一、临床表现

（1）腹坠痛、腰痛，在月经期、性交后或劳动后加重。

（2）可有尿频，白带增多，月经量增多，周期不准，经期延长等症状。

（3）子宫后倾，活动性受限，可触及增粗的输卵管，并有触痛，有时可触及囊性包块。

（4）可伴有不孕。

（5）辅助检查　当形成卵巢输卵管囊肿时，B 超可见腊肠形或曲颈瓶状的包块，壁薄。

二、治疗方法

1. 药物疗法

透明质酸酶 1500U，或 α－糜蛋白酶 5mg 肌内注射，隔日一次，5～10 次为一疗程。

2. 神经阻滞疗法

（1）骶管阻滞　每次用 0.25% 普鲁卡因 40ml，每周 1 次，每一疗程 5 次。

（2）注射疗法　即在距子宫颈 1cm 处刺进阴道侧穹窿约 2～3cm 深，每次注入 0.25% 普鲁卡因 10ml，每周 1 次，每一疗程 5 次。

3. 物理疗法

可选用激光、超短波、微波、中波直流电离子透入、紫外线、石蜡、热水浴等疗法。

4. 手术疗法

长时间治疗不愈，经常下腹坠痛，腰酸，精神忧郁，影响身体健康及工作，尤以盆腔已形成包块，年龄在 40 岁以上，不考虑生育者，可行手术治疗。

第五节　痛经

痛经是指月经期疼痛，常呈痉挛性，集中在下腹部，其他症状包括头痛、头晕、恶心、呕吐、腹泻、腹胀、腰腿痛。是年轻女性常见的症状。分为原发性痛经和继发性痛经。

一、临床表现和诊断要点

（1）原发性痛经常发生在年轻女性，初潮后数月（6～12 个月）开始，30 岁以后发生率开始下降。

（2）常在月经即将来潮前或来潮后开始出现，并持续在月经期的前 48～72h，疼痛呈痉挛性。

（3）疼痛集中在下腹正中，有时也伴腰腿痛或放射至股内侧。

（4）盆腔检查无阳性所见。

（5）辅助检查　如 B 超、腹腔镜、宫腔镜、子宫输卵管碘油造影等，排除子宫内膜异位症、子宫腺肌症、盆腔炎症等，以区别于继发性痛经。另外，还要与慢性盆腔痛区别，后者的疼痛与月经无关。

二、治疗方法

1. 心理疗法

对痛经患者进行必要的解释工作，尤其对青春期少女更为重要。痛经时可以卧床休息同时热敷下腹部。注意经期卫生。

2. 药物疗法

（1）口服避孕药　适用于需要采取避孕措施的痛经患者。

（2）非甾体抗炎药。

（3）钙通道阻滞剂　经前预先服用硝苯地平 5～10mg，一日 3 次，3～7 天。或疼痛时用 10mg 舌下含服。副作用为头痛、心悸等。并注意血压下降。

（4）β 受体激动剂　间羟舒喘宁治疗原发性痛经，有一定疗效，但副作用较多。

3. 神经阻滞疗法

（1）星状神经节阻滞法　使用 1% 利多卡因 5ml，隔日 1 次，5 次为一疗程。

（2）上腹下神经丛阻滞法　使用 1% 利多卡因 6～10ml，隔日 1 次，5 次为一疗程。用于严重的痛经患者。

4. 物理疗法

经皮电神经刺激（TENS），可用于药物治疗无效，或有副作用，或不愿接受药物治疗的患者。操作方法：两个阴极分放在脐旁 4cm，此区相当于双侧胸 10～胸 11 皮区，阳极放置耻骨弓上方正中区域（胸 12 皮区水平）。这 3 个电极刺激胸 10～胸 12 皮区的感觉神经，它们与子宫的感觉神经是相同的神经根支配，电刺激每秒 100 次，刺激强度 40～50mA，脉冲为 100μs 宽，患者自行调节强度，以达到一种舒服麻刺的感觉为宜。

5. 腹腔镜下子宫神经部分切除术

对药物等方法治疗无效的顽固性痛经患者，采用腹腔镜检查了解有无器质性疾病存在，尤其注意有无子宫内膜异位症，与此同时行子宫神经部分切除术。操作时应注意止血及勿伤及输尿管。

第六节　子宫内膜异位症

子宫内膜异位症是指有活力的子宫内膜组织在正常子宫腔被覆黏膜以外的部位生长所致的疾病。好发于生育期妇女，至绝经后消退，主要病变部位为卵巢、子宫直肠陷凹、宫骶韧带，是引起盆腔疼痛的最常见原因之一。

一、临床表现

1. 疼痛

（1）痛经　最常见，约 50% 的患者有痛经，最典型表现为经前 1～2 天开始，月经第 1 天最剧，经后逐渐停止。痛经程度可逐渐加剧，疼痛时可伴有颜面苍白、出冷汗、恶心呕吐、里急后重等。

(2) 性交痛　表现为深部盆腔疼痛，常为宫骶韧带病灶引起。月经前疼痛最严重，且有其特异的性交体位。可能为性交活动时引起盆腔器官移位和直接压迫子宫骶韧带病灶处或牵扯腹膜引起。

(3) 盆腔慢性疼痛　盆腔疼痛至少持续 6 个月，月经期疼痛可加重，常与晚期子宫内膜异位症病变有关。

2. 不孕

30% ~50% 的子宫内膜异位症患者发生不孕。

3. 月经异常

可表现为月经过多，经期延长，经前点滴样出血或子宫不规则出血。卵巢功能异常是引起这些症状的主要原因。

(1) 非子宫部位的异常出血　如气管内内膜异位症可导致每次月经时咯血；腹壁瘢痕性子宫内膜异位症表现为周期性瘢痕疼痛及肿块增大。

(2) 体征　典型的盆腔子宫内膜异位症表现为子宫后倾粘连固定，子宫一侧或双侧附件区扪及与子宫相连的不活动囊性肿块，有轻压痛。宫骶韧带、子宫直肠陷凹处有触痛性结节。若阴道直肠隔受累，可在阴道后穹窿部扪及甚至看到突出的紫蓝色结节。

二、诊断要点

1. 病史、症状和体征

2. 辅助检查

(1) 腹腔镜检查　可确诊子宫内膜异位症，并可取得组织活检。

(2) 超声检查　应用在盆腔内形成了子宫内膜异位囊肿的患者，需结合临床和其他检查予以鉴别。

(3) 血清 CA125　在大部分患者升高，若以血清 CA125 浓度 >35U/ml 为诊断子宫内膜异位症的标准，其敏感性为 44%，特异性约为 88%。CA125 浓度与疾病的严重程度和临床过程相关。

三、治疗方法

对内膜异位症的治疗主要有三种方法：一是用药物抑制其生长发展；二是对症治疗；三是手术消除异位内膜组织。原则上症状轻微者采用非手术治疗，需要生育的轻度患者明确诊断后先行激素治疗，病变较重而需要生育者则行保守手术；年轻但病变较重、无生育要求者采用保留卵巢功能的手术，再辅以药物治疗；症状和病变较重且无生育要求者或保守性手术治疗后复发者，可考虑根治性手术。

1. 药物疗法

由妇产科医师决定。

2. 神经阻滞疗法

采用星状神经节阻滞或上腹下神经丛阻滞。

3. 手术疗法

第七节　节育手术后疼痛

少数妇女于输卵管结扎术后或其他绝育手术后出现持久性腹痛，可能是由于手术方式、手术损伤或术后炎症而引起术后输卵管血管损伤，输卵管扭曲粘连，导致阔韧带内血液循环受阻，静脉怒张所致，严重者盆腔静脉淤血扩张呈“瘤状”，管腔直径可达1cm以上，此称为“输卵管结扎术后盆腔静脉淤血综合征”。

一、临床表现

（1）“三痛”，即术后下腹持续性隐痛、腰骶部疼痛和性交痛，部分病例可出现阴道刺痛，外阴、直肠坠胀。

（2）月经紊乱，月经周期不规则，以缩短为主，经期延长或月经前后点滴出血，月经量以增多为主，但少数女性表现为月经减少甚至闭经，伴有痛经。

（3）白带增多。

（4）自主神经功能紊乱，病程长者表现为无一定规律的、涉及多系统的主诉。

（5）部分或全部丧失劳动能力。

（6）体格检查无明显阳性体征，仅附件区及骶韧带、主韧带区稍增厚、敏感或触痛明显。

二、诊断要点

1. 症状

绝育术前无腹痛病史，术后出现以“三痛”为主的多种主诉。

2. 体征

体检及妇科检查无明显阳性体征，仅附件区及骶韧带、主韧带区稍增厚、敏感或触痛明显。

3. 辅助检查

（1）盆腔静脉造影　经宫底注射造影剂行盆腔静脉造影，是诊断本病的辅助方法。

（2）腹腔镜检查　可见输卵管系膜淤血，有不同程度的血管怒张、增粗，重者可集合成圆形蓝紫色淤血区。但腹腔镜检查有一定的局限性，必须密切结合临床表现作出诊断。

（3）超声检查　经阴道B超可较清楚地显示曲张的静脉，彩色多普勒超声扫描可准确地测量卵巢静脉扩张程度和静脉内血流动力学改变。

（4）经股静脉逆行造影术　此技术损伤较大，但特异性高，还可同时行卵巢静脉硬化术，以达到既诊断又治疗的目的。

（5）放射性核素诊断。

三、治疗方法

1. 一般治疗

注意休息，避免长期站立或坐位，加强心理疏导，增强体质，以调整紊乱的自主神经系统功能。

2. 姑息疗法

（1）中药治疗　选用活血化瘀、理气止痛的中药，如复方丹参注射液。

（2）采用孕激素对抗雌激素，甲羟孕酮10mg，每天3次，60天为一疗程。

（3）物理疗法。

（4）非甾体抗炎药。

3. 神经阻滞法

硬膜外阻滞、骶管阻滞或上腹下神经阻滞方法。

4. 手术疗法

长期保守治疗无效，并经盆腔静脉造影或腹腔镜证实者，可考虑开腹手术，术中根据病变程度或范围，行输卵管或系膜内怒张静脉剔除术，经卵巢静脉内注入硬化剂，或行一侧附件、一侧输卵管及子宫全切术。

第八节　盆腔肌肉痉挛

盆腔肌肉痉挛较常见于肛提肌痉挛，是易被忽视的慢性盆腔痛病因。患者多主诉下腹痛和下坠感，尤其是每天的下午以后，常向后背和腰骶部放射，月经前可加重，但周期性加重不如子宫内膜异位症明显。

一、临床表现和诊断要点

（1）肛提肌痉挛多主诉腹部下坠感，尤其是每天的下午和晚上，疼痛常放射到后背和腰骶部，此外还有性交痛。

（2）经前加剧，但周期性特点不如子宫内膜异位症和盆腔淤血综合征典型。

（3）疼痛于卧位时缓解，排便时疼痛。

（4）体格检查时，可触及肛提肌疼痛，且疼痛在嘱患者收缩肛提肌时加重，此检查是有效的诊断方法。

二、治疗方法

（1）神经阻滞疗法　骶管阻滞、奇神经阻滞和上腹下神经阻滞，其效果较确切。

（2）物理疗法。

（3）药物疗法　可选择非甾体抗炎药、肌肉松弛药。

（4）肉毒素局部注射疗法。

第九节　髂腹股沟神经痛

髂腹股沟神经痛是髂腹股沟神经（由 L_1 神经根发出，个别 T_{12} 神经根）在经过髂骨水平时受到腹横肌压迫所致。主要原因包括钝性创伤、腹股沟疝和骨盆手术的损伤。自发性髂腹股沟神经痛罕见。

一、临床表现

髂腹股沟神经分布区（大腿内上侧，男性阴茎根部和阴囊上部区域，女性耻骨前部和阴唇侧部）感觉性痛觉过敏、烧灼样疼痛和下腹部的麻木感，可放射到阴囊或阴唇，偶尔还可放射到大腿上部。疼痛不会放射到膝盖以下。伸展腰椎时，因牵拉神经使疼痛加重。病人常常处于向前弯曲的体位以减轻疼痛。若不加治疗，由于下腹前壁的肌肉运动功能缺失，下腹部会逐渐隆起，有时候会和腹股沟疝相混淆。

物理检查可见大腿内侧、阴囊或阴唇的感觉减退。而且还存在着下腹前壁肌群强度的减弱。肌电图检查可帮助区分髂腹股沟神经受压的部位或区别糖尿病神经病变。

二、治疗方法

药物包括镇痛药、非甾体抗炎药或COX－2酶抑制剂。要避免使髂腹股沟神经痛加重的动作（如蹲坐或长时间的坐位），利于缓解患者的症状。髂腹股沟神经痛的药物治疗通常效果不好，需要神经阻滞。可采用局麻药和糖皮质激素行髂腹股沟神经阻滞术。由于和髂腹下神经支配区域重叠，行神经阻滞术时经常要阻滞两根神经的分支。

第十节　生殖股神经痛

生殖股神经起源于 L_1 和 T_{12} 神经根。穿过腰大肌过程中分出生殖支和大腿支。大腿支穿过腹股沟韧带，和股动脉伴行，支配大腿内侧的一部分区域。生殖支穿过腹股沟管在女性支配子宫圆韧带和大小阴唇，在男性生殖支和精索伴行，支配睾丸提肌和阴囊底部。

生殖股神经痛的最常见原因是神经损伤，包括直接的钝性创伤和腹股沟疝修补术时的损伤以及骨盆手术的损伤。罕见的还有原发性生殖股神经痛。

一、临床表现和诊断

生殖股神经痛常见表现为感觉异常、烧灼样疼痛和偶发的下腹部的麻木感，可放射到大腿内侧，女性可放射到阴唇，男性放射到阴囊底部和睾丸提肌。疼痛向下不会超过膝部。伸展腰椎会使生殖股神经受到牵拉，而使疼痛加剧。患者常常采取向前弯曲身体的体位以减少疼痛。

体格检查可见大腿内侧、阴囊底部或者阴唇部位的感觉丧失。偶尔也存在下腹前壁肌群的强度减弱。在腹股沟韧带下方生殖股神经穿过的地方叩击生殖股神经，可引出Tinel征。此类病人要行肌电图和MRI检查以明确是否有恶性肿瘤侵犯腰神经丛或者是否是 $T_{12}-L_1$ 的转移性病变。

二、治疗方法

生殖股神经痛的治疗与髂腹股沟神经痛相同。如果神经阻滞的效果不好，可考虑行硬膜外神经阻滞术。

第十一节　睾丸痛

急性睾丸痛发病急，可由睾丸外伤、感染、炎症、睾丸及精索的扭转造成。

慢性睾丸痛是指睾丸疼痛持续时间超过三个月，并且明显干扰了患者的日常生活。慢性睾丸痛可由阴囊外病变（如输尿管结石、腹股沟疝、髂腹股沟神经或生殖股神经受卡压、腰段脊柱及脊髓病变）及阴囊内组织病变（如肿瘤、慢性附睾炎、阴囊积液、精索静脉曲张）引起。

一、临床表现和诊断

（1）睾丸疼痛。

（2）睾丸检查是判断急性睾丸痛的患者是否发生睾丸及精索扭转的直接方法。继发于感染（包括性传播疾病）所致的急性睾丸疼痛的患者对睾丸触诊十分敏感。慢性睾丸痛患者除睾丸对触诊轻度敏感外，往往没有明确体征。继发于精索静脉曲张的慢性睾丸痛，阴囊静脉丛扩张呈蚯蚓状。慢性附睾炎患者附睾触痛明显。睾丸肿瘤时，睾丸可增大。

髂腹股沟神经痛和（或）生殖股神经痛引起的睾丸痛可出现大腿内侧及阴囊等区域的感觉减退、前腹壁肌肉组织无力。在髂腹股沟神经穿过腹横肌处叩诊可出现Tinel征。

（3）慢性睾丸痛患者可有明显的性功能障碍。

（4）对所有睾丸痛患者应行阴囊内组织超声检查。放射性核素及多普勒检查可用于辨别是否存在血管损害。对阴囊内容物进行透视检查也有助于鉴别诊断精索静脉曲张。

（5）肌电图可用于区分髂腹股沟神经本身病变、腰丛或腰部神经根病变、糖尿病多发性神经炎等原因所导致的病理性改变。

（6）对怀疑肿瘤或血肿的患者可行腰椎及骨盆磁共振检查。

二、治疗方法

睾丸痛的疼痛的治疗开始可联合应用非甾体抗炎药、环氧化酶－2抑制剂及物理治疗。局部热敷及冷敷也是有益的。可使用保护性贴身衣及运动员弹力护身缓解患者症状。

经上述治疗未能缓解者，可用局麻药及糖皮质激素行精索和（或）髂腹股沟神经、生殖股神经阻滞术。如果睾丸疼痛仍然持续，可对阴囊内组织行手术探查。除上述治疗外，应同时对患者进行心理评估及干预治疗。

第十二节　外阴痛

外阴痛可由多种疾病引起，包括女性泌尿生殖道的慢性感染；无明显细菌、病毒、霉菌感染的外阴皮肤黏膜慢性炎症；间质性膀胱炎；盆底肌肉功能紊乱；反射性交感神经营养不良等。慢性外阴痛患者病史中可能有遭受过性侵犯、罹患性传播疾病、性心理异常的病史。

一、临床表现和诊断

外阴痛的特征是外阴区域的钝痛、刺痛、触痛、灼痛。通常是轻度到中度疼痛，游泳、排尿及性交活动可加重其疼痛。可累及会阴、直肠、大腿内侧。常伴有尿路刺激征及由于外阴疼痛造成的性功能障碍。

急性外阴痛常由急性阴部和（或）尿道急性感染引起，其外阴表现为激惹痛、红肿、明显触痛。慢性外阴痛患者体格检查表现不典型，盆腔触诊可有轻微改变或正常。由于疱疹、慢性瘙痒、抓挠及冲洗作用，患者外阴区的皮肤及黏膜可有一定改变。少数外阴痛的患者在盆腔体格检查时表现为盆底肌肉痉挛。外阴及会阴区可有痛觉过敏，尤其在一些具有外伤病史的患者，比如有外科手术、放疗、骑跨伤病史等等。外阴痛的患者还应考虑是否有外阴恶性病变。

外阴痛也可以是外阴以外的病变的主要症状。由外阴以外器官病变产生的外阴疼痛中，盆腔肿瘤是最常见的原因。腰部神经丛、马尾和（或）下腹神经丛的肿瘤是引起会阴及外阴区域疼痛较为少见的原因。外阴及直肠放疗后的放射性神经损伤也是外阴痛的病因。此外，髂腹股沟神经或生殖股神经嵌压症的临床表现也可以是外阴疼痛。

对怀疑外阴或盆腔不良病变者必须行 MRI 及 CT 检查以除外盆腔组织恶性肿瘤及其他如子宫内膜异位症等能造成患者疼痛的盆腔组织病变。常规尿液分析可以除外泌尿道感染。并应行尿液培养以除外包括疱疹病毒在内的其他性传播疾病。

二、治疗方法

（1）镇痛治疗　首选非甾体抗炎药或环氧化酶 -2 抑制剂。对于缺乏有效治疗的疾病所引起的外阴痛可使用加巴喷丁。

（2）局部使用冷热坐浴。

（3）抗菌治疗　强力霉素 100mg，一日 2 次，两周一疗程；即使尿液培养为阴性也可以应用。治疗阴道霉菌感染可联合使用抗霉菌药。

（4）三环类抗抑郁药　睡前口服阿米替林 25mg，并逐步增加使用剂量至不产生不良反应的最大剂量。

（5）对上述治疗无效的患者，可使用局麻药及糖皮质激素行骶管阻滞及阴部神经阻滞。

（6）对于顽固性外阴痛，可行腹腔镜检查。

（7）心理治疗　外阴疼痛往往对患者造成心理影响，在上述治疗同时可联合心理学评估及治疗。

第十三节　痉挛性肛痛

痉挛性肛痛病因不明，特征性的表现为发作性直肠痛。发作的持续时间从数秒钟到数分钟。可自行缓解。缓解期可持续达数周到数年。痉挛性肛痛多见于女性，患有肠易激综合征的患者如伴有该种肛痛，发作频率较高。

一、临床表现和诊断

痉挛性肛痛的疼痛尖锐或有束缚感，程度较为剧烈。当机体应激性增加时，疼痛发作的频次和程度也会随之增加，发作持续时间延长。在疼痛发作时患者可有排便的紧迫感。

查体常常表现为阴性的体征。患者可表现出抑郁或焦虑。直肠指诊触诊深部周围肌肉和血管可引发疼痛发作，但个别患者当手指插入到直肠中可终止疼痛发作。肛门栓剂也可阻断疼痛发作。

痉挛性肛痛靠排除其他疾病进行诊断。需要乙状结肠镜或结肠镜检。大便潜血检查阳性也具有提示作用。盆腔的磁共振（MRI）或计算机断层成像（CT）可用来排除潜在的病变。如果怀疑患者存在心理疾患或既往性虐史，需要精神评估。

二、治疗方法

1. 药物治疗

起始治疗包括单纯使用镇痛药和非甾体抗炎药或环氧化酶－2 抑制剂。在药物控制症状不佳的情况下，需加用三环类抗抑郁药或加巴喷丁。为了使副作用降低到最小，增加患者的依从性，需睡前给予 10mg 的阿米替林。在副作用可耐受的情况下可将剂量增加到 25mg。可每周 1 次 25mg 增量实验治疗。多数患者可出现睡眠质量的改善，并在 10～14 天时疼痛缓解。如果增加药物剂量疼痛缓解不明显，可加用加巴喷丁或联合神经阻滞。起始加巴喷丁剂量为睡前 300mg，连续两个晚上。密切监视患者可能出现的副作用反应，包括眩晕、镇静、意识不清和皮疹。在副作用可忍受的情况下，可将药物加量 300mg，平均分到两个晚上，直到疼痛缓解或达到全天总剂量 2400mg。如果患者感觉到疼痛部分缓解，可检测血药浓度，并逐渐采用 100mg 加量。但很少达到全天总量 3600mg。选择性 5－HT 再摄取抑制剂如氟西汀也已经用于治疗痉挛性肛痛，尽管较三环类抑郁药有更好的耐受性，但药效较低。

2. 局部治疗

冷疗法和热疗法均可缓解症状。也可用温和的直肠栓剂。

3. 对于以上治疗反应不敏感的患者，可用局麻药和类固醇阻滞阴部神经或进行硬膜外阻滞。

第九章 癌 痛

癌痛是指癌症、癌症相关性病变及抗癌治疗所致的疼痛。癌痛是一个普遍的世界性问题。有效的止痛治疗，尤其是对晚期癌症患者，可以减轻痛苦，改善症状，提高生活质量。据世界卫生组织（WHO）统计，目前全世界每年新发生的癌症患者约700万，其中30%~50%伴有不同程度的疼痛，约80%的晚期癌症患者有剧烈疼痛。引起癌症患者疼痛的原因主要有：

1. 由癌症直接引起

如实质性器官内肿瘤生长迅速，造成包膜紧张牵拉；肿瘤浸润和堵塞血管，造成局部缺血；肿瘤转移至骨骼，刺激骨膜或引起骨折；肿瘤压迫空腔脏器，造成梗阻、黏膜炎症、坏死等；若肿瘤侵犯到脑、椎体或其他神经组织，引起疼痛。

2. 与癌症相关

如癌症引起的带状疱疹及带状疱疹后神经痛、癌症骨关节病的剧烈疼痛等。

3. 与癌症治疗有关

如手术后、化疗后及放疗后的各种疼痛综合征。

4. 与癌症无关

如癌症伴发腰椎间盘突出症引起腰腿痛，伴发肺部感染引起胸痛等。

第一节 癌痛的评估

癌痛治疗的目的为延长生命，减轻症状，提高生活质量。癌痛的评估是治疗的基础。在镇痛开始前，要对癌痛的部位、程度、性质和患者生活质量、重要器官的功能状态进行评估和评分。在治疗的过程中，要及时评估疗效并注意不良反应。

根据患者的主诉、镇痛药服用情况、睡眠状况及某些客观体征，将癌痛分为4级三度。

（1）0级 无痛。

（2）1级（轻度疼痛） 虽有疼痛但可忍受，要求服用镇痛药物，睡眠不受干扰。

（3）2级（中度疼痛） 疼痛明显，不能忍受，要求服用镇痛药物，睡眠受干扰。

（4）3级（重度疼痛） 疼痛剧烈，不能忍受，需用镇痛药物治疗，睡眠受到严重干扰，可伴有自主神经功能紊乱表现或被动体位。

第二节 三阶梯癌痛治疗方案

世界卫生组织（WHO）癌症三阶梯止痛治疗原则是癌痛治疗的基本原则。药物治疗是癌痛治疗的主要方法。所谓癌痛三阶梯治疗方法就是在对癌的性质和原因做出正确的评估后，根据病人的疼痛程度和原因适当地选择相应的镇痛剂，即对于轻度疼痛患者应主要选用解热镇痛剂类止痛药物；中度疼痛可选用弱阿片类药物；重度疼痛则需要强阿片类药物镇痛，联合用药可以取得更好的镇痛效果。

癌痛药物治疗的主要原则是：①无创给药，首选口服给药；②按时给药；③按阶梯给药；④个体化给药，即应注意具体病人的实际疗效。镇痛药物的使用应由弱到强逐级增加。止痛药剂量应当根据患者需要由小到大直至疼痛消失为止，而不应当过分限制药物剂量，导致用药不足镇痛不完全。抗癌治疗是治疗癌痛的基础，止痛药物治疗在癌痛治疗中发挥重要作用。

一、第一阶梯药物镇痛方案

对于轻度疼痛的癌症患者应用非甾体抗炎药治疗。

1. 阿司匹林

每次0.3g，每日3~4次口服。根据疼痛程度可加至0.6g，每日3次，口服。

2. 贝诺酯

为阿司匹林与扑热息痛的酯化产物。每片0.5g，每次口服0.5~1.5g，每日3~4次。注意此药服用剂量过大可致耳鸣、耳聋。肝肾功能障碍及对阿司匹林过敏者禁用。

3. 保泰松

第一周可每日0.3~0.6g，分3次饭后服用，一日总量不超过0.8g。一周后减为每日0.1~0.2g。

4. 布洛芬

每日0.2~0.4g，分3次饭后服。

5. 非普拉宗

每次口服100~200mg，每日2次。肝、肾功能不良者慎用。

6. 萘丁美酮

成人每日1次，每次口服4粒。肾功能不良者可适当降低剂量，孕妇及哺乳期妇女和儿童慎用。活动性消化性溃疡及严重肝、肾功能障碍者慎用。

7. 双氯芬酸

口服每日3次，每次25mg；栓剂每日2次，每次50mg，直肠纳入；注射制剂，每次75mg，每日4次深部肌内注射。妊娠前3个月禁用，肝肾功能障碍及有溃疡病史者慎用。

8. 萘普生

开始治疗时，每日分2次口服，每日500~750mg，疼痛减轻后，可每日口服375~750mg。一日总剂量不超过1250mg。服用该药偶见胃肠道出血，有消化道溃疡者禁用。

二、第二阶梯药物镇痛方案

癌症疼痛的第二阶梯镇痛药物为非甾体抗炎药+弱阿片类镇痛药+辅助药物。目前弱阿片类药物应用日渐减少，强阿片类药物可以在第二阶段使用。

1. 曲马多

临床使用的剂型有胶囊、滴剂、栓剂和注射针剂。曲马多胶囊，一次100mg，每日

3次，口服。静脉注射或肌内注射，一次50mg。曲马多栓剂，一次50~100mg，每日3次。

2. 可待因

一次10~30mg，每日3次，口服。

3. 喷他佐辛

肌内注射喷他佐辛，一次10~20mg。

4. 氨酚羟考酮片

成人常规剂量为每次口服1~2片，每天3~4次，可根据疼痛程度调整。最大剂量为8片/日。

5. 氨酚双氢可待因片

每片片剂含酒石酸双氢可待因10mg，醋氨酚500mg。成人及12岁以上的儿童1~2片/4~6小时，最大剂量为8片/日。

6. 艾司唑仑

成人催眠常用量：睡前口服，一次1~2mg。

三、第三阶梯药物镇痛方案

对于重度的癌症疼痛患者应用非甾体抗炎药+弱阿片类镇痛药+强效阿片类镇痛药。联合用药、多模式镇痛用于重度疼痛的治疗可取得良好的效果。

1. 吗啡控释片

每片含吗啡30mg，每次30~60mg，每12h口服一次，若不能口服时，可经肛门给药。盐酸吗啡直肠栓剂20mg，每12h一次。

2. 芬太尼透皮贴剂

每贴含芬太尼2.5mg或5.0mg，作用可持续48~72h。

3. 丁丙诺啡

舌下含化每次0.4mg或0.3mg注射。

4. 盐酸羟考酮控释片

初始计量10mg/12h，整片吞服，根据病情调整剂量。

5. 加巴喷丁

成人：第1天300mg，睡前服用。第2天600mg，分2次服用。第3天900mg，分3次服用。此剂量随疗效而定，多数病人在900~1800mg之间有效。肾功能不良者须减少剂量。停药应渐停。

如三阶梯治疗效果欠佳，或不良反应难以耐受的患者可考虑其他治疗方法。

四、注意事项

镇痛药的最合适剂量应该是在能够控制疼痛的同时副作用最小。应根据病情发展调整药物剂量；根据出现的药物副作用调整不同的药物；为维持相对稳定的血药浓度和镇痛效果，提倡按时给药。还需注意以下几点：

（1）药物剂量　增加或降低的剂量应为当前用量的1/4~1/2。

（2）服药方式的改变　当从口服改为直肠用药时，先用与口服相同的剂量，然后慢慢增加。胃肠外用药需降低剂量，皮下、肌内和静脉内途径的剂量相似。对于顽固性晚期癌痛可以选用中枢靶控植入泵（系统），将吗啡按需注入蛛网膜下隙或脑室内镇痛，剂量可显著减少，副作用减轻。

（3）阿片类药物的停药　当患者经过其他治疗（如神经破坏性阻滞），而疼痛减弱或消失时，要逐渐减少阿片类药物的用量直至停药，防止停药反应的发生。

（4）应用吗啡的最佳途径是口服。最简单的剂量测定方法是每 4h 给予同等剂量的速释吗啡 1 次，并在出现难忍的剧痛时加给 1 次相同剂量的吗啡，甚至多达每小时加 1 次。逐日记录每天的吗啡用量。根据应急追加吗啡的多少来调整吗啡的常规用量。

（5）如果疼痛总是在下次常规用药前出现，则应增加常规用药的剂量。一般来说，两次口服速释吗啡片的时间间隔不应短于 4h，两次口服控释吗啡片的时间间隔要短于 12h。对于每 4h 接受 1 次速释吗啡片的患者来说，在睡觉前将剂量加倍是防止痛醒的简单有效方法。有时 8h 应用控释吗啡片 1 次是必要或可取的。

（6）若患者不能口服药物，最好的替代途径是直肠和皮下给药。由直肠和口服给药，吗啡的生物利用度和止痛时间是相同的。口服吗啡与直肠应用吗啡的相对效能比是 1∶1。

（7）皮下应用吗啡既可以是每 4h 1 次的冲击式注射，也可以是持续的输注。

（8）口服吗啡与皮下应用吗啡的相对效能比是 1∶2；口服吗啡与静脉应用吗啡的相对效能比是 1∶3。

（9）根据患者病情在应用镇痛药物的同时，可以应用辅助药物，如催眠药、抗抑郁药、皮质类固醇等。

（10）阿片类药物个体差异明显，提倡个体化滴定药物剂量，按需给药。

（11）阿片类药物副作用主要有恶心、呕吐、便秘、头晕等。恶心呕吐发生在用药初期，所以用阿片类药物初期应同时应用止吐药，如甲氧氯普胺 5～10mg，饭前 30min 口服，每日 3 次。用药全过程适量应用通便药物，预防便秘。

（12）应用长效镇痛药物的患者应备短效药物预防爆发痛。

（13）联合用药可以最大程度地发挥每一种止痛药的镇痛效果，减少副作用，推荐应用。

（14）控释片不得嚼碎服用。

第三节　癌痛的其他治疗方法

一、核素治疗

放射性核素治疗，也称内放疗。放射性核素治疗骨转移性癌症及其疼痛，是一种效果明显、副作用小、不成瘾并且对肿瘤有直接杀灭作用的治疗方法，其本质应是一种抗癌止痛疗法。自 20 世纪 40 年代应用放射性 ^{89}锶（^{89}Sr）治疗骨肿瘤以来，相继出现的有放射性磷（^{32}P）、碘（^{131}I）、钇（^{90}Y）、铼（^{186}Re）、钐（^{153}Sm）等标记物。将能发射 γ、β 粒子、具有较高生物杀伤力的放射性核素，与载体结合后使其能选择性地浓集在肿瘤处或注射到肿瘤处，由核素发出的（γ、β）射线杀伤肿瘤细胞可达到治疗的目的。

二、神经阻滞（毁损）

可用局麻药暂时性阻滞支配肿瘤或转移瘤区域的神经，也可用无水酒精、苯酚、多柔比星等化学性药物或激光、冷冻、射频热凝等物理方法破坏相应的神经，达到镇痛的目的。

（1）神经干破坏性阻滞。

（2）神经根破坏性阻滞。

（3）硬膜外腔连续阻滞。

（4）蛛网膜下腔酚或乙醇阻滞。

（5）硬膜外腔神经破坏性阻滞。

（6）颈交感神经节阻滞。

（7）胸椎旁交感神经节阻滞。

（8）腰椎旁交感神经节阻滞。

（9）腹腔神经节阻滞。

（10）三叉神经半月神经节破坏性阻滞。

三、放射治疗

骨转移瘤的放疗可采用两种方法：少次、大剂量和常规剂量、多次，两者各有利弊。前者一般采用25～30Gy/7～10天，具有快速、方便、经济的特点，适合于行动不便者，但疼痛缓解时间较短；后者一般采用40～50Gy/4～5周，疗程较长，费用较高，但疼痛缓解期长，适应于行动方便者。目前多采用30Gy/2周。脊柱的转移性肿瘤放疗时应注意脊髓的放射性损伤，常规放射时应控制在40Gy/4周以下，如行大剂量放疗，应计算相应的生物效应剂量，使脊髓的剂量控制在安全范围内。另外，对肋骨转移性肿瘤的放疗，应选择合适的剂量，避免肺的放射性损伤。放疗1～2次后疼痛好转不明显或加剧者，可能与放疗后组织充血水肿有关，以后会逐渐缓解。

四、骨吸收抑制剂

双氯甲烷二磷酸二钠、帕米磷酸二钠、伊班磷酸钠和降钙素等在骨转移瘤的治疗中，通过竞争抑制破骨细胞的活性，阻断病理性骨溶解而起治疗作用，它可以对抗癌症引起的高钙血症，缓解骨转移引起的骨痛。

1. 帕米磷酸二钠的用法用量

（1）单次给药　剂量一次60～120mg，人均用量85mg。

（2）分次给药　30mg/次，每天1次，连用3天，人均总用量90mg。

所有病例在临用前将帕米磷酸二钠稀释于不含钙离子的氯化钠注射液或5%葡萄糖注射液中，浓度不宜超过15mg/125ml，静脉缓慢滴注4h以上。

2. 伊班磷酸钠

每月用量2～4mg，3个月为一个疗程。连用3个月以上效果最佳。将1～4mg伊班磷酸钠用生理盐水或5%葡萄糖溶液500～750ml溶解，静脉内缓慢滴注，静脉内缓慢滴注时间应大于 2h。

五、手术治疗

手术控制癌痛，这是一种不得已的破坏性手段。包括神经松解（切断）术、经皮或开放脊髓前侧柱切断术、立体定向中枢神经的烧灼术、肿瘤切除术、肿瘤射频热凝术、病理性骨折固定术等。

第十章　神经病理性疼痛和中枢性疼痛

神经病理性疼痛的定义为由躯体感觉神经系统的损伤或疾病而直接造成的疼痛（pain arising as a direct consequence of a lesion or disease affecting the somatosensory system）。它属于一种慢性疼痛，表现为自发性疼痛、痛觉过敏、痛觉超敏和感觉异常等临床特征。

物理性的机械损伤、代谢或营养性神经改变、病毒感染、药物或放疗的神经毒性、缺血性神经损害、神经递质功能障碍等长时间存在，均可引起神经病理性疼痛。

解剖学基础：神经受伤部位交感神经纤维增多，引起脊神经感觉神经元对机械、冷热制激的敏感性增强。同时，初级传入有髓低阈 Aβ 神经纤维占据了高阈值 C 纤维的位置，并且与原来的 C 纤维形成新的突触，激活了原本对 C 纤维无反应的神经元。

电生理基础：受伤神经部位的神经细胞膜钠离子通道和电压门控钙离子通道的表达增高，并释放一些介质，使神经元的正常生理活动发生改变，导致对非伤害性或微小伤害的外周刺激反应加剧。大量自发放电，不停地向脊髓神经元发放异位冲动，增加脊髓神经元的敏感性和突触与突触之间神经递质的传递，从而引起脊髓水平的兴奋性增高和感觉功能异常。离子型 *N*－甲基－*D*－门冬氨酸（NMDA）受体中枢的激活因细胞内钙离子浓度升高而启动多种中枢神经系统过程，形成中枢神经元兴奋性持久升高等可塑性变化。

神经病理性疼痛的发生机制：

（1）炎性介质的作用　神经损伤后，P 物质等炎症介质通过活化细胞内蛋白激酶，进而调控细胞膜表面不同离子通道的活性，导致外周敏化。使 NMDA 受体磷酸化，提高 NMDA 受体的功能，对诱导脊髓背角敏感化有重要作用。

（2）NMDA 受体的作用　大量研究表明，神经损伤后突触后神经元内钙离子浓度升高可诱导长时程增强效应（LTP）。应用 NMDA 受体非竞争性拮抗剂可以阻断病理性痛觉过敏的产生，减轻自发性疼痛和痛觉超敏。

（3）脊髓阿片系统的下调和抗阿片系统的上调　神经损伤后，脊髓神经元内的阿片受体抑制系统功能下降，同时，阿片受体的结合力也降低，另一方面，由于 NMDA 受体介导的磷酸化作用改变了阿片受体与 G－蛋白的偶合能力或改变了阿片受体依赖的离子通道的活性。

（4）中枢敏化持久的炎症和神经损伤引起的刺激可导致脊髓的兴奋性，这称为“中枢敏化”。这种敏化来源于兴奋性氨基酸的释放，从而激活 NMDA 受体和非 NMDA 受体。NMDA 受体的激活会导致神经元长时期的兴奋性改变。NMDA 受体激活可引起突触活动频率的持续增高表现为自发性和诱发性神经元放电增多和感受野扩大，这些神经元可塑性变化构成损伤或炎症刺激时的自发性疼痛、痛觉过敏等。

（5）中枢去抑制　中枢抑制作用主要通过脊髓中间神经元和脑干下行通路并通过经典的抑制性递质如：氨基丁酸（GABA）、甘氨酸、肾上腺素能、5－羟色胺（5－HT）和脑啡肽等递质完成。神经损伤后，脊髓背角Ⅰ板层和Ⅱ板层抑制性中间神经元出现了跨突触的兴奋毒性改变，可以引起中枢抑制性中间神经元的死亡。在神经损伤后，蛋白激酶系统被激活，引起 GABA 受体的磷酸化，也可导致中枢抑制性中间神经元对伤害性信息传递的抑制作用减弱，从而产生痛觉过敏。

（6）脊髓胶质细胞激活　神经损伤后初级传入末端释放 SP、EAAs、ATP 等，作用于脊髓胶质细胞的受体，胶质细胞激活后产生和释放大量兴奋性神经物质，包括大量细胞因子、炎性介质和神经活性物质等。过量的这些物质积聚又能敏化神经元和胶质细胞，使病理性疼痛进一步发展和持续。

第一节　幻肢痛

幻肢痛是指患者在截肢后主观感觉已经截除的肢体依然存在并有剧烈疼痛的现象。如果仅仅感到已被截除的肢体仍完整存在，称为幻肢现象。截肢患者 0.5% ~20% 发生严重的幻肢痛。

一、临床表现

1. 发病时间

幻肢痛多于失去肢体后立即出现，有的可在截肢手术后 1 周内发病。少数患者可在手术后数月或数年后才开始出现幻肢痛。

2. 截肢前疼痛

截肢前有严重疼痛的患者比截肢前没有疼痛的患者更易发生幻肢痛，而且这些患者发生幻肢痛的疼痛性质、疼痛部位与截肢前的疼痛相似。

3. 病程

幻肢痛可在术后 1 ~2 年内逐渐减轻，最后可能消失。

4. 疼痛部位

幻肢痛主要疼痛部位在已被截除肢体的远端，如手指和手掌或足趾和足底部，正中神经或胫神经的分布区疼痛常常最严重。

5. 疼痛性质

幻肢痛疼痛的性质和程度不一，可呈灼痛、钻痛、刀割样痛或放射性痛，其中尤以灼痛较多见且较严重，酷似灼性神经痛。幻肢痛多呈阵发性发作或反复加重，夜间发作较多。有些患者的疼痛程度相当剧烈，以至于在发作时伴有全身颤抖等极端痛苦的表现。

6. 幻肢痛的诱发或加剧因素

天气变化、情绪激动、触摸肢体残端或其他各种外界刺激均可诱发或加剧疼痛。

7. 幻肢痛的体表触发区

截肢后刺激体表某些非疼痛区域可能诱发幻肢感，这些区域称之为“触发区”。例如，一侧上肢高位截肢并伴有幻肢痛者在双侧面部、颈部、上胸部和上背部可发现多组触发区。刺激触发区，可引发幻肢痛。幻肢痛越严重，其触发区的数目就越多。腰部、下腹部及双下肢均未发现触发区存在。触发区的大小可随时间推移而改变，但始终与幻肢有明确的对应关系。

8. 合并残肢痛

幻肢痛常与残肢痛合并存在，单纯的幻肢痛少见。

9. 心理异常

患者在截肢后初期，从心理上难以接受已经存在的事实，无法摆脱伤肢所带来的心理上的创伤，可发生程度不同的心理异常，严重者可有精神异常。忧虑、抑郁、他人同情、社会的评价及情绪失调可明显引起或加重幻肢痛。幻肢痛者的心理障碍程度与幻肢痛密切相关。

10. 压痛和扳机点

一些幻肢痛患者的肢体残端有明显压痛，有的可触及疤痕硬结，残端近侧的神经干也常有压痛。这些患者肢体残端的局部皮肤极为敏感，轻微触压即可引起放射性幻肢痛，类似三叉神经痛患者的扳机点。

11. 幻肢痛的调节效应

幻肢痛的感受在不同患者甚至同一患者的不同阶段可变化多样。已知有许多因素可使幻肢痛发生变化，如精神紧张、情绪苦恼、残端触摸或受压、天气变化、刺激身体其他部位、配戴假肢等。这些因素作用于患者，可使原本无痛的幻肢现象出现疼痛或幻肢痛加剧，也可使幻肢痛减轻或消失

12. 神经系统损伤与幻肢痛的关系

已经形成的幻肢现象，无论疼痛与否，可因大脑或脊髓损伤而发生显著变化。脊髓损伤可诱发或消除幻肢痛。在内囊后部的灶性脑梗塞可使原来的幻肢痛消失，一过性的大脑功能失调可使幻肢痛的性质或程度发生暂时性改变。

二、诊断要点

（1）截肢后感到已被截除的肢体依然存在并有剧烈的疼痛。

（2）具有上述幻肢痛的临床表现特点。

（3）体检时发现肢体残端有明显压痛，疤痕硬结，近侧的神经干压痛，残端的局部皮肤极为敏感，轻微触压扳机点即可引起放射性幻肢痛。

（4）应注意与截肢后残端痛相鉴别。幻肢痛的疼痛部位常位于截肢的残端或非残端，而残端痛仅位于截肢的残端。难以与截肢后残端痛相鉴别时，可行诊断性神经阻滞，局部压痛点注射或局部神经阻滞常可使残端痛缓解，却不能使幻肢痛缓解。

三、治疗方法

1. 治疗原则

由于对幻肢痛的病原学和病理生理学机制还不能肯定，幻肢痛的治疗目前仍是一个难题。手术治疗有时可能导致疼痛加剧，应以非手术治疗为主。

2. 一般治疗

经皮神经电刺激、针灸、超声波和微波在某些残端痛和幻肢痛患者有一定的治疗效果。理疗、按摩和被动活动可以改善残端的营养和局部血液循环，从而起到一定的治疗作用。

3. 康复治疗

伤口愈合后，给残端以种种不同的刺激，鼓励患者早日下地活动，使患肢多接触阳光、空气、冷热水，并对残端进行按摩和拍打，促进残肢的功能恢复。

4. 精神心理治疗

对某些具有精神因素的幻肢痛有非常重要的意义。要解除截肢造成的精神负担，树立生活的信心。早期给予适当的抗焦虑或抗抑郁药物。

5. 药物治疗

目前无任何特效药物。吗啡、哌替啶等药物不但不能解除幻肢痛，而且可以很快成瘾，反而增加患者的痛苦，应避免应用。长期持续的幻肢痛容易对任何治疗药物产生耐受性。

（1）卡马西平　在某些患者有显著疗效，常用剂量为0.1g，每日3次，口服。

（2）抗抑郁药物多虑平　对有些患者有效，特别是脊柱骨折合并截肢患者。常用剂量为25mg，每日2～3次，口服。

（3）皮下连续输注氯胺酮　静脉注射氯胺酮0.3mg/kg，幻足出现温暖感，疼痛立即缓解，无任何中枢神经副作用，然后用套管针穿刺留管皮下，与微量泵相连，泵注氯胺酮0.2mg/(kg·h)，教会患者操作，回家治疗，疗效较好。

（4）口服氯胺酮　静脉用氯胺酮0.4mg/kg后，疼痛缓解，后改用氯胺酮20mg溶于果汁中口服，10min后疼痛缓解，一般可维持6h。以后患者按此剂量每日口服4次。

6. 神经阻滞治疗

（1）神经干周围阻滞　对发病早期且幻肢痛较轻者，可在相应的神经干周围局部阻滞，注射0.5%利多卡因10ml加入适量糖皮质激素。

（2）星状神经节阻滞　对上肢幻肢痛效果较好。每次可注射0.5%～1.0%利多卡因5～10ml。

（3）腰椎旁交感神经节阻滞　一般对下肢幻肢痛可行T_2、T_3交感神经节局麻药阻滞，必要时可用酒精毁损腰椎旁交感神经节，先注射2%利多卡因5ml，然后注射无水酒精1～3ml。

7. 残端探查术

目的是去除来自残端的各种刺激因素。可酌情施行残端探查术，切除残端瘢痕组织、神经瘤和松解神经血管束。也可采用微孔滤膜或医用生物膜将神经断端囊状包裹、神经束结扎术、神经断端吻合术、肌肉包埋术等。

8. 神经调控

可选择脊髓神经电刺激、外周神经电刺激、大脑皮质电刺激和脑深部核团电刺激。测试有效者可植入永久性刺激器。

9. 无抽搐电休克

每周1～2次，共8～12次。对幻肢强迫体位及疼痛有一定的缓解作用。

第二节　残端痛

残端痛也称为残肢痛，系指截肢后所产生的断（残）端疼痛。易发生于高位截肢或肩、髋关节离断后，上肢较下肢多见。截肢后周围神经干切断常形成神经瘤，产生疼痛。截肢残端骨刺的形成是残端痛的另一原因，由于截肢时骨断端处理不当，骨端不平整而使骨刺刺入周围组织造成疼痛。

一、临床表现和诊断

（1）残端痛常于截肢伤口愈合一个时期后开始出现，随时间推移逐渐加重。

（2）残端痛多呈跳痛、刺痛或灼痛。

（3）残端痛常伴有幻肢痛，情绪波动、嘈杂声响或天气变化均可使疼痛加重。

（4）残端痛患者的疼痛多为弥散性疼痛，可由整个断端并向身体其他部位放射。

（5）少数病例的疼痛也可较局限，仅位于断端的局部区域内。

（6）检查残端常可发现有显著的压痛点。断端的局部非常敏感，受到触碰、抚摸、假肢压迫或一些其他的轻微刺激即可引起剧痛。

（7）有时可触到瘢痕硬结或明显的骨刺。X 线摄片可确定。

（8）难以确定诊断时可行诊断性局部神经阻滞。

二、治疗方法

1. 对症治疗

应用非甾体抗炎药和抗惊厥药缓解疼痛。

2. 神经阻滞疗法

在断端压痛明显处，注射局麻药和糖皮质激素混合液。也可注射肉毒素。

3. 局部神经毁损术

在断端局部应用局麻药局部浸润麻醉后，注射无水乙醇或5%酚溶液或75%酚甘油溶液等神经毁损药。也可行射频热凝术。

4. 手术治疗

可行残端探查术以切除瘢痕组织、神经瘤、骨刺和松解神经血管束。

第三节　灼性神经痛

灼性神经痛是一种与神经损伤有关的顽固性火灼样疼痛，伴有感觉和痛觉过度敏感。

灼性神经痛的发生与神经缺血有关，如神经处于疤痕中、神经伴行的大血管损伤、神经干的微循环障碍、严重神经挤压伤或药物性神经损伤。缺血可使有髓纤维发生脱髓鞘改变。外露的神经纤维失去其绝缘成分，容易受到组织代谢产物如酸性离子、儿茶酚胺等的刺激，局部疤痕的刺激均直接作用到轴突上，产生灼性神经痛。

一、临床表现

（1）灼性神经痛多数在受伤后立即发生或在 1 周内发生，少部分在受伤 1 个月以后才发生。灼性部位广泛，持续时间较长。周围神经损伤者，发展为灼性神经痛者占 1% ~5% 。

（2）以 20 ~40 岁多见（小儿极少）。

（3）好发部位依次为臂丛神经、坐骨神经、正中神经、胫神经、股神经。损伤部位 85% 位于肘或膝关节以上，极少数发生在三叉神经、枕大神经和马尾神经所支配的区域。

（4）大多数患者疼痛发生在肢体末梢浅表部位，尤以指（趾）尖、手（足）掌心、手的尺侧等部位为甚。表现为烧灼样疼痛，或火辣辣的疼痛，疼痛的严重程度不完全一致，大多数患者的疼痛呈严重的、持续性的，约 2/3 的灼性神经痛患者还主诉深部组织有刀割样、针刺样、撕裂样、压榨样和搏动性疼痛。

（5）灼性神经痛影响患者的日常生活、饮食、睡眠，甚至使患者产生极严重的心理和行为障碍。严重者食宿不安、情绪波动，以致产生病态人格及特殊行为。

（6）温度、噪音、刺眼的灯光、情感因素（如愤怒、恐惧、精神紧张、兴奋）等也可加重疼痛。

（7）轻度疼痛一般在 1 ~3 个月内消退，中度疼痛约 4 ~6 个月烧灼感消失，重度疼痛持续大约 1 年，极个别患者的疼痛可持续多年。

（8）多数灼性神经痛的患者有交感神经过度活动的表现。多数患者早期表现为血管扩张，晚期则血管收缩。部分患者只有一种表现，扩张或收缩。

（9）灼性神经痛患者的皮肤导电水平比正常人高，皮肤血流低，而且受影响的肢体和对侧比有不对称性。皮肤异常干燥或异常潮湿。晚期，受影响的皮肤、皮下组织、骨骼、关节发生营养不良性改变。多数患者早期局部皮肤潮红，有弹性。以后逐渐发展可出现皮下组织萎缩，皮肤变薄、光亮，指甲僵硬卷曲，毛发稀少、失去光泽、粗糙。许多患者指间小关节僵直而固定，肌肉萎缩和纤维化，最后产生挛缩以及不同程度的骨质疏松。

（10）多数患者有不同程度的心理、情感方面的障碍，如抑郁、焦虑，甚至个别还有自杀行为倾向。

二、诊断要点

（1）患者典型的受伤机制，周围神经干（丛）损伤，神经受伤后灼性疼痛持续数月、数年以上。

（2）性质为难以描述的灼性疼痛。

（3）灼性疼痛的范围超越损伤神经的支配区。

（4）灼性疼痛的程度，轻者影响情绪，重者痛苦不堪，不思食宿。

（5）好发部位依次为臂丛神经、坐骨神经、正中神经、胫神经、股神经。

（6）早期对交感神经阻滞治疗有效。

（7）需与其他慢性躯体性疼痛、心理性疼痛、复杂性局部疼痛综合征等鉴别。

三、治疗方法

灼性神经痛的治疗强调尽早综合治疗。中断被累及的交感神经的病理性反射活动。经皮神经电刺激和其他物理治疗能缓解部分患者的疼痛。

（1）发病时间短，3 个月以内的患者，倾向于保守治疗，如物理治疗、抬高患肢、牵引、制动、电兴奋、共鸣火花、针灸、音乐、锻炼和一般的身心调养。

（2）药物治疗

1）地西泮：5～10mg，1次/天。

2）普萘洛尔：4mg，每4小时1次。

3）酚苄明：开始可用10mg，每8小时1次，剂量可酌情增加，每隔2日增加1次，直到出现体位性低血压为止。疗程一般为6周，最长16周。副作用主要有直立性低血压，疗效一般较好。

（3）积极镇痛，可使用麻醉性或非麻醉性镇痛药，以及其他全身性药物。

（4）对严重灼性神经痛伴有心理障碍的患者有必要进行心理治疗。

（5）全身静脉普鲁卡因疗法　0.5%普鲁卡因500ml静脉缓慢滴注。

（6）星状神经节阻滞　有效者可维持3h，必要时可损毁星状神经节。

（7）静脉区域交感神经阻滞　常用药物是胍乙啶、利血平，产生非选择性的交感神经阻滞，能阻断肢体的交感神经传导，起到阻滞交感神经的作用。没有局麻药阻滞和全身用药的副作用。

（8）对于下肢，行腰交感神经节阻滞治疗。

（9）对已发展成不可逆营养改变致挛缩者可行外科矫形术。

（10）手术治疗。

1）血管手术：与神经伴行的主要血管损伤，应当修复，血管本身的神经缺氧无疑也是造成灼性痛的因素之一。

2）神经手术：快刀切除痛性神经瘤，让其回缩在血运丰富的软组织内。神经瘤切除后，将神经分成两束，两束作端端吻接，有利于轴浆的循环流动平衡。切除疤痕较多和有张力的神经干，代之以神经移植。

3）中枢痛觉神经元手术：尾状核电刺激。

4）交感神经手术：包括星状神经节切除术、胸腰交感神经节切除术、交感神经切断术、化学性毁损术、神经破坏术和脊神经后根切除术等。主要适应于诊断性交感神经阻滞呈阳性而治疗性交感神经阻滞疗效不能维持者。

第四节　复杂性局部疼痛综合征

复杂性局部疼痛综合征（CRPS）指继发于局部损伤或全身性疾病之后出现的以严重顽固性、多变性疼痛为特征的临床综合征。常伴发自主神经功能障碍和营养不良，其严重程度与病程远远超过当初致病因素引起的损伤。1995年，国际疼痛学会（IASP）提出了CRPS的概念，并将反射性交感神经营养不良命名为复杂性局部疼痛综合征Ⅰ型（CRPS TypeⅠ），将灼性神经痛命名为复杂性局部疼痛综合征Ⅱ型（CRPS TypeⅡ）。

复杂性局部疼痛综合征中，某些对交感神经阻滞效果良好，称为交感神经维持性疼痛（SMP）；某些对交感神经阻滞无反应，称为交感神经无关性疼痛（SIP）；另外一些交感神经阻滞后疼痛反而加重者，称为ABC综合征。

一、临床表现

Ⅰ型与Ⅱ型临床表现相似，但Ⅰ型有神经损伤的可能性，可是不能确定是什么神经受损；而Ⅱ型一般有较明显且明确的神经损伤。具体表现为：

1. 疼痛

自发痛与诱发痛并存。诱发痛包括痛觉超敏与痛觉过敏。诱发因素通常包括机械性、温热性、精神性刺激等。疼痛部位超越当初损伤的区域，严重程度及病程与最初损伤不相符，疼痛性质多种多样。一般患者描述为烧灼样、持续固定或搏动性疼痛，经常伴有发作性疼痛。一些患者仅疼痛而无其他症状。也有少数患者在病程的某些阶段不发生疼痛。

2. 自主神经功能改变

一些患者在一定时期出现自主神经功能改变。常见皮肤温度与颜色改变及出汗增多、皮肤湿润潮红、温度升高或降低不定。早期常因血管运动神经功能障碍出现水肿，或水肿体征不明显，但患者主诉肿胀感。

3. 运动功能改变

患者运动功能改变的客观征象多种多样，主要表现为受累区域功能不全。因为剧烈疼痛患者常常保护性地减少肢体活动，久而久之因肌肉无力、废用、挛缩及关节僵直导致运动受限。少数患者可观察到肌肉震颤与肌张力障碍。

4. 营养障碍

皮肤变薄，外观发亮，也可出现变厚及脱屑、毛发脱落或异常粗糙，指甲变厚。常常发生失用性骨质疏松。

5. 心理改变

长期的剧烈疼痛、功能丧失及缺乏明确的诊断，常导致许多患者出现焦虑、恐惧、抑郁等情绪。需与原发性精神疾病出现疼痛症状相鉴别。

6. 其他

CRPS 可具有游走性，复发性，或四肢中两个或以上肢体同时发生，但这种情况极少见。有时出现反复发作的难治性皮肤感染（与慢性水肿有关）、自发性血肿、色素沉着、手掌或脚掌皮肤结节性筋膜炎与杵状指（趾）。

二、诊断要点

目前还没有用于确诊 CRPS 的诊断性试验，诊断需依赖临床表现。

（一）病史

（1）通常在伤害性事件或受伤制动之后发生。

（2）单侧肢体起病（很少累及对侧）。

（3）通常 1 个月之内起病。

（二）症状

1. 疼痛

是 CRPS 确诊必需的症状。疼痛的特点各不相同，为自发痛或诱发痛，或两者共存。自发痛可表现为 SMP、SIP 或两者共存。呈烧灼样，持续固定或具有搏动性。

2. 其他症状

（1）肿胀感。

（2）皮肤温度或颜色改变具有不对称性与不稳定性。

（3）出汗具有不对称性与不稳定性。

（4）营养改变　毛发、指甲及皮肤出现营养不良改变。

（三）体征

（1）痛觉过敏或痛觉超敏（轻微碰触、深压、关节运动及寒冷等均可产生疼痛）。

（2）水肿（单侧发生，除外其他原因所致）。

（3）血管自主神经功能改变　不对称或不稳定的温度或颜色改变。

（4）患肢出汗增加。

（5）毛发、指甲及皮肤营养改变。

（6）运动功能障碍（可能存在肌张力障碍与震颤）。

（四）自主神经功能状态

CRPS 诊断及治疗时应对患者进行自主神经功能状态评估。

1. 血管舒缩功能

皮肤血管舒缩反应受交感神经和副交感神经共同支配，临床可用划痕试验检查。白色划纹症：以钝器轻划皮肤，半分钟出现白色划纹；红色划纹症：以尖物重而慢划过皮肤，半分钟后出现红色划纹。轻划重划分别出现白色和红色划纹，或轻划先白色后红色划纹，均为正常。轻划与重划后若划纹颜色相同为不正常，均为白色是交感神经亢进，均为红色是副交感神经亢进。血管舒缩神经走行与感觉神经一致，可用以协助定位诊断。

2. 诊断性交感神经阻滞

阻断支配病变部位的交感神经后，如疼痛缓解，温暖发热，则证实疼痛为 SMP。同一 CRPS 患者在病程的一定时期可能表现为 SMP，另一时期则可能表现为 SIP，两者可能交替出现。

3. 立毛反射

用寒冷物或针刺、搔擦或揉捏方法刺激颈部皮肤（头部立毛肌反射）或足底皮肤（脊髓立毛肌反射），正常情况下立毛肌收缩出现“肌皮疙瘩”，如果刺激后，同侧颈部和胸部皮肤立毛反射特别明显，表明交感神经亢进。

4. 自主神经反射

包括眼心反射、颈动脉窦反射及卧立和立卧反射。

（1）眼心反射　缓慢加重压迫双眼球侧面 30s，前后脉搏之差少于 10 次/分钟为正常，如大于 10 次/分钟为迷走神经占优势，如压迫后脉搏反而增多为交感神经占优势。

（2）颈动脉窦反射　缓慢压迫下颌角平面的颈动脉，感到其搏动即停止压迫，计数压迫前后脉搏差。正常差值为 6～12 次/分钟，大于此值为迷走神经功能增高。注意不可双侧同时压迫，且不可久压。对颈动脉窦过敏者严禁压迫。

（3）卧立和立卧反射　从立位变换成卧位，正常脉搏差小于 12 次/分钟，从卧位变为立位，正常脉搏差小于 24 次/分钟，如超过以上数值为阳性，表示交感神经兴奋性增高。

5. 其他方法

微小神经电极法、微量发汗测定法等。

三、治疗方法

（一）损伤后早期预防

局部受到损伤后，尽快处理与治疗，充分镇痛，在一定程度上可以防止 CRPS 发生，即使发生也可以改善预后。有效镇痛能够使患者早期恢复活动与康复，减少失用性功能丧失。对限制活动的患者应在损伤急性期进行物理疗法，一般认为多种疗法联合使用效果较好。

（二）抗交感神经疗法

对 SMP 患者效果较好，常用方法如下：

1. 耗竭交感神经末梢的去甲肾上腺素

局部静脉注射胍乙啶，间断注射，以期可以实现累积效应；酚妥拉明 5mg，1～2 次/天。

2. 交感神经节阻滞

用局部麻醉药物阻断支配病变部位的交感神经节，包括星状神经节、胸交感神经节、腰交感神经节等。

3. 交感神经切断术

采用手术、化学或射频方法破坏交感神经的传导，近期效果好。

4. 其他药物

可以试用可乐定及酮洛酸等。

（三）硬膜外腔与鞘内注射药物

注射局部麻醉药物或阿片类药物或两者联合用药，但副作用是易引起膀胱与直肠括约肌功能障碍。可乐定硬膜外腔注射可能缓解上肢与下肢疼痛，口服则无此作用。

（四）经皮电刺激与脊髓电刺激

经皮电刺激对儿童效果较好，对成人则无效。成人可以采用脊髓电刺激疗法。

（五）膜稳定药物

周围神经受损后自发兴奋性增强，可使用膜稳定药物。如利多卡因、卡马西平、苯妥英钠、丙戊酸钠、加巴喷丁及美西律等。

（六）抗抑郁药

常用的有阿米替林、多塞平、马普替林及丙咪嗪等。宜先从小剂量开始服用，逐渐增加剂量。

（七）心理支持疗法

像其他慢性疼痛综合征一样，恐惧、焦虑、抑郁、功能丧失及失业压力等可能在 CRPS 的发展中起重要作用。心理支持疗法如认知疗法、生物反馈疗法及催眠疗法等对患者有很大帮助。

第五节　带状疱疹后神经痛

急性带状疱疹临床治愈后持续疼痛超过 1 个月定义为带状疱疹神经痛，6 个月以上者定义为带状疱疹后神经痛（PHN）。

一、临床表现

（1）疱疹临床治愈1个月后患区仍存在持续或发作性剧烈疼痛；患区范围内可见明显的色素沉着。

（2）患区内明显的感觉、触觉异常，大部分患者对痛觉超敏，轻轻触摸即可产生剧烈难以忍受的疼痛；部分患者浅感觉减退，触痛明显。

（3）疼痛性质以自发性刀割样或闪电样发作痛或持续性烧灼痛为主，多数患者疼痛剧烈难以忍受。

（4）由于对剧烈疼痛的恐惧，患者心理负担沉重，情绪抑郁，甚至对生活失去信心，有自杀倾向。

二、诊断要点

（1）急性带状疱疹临床治愈后持续疼痛超过1个月或既往有急性带状疱疹病史。

（2）明显的按神经分布区内感觉、痛觉、触觉异常，局部可见色素改变。

（3）疼痛性质为自发性刀割样或闪电样发作痛或持续性烧灼痛、紧束样疼痛。

（4）患区内明显的神经损伤后遗症状，如痒、紧束感、蚁行感、抽动或其他不适感。

（5）患者心理负担沉重，情绪抑郁，甚至对生活失去信心，有自杀倾向。

（6）根据疼痛性质和临床表现可进行临床亚型诊断。

1）激惹触痛型：临床表现以痛觉超敏为特征，轻轻触摸即可产生剧烈的难以忍受的疼痛。

2）痹痛型：临床表现以浅感觉减退和痛觉敏感为特征，伴有触痛。

3）中枢整合痛型：临床上可兼有以上两型的部分或主要表现，以中枢继发性敏感化异常为主要特征。

三、治疗方法

首先应该强调PHN的临床治疗方法及结果是非常复杂和多变的，到目前为止没有任何一种方法能够完全地缓解疼痛，多采用综合治疗的方法来缓解患者的剧烈疼痛、改善患者的生活质量。

（一）药物治疗原则

1. 麻醉性镇痛药

弱阿片类麻醉性镇痛药对部分患者有效。

2. 抗抑郁药

阿米替林（25～100mg/d）、多塞平（25～150mg/d）、氟西汀（20mg/d）等，可常规选用。使用过程中应注意从小剂量开始并逐步增加剂量，防止发生显著的副作用。另外去甲替林、马普替林也可以使用。

3. 抗惊厥药

卡马西平（200～300mg/d）和苯妥英钠（200～300mg/d），使用过程中应注意肝肾功能，特别是老年患者和长期服药的患者。加巴喷丁（300～1500mg/d）也可以使用。

4. NSAIDs

早期可配合其他药物使用，应注意胃肠道系统的副作用，尤其老年人应予以特别注意消化道出血的危险，个别临床病例可以毫无症状或主观感觉地突然发生大出血。

5. 局部用药

对于局部皮肤激惹症状明显的患者，即激惹触痛型后遗神经痛，疼痛局部表面使用利多卡因、辣椒素和其他 NSAIDs 类乳剂或膏剂均能取得一定的治疗效果。

（二）中西医综合治疗

中西医综合治疗包括中医中药、针灸、理疗等，有时可部分地缓解患者的疼痛。

（三）区域神经阻滞、交感神经阻滞和硬膜外腔注药

区域神经或神经根注药，包括局部注药、神经干阻滞、椎旁神经根及颈、胸、腰交感神经节阻滞。联合使用镇痛、抗抑郁等药物是缓解后遗神经痛患者剧烈疼痛比较有效的方法，尤其对于病程 <6 个月效果比较理想。硬膜外腔注药用于后遗神经痛的治疗，许多患者仅能暂时缓解疼痛，其效果不如外周神经根注药或交感神经节阻滞。神经根毁损需谨慎，仅用于运动神经支配不重要的神经根，以免引起运动障碍。肋间神经根阿霉素化学毁损效果较好，每个椎间孔注入 2～3mg，0.5ml，每次不超过 3 根。

（四）神经调控治疗

神经调控，如经外周（TENS）、经脊髓（SCS）、经下丘脑（DBS）电刺激止痛等均可选用。

（五）心理治疗

从广义上来说，心理治疗包括患者所处的环境和生活条件的改善，周围人的语言作用，特殊布置和医师所实施的专门心理治疗技术等。狭义的心理治疗则指专科医师对患者所实施的心理治疗技术和措施。后遗神经痛患者均伴有不同程度的心理障碍，如焦虑、紧张、抑郁、异常人格特性甚至自杀倾向，只有辅以有效的心理治疗才能达到临床目的。

1. 暗示

（1）支持性暗示治疗。

（2）解释性暗示治疗。

2. 行为疗法

又称为矫正疗法，是临床医师专门设计特殊的治疗程序来消除或纠正患者的异常行为或生理功能。常用系统脱敏、厌恶疗法、行为塑性法及自我调整法等。

3. 生物反馈

借助于仪器使患者知道自己身体内部正在发生的功能变化并进行调控的方法，以达到改善机体内器官、系统的功能状态，矫正应激时不良反应，维持心身健康的目的。

（六）患区后遗症状的处理

患区后遗症状是指后遗神经痛患者在支配区除了疼痛之外的症状，如感觉异常、蚁行感、痒、紧束感、麻木感或不定时抽动及其他不适的感觉等，部分患者主诉此异常比疼痛还要难以忍受，往往与疼痛症状并存，绝大部分长于疼痛期。临床处理比较困难，因为除了外周神经受损伤外，中枢异常整合机制的涉入也是主要因素。交感神经阻滞有时可缓解症状。部分症状可终身存在。

第六节　交感神经相关性疼痛

交感神经相关性疼痛是继发于外伤（如挫伤、骨折、烧伤等）、医源性损伤（如外科手术切口瘢痕、注射、徒手整复损伤等）、血管性疾病（如静脉或动脉血栓、脉管炎、血管硬化等）、内脏疾病（如胸腔、腹腔、盆腔内器官的肿瘤、炎症、缺血）以及脑瘤、蛛网膜下腔出血等疾病之后，以剧烈的自发性、顽固性、多变性疼痛，对触觉、痛觉的刺激异常过敏，血管运动障碍以及皮肤、肌肉与骨骼的营养障碍和萎缩为特征的临床综合征。该疾病与交感神经的功能障碍、受损有关。

一、临床表现

1. 疼痛

疼痛是主要症状，呈灼痛、电击痛、针刺样痛等，可表现为突发的自发性疼痛，也有患者无自发痛，当身体活动时方可出现疼痛。大多数患者因机械性、温热性、精神性、情感性刺激而诱发异样疼痛，疼痛呈弥散、扩散状，不沿神经走行，可有痛觉、感觉过敏表现。疼痛的程度与损伤的程度和基础疾病的严重程度无明显相关性。

2. 营养障碍

在损伤部位及其周围组织可出现浮肿。有时浮肿不明显，但主诉有肿胀感。随着疾病的进行性发展，毛发、指甲的生长速度由加快转为减慢，并逐渐出现皮肤菲薄、指甲卷曲且失去光泽。

3. 血管功能异常

可出现血管功能障碍。当血管收缩占优势时，皮肤湿冷、苍白；当血管扩张占优势时，皮肤温暖、潮红。皮肤温度可高可低，后期皮温呈下降趋势，表现为缺血性变化。有时可见出汗异常。

4. 运动功能障碍

早期即可出现握力下降和精巧运动功能障碍。后期韧带和周围组织纤维化可致关节挛缩、骨质疏松，进一步加重运动功能障碍。

二、诊断要点

（1）有外伤、感染或内脏疾病等病史。

（2）持续性烧灼样疼痛、异样疼痛或痛觉过敏，疼痛剧烈。

（3）血管舒缩和排汗功能异常。肢体水肿或脱水，对寒冷等刺激过度敏感。

（4）皮肤、指甲、肌肉、骨关节营养障碍。

（5）早期关节周围水肿、晚期肌肉萎缩和韧带纤维化致运动功能障碍。

（6）诊断性交感神经阻滞试验多为阳性。

（7）X 线片可见患肢的骨萎缩、骨吸收。

三、治疗方法

（一）预防性治疗

（1）首要原则是预防本病的发生。

（2）受伤早期对创面完善的处理和充分的镇痛。

（二）神经阻滞治疗

1. 阻滞原则

（1）反复使用局麻药，尤其是通过阻滞，使疼痛逐渐减轻。

（2）强调用药的单一性。

（3）当局麻药阻滞后，疼痛症状只是临时改善时，选择使用神经破坏性药物，进行神经毁损或行交感神经切除术。

2. 交感神经阻滞

（1）星状神经节、椎旁交感神经节或腹腔神经丛阻滞，根据疼痛的部位，选择相应的交感神经节。

（2）常用2%利多卡因5ml或0.25%布比卡因5ml。每日或隔日或数日一次，数周到数月反复进行。

（3）化学性毁损交感神经节常用7%～15%酚甘油或无水乙醇0.3～0.5ml注入相应胸腹交感神经节，如果一次阻滞效果不充分，间隔1～2天后可重复治疗。

3. 硬膜外腔阻滞

（1）对椎旁交感神经节阻滞困难或双侧病变时，用连续硬膜外腔阻滞。

（2）导管可留置3～5天，可视病情延长至8～15天。

（3）用0.5%利多卡因10～15ml，每日2～4次注入，或用镇痛泵连续注入，视镇痛效果，每小时注入2～4ml。

4. 局部阻滞治疗

（1）局部静脉内注药治疗　适用于四肢病变的患者。先于肢体近心端用止血带加压达到33.25～40.55kPa（250～300mmHg），于远端静脉末梢注入药物。胍乙啶10～30mg，用生理盐水稀释至20～40ml；或利血平0.5～1.0mg加生理盐水50～100ml；或倍他米松20mg加1%利多卡因15～20ml等，15～20min后，逐渐分次放松止血带，治疗过程中应密切观察心律与血压的变化。

（2）局部浸润治疗　直接在疼痛触发点用局麻药行局部浸润阻滞，有时能收到较好的疗效。

（三）药物治疗

1. 抗抑郁药

常用阿米替林、丙咪嗪、多塞平、马普替林等，成人从每日25mg起，老人从每日10mg起，每晚睡前顿服。若效果不明显，且无副作用，可每日增加10～25mg，达到每日150mg后，维持使用1～2周。最大量不能超过每日300mg。当出现口干时，表明药量已足。

2. 抗痉挛药

代表药物卡马西平、苯妥英钠、丙戊酸钠，对电击样疼痛有效。苯妥英钠每日

300mg 口服。

3. 抗心律失常药

慢心律 50～200mg，每日 3 次，口服。心动过缓、房室传导阻滞者禁用。利多卡因 100～300mg 静脉滴注，每日 2～3 次。

4. 氯胺酮

0.3mg/kg，先静脉注射半量后，余下的量在 20min 内静脉滴注。效果不明显时，可加至 0.6mg/kg，2～3 周为一个疗程。可用氟哌啶或咪达唑仑对抗其副作用。

5. 交感神经阻滞药

常用酚妥拉明每次 5mg，每日 1～2 次，口服。胍乙啶每日 20～30mg，口服 6 周，服药期间注意监测血压。

6. 其他药物

可根据治疗情况，选择应用一些药物，如非甾体抗炎药、牛痘疫苗接种家兔炎症皮肤提取物、前列腺素制剂、激素、吗啡类等。

（四）电刺激

1. 硬膜外脊髓电刺激

用硬膜外麻醉的方法，于硬膜外腔插入电极，自体外给脊髓以电刺激，以期达到镇痛的目的。电刺激装置参数多用频率 1～200Hz，电压 0～10V，脉冲宽度 0.1～1.0ms，在这个范围之内可变换各种条件进行治疗，以患者疼痛减轻为标准。

2. 经皮体表电刺激

在体表神经敏感点放置电极，进行刺激，参数同硬膜外脊髓电刺激。

（五）交感神经切除术

对病情严重或晚期患者，一般治疗无效时，可行交感神经切断术。

（六）物理治疗

针灸、理疗可作为辅助疗法应用，有一定效果。

（七）心理治疗

罹患本症的患者，多伴有不同程度的精神、心理障碍，在治疗疼痛的整个过程中，要适当地给予精神心理方面的治疗，如认知疗法、松静疗法、生物反馈疗法、催眠疗法等。

第七节　中枢性疼痛

中枢性疼痛是指中枢神经系统病变或功能失调所引起的疼痛，其原发病变在脊髓或脑内，常见的致病原因有出血、梗死、血管畸形、肿瘤、外伤、感染、多发性硬化、神经元变性、脊髓空洞症等，此外癫痫和帕金森病患者的疼痛也可归为中枢性疼痛。

丘脑痛是最典型和最常见的中枢性疼痛，各种中枢性疼痛也曾被笼统地误称为丘脑痛，其实脑和脊髓的各种病变、从脊髓背角或三叉神经脊束核至大脑皮层之间沿神经轴索任何水平的病变都能引起中枢性疼痛。

一、临床表现和诊断

1. 疼痛出现的时间

中枢性疼痛继发于中枢神经系统的病变或功能障碍之后，可即刻出现疼痛，也可延迟数月或数年后出现疼痛，大多数是在数月内发生中枢性疼痛。

2. 疼痛的部位

中枢性疼痛多发生在躯体感觉减退、感觉缺失或感觉异常的部位，范围大者可以累及全身、半身、整个肢体或头面部，范围小者可以只是局部。少数患者没有感觉障碍区域，也会出现中枢性疼痛，而且疼痛的部位也不是固定不变的。

3. 疼痛的性质

中枢性疼痛可以是任何性质、任何形式，程度可重可轻，各种内在或外界的刺激，如触物、寒冷、情绪波动等常常可以诱发或加重疼痛。烧灼样痛是最常见的疼痛类型，其他性质的疼痛如刀割样痛、针刺样痛、撕裂样痛、压榨样痛、紧缩样痛以及放射痛、牵拉痛、隐痛、跳痛、蛰痛等也可以单独或合并存在。

4. 疼痛的持续时间

中枢性疼痛是一种慢性顽固性疼痛，大多数疼痛持续存在，可以阵发性加重，但一般没有无痛间隔。有些中枢性疼痛也可以间歇出现，例如多发性硬化的间歇性疼痛和部分癫痫患者的疼痛都表现为反复出现的发作性疼痛，存在明显的无痛间隔。

5. 疼痛的伴随症状

中枢性疼痛可伴有中枢神经系统病变的其他表现，如头痛、偏瘫、截瘫、单瘫、失语、共济失调、脑神经损害症状以及躯体的感觉障碍等，此外疼痛部位的感觉异常和感觉过敏也是中枢性疼痛的常见症状，表现为轻微的触摸、冷热等正常刺激即可以引起剧烈的疼痛反应。

6. 辅助检查

CT、MRI、DSA、PET 等神经影像学检查多有阳性发现，如出血、梗死、肿瘤和脊髓空洞等。

二、治疗方法

中枢性疼痛的治疗比较困难，目前尚无确切的治疗方法，治疗往往只是减轻疼痛而很难根治疼痛，几种治疗方法的联合应用有时能够取得较好的止痛效果。

（一）药物治疗

1. 抗抑郁药

抗抑郁药物不仅可以改善中枢性疼痛患者的抑郁症状，本身也具有一定的镇痛作用，是中枢性疼痛治疗中应用较多的一类药物。常用的抗抑郁药有阿米替林、多塞平、帕罗西汀、氟伏沙明、氟西汀等。

2. 抗癫痫药

常用的抗癫痫药有卡马西平、苯妥英钠、丙戊酸钠、氯硝安定等，这些药物可以通过不同的途径抑制病变神经元的异常放电，从而减轻中枢性疼痛。

3. 抗心律失常药

用于治疗中枢性疼痛的抗心律失常药有利多卡因、美西律、妥卡尼等，可以作用于中枢和周围神经系统的离子通道，抑制神经细胞 Na^+ 内流，降低神经元的病理活动。

4. 镇痛药

镇痛药对中枢性疼痛的镇痛效果较差，应用大剂量的麻醉镇痛剂往往也难以满意地控制疼痛，所以并不是中枢性疼痛的首选治疗药物。常用药物包括罗通定、曲马多、芬太尼、哌替啶和吗啡等。

5. 其他药物

可以用于治疗中枢性疼痛的药物还有纳络酮、肾上腺素能药物和胆碱能药物等，一般只作为辅助用药。

（二）手术治疗

1. 脊髓止痛手术

（1）脊神经后根切断术　适用于躯干、四肢的节段性疼痛或区域性疼痛，手术切断范围应包括疼痛水平上下各 2 个神经根，一般需要切断相邻的 3 ~ 4 个脊神经后根才能产生带状的感觉丧失。切断脊神经后根后，不仅其分布区域的痛觉丧失，触觉和深感觉等各种感觉也均丧失。

（2）脊髓前外侧束切断术　脊髓前外侧束主要为脊髓丘脑侧束，位于脊髓的前外侧 1/4 象限，是痛觉和温度觉的主要传入通路。切断脊髓前外侧束可以阻断痛觉的二级传导通路，也可以阻断非特异性痛觉传导通路，疗效较为肯定。上肢、上腹部和胸部的疼痛一般做脊椎颈 2 水平的脊髓前外侧束切断；下腹部、会阴部、下肢的疼痛宜作脊椎胸 2 水平的脊髓前外侧束切断。疼痛位于中线或双侧者，可以切断两侧脊髓的前外侧束，但在高颈髓不宜行双侧切断，以免引起呼吸肌麻痹。

（3）脊髓前连合切开术　可以切断两侧痛觉传导的二级交叉纤维，用一次手术解除双侧或中线部位的疼痛，而且可以避免损伤脊髓的其他传导通路，防止严重并发症的发生。主要用于治疗躯体双侧、中线部位的疼痛。上肢疼痛可做颈 4 ~ 胸 1 脊椎节段的脊髓前连合切开术，胸背部疼痛一般选择胸 2 ~ 胸 8 节段，腹部疼痛、盆腔疼痛和下肢疼痛的手术节段在胸 7 ~ 腰 1。

（4）脊髓后根入髓区（DREZ）毁损术　可以毁损脊髓后角 Rexed Ⅰ ~ Ⅳ板层，痛觉传导的二级神经元都集中在此区域，毁损后能够部分破坏脊髓丘脑束和脊髓网状束，减少疼痛冲动的上行传递。另外，毁损 DREZ 后，脊髓后外束（Lissauer 束）的调节功能发生改变，也有一定的止痛作用。该手术主要适用于臂丛或腰丛神经撕脱伤后疼痛、脊髓损伤或截瘫后疼痛、残肢痛或幻肢痛以及带状疱疹后的神经痛等。

2. 脑内止痛手术

（1）丘脑核团毁损术　丘脑是各种感觉的中继站，可以毁损的核团有腹后内侧核（VPM）、腹后外侧核（VPL）、中央中核（CM）、束旁核（PF）、中央旁核（PC）、中央外侧核（CL）以及丘脑枕核等。丘脑核团毁损短期疗效显著，但容易出现感觉迟钝等并发症，长期随访有些病例疼痛复发，多与脑内其他核团或结构的毁损联合应用，以增强止痛效果、减少并发症。

（2）中脑传导束毁损术　中脑的脊髓丘脑束和三叉丘系分别是躯体和头面部的痛觉传导到达丘脑之前在脑内走行最集中的部位，也是切断疼痛的脊髓丘脑通路的理想部位，可以用较小的毁损灶比较完整地阻断疼痛通路，适用于偏侧性范围较广的躯干或头面部疼痛。躯干疼痛毁损对侧中脑脊髓丘脑束，头面部疼痛则毁损对侧中脑三叉丘系，手术采用脑立体定向技术，精确性要求较高。

（3）双侧扣带回前部毁损术　扣带回在解剖上联系着纹状体、前丘脑、隔区、穹窿、海马、边缘系统和额叶皮质，对控制各种行为、精神状态和情绪反应具有重要作用。慢性疼痛患者往往伴有情绪和精神状态的异常，而且疼痛与情绪的关系也非常密切，扣带回毁损切开后疼痛患者的焦虑、忧郁、恐惧与强迫等症状得到改善，疼痛也会有明显缓解。近年来，扣带回前部毁损术已成为治疗各种顽固性疼痛的一种常用的手术方式，一般同时进行双侧扣带回前部的毁损，才能获得较好的止痛效果。

3. 电刺激镇痛术

电刺激可能会引起中枢神经系统某些神经递质的改变，激发内啡肽的产生，或抑制甚至阻断痛觉传导，从而起到镇痛作用。常用的电刺激部位有脊髓背柱、丘脑腹后外侧核（VPL）、腹后内侧核（VPM）、三脑室后下部脑室旁灰质（PVG）和导水管周围灰质（PAG）等。电刺激的近期镇痛效果一般比较满意，远期疗效会有所减退。

第八节　灼热足综合征

灼热足综合征是指因营养不良而引起足底、小腿灼热样剧烈疼痛的一组症候群。该症又称为“疼痛足”“电击足”“痛足”及“闪电足”。该症病因尚不清楚。近年来研究认为其原因可能是由于长斯营养不良造成多种维生素缺乏，尤其是烟酸、核黄素和泛酸缺乏而引起的神经代谢障碍。

一、临床表现

（1）主要的特征是两侧足趾和足背发生难以忍受的烧灼感和剧烈疼痛，疼痛的性质如针刺样、搏动性，呈电击样。一般为持续性痛，发作性加剧且表现为“晨轻夜重”，以至影响行走和睡眠。疼痛遇热则重；冷敷或浸于冷水中略可减轻。个别病例亦可发生在两侧小腿，甚至股部和双手。

（2）局部感觉异常，痛觉减退或过敏；多汗潮湿。

（3）病程长者，可因休息不好，精神紧张而有自主神经紊乱症状。

二、诊断要点

（1）有长期营养不良和多种维生素缺乏史，如有群体性发病更具有诊断价值。足趾疼痛为“晨轻夜重”“冷轻热重”的特征。

（2）局部检查无红、肿、热、痛的特征。

（3）物理学检查及肌电图检查均无阳性发现。

三、治疗方法

1. 病因治疗

烟酸 50～100mg；泛酸 50～200mg；核黄酸 5～10mg，每日 3 次，可使症状明显改善，亦可同时加用维生素和酵母，至症状消失后持续一个月。同时应补充高热量饮食及各种营养素。

2. 神经阻滞疗法

低位硬膜外阻滞或骶管阻滞，每日或隔日 1 次；严重者可行连续硬膜外腔注药。药物可选低浓度局部麻醉剂，如 0.5% 利多卡因、0.25% 布比卡因。严重者可加用吗啡 0.2mg 加入 0.25% 利多卡因溶液内，每 12h 注药 1 次。

3. 镇痛药物治疗

可选用非甾体抗炎药。

4. TENS 疗法

刺激腓神经、胫神经表皮投影区以缓解疼痛。

5. 其他

指导患者尽量下垂两足，足底部冷敷和冷水浸泡以缓解疼痛，同时注意多休息。

第九节 叶酸缺乏性周围神经病

叶酸即嘌呤谷氨酸，属水溶性维生素 B 族，是神经元代谢过程中的重要物质，是核酸合成所必需的物质。当体内叶酸缺乏时，使神经元赖以代谢的 DNA 合成障碍而引起神经系统的损害，称叶酸缺乏性周围神经病，同时引起造血系统和胃肠道病理性改变。在我国叶酸缺乏症的发病率北方明显高于南方。

一、临床表现

本病起病及进展均较缓慢，临床表现主要为多发性周围神经炎。

（1）肢体远端感觉减退或消失，范围呈“手套”或“袜套”样分布，亦可出现麻木、刺痛及灼热感。

（2）严重者可出现四肢无力，尤以下肢明显。表现为闭目难立、共济失调及深感觉丧失、巴比斯基征阳性等亚急性脊髓联合变性表现。同时常伴有易激动、健忘、失眠等精神症状。

二、诊断要点

根据病史及上述临床表现可诊断本病。实验室检查可发现血清叶酸含量降低（正常值 13.4～47.67nmol/L），尿排泄叶酸减少。电生理检查显示感觉及运动神经传导速度均延迟。

三、治疗方法

本症多属营养缺乏性疾病，故首先要加强营养卫生知识的宣传教育，纠正饮食、烹调方面不科学的习惯，减少食物中叶酸等营养成分的破坏和丢失，从而达到祛除病因、改善症状，而且还有积极的预防作用。

1. 药物治疗

叶酸口服5～10mg，2～3次/天，连续服用3～6周或至临床症状消失。胃肠道吸收不良者可肌内注射甲酰四氢叶酸一次3～6mg，1次/天。症状重者可辅助应用维生素B_{12}及维生素C。

2. 神经阻滞疗法

可采用相应的神经节、神经根或神经丛阻滞，以改善局部营养、代谢，促进炎性改变的恢复，减轻疼痛、缓解症状。

3. TENS疗法

肢体周围神经炎用TENS疗法可起到辅助治疗的作用。

第十节　维生素B_{12}缺乏性周围神经病

维生素B_{12}是机体合成RNA、DNA过程中所必需的一种辅酶，在动物组织中含量较多。每日需要量为2～7μg，体内总含量为3～6μg。当体内维生素B_{12}缺乏时可引起周围神经和中枢神经系统的病理性改变。

一、临床表现

主要表现在神经系统的病理性改变。尤其是四肢的周围神经，且下肢重于上肢。典型的症状是感觉障碍，严重者可出现运动障碍。

1. 感觉障碍

早期常出现主观感觉障碍，表现为手足麻木、蚁爬感或灼热感，进展可出现感觉过敏、减退或消失，常有束带状感觉异常，可伴有疼痛，呈自发性，刺激时加重。

2. 运动障碍

病程进展缓慢，严重者出现下肢强直、行走困难、肌肉萎缩和腱反射消失。

二、诊断要点

1. 临床表现

对称性、远端性神经系统损伤的症状，结合既往有全胃切除或胃大部分切除史和肠道疾病史，应首先考虑本病。

2. 实验室检查

血清维生素B_{12}含量低于150pmol/L，可作为本症的有力依据。尿中甲基丙二酸排泄增加，放射性核素维生素B_{12}吸收试验呈现缺陷。

三、治疗方法

对引起本症的直接原因，给予相应治疗措施，同时对症支持治疗。

1. 药物治疗

给予维生素B_{12} 250～500μg，肌内注射，每日1次。亦可使用弥可保，其疗效较维

生素 B_{12}好，应用方法同维生素 B_{12}。也可加用 ATP、辅酶 A 等。

2. 神经阻滞

可根据神经受损部位采用相应的神经节、神经根或神经丛阻滞，以改善局部神经营养、代谢，促进炎性改变的恢复，减轻疼痛，缓解症状。

3. TENS 疗法

用于周围神经炎，可起到辅助治疗的作用。

第十一节　维生素 B_1 缺乏性多发性神经炎

维生素 B_1亦称硫胺素，蕴含于多种食物中，以酵母含量最多，豆类、麦类、肉类、动物内脏（肝、心、肾）中含量十分丰富，糙米和米糠中含量很高。因饮食、烹饪习惯致摄入不足和（或）机体代谢障碍等原因而使维生素 B_1缺乏，由此引起的周围神经疾病称为维生素 B_1缺乏性多发性神经炎。脚气病是典型的维生素 B_1缺乏症。

一、临床表现

因各种原因使维生素 B_1缺乏持续 3 个月以上即可出现临床症状。

1. 神经系统

最常见的病变是多发性周围神经炎。初始为疲乏、无力、小腿肌肉酸痛、头痛失眠、食欲不振、体重减轻等。继而出现典型症状，即进行性四肢感觉异常，自远端上行进展，下肢较上肢重。自足及踝部出现感觉过敏及灼痛，并有针刺样疼痛，蚁行感、呈袜套型分布，夜间尤甚，以致影响睡眠。其后，过敏带向上发展，严重时出现痛觉、温觉及振动觉依次消失，随之出现四肢远端无力、肌肉酸痛（以腓肠肌最显著）、步态不稳，病程长者可见远端肌肉萎缩，造成垂足垂腕。腱反射早期亢进，后逐渐减弱至消失。

2. 心血管系统

常有运动后心悸气促，心前区胀闷痛、心动过速及水肿。如不及时治疗，短期内水肿迅速发展，呼吸困难加重，产生急性心力衰竭。

二、诊断要点

本病诊断主要依据营养缺乏史和典型的临床表现，并可依靠下列检查加以确诊。

1. 蹲踞试验

患者取蹲踞姿势时，即觉小腿疼痛，起立困难。

2. 压痛

挤压腓肠肌时有疼痛。

3. 感觉减退

足背、踝部、小腿下部皮肤触觉、痛觉减退。

4. 腱反射减弱

膝腱、跟腱反射异常、减弱或消失。

5. 实验室检查

发现血丙酮酸增高，红细胞转酮酶活性降低，糖代谢指数大于15。

6. 心电图检查

窦性心动过速、P－R间期缩短、QRS波低电压、Q－T间期延长及T波双向变化。

7. 肌电图检查

可出现传导速度减慢。

8. 诱发电位

躯体感觉诱发电位可出现异常。

三、治疗方法

对本病的治疗原则是祛除病因，并尽早摄入大量维生素B族。

1. 一般治疗

饮食宜采用富含维生素的高蛋白低盐饮食。注意休息，适当加强肢体的被动和主动功能锻炼，防止肌肉萎缩。

2. 药物治疗

以维生素B族制剂为主，口服硫胺素片5～10mg，每日3次，并可同时服用酵母片（干酵母）或复合维生素。对不能口服或肠道吸收不良者，可肌内注射维生素$B_1$10mg，每日2次，连续7～10日，或加兰他敏5～10mg肌内注射，每日2次。

3. 神经阻滞治疗

对疼痛、感觉异常严重者，可根据病变部位，选取相应的交感神经节段施行阻滞术，上肢发病者可阻滞同侧星状神经节，双上肢对称者应交替阻滞。下肢发病者可阻滞腰1～腰3交感神经节，双下肢对称者可行硬膜外阻滞术。能明显改善周围神经营养和促进代谢，缓解疼痛和其他症状。

4. TENS疗法

有利于防止肌肉萎缩，对本病有辅助治疗作用。

第十二节　糖尿病性神经病变

糖尿病性神经病变是糖尿病患者发生的一组疾病症候群，表现为自主神经系统和末梢神经系统的功能障碍。

一、临床表现和诊断

有长期的糖尿病病史，血糖控制不理想，逐渐出现糖尿病性神经病变，主要症状为肢体末梢甚至躯干皮肤有异感，异常胀痛。疼痛夜间会加重，并且干扰睡眠。

体检可见皮肤感觉功能减弱和皮肤的异常性疼痛。

肌电图和神经传导速率的检查可以定量地评估外周神经病变的程度。

应与可导致神经病变的其他疾病相鉴别，如麻风病性外周神经病变、人类免疫缺陷病毒感染、酒精中毒、重金属中毒、维生素缺乏、恶性贫血、甲状腺功能减退、尿毒症和急性周期性卟啉病等。

二、治疗方法

1. 控制血糖

血糖控制越好，糖尿病性神经病变的症状越轻。血糖的剧烈波动可使神经病变的发展迅速。部分患者在将口服的降糖药转为胰岛素治疗后，糖尿病性神经病变的症状有所缓解。

2. 药物治疗

（1）抗抑郁药　阿米替林在糖尿病性神经病变时有确切疗效。其他的抗抑郁药，如去甲替林和去甲丙米嗪等同样有临床疗效。但是，此类药物有很强的抗胆碱能副作用，包括口干、便秘、镇静、尿潴留。对于青光眼、心律失常、前列腺肥大的患者应小心应用。为了使副作用最小，阿米替林的剂量应从睡前 10mg 开始应用。当副作用在允许范围内，可将睡前剂量加大到 25mg，若仍能接受，可每周将剂量加大 25mg。患者会在 10～14 天内有睡眠改善和疼痛减轻。

（2）5－羟色胺再摄取抑制剂　氟西汀也可用于糖尿病性神经病变，此类药比三环类抗抑郁药更容易被患者接受。

（3）抗癫痫药　苯妥英和卡马西平单独应用或两者与抗抑郁药联合应用有不同程度的疗效。加巴喷丁对各种神经痛有效，睡前服用 300mg，白天每天 2 次，每次服 300mg。

（4）抗心律失常药　美西律对糖尿病性神经病变的切割样或烧灼样疼痛有效。

（5）局部用药　局部应用辣椒素可以可控制疼痛。它的主要副作用是烧灼感和红斑，所以大多数患者不愿应用。经皮贴或凝胶局部应用利多卡因可短时缓解糖尿病性神经病变的疼痛。对于那些应用美西律治疗的病人必须小心，因为此药的蓄积可产生毒性作用。

（6）镇痛药　一般来说，麻醉性镇痛药物对于神经性疼痛疗效不好。可使用曲马多，其对阿片类受体的结合较少，并且可能缓解症状。曲马多与抗抑郁药物合用时要注意有可能增加患者突发癫痫的风险。

3. 神经阻滞

已证实单用局麻药或加糖皮质激素行神经阻滞对于糖尿病性神经病变引起的急性或慢性疼痛有治疗作用。

4. 神经调控

脊髓电刺激神经可明显缓解疼痛。神经毁损技术非常少用，即使采用，也只用于糖尿病性神经病变疼痛严重影响机体功能或生活的患者。

第十一章　特殊疼痛

第一节　原发性骨质疏松症

原发性骨质疏松症主要以骨量减少和骨的微细结构破坏为特征，使骨的脆性增加并易发生骨折的一种全身性骨骼疾病。

一、临床表现

疼痛是骨质疏松症最常见和最主要的症状。其原因主要是由于骨转换过快，骨吸收增加。在吸收过程中，骨小梁的破坏和消失，骨膜下皮质骨的破坏均可引起全身骨痛，其中以腰背痛最为常见。若发生骨折，疼痛加剧。无并发症的骨质疏松患者可无症状，或只有乏力、骨痛。特别是在背部与骨盆区，常为持续性疼痛，一般与骨质疏松程度有关。尤以劳累时加重，机体活动受限，日久可引起下肢肌肉不同程度的萎缩。骨质疏松病程进展缓慢，患者多以腰背疼痛和（或）骨折来就诊。

脊柱椎体压缩性骨折、髋部骨折和桡骨远端骨折是骨质疏松患者中最常发生的三种骨折。发生在胸腰段的压缩骨折，除有骨折症状外，尚有轻度肠麻痹，胸部可出现肋间神经痛。

患者可出现驼背，重者可引起胸廓畸形，甚至影响心肺功能。肋软骨与骨盆上缘贴近，在腰部两侧常伴有疼痛。

部分患者也可出现脊柱弥漫性疼痛，多见于绝经后的骨质疏松症，沿脊柱有弥漫性压痛，原因不明。经过一段时间后疼痛也可自行消失。

二、诊断要点

原发性骨质疏松症主要根据临床症状和体征并结合辅助检查结果进行诊断。

（一）影像学检查

1. X 线平片

病变最常发生在椎体、肋骨、骨盆及股骨上端。椎体所见特点为骨密度降低，侧位片因髓核的张力，使疏松椎体的上下两个面形成凹形，凹缘的密度较高。压缩骨折的椎体呈楔形。骨折后的新生骨较为致密。全身其他部位的骨骼密度也有所降低。

2. 光子吸收法

利用放射性核素所产生的射线，在穿透人体组织时被吸收，使其强度下降的原理，由计算机检测出射线衰减强度，换算成矿物质含量，可用于皮质骨及骨小梁的扫描，对骨质疏松的诊断有较大的参考价值。

3. X 线吸收法

本法基于 X 线在穿透骨组织时，因骨矿物质含量的不同而产生不同的 X 线吸收，通过检测器检测穿透骨组织的X线的强度，得出骨矿物质含量数值。

4. 定量CT扫描

定量CT扫描可对骨骼密度进行三维测量，通过对CT图像重建处理所产生的X线衰减系数，来确定任何部位的组织密度。

5. 超声波检查

此方法为新型无创骨质疏松诊断技术。应用超声波在不同介质中传播的速度及衰减系数的差异，能够测定骨骼的密度和强度，从而可以早期显示骨量的变化。

（二）形态计量学方法

通过骨穿刺取得骨组织样本，做成病理切片，在图像分析仪上对切片中骨小梁的数量、形态和分布进行观察、计算及分析，得出骨组织中骨基质、骨小梁等参考值。

（三）实验室检查

实验室检查尤其是生化检查对于骨质疏松的诊断具有重要意义，不仅有助于区分不同原因的原发性与继发性骨质疏松，而且还可用于预测发生骨折的危险性、监测骨量丢失以及选择适当的治疗方案。检测项目主要包括：

（1）性腺激素。

（2）钙调节激素：甲状旁腺素、降钙素、1,25－$(OH)_2D_3$等。

（3）血钙、血磷、尿钙以及24h尿钙/肌酐比值。

（4）骨钙素。

（5）碱性磷酸酶。

（6）尿羟脯氨酸。

三、治疗方法

（一）延缓骨量的丢失和增加骨量的储存

1. 以预防为主，防治并举为原则。

2. 重视营养和药物治疗并举。

3. 抓住年龄时机，早补、早防、早治疗。

（二）对症处理

骨质疏松症临床上常见的并发症是疼痛及骨折。因而可以利用药物、物理、神经阻滞和外科手术等方法对这些并发症进行综合治疗，并辅以康复措施，控制和缓解骨质疏松症的并发症状。

（三）药物治疗

对于骨质疏松患者可考虑酌情选用药物治疗。

1. 补充钙剂及维生素D

每日给予钙剂1～2g为宜，睡前服用。老年妇女常有肠腔钙吸收障碍，同时应给予维生素D，剂量每日4000U，或服用阿尔法骨化醇，首次量每日0.5μg，维持量每日0.25～0.5μg。以增加钙和磷从肠道吸收，促进骨骼矿化，降低血液中甲状旁腺激素水平和减少骨钙吸收，减轻骨骼和肌肉的疼痛。

2. 性激素

雌激素是预防绝经后骨质疏松的首选药物，并对减少骨折发生具有肯定疗效。给予丙酸睾酮，可促进钙、磷、氮的贮存，对骨的生成有效。

3. 降钙素

它的快速作用可以抑制破骨细胞活性，缓慢作用可以减少破骨细胞数量，有止痛、增加活动的作用，并具有改善钙平衡的功效。

4. 其他药物

还有甲状旁腺激素、二磷酸盐类、氟化物、异丙氧黄酮等，对原发性骨质疏松症都有不同程度的治疗作用。锝［^{99}Tc］亚甲基二膦酸盐注射液静脉输注可以起到修复骨膜、减轻疼痛的作用。

急性骨折患者需卧床休息，服用适当镇痛药，给予降钙素甚为有效。穿特制的背心支架可限制脊柱活动。椎体压缩骨折腰痛明显者，可适当卧床休息，但不能过分强调制动，否则会加重骨质疏松的发展。三维正脊对于刚发生的椎体压缩骨折有一定的复位作用。

第二节　类风湿关节炎

类风湿关节炎（RA）是最常见的结缔组织疾病，人群的患病率大约1.5%。RA的病因不明，似存在遗传倾向。环境因素能触发RA的活动，开始自身免疫应答反应。免疫异常包括滑囊液中自身浆细胞产生的炎性免疫复合物和抗体，如类风湿因子（RF）。当RA进展，病人自身的T辅助淋巴细胞渗入关节囊液中，产生细胞因子（如肿瘤坏死因子，粒－巨噬细胞集落刺激因子），促进炎症反应，增加局部纤维素、前列腺素、胶原酶和白细胞介素－2含量，吸引其他的炎性反应细胞参与，进一步促进血管炎和关节的损伤，导致受累关节的滑膜变厚，伴有血管翳，最终导致具有破坏性的多系统损害。

一、临床表现和诊断

1. 症状和体征

RA的发作较隐匿，患者早期的表现常为易疲劳、乏力、肌痛、食欲减退和全身不适等症状。关节晨僵渐发展，出现对称性关节烧灼样痛、腱鞘炎和关节两端的渗出。皮肤发红也可伴随其他炎性关节炎（例如痛风、脓毒性关节炎）。任何关节都可被侵袭，腕、膝、踝、掌指关节和足的骨骼最常见。若不加治疗，滑囊炎会加重，关节产生渗出液。肌腱发炎，可出现自发性断裂。最后，软骨组织和支撑性骨骼的破坏将导致严重的疼痛和功能障碍。受累的关节变形，包括屈曲性挛缩，手指和腕尺侧倾斜。炎性反应严重时可波及关节以外的组织，如胸膜、肺、心包、肾等，出现相应的表现。

2. 实验室检查

RA病人的血红蛋白轻度降低。少数出现中性粒细胞减少症，常伴有脾增大。也可出现血小板增多症、中度到重度的高丙种球蛋白血症。90%以上的病人血沉和C－反应蛋白升高。类风湿因子（RF）滴度能够预示疾病的严重度，较高的滴度标志着病情更加严重，而滴度下降也为RA治疗有效的粗略标志。

活动期的RA，其关节滑囊液中可见白细胞增多，主要是多形核细胞，也有淋巴细胞和单核细胞。黏度下降，蛋白水平增加。不出现结晶。

3. 放射线检查

早期 RA 的影像检查无特异性，常见软组织肿胀，提示关节液增加。随着疾病发展，骨软骨破坏和血管翳形成更加明显。RA 最早的特异性放射线检查结果最常见于第二、第三掌指关节和近端第三指骨关节。可见软组织纺锤样肿胀，关节腔狭窄，关节周围的骨质缺损，关节面虫凿样改变，起保护作用的关节软骨缺损。在炎性肌腱腱鞘下出现浅表侵蚀。随着关节破坏的进一步加重，可见关节腔完全消失，出现各种畸形和骨与关节的移位，如指（趾）的天鹅颈样畸形。尺侧偏斜或掌指关节偏差是 RA 的特征性变化。

4. 美国风湿病学院诊断指南有助于诊断（表 11－1）。

表 11－1 美国风湿病学院对类风湿关节炎的临床诊断标准

1. 晨僵持续至少 1 小时
2. 有 3 个或 3 个以上的关节肿：右侧或左侧的近指、掌指、腕、肘、膝、踝和股胫内侧关节
3. 腕、掌指或近指关节炎
4. 对称性关节肿
5. 类风湿结节，位于骨性突起之上，或伸肌表面或关节旁区域
6. 类风湿因子阳性
7. X 线改变，包括受累关节的骨质侵蚀或骨质疏松

必须具有以上 7 项中的 4 项表现，1～4 条持续至少 6 周。

二、治疗方法

尽管 RA 不能治愈，但是大多数病人接受适当的治疗后，其症状能明显缓解，并且降低了严重残疾的可能。然而，有 8%～9% 的 RA 病人，尽管接受了最佳治疗，也会面临严重的残疾，影响自理能力和日常生活能力。

RA 急性炎症的关节若得不到休息或固定，常导致不可逆的损伤，随后出现疼痛和功能障碍。所以对于急性 RA 的炎性反应，妥善的固定有助于减缓手和足畸形；同时强有力的抗炎治疗也非常重要。

（一）抗炎药物治疗

急性炎症应使用非甾体抗炎药进行强效治疗，如阿司匹林、布洛芬等。为降低副作用，应给与保护胃黏膜的药物，如双水杨酯或水杨酸镁复合物、枸橼酸铋钾或 H_2 受体阻断剂（雷尼替丁等）。不能耐受 NSAIDs 的病人，考虑使用 COX－2 抑制剂，但需要注意其心脏不良反应。鱼肝油也有利于抑制关节内前列腺素，促进心血管健康。

尽管 NSAIDs 是治疗急性 RA 的一线用药，糖皮质激素能显著缓解疾病急性加重期的疼痛和功能障碍。一般来说，糖皮质激素作为 RA 的治疗用药，局限用于不能耐受其他治疗或有威胁生命的关节外表现，如心包炎、胸膜炎或肾炎的患者。向发炎并疼痛的关节内注射小剂量糖皮质激素有助于缓解症状，阻断炎性发展，并可避免全身用药的副作用。

（二）免疫调节治疗

NSAIDs 或糖皮质激素是否能作为单独的治疗药物来改善 RA 的进程，还不明确。

在 RA 的早期可使用免疫调节药物。

1. 免疫抑制剂

包括甲氨蝶呤、硫唑嘌呤和环孢素。这些药物抑制 RA 急性反应的作用相同，总体耐受性好。必须监测骨髓抑制、肝肾功能损伤和肺炎。免疫抑制剂有触发恶性肿瘤的可能，尤其是长期使用硫唑嘌呤。甲氨蝶呤能够干扰叶酸代谢，需要同时叶酸替代治疗。

2. 金制剂

治疗 RA 有效，有注射液，常通过肌内注射给药，一周 1 次。也有口服制剂。副作用包括显著的肾脏和肝脏毒性，以及潜在的皮肤和血液毒性，甚至危及生命。

3. 青霉胺

如果金制剂治疗无效或出现毒性反应，可口服青霉胺。青霉胺潜在的严重副作用有骨髓抑制、肾脏损伤和狼疮样综合征、肺出血－肾炎综合征和重症肌无力。使用医生应熟悉药物的毒性反应，并必须严密观察这些危害生命的不良反应。

4. 羟氯喹

也能缓解轻度到中度活动期 RA 病人的症状。药物耐受性好，主要的副作用有肌病，还有眼部的副作用，包括可逆的角膜炎和可能不可逆的视网膜变性。

5. 柳氮磺吡啶

主要用于溃疡性结肠炎，也可用于治疗 RA。毒性小于金制剂和青霉胺，起效缓慢但全身耐受性好。肠溶性制剂增加了其耐受性。所有使用该药的病人需要监测血常规和血生化，从而发现血液、肾脏和肝脏的副作用。

6. 依那西普和英夫利昔单抗

是新的细胞因子调节药，单独或联合甲氨蝶呤治疗 RA 疗效明显。依那西普和英夫利昔单抗都是阻断了肿瘤坏死因子－α。急性 RA 的病人体内肿瘤坏死因子－α 的数量增加，会加速炎性反应，从而引起疾病相关的疼痛、肿胀和四肢僵直。这些药物的作用机制是通过结合游离的肿瘤坏死因子－α，减少加速炎性反应的数量。依那西普通过皮下给药，一周 2 次，耐受性好，副作用少，包括神经系统功能障碍、视神经炎和很少见的血细胞减少。英夫利昔单抗通过静脉给药，常伴有寒战、发热、血压异常和皮疹。这些药物不能用于急性感染的病人，由于药物能抑制炎性反应，甚至是很小的感染用药后也会威胁到生命。也有报道显示这些药物治疗 RA 过程中能使结核病重发。

（三）物理和康复治疗

局部冷、热疗法能明显缓解疼痛、肿胀和四肢僵直，由理疗医师据情选择。使用矫形器装置防止关节变形是 RA 病人治疗过程中的一个组成部分。夜间固定夹减慢尺侧倾斜，疾病早期应使用。使用鞋的嵌入物和穿着合适的鞋也有助于保存功能和减轻疼痛。卧床休养保护肘部和跟腱，减少受压部位类风湿结节的发生。当急性炎症控制后，应实施温和的物理治疗方法，关注康复锻炼、关节保护及运动范围和功能康复。

（四）外科治疗

外科治疗局限于急性关节损伤的修复，如关节半脱位、软骨撕裂、肌腱断裂等，以及受压性神经病变的减压。全关节成形术适用于关节严重受损的病人。需要牢记，RA 病人特别是有颈 1～2 半脱位危险的病人，需要早期手术治疗避免致命性的脊髓损伤。任何外科治疗应结合理疗和康复，从而避免术后功能的进一步丧失。

第三节　小儿疼痛

一、小儿疼痛的特点

（1）小儿疼痛的诊断和治疗比较复杂，因小儿表达能力有限，欠合作，病史陈述不清，查体结果不可靠，治疗措施难以实施。

（2）小儿对疼痛的敏感性高，年龄越小对疼痛越敏感。

（3）小儿有时因惧怕治疗而隐瞒病情，不及时向医生及家长陈述疼痛，常延误治疗。

（4）小儿疼痛的持续时间与成人相比明显缩短，常表现为阵发性疼痛，疼痛发生后，强度迅速减弱，表现为高起点短时程。

（5）疼痛是一种强烈的不愉快的伤害性感受，可引起小儿和成人相似的反应，包括呼吸循环、激素代谢、免疫等，可影响小儿的健康生长发育。此外，疼痛对小儿心理和精神也有很大影响。

小儿疼痛的评估相对困难，且具有特点。详见第二章第二节“疼痛的定性和定量诊断”。

二、小儿生长性疼痛

生长性疼痛是一种原因不明的发生在小儿生长旺盛期之前的一种肢痛症。学龄儿童约5%发生过此疼痛。发生疼痛的最常见年龄是11岁，11岁学生中约20%的男生和30%的女生有此疼痛体验。

（一）临床表现和诊断

（1）疼痛部位以膝关节周围最常见，髋骨及股上段后侧次之，主要累及股部肌肉及腓肠肌。

（2）不定期间歇性发作的下肢痛，发作频率不规则，夜间较多，疼痛轻重不一，持续时间不定，从数秒到数小时。

（3）发作时无其他伴随症状，疼痛消失后肢体活动正常。

（4）体格检查无异常发现。

（5）实验室检查及影像学检查无异常发现。

诊断主要依靠临床表现，要与风湿性关节炎进行鉴别诊断。

（二）治疗方法

（1）一般无须特殊治疗，本病随生长发育的成熟可完全自愈。仅需注意疼痛的变化。

（2）疼痛发生时可对症处理，发作频繁时可口服非甾体抗炎药。

（3）局部按摩、热敷等处理能否缓解症状难以肯定。

（4）可用维生素C或补钙治疗。

（5）本病预后良好，不影响健康，无后遗症。

三、小儿腰骶椎裂

是一种先天性骨骼发育畸形，分为脊膜膨出和腰骶椎隐性裂两类。有的小儿无任何症状，直至成年后发生疼痛。也有的在婴幼儿期就出现症状。可引起慢性神经根炎、病变附近软组织受累后引起韧带增厚、粘连、肌筋膜炎。随着年龄增长，活动增多，组织损害越来越重。脊膜膨出手术修复后，遗留的疼痛等并发症也比较常见。可因术中神经根或脊髓损伤，术后瘢痕形成等因素引起。小儿腰骶椎裂大多发生在后侧，发生在前侧的极少见。可见以下几种类型：隐性脊柱裂、脊柱裂伴脊膜膨出、脊柱裂伴脊髓脊膜膨出、脊柱裂伴脊髓外翻，可合并有脊髓内积水、无脊髓、畸胎瘤、皮样囊肿、骶骨发育不全、原发性泌尿系畸形及阿－奇畸形（Arnold－Chari）。

（一）临床表现

1. 腰骶部包块或局部皮肤异常

2. 神经系统症状

症状的多少与程度，因脊髓及脊神经畸形程度而定，较常见的有下肢迟缓性瘫痪、大小便失禁等。随着年龄的增长，神经系统症状逐渐加重。

（二）诊断要点

1. 临床表现

通过临床表现进行诊断。

2. 体格检查

包块多位于背部的中线，偶有偏离中线，大小不定，表面皮肤正常或有毛发增多、色素沉着、红色斑痣等。脊柱裂伴脊髓外翻可见纵行的梭形肉芽创面，有时可在脊髓中央见纵行沟，即未闭合的神经管，有时可见脑脊液滴出。隐性脊柱裂没有包块，只有皮肤异常或无异常表现。包块通畅试验阳性，有时可触及骨质缺损。下肢迟缓性瘫痪和肌肉萎缩，感觉和腱反射减弱或消失。下肢常见发冷、青紫和水肿。马蹄足很多见，可有肌肉挛缩，有时伴髋关节脱位。

3. 辅助检查

X线、CT及MRI检查均可见到椎板棘突缺如，CT与MRI检查还可观察脊髓及脊神经情况。

需与该部位的畸胎瘤、脂肪瘤及皮样囊肿相鉴别。

（三）治疗方法

（1）手术治疗应注意保留神经组织，防止发育过程中神经继续受到牵拉和压迫，以免畸形不断发展，加剧神经的功能障碍。

（2）已有神经肌肉功能缺损者，手术不能使之恢复。治疗可采取理疗、热敷、口服非甾体抗炎药。局部压痛点注射或神经阻滞效果较好。

（3）一般认为病儿有轻度的下肢瘫痪和大小便失禁时，仍应早期手术，术后再做功能重建及括约肌成形术。

（4）出生后早期手术感染危险少，神经根受到牵拉和压迫较轻，其支配区肌肉功能损害小。

第四节　皮肤瘢痕痛

由皮肤创面愈合后形成或正常皮肤自然发生的瘢痕引起的原发性疼痛，称为皮肤瘢痕痛。

一、临床表现和诊断

皮肤瘢痕痛为皮肤瘢痕部位及其周围一定范围内的烧灼样刺痛或跳痛、紧箍样感，阴雨天气或气温变化时症状可加重，同时伴有血管痉挛、发绀、多汗、皮肤和指甲的营养障碍等一系列交感神经功能亢进的表现。此外，还可出现肌力减退，但无肌肉萎缩。瘢痕在下肢和足部时可影响站立、行走，发生在上肢则可出现握力减弱。若瘢痕组织过度增多可形成蟹足状瘢痕疙瘩，称为“蟹足肿”。有时瘢痕可诱发内脏反射而引起内脏功能障碍。如头皮的瘢痕有时可诱发癫痫和心绞痛发作，背部瘢痕则可引起顽固性恶心和神志不清等表现。

根据病史，结合临床表现诊断本病并不困难。但若伴有瘢痕疙瘩时应与纤维肉瘤等疾病进行鉴别诊断。

二、治疗方法

本病症状顽固，治疗较困难，瘢痕中的神经纤维往往需要数月或数年的时间才能修复至正常。同时本病易复发，常需长期反复治疗。

（一）病因治疗

局部可采用放射治疗、物理疗法，也可外敷曲安奈德新霉素软膏和类固醇激素软膏。亦可在瘢痕组织内注射皮质类固醇激素。此外，还可口服 H_1 或 H_2 受体阻断剂，如马来酸氯苯那敏、西咪替丁等。

（二）疼痛的治疗

1. 镇痛、镇静药的应用

可根据病情适当选用非甾体抗炎药；对于症状顽固者可考虑使用麻醉性镇痛药。

2. 神经阻滞疗法

（1）局部浸润阻滞　在瘢痕敏感部位的基底部注入 0.5% ~1% 利多卡因或 0.25% 布比卡因，常能收到满意的疗效。

（2）神经阻滞　适用于瘢痕或疼痛范围广且无明显敏感点的患者，根据瘢痕及疼痛所在部位，可选择相应的硬膜外间隙、神经根、神经丛、神经干或神经支进行阻滞。在局麻药中可加入维生素 B 族或皮质类固醇激素，每周 1 ~2 次，5 次为一个疗程，一般疗程较长，需反复治疗。

（3）交感神经阻滞　如出现反射性交感神经萎缩症的体征时，应对支配瘢痕部的交感神经节进行阻滞，常可收到良好的镇痛效果。交感神经阻滞对蟹足肿有特殊的治疗效果，通过反复阻滞治疗可使蟹足肿逐渐缩小。

3. 瘢痕皮下射频热凝神经毁损术

4. 中医中药

（1）毒热内蕴、血淤阻络型，以清热解毒、活血化瘀为原则。

（2）淤血内阻、血流不畅型，则以活血化瘀、软坚散结为治疗原则。

（3）气虚血滞、脉络淤阻型，则以益气养血、活血通络为治疗原则。在上述治疗基础上，可同时外用瘢痕止痒膏。

5. 局部注射毁损和手术

对于顽固性病例也可采用在瘢痕疼痛敏感位点皮下注射酚溶液或无水乙醇，能起到延长疗效的作用。如经上述处理措施还不能奏效，可考虑应用外科手术切除瘢痕，对于较大的神经纤维瘤亦有手术切除的必要。

第十二章　非疼痛性疾病

第一节　不定陈诉综合征

具有全身倦怠、容易疲劳、头痛头晕、心悸、失眠、胃肠功能障碍等躯体不固定的多主诉而又没有与此相吻合的器质性病变者，称为不定陈诉，具有这些不定陈诉的一群症状，统称为不定陈诉综合征。

不定陈诉综合征分三大类：①神经症型（以心理性为主）；②心身症型（心理性和自主神经失调共存）；③原发性自主神经症型（只有自主神经失调而无心理性因素）。

一、临床表现和诊断

1. 症状多陈诉性

医生应详细进行问诊，掌握诊断的第一手材料，主动诱导患者诉说所有症状，以便综合分析。

全身性占18.8%，包括全身倦怠，易疲劳、发热、盗汗、容易晕车、手足发凉、双手足麻木、手掌发黏；神经肌肉症状占36.3%，包括不眠、头晕、反应迟钝、烦躁、麻木感、头痛、面痛、眼疲劳、鼻塞、眩晕、耳鸣、声带异感、肩僵硬、背痛、腰痛、下肢乏力；心血管性占22%，包括心悸、气喘、胸闷、浮肿；胃肠道性占22.9%，包括食欲不振、恶心、胃痛、腹痛、腹部不适感、胸闷、便秘、腹泻。

2. 时间和空间上的无固定性

如腹痛有时突然变成头痛，或变成咽喉异常感，有时因心理活动、社会因素使症状更加恶化。

3. 只有陈诉和症状而查不出相应的器质性病变

即使有体征也与陈诉无明显的因果关系。

4. 发凉

对诊断有重要意义。符合下列6条中的4条，则可确定为发凉：

（1）手足发凉难忍。

（2）不想靠近冷房，对冷房适应能力很弱。

（3）夏天也穿长筒袜子或厚裤。

（4）冬天用脚炉、电毯。

（5）容易受冻伤。

（6）冬天蜷着身子睡觉。

5. 辅助检查

根据疼痛部位及症状，必要时进行有关化验、B超、X线、CT等检查，排除有无相关部位脏器的器质性病变。

二、治疗方法

（一）星状神经节阻滞

不定陈诉综合征的实质是交感神经功能亢进。星状神经节阻滞能解除交感神经过度紧张及功能亢进，改善血液循环状态，促进自然治愈能力，加强防御功能，起抗炎作用，能使自主神经安定强化，最终达到治疗目的。两侧交替，每周 1 ~2 次，10 次为一个疗程。

（二）针刺疗法

取足三里、三阴交、合谷、曲池穴，连接于治疗仪，频率 15Hz 和 3Hz（5s），每次持续 15min。

（三）药物疗法

1. 中药

可选用当归四逆加吴茱萸生姜汤，有助于改善发凉症状，解除寒证。

2. 西药

维生素 E 及 β 受体阻断剂（如心得安），其他交感神经抑制剂也可使用。对于疼痛明显者，可给予非甾体抗炎药。失眠严重者加用催眠药，必要时可加用抗焦虑抑郁药。

（四）痛点注射

在触痛点局部注射局麻药 + 糖皮质激素，每周 1 ~2 次，10 次为一疗程。

（五）直线偏光近红外线（超激光）照射疗法

患者平卧，把探头放在 C6 ~T1 区域内进行照射，输出功率为 80% ~100%，照射 7 ~10min，一个疗程 10 次。可与星状神经节阻滞交替应用。

第二节　面神经炎

面神经炎又称面神经麻痹，俗称 Bell 麻痹。本病是由于非化脓性炎症而引起的面部肌肉活动降低或瘫痪性疾病。

一、临床表现和诊断

（1）绝大多数突然发生麻痹，表情肌麻痹在几小时或 1 ~2 天内达到高峰。仔细问诊可发现面神经麻痹前 1 周至 10 天已患病。麻痹呈逐渐加重，初诊时应向患者讲清此规律，以免纠纷。

（2）麻痹表现　面部表情不灵、歪嘴斜脸、前额皱纹消失、眼睑不能闭合、眼裂变大。一侧鼻唇沟变浅、口角下垂。

（3）动作障碍　不能露齿、闭目、鼓气。进食时食物残渣停留在齿颊部，需用手掏。

（4）疼痛伴流泪、口水下淌。

（5）患侧舌前 2/3 味觉减退或丧失。

（6）其他包括听觉过敏、流泪减少或前庭功能障碍。

（7）结合实验室检查和影像检查排除其他面瘫，如Hunt综合征（有前庭障碍，耳壳或三叉神经、第2和3颈神经支配区内有水疱）、中枢性面瘫（因表情肌受两侧中枢支配，表现为不全麻痹，仅出现于病变对侧下面部表情肌的运动障碍，而上半面部为正常）、急性感染性多发性神经炎（双侧性，伴有对称性肢体运动和感觉障碍，脑脊液蛋白－细胞分离现象）、腮腺肿瘤、中耳炎、颅底肿瘤等。

二、治疗方法

（一）星状神经节阻滞疗法

星状神经节阻滞是治疗面神经炎的首选方法，可扩张挛缩的血管，改善血流和面部营养供应，消除缺血，有抗炎作用。对住院患者，每日2次，门诊患者每日1次。发病3～4周期间，尽量连续进行，此后改为两日1次，一周2次、一周1次，逐渐减少次数，直至痊愈。如果发病一周内开始本法，痊愈率更高。用1%利多卡因5～10ml，行患侧星状神经节阻滞。

（二）药物疗法

可用血管扩张药、维生素B族。类固醇类（激素）不宜在早期应用，因为可能会促进感染。若选用，应仔细确定无感染存在。

急性期可服用阿司匹林0.5～1g，一日3次。恢复期可用地巴唑、加兰他敏及ATP等代谢激活剂。致病原因可能为病毒时，可给予抗病毒药物。

（三）一般治疗

急性期应注意休息，避免劳累，生活要规律。局部热敷、按摩。避免强烈的刺激性疗法。可使用眼罩、点眼药以保护角膜。

（四）可进行理疗、针灸、电刺激和体疗，加强表情肌锻炼

第三节　面肌痉挛

面肌痉挛为发生在一侧面部的肌肉阵发性不自主收缩。主要病因是炎症、神经受压、神经损伤。炎症方面，病毒感染的可能性最大。神经受压常见于颅内肿瘤、动静脉畸形、动脉瘤或正常动静脉压迫面神经。

一、临床表现和诊断

（1）阵发性一侧面肌不自主的抽动，双侧患病者仅占0.7%。不能随意停止。

（2）起初是眼轮匝肌痉挛，逐渐扩展到一侧面部其他肌肉。

（3）口角肌肉痉挛易被人看见，重者累及同侧颈阔肌。

（4）痉挛程度轻重不同，精神紧张、疲劳、自主运动时加剧，睡眠时消失。

（5）部分患者有同侧舌前味觉、同侧听觉障碍。

（6）通过影像和电生理检查与颅后窝疾病、痉挛症、三叉神经痛、癫痫、面神经麻痹后痉挛、眼睑痉挛等鉴别。

痉挛症的特点：小儿多发生；面部各部分都微动；面神经支配区以外部位也出现抽动；有强迫感；可以随意停止。

二、治疗方法

1. 面神经穿刺压迫、阻滞术

在X线或CT诱导下，将穿刺针刺入茎乳孔，注入局麻药0.5ml，获得充分的麻痹现象后，留针40min至1小时压迫面神经。也可注入0.3ml无水乙醇直接压迫面神经而获麻痹。获得麻痹后嘴歪向对侧，在2~3个月后可恢复。也可在穿刺成功后用60℃~80℃射频热凝治疗。

2. 肉毒素注射

在痉挛的肌肉内局部注射肉毒素具有一定的效果。

3. 手术治疗

有明显血管压迫面神经者，可行神经血管减压术，效果较好，并发症少。

第四节　突发性耳聋、耳鸣

突发性耳聋多累及单耳，双耳患者占1%，以40~60岁成年人发病率高。患者在原来无耳鸣、耳聋的情况下，原因不明突然发生耳鸣、耳聋，于数小时或数日内听力迅速丧失达到高峰。

一、临床表现

（1）发病前常有生气、忧郁、悲伤等情绪刺激反应，以及疲劳、饮酒、妊娠和环境气压温度改变等诱因。

（2）多在晚间或晨起时发病，起初感到单耳低频或高频耳鸣，数小时后发觉突然听力下降。

（3）由部分耳聋到完全性耳聋，可历经数小时或数日。

（4）半数患者伴有眩晕，多感到患耳侧旋转。

（5）重者有恶心、呕吐。

（6）耳聋程度常与眩晕轻重呈正相关，1周内眩晕即可逐渐消失。

（7）约有1/3的患者听力在1~2周内亦可逐渐恢复，如个月后听力仍不恢复，多将成为永久性感音性耳聋。

二、诊断要点

（1）根据过去无耳鸣、耳聋史，突然发作性耳鸣、耳聋，短期内即达耳聋高峰，半数伴有眩晕，一般诊断不难。

（2）有时突发性耳聋应和梅尼埃病相鉴别，后者发病早期听力丧失很少，呈波动性听力曲线。听力损失不超过60dB，而突发性耳聋患者的听力损失多在60dB以上。

（3）为排除听神经瘤，应做内听道X线摄片或桥脑小脑角MRI扫描。

（4）还应进行全身系统检查，排除高血压、糖尿病、梅毒、血液病等。

（5）有条件者在病后3周内可行病毒分离检查。

三、治疗方法

（1）尽早使用颈交感神经节阻滞（星状神经节阻滞）。0.5% 利多卡因 5～8ml，在患侧阻滞颈交感神经，每两日 1 次，连用 10 次。

（2）伴有严重眩晕者，应采用镇静药物如地西泮、氯丙嗪等药。

（3）前列腺素 E 160μg，ATP 80mg，溶于低分子右旋糖酐 250ml，静脉滴注，90min 滴完。每日 1 次，连用 7～10 日。

（4）可加用糖皮质激素静脉输注。

（5）丹参 16～18g，溶于低分子右旋糖酐 500ml，或山莨菪碱 30～40mg，溶于 5% 葡萄糖液 500ml，静脉滴注。

（6）用高压氧舱治疗，亦可采用 95% 纯氧和 5% 二氧化碳吸入，效果更好。

（7）抗凝溶栓治疗，有血栓时可使用。

（8）可使用神经营养药如维生素 B_1、维生素 B_{12}、胞二磷胆碱、能量合剂和中药等。

（9）手术治疗，如鼓室探查术。

第五节　皮肤瘙痒症

皮肤瘙痒症又称皮痒症，是一种自觉皮肤瘙痒而无原发性损害的皮肤病。

一、临床表现和诊断

（1）全身性瘙痒症为阵发性，常在睡前、情绪变化、进食辛辣食物及气候变化后发生。重者常瘙痒难忍，影响睡眠和工作。发作时，因不停搔抓，直至抓破皮肤，有疼痛感时痛痒才缓解或减轻。皮肤常出现继发损害如抓痕、血痂、苔藓样变、湿疹样变、色素沉着、继发感染等。

（2）瘙痒发生于身体某一部位，称为局限性皮肤瘙痒症。常见于肛门、会阴、阴囊，也可见于小腿、掌跖、外耳等处。

（3）除瘙痒外，局部可有烧灼、虫爬及蚁行等感觉。

（4）有些瘙痒症继发于全身疾病如内分泌失调、糖尿病、肝胆疾病及肾脏疾病等，患者可能存在相应疾病的症状和体征。

二、治疗方法

1. 寻找并治疗病因和诱因

（1）如果是糖尿病引起的外阴瘙痒，应积极控制血糖，瘙痒常可缓解。

（2）肝肾疾病或真性红细胞增多症所致的瘙痒，每日口服考来烯胺 5～8g 有效。

（3）甲状腺功能减退患者通过服用甲状腺素可消除瘙痒症状。

（4）老年性瘙痒及更年期患者如无禁忌，可适当选用丙酸睾酮或己烯雌酚等性激素治疗。

2. 全身药物治疗

可应用各种抗组胺类（如马来酸氯苯那敏、去氯羟嗪、赛庚啶等）和镇静类（如溴化剂、地西泮等）药物。静脉注射10%葡萄糖酸钙或硫代硫酸钠。也可使用0.1%～0.5%普鲁卡因静脉缓慢滴注的方法，普鲁卡因4mg/kg，总量不超过1g，每天1次，10次为一疗程，注意滴注的速度不应过快，防止普鲁卡因中毒。麻醉性镇痛药引起的瘙痒可以使用纳洛酮治疗。

3. 局部治疗

可以采用糖皮质激素软膏、抗组胺药、薄荷酊剂外敷，也有使用辣椒素霜外敷。

4. 中医中药治疗

由中医科医师辨证论治。

5. 物理治疗

一般使用激光、磁疗、蜡疗、矿泉浴及光化学疗法等。

6. 神经阻滞疗法

可作为一种辅助疗法，尤其是对顽固性瘙痒患者，具有一定临床治疗价值。神经阻滞虽然只有短暂的止痒效果，但其能阻断瘙痒的恶性循环，可促进和加强其他治疗的效果。对严重瘙痒引起的皮炎，可用0.25%的普鲁卡因或利多卡因进行局部皮下浸润。

对顽固性肛门周围瘙痒可行连续骶管阻滞或在肛门周围先注射局麻醉药后，再注射40%乙醇溶液。采用连续硬膜外或骶管阻滞连续数日，往往可以切断瘙痒的恶性循环，促进患者的康复。

局部患处和穴位可注射局麻药物配合糖皮质激素，也可使用亚甲蓝在患处注射。局限的瘙痒可皮下射频热凝治疗。

第六节　神经性皮炎

神经性皮炎又称慢性单纯性苔藓。是一种较为常见的、反复发作的、以皮肤苔藓样变及剧烈瘙痒为特征的慢性炎症性皮肤病。神经性皮炎的病因，目前尚不完全明确。发病多与神经精神因素有关，患者可有头晕、失眠、烦躁易怒、焦虑不安和抑郁等表现。此外，局部刺激（如摩擦、日晒、多汗）、消化不良、饮酒、进食辛辣等均可诱发或加重本病。

一、临床表现和诊断

本病以20～40岁的青壮年占多数，老年及儿童少见。临床上将本病分为局限性和播散性两类。

（一）局限性神经性皮炎

也称慢性单纯苔藓。开始常先感局部阵发性瘙痒，经搔抓或摩擦后，出现成群粟粒或米粒样大小皮肤色、淡褐色或淡红色圆形或多角形扁平丘疹，质地坚实而带光泽，表面附有小片鳞屑。历时稍久可形成皮纹加深和皮嵴隆起的典型苔藓样变斑片。斑片中央的损害较大而且明显，边缘的较小，境界亦很清楚。周围多呈淡红、黄褐色或有色素沉着，表面干燥无分泌物，有时常有抓痕、血痂，周围可能有孤立散在的扁平丘疹。本症多好发于颈项部，其他部位如肘、腰、骶尾、眼睑、阴部、股内侧、小腿及前臂等处亦可发生。

（二）播散性神经性皮炎

皮损与局限性神经性皮炎相似，但分布广泛而弥散，既有疏散性皮肤色、褐色或淡红色扁平丘疹，亦有大小不一苔藓样斑片。好发于头部、四肢、肩、背、腰部等处，有的皮损可沿抓痕呈条状排列，自觉阵发性剧痒，夜间加重，患者常因此失眠而表现情绪烦躁。

因剧痒易抓破表皮，可致湿疹样皮炎或继发感染，或因处理不当而产生接触性皮炎。本病病程缓慢，常经久不愈，经治疗好转或痊愈后，可因内、外环境的改变而加重或复发。

二、治疗方法

去除诱因，对症治疗。

（1）首先应明确并去除诱发和加重此病的一切因素，禁食刺激性食物，尽量减少局部摩擦和刺激，避免搔抓、摩擦或热水洗烫等方法以减轻瘙痒。适当休息，减轻疲劳。如夜间入睡困难且瘙痒严重者，可考虑睡前口服地西泮或三溴合剂等药物。有便秘习惯者，要多饮水多吃蔬菜和水果，必要时给予通便药物，消除便秘。

（2）注意调整患者的情绪和心理状态，对于有明显的失眠、焦虑和抑郁的患者，给予对症治疗，并且鼓励患者进行身体锻炼，养成良好的起居习惯。

（3）口服药主要为抗组胺制剂，如异丙嗪、苯海拉明、氯雷他定、马来酸氯苯那敏等。

（4）局部用药常采用10%黑豆馏油软膏或5%～10%硫磺煤焦油软膏外涂加电热风吹，可收到明显疗效。外用药物以各种糖皮质激素类软膏为主，也可以使用中药膏剂外用。

（5）全身性皮损可以使用0.1%～0.5%普鲁卡因250ml，按4ml/kg剂量给药，缓慢静脉滴注，一次总量不超过1g，每天1次，10天一个疗程。对于播散性皮炎，因病灶部位多，难以局部用药，可经静脉缓慢滴注0.1%普鲁卡因，每次不超过1g，每日或隔日1次，有一定疗效。

（6）物理治疗一般使用紫外线、冷冻、激光、磁疗、蜡疗、矿泉浴及光化学疗法等。

（7）中医中药治疗　由中医科医师辨证论治。

（8）神经或区域神经末梢阻滞　如神经性皮炎仅限于颈部一侧，可行患侧颈浅丛神经阻滞。可沿胸锁乳突肌中点外缘上下浅筋膜下注射0.5%利多卡因4ml＋泼尼松龙0.25～12.5mg的混合液。如双侧同时受累可隔天双侧交替阻滞。如病变位于躯干可行肋间神经阻滞。骶尾部病变可行骶管阻滞。对于全身多处受累者，可每次阻滞2～3个病灶，2～3日后再阻滞2～3个病灶。

（9）病灶区皮下注射　将0.5%普鲁卡因或利多卡因加入适量维生素B_{12}、少量糖皮质激素病灶下注射，疗效也较好。局部皮损或严重瘙痒可以使用局部皮下注射，药物包括局麻药、激素、抗组胺药及维生素等，也可使用酒精、亚甲蓝等药物。

（10）局限的病灶区也可皮下射频热凝治疗。

第七节 肢端发绀症

肢端发绀又称手足发绀，可以是某些疾病的一个症状，即继发性肢端发绀，也可以是一种单纯的原发疾病，即原发性肢端发绀症。

一、临床表现和诊断

（一）原发性肢端发绀

各年龄阶段及不同性别均可患病，但多发于年轻女性。可能是由于交感神经兴奋性增高，小动脉张力增加，肢端血流减少所致。双手指比足趾更易发生，表现为手指遇寒冷时出现发绀，多无疼痛及麻木，虽在温暖环境可稍减轻，但不能完全消退。手指（或足趾）虽发绀，但无缺血性坏死。症状常在精神紧张、情绪激动时加重。症状程度与血清内皮素水平关系密切，内皮素水平增高时症状加重。

（二）继发性肢端发绀

肢端发绀的表现与原发性者无区别，但肢端发绀系全身性或系统性疾病所引起。慢性阻塞性肺气肿患者常有此表现。血液系统疾病中的真性红细胞增多症也较多见。多种免疫系统疾病，如系统性红斑狼疮、类风湿关节炎、抗磷脂抗体综合征等也不少见。恶性肿瘤中，一些淋巴瘤患者、浆细胞瘤伴有冷凝集现象者、卵巢畸胎瘤患者均可发生。少数见于糖尿病、细胞色素 C 氧化酶缺陷者的家族性或散发病例。某些药物也可导致血管运动障碍而出现肢端发绀，如麦角胺或其衍生物、干扰素 - β 等。某些特殊病毒感染，如 Parvo 病毒 B_{19}感染时也可出现肢端发绀。

如确无各种可能引起的继发肢端发绀者，方可考虑为原发肢端发绀症。

二、治疗方法

由于原发肢端发绀者的预后良好，只需注意患部保暖一段时间后可自行痊愈。而对继发性者，则应针对病因治疗。可在硬膜外间隙置入导管，经镇痛泵连续阻滞。严重者可行交感神经阻滞治疗。

第八节 失眠症

失眠症简称失眠，是一种最常见的睡眠障碍，通常指患者在具备睡眠的环境和条件下，对睡眠时间和（或）质量不满足并影响白天社会功能的一种主观体验，往往并发焦虑、抑郁等精神疾病症状。以往失眠的治疗主要以精神科、神经科和中医科为主，方法以安定类和精神类药物为主。虽然这些药物不断改进，但长期使用依然存在依赖、耐受和成瘾的风险。为此近年来认知行为疗法被广泛采用。有麻醉学家对睡眠有浓厚兴趣，并对麻醉学方法治疗失眠进行了不懈的探索，近年来取得一些成果。

一、诊断

1. 诊断标准

符合以下条件者可诊断为失眠：①失眠主诉，包括入睡困难（入睡时间大于30min）、易醒（整夜觉醒次数≥2 次）、多梦、早醒、醒后入睡困难（30min 不能再入睡）等。②日间功能损害：疲劳或萎靡不振、日间嗜睡、注意力涣散、工作能力下降、情绪不稳或易激惹、易犯错或易出事故。③在有条件睡眠且环境适合睡眠的情况下仍然出现上述症状。

2. 分类

短期失眠（病程 <3 个月）、慢性失眠（ >3 次/周、病程≥3 个月）、其他失眠（不符合以上）。

3. 主观测评工具

（1）睡眠日记　推荐患者至少完成两周的睡眠日记。

（2）睡眠评估量表　匹兹堡睡眠质量指数（PSQI）、睡眠障碍评定量表（SDRS）、Epworth 嗜睡量表（ESS）、失眠严重指数量表（ISI）等。

（3）精神评估　焦虑/抑郁自评量表（SAS/SDS）、汉密尔顿焦虑/抑郁量表（HAMA/HAMD）、艾森克个性问卷（EPQ）。

（4）生活质量评估　疲劳严重程度量表、生活质量问卷。

4. 客观测评工具

多导睡眠图（PSG）、体动记录仪。

5. 其他

体格检查、实验室检查与影像检查评估是否具有躯体疾病。

二、治疗方法

（一）药物治疗

1. 苯二氮䓬受体激动剂

苯二氮䓬类药物是目前使用最广泛的催眠药，通过改变睡眠结构延长总睡眠时间，缩短睡眠潜伏期。其缺点是长期使用存在耐药性、成瘾性、戒断反应与认知损害等不良反应。原则上使用最低有效剂量、间断给药（每周 2 ~4 次）、短期用药（常规用药不超过 3 ~4 周），减药缓慢和逐渐停药（每天减掉原药的 25%）。

此类药物根据半衰期长短分 3 类：①短效类：常用的有三唑仑、咪哒唑仑等，主要用于入睡困难和醒后难以入睡。②中效类：常用的有羟基安定、艾司唑仑、阿普唑仑等，主要用于睡眠维持困难、易醒。③长效类：常用的有地西泮、氯硝西泮、氟西泮等，主要用于早醒。

2. 非苯二氮䓬受体激动剂

包括唑吡坦、佐匹克隆、扎来普隆等。此类药物优点为起效快、半衰期短、次日没有宿醉症状、认知损害比较小、成瘾性及耐药性少，是目前推荐的治疗失眠一线药物。佐匹克隆成人口服常用量 7.5mg，老年人、体弱者、肝肾功能不全的患者应减半。

3. 镇静性抗抑郁药和抗精神病药物

包括米氮平、文拉法新、曲唑酮、三环类抗抑郁药等，主要用于合并抑郁症的患者。米氮平成人有效剂量通常为15～45mg，对抑郁症引起的失眠和躯体形式障碍的失眠均有较好的镇静催眠作用。曲唑酮成人常用剂量50～100mg，可用于药物依赖或药物戒断的情感障碍，情绪障碍伴发的失眠，使其不再依赖催眠药。阿米替林成人剂量12.5～25mg，可用于疼痛伴有严重失眠者，一般从12.5mg开始，每3天调整1次(12.5mg)，以夜间维持良好睡眠，白天无明显困倦为度。

4. 其他药物

褪黑素、褪黑素受体激动剂、抗组胺药、食欲素受体阻断剂等。褪黑素参与调节睡眠-觉醒周期，可以改善时差症状和睡眠时相延迟综合征，但不推荐作为催眠药物来使用。抗组胺药对由于过敏性疾病引起的失眠有一定的效果，几天后会发生耐受，临床亦不推荐。食欲素受体阻断剂已经被美国食品与药品管理局批准应用于临床，目前国内尚未普及。

（二）认知行为治疗

认知行为治疗指针对导致失眠长期维持因素，通过纠正患者对睡眠的错误认识，并改变患者日常行为对失眠进行治疗。主要内容包括五个方面：

（1）睡眠健康指导　帮助患者养成利于睡眠的良好生活习惯，减少饮酒，晚间不要吸烟、喝浓茶或含咖啡因的饮料。白天进行有氧体育锻炼，睡前避免剧烈运动。

（2）刺激控制　有睡意时再上床睡觉，不在床上做与睡眠无关的事情，如看书、看手机等。每天定时起床，白天尽量不补觉、不午睡。

（3）睡眠限制　通过缩短卧床清醒时间，增加入睡的驱动能力以提高睡眠效率，但总体卧床时间不低于5h。

（4）松弛训练　包括腹式呼吸法、肌肉松弛法和冥想练习等。应激、紧张和焦虑是诱发失眠的常见因素，放松治疗可以缓解上述因素带来的不良效应。

（5）认知治疗　帮助患者认识到自己对睡眠非理性的信念与期待，重新树立积极、合理的睡眠观念。

认知行为治疗是失眠的一线治疗手段，其远期疗效和持久性较药物治疗具有明显的优势。适用于存在影响睡眠连续性问题、有导致失眠持续的行为因素或存在条件性觉醒的患者。

（三）物理疗法

1. 重复经颅磁刺激（rTMS）

重复经颅磁刺激是利用时变磁场使大脑皮层产生感应电流，其中低频刺激（≤1Hz）抑制局部神经元活动，降低大脑皮层兴奋性，近年来被作为治疗失眠的新手段。适用于慢性原发性失眠、精神系统疾病（抑郁症等）伴发的失眠、癫痫或帕金森病伴发的失眠。治疗参数为低频1Hz刺激双侧外侧前额叶和顶枕区域，每次20min，每天1次，一个疗程10～15次。

2. 改良电休克（MECT）

电休克是用短暂适量的电流刺激大脑，引起病人意识丧失，皮层广泛性脑电发放和全身性抽搐，以达到控制精神症状的一种治疗方法。治疗前加用静脉麻醉药和肌肉松驰剂可使患者抽搐明显减轻。适合不能服药或服药无效，有自杀倾向的抑郁症患者，可改善其睡眠连续性。治疗频率每周 2 ~ 3 次，一个疗程 6 ~ 10 次。

3. 其他物理疗法

经颅电刺激、静电刺激、生物反馈疗法、光照疗法、针灸和推拿按摩等均有一定效果。

（四）麻醉学方法

1. 星状神经节调控

星状神经节调控可降低交感神经紧张性，降低 HPA 轴等应激系统的兴奋性，从而调节睡眠。

（1）操作方法　患者仰卧位，肩下垫枕，头稍后仰，并偏向对侧约 30°。常规皮肤消毒、铺巾。推荐在超声引导下穿刺。覆盖有无菌护套的 3 ~ 12MHz 超声探头定位 C_7 横突基部，识别颈长肌、颈部血管、甲状腺、食道、气管、C_7 横突和 C_7 神经根等。针头与皮肤垂直在平面内轻轻进针，至颈长肌前方，回吸无血，注入 0.5% ~ 1% 利多卡因 3 ~ 5ml。观察 2 ~ 3min，阻滞成功的标志为穿刺同侧出现霍纳综合征，表现为瞳孔缩小、上眼睑下垂、结膜充血等。拔针后以无菌敷料压迫穿刺部位大于 5min，防止局部出血。也可选择侧入路穿刺。星状神经节阻滞一般 1 ~ 3 次/周，左侧效果较好，每次只阻滞一侧，5 ~ 10 次为 1 个疗程。

（2）伴有头、颈部疼痛的，可在局麻药中加入吗啡 1mg 或者其他相当剂量的阿片类药物；也可以注射局麻药后注射三氧化水。

（3）长期严重失眠，星状神经节阻滞治疗有效者，也可以选用脉冲射频或高电压脉冲射频治疗。

2. 病人自控睡眠

病人自控睡眠指病人想要睡觉时，可按压自控泵的给药键，泵入由医务人员预先设定的睡眠药物来诱导睡眠。药物可以选择咪达唑仑、异丙酚等中短效镇静药。右美托咪定作为一种仿生睡眠药物可诱导类似自然睡眠过程，具有可以物理唤醒、不抑制呼吸和不产生药物依赖和成瘾等优点。但需要具有麻醉监测和管理背景的专业人员在有条件的场所实施。

操作方法：首先进行药物静脉滴定，以确定适合个体的用药剂量；再通过病人自控给药装置实现病人自我给药，技术参数根据滴定结果设定：咪达唑仑单次剂量 1 ~ 2mg，锁定时间 10min；或者右美托咪定单次剂量 6 ~ 20μg，锁定时间 5 ~ 10min，背景剂量 0.1ml/h。患者在夜间可根据需要通过自己按压自控键，将安全剂量的药物经过自控输注装置注入体内，从而诱导和维持睡眠。如果没有明显的心血管等不良反应和并发症，可以带病人自控睡眠装置回家自行给药，实现长时间治疗。为保证医疗安全，最好有远程呼吸和脉搏血氧饱和度监测。

3. 丙泊酚诱导睡眠

一些顽固性失眠患者，传统方法疗效不显著。鉴于睡眠和全身麻醉在神经生理上有某些相似性，可在严密监测下试图运用麻醉药物丙泊酚诱导和维持睡眠，从而达到治疗失眠的目的。丙泊酚用于治疗失眠的争议很大，除药物依赖、成瘾和呼吸循环抑制等并发症外，其疗效也有待进一步证实。

操作方法：治疗前禁食 6h、禁饮 2h，监测心电、呼吸、血氧饱和度与血压。开放静脉通路，麻醉诱导后使用微注射泵静脉泵注丙泊酚每小时 4mg/kg 辅助睡眠，连续泵注 2～5h。注意血压维持在术前值的 ±20% 以内。

4. 三氧疗法

包括三氧直肠灌注（见第二十三章第四节“三氧注射技术”）和三氧自体血疗法，可能通过改善组织供氧和脑代谢，促进神经细胞修复来改善失眠症状，对部分病人有良好效果，可配合其他疗法使用。

三氧自体血疗法操作方法：将 100ml 静脉血注入含有抗凝剂的抗氧化容器中，用 20～40μg/ml O_3-O_2混合气体 100ml 与血液混合，5min 后再输回体内。治疗频率每天 1 次或每周 1～3 次，每个疗程 10 次。

5. 多模式睡眠

顽固性失眠的临床治疗非常棘手。多数药物属于症状治疗，药物不仅可以产生耐药，多数药物还会产生依赖，在临床实际工作中，抗失眠药物的依赖性经常成为治疗失眠的难点。

“多模式睡眠”主要内容包括：①根据不同个体在不同阶段的发病特点，使用不同药物和方法施治，包括药物、理疗、神经阻滞、认知行为疗法和病人自控睡眠等；②对异常的睡眠分期和结构，有针对性地进行精确调控治疗。

“多模式睡眠”需要正确使用失眠诊断标准和精神科评分，并以多导睡眠监测（PSG）等现代化监测手段为依据和指导，围绕病人自控睡眠和认知行为疗法为主线进行。多学科合作是“多模式睡眠”的重要基础和保证。

第二篇

疼痛科常用技术操作常规

第十三章　术前病情估计和术前准备

第一节　术前病情分级

美国麻醉医师协会（ASA）患者术前状态分级标准：

Ⅰ级：正常健康。

Ⅱ级：有轻度系统疾病。

Ⅲ级：有较严重的系统性疾病，日常活动受限，但未完全丧失工作能力，生活能够自理。

Ⅳ级：有严重系统性疾病，已丧失工作能力，且面临生命威胁，生活不能自理。

Ⅴ级：不论手术与否，生命难以维持24h的濒死患者。

急症手术在每级前加注“急”或（E）。

Ⅰ、Ⅱ级患者对麻醉和手术的耐受力一般良好；Ⅲ级患者麻醉和手术有一定危险性，应做好充分的术前准备和并发症防治；Ⅳ和Ⅴ级患者的危险性极大，应做好积极抢救，围术期随时都有发生意外的可能，术前必须向家属详细交代清楚。一般Ⅳ和Ⅴ级患者不宜进行疼痛手术治疗。

第二节　常见伴随疾病的评估与准备

一、高血压病

（1）高血压病患者的麻醉风险取决于是否继发有重要脏器的损害及损害程度，包括脑、心脏、冠脉供血和肾功能等改变。

（2）高血压病患者术中、术后可能发生高血压、低血压、心力衰竭、心脑血管意外等并发症。合并糖尿病和肥胖者麻醉手术的危险性更大。

（3）术前经内科治疗，应用降压药使血压控制在160/90mmHg以下，改善其他重要脏器功能及水电解质平衡后，方可进行手术麻醉。

（4）急症手术前亦应调控好血压及全身状态后，方可施行手术。

二、心脏病

（1）心功能分级　测定心功能的方法很多，但最简单而实用的是根据心脏对运动量的耐受程度而进行的心功能分级，一般分为4级，详见表13－1。

表 13-1　心功能分级及其意义

级别	屏气试验	临床表现	临床意义	麻醉耐受力
Ⅰ级	>30s	能耐受日常体力活动，活动后无心慌、气短等不适感	心功能正常	良好
Ⅱ级	20~30s	对日常体力活动有一定的不适应感，往往自行限制或控制活动量，不能跑步或用力地工作	心功能较差	如处理正确、适宜，耐受仍好
Ⅲ级	10~20s	轻度或一般体力活动后有明显不适，心悸、气促明显，只能胜任极轻微的体力活动或静息	心功能不全	麻醉前应充分准备，应避免增加心脏负担
Ⅳ级	<10s	不能耐受任何体力活动，静息时也感气促，不能平卧，有端坐呼吸、心动过速等表现	心功能衰竭	极差，一般需推迟手术

1994 年，美国纽约心脏协会（NYHA）对心功能分级方法进行了修订，并将心绞痛列入功能状态（临床表现）分级的内容（表 13-2）。

表 13-2　NYHA 心功能分级

级别	功能状态	客观评价
Ⅰ	患者有心脏病，体力活动不受限，一般的体力活动后无过度疲劳感，无心悸、呼吸困难或心绞痛（心功能代偿期）	A 级，无心血管病的客观证据
Ⅱ	患者有心脏病，体力活动稍受限制，休息时觉舒适，一般的体力活动会引起疲劳、心悸、呼吸困难或心绞痛（Ⅰ度或轻度心衰）	B 级，有轻度心血管病变的客观证据
Ⅲ	患者有心脏病，体力活动明显受限，休息时尚感舒适，但轻的体力活动就引起疲劳、心悸、呼吸困难或心绞痛（Ⅱ度或中度心衰）	C 级，有中度心血管病变的客观证据
Ⅳ	患者有心脏病，已完全丧失体力活动的能力，休息时仍可存在心力衰竭症状或心绞痛，任何体力活动都会使症状加重（Ⅲ度或重度心衰）	D 级，有重度心血管病变的客观证据

Goldman 心脏危险指数（cardiac risk index，CRI）也可作为非心脏手术的危险性评估。共计 9 项，累计 53 分（表 13-3）。CRI 指数点越多，其心脏危险性越大。

表 13-3　Goldman 多因素心脏危险指数

项　目	内　容	记分
病史	心肌梗死 <6 个月	10
	年龄 >70 岁	5
体检	第三心音、颈静脉怒张等心力衰竭表现	11
	主动脉瓣狭窄	3
心电图	非窦性节律，术前有房性早搏	7
	持续室性早搏 >5 次/min	7
一般内科情况差	PaO_2 <60mmHg，$PaCO_2$ >50mmHg，K^+ <3mmol/L，BUN >18mmol/L，Cr >260μmol/L，SGOT 升高，慢性肝病征及非心脏原因卧床	3
腹内、胸部或主动脉手术		3
急诊手术		4
总计		53

积分评价：0~5分（1级），危险性一般；6~12分（2级），有一定危险性；13~25分（3级），危险性较大；>26分（4级），危险性极大。

（2）总体上，心功能1~2级患者对手术耐受性较好，心功能3~4级者对手术耐受性差，术前应改善心功能，控制慢性心衰。控制心率和快速房颤，心室率应控制在100次/分钟以下。室性早搏应小于5次/分钟。

（3）心电图明显异常者，应明确病因。

（4）对缺血性心脏病，应从病史中明确是否存在心绞痛，既往有无心肌梗死病史，目前心脏功能代偿情况，心肌梗死后6个月以上才能进行选择性手术。

（5）特殊传导阻滞并有心动过缓、晕厥史，对药物治疗反应差的患者，术前应安置临时起搏器。已安装起搏器的患者术前须经心内科确定起搏器功能正常；术中使用单极电灼器有一定危险性，尽量避免使用。

三、呼吸系统疾病

（一）呼吸困难程度分级

0级：平地正常行走无呼吸困难症状。

1级：能按需行走，但易疲劳。

2级：行走距离有限，行走一定距离后需停步休息。

3级：短距离行走即出现呼吸困难。

4级：静息时出现呼吸困难。

（二）术前肺功能评定标准

肺功能检查：除肺功能简易评估法外，有条件的医院应常规做肺功能测定，通过测定最大通气量（MVV）、第一秒用力呼气量（FFV1）、残气量/肺总量（RV/TLC）、肺弥散率（PL），结合血气分析来判断肺功能及手术危险性（表13－4）。

表13－4　术前肺功能评定标准

肺功能评定	最大通气量（MVV）	残气量/肺总量（RV/TLC）	第一秒用力呼气量（FFV1）
正常	>75%	<35%	>70%
轻度损害	60%~70%	36%~50%	55%~69%
中度损害	45%~54%	51%~65%	40%~54%
重度损害	30%~44%	66%~80%	25%~39%
极重度损害	<29%	>81%	<24%

重度肺功能异常：3项中至少2项达重度损害。

中度肺功能异常：3项中轻中重度损害各1项；或有2项中度损害。

（三）术后易发生呼吸功能不全的高危指标

（1）严重呼吸困难。

（2）肺功能严重减退，肺活量和最大通气量小于预计值60%，第一秒时间肺活量小于0.5升，第一秒用力呼气量小于60%。

（3）血气分析：PaO_2低于65mmHg，$PaC0_2$高于45mmHg。

（四）术前准备

（1）急性呼吸系统感染者，术后极易发生肺不张和肺炎，择期手术必须在完全治愈后1~2周安排。

（2）术前1~2周禁烟。

（3）肺心病患者人应用药物改善心功能，使之处于最佳状态。

（4）术前3~5天用抗生素。

（5）术前用药应减量，禁用吗啡类药物。

（6）哮喘患者术前用支气管扩张剂及激素治疗。

（7）高危患者术后易并发呼吸功能衰竭，术前应与家属说明，术后需使用机械通气。

四、内分泌疾病

（一）甲状腺疾病

（1）甲状腺功能亢进患者术前应治疗控制。

1）心率应小于90次/分钟。

2）血压和基础代谢（BMR）正常。

3）蛋白结合碘4h小于25%，24h小于60%。

4）甲亢症状基本控制。

（2）甲状腺肿瘤较大者，应注意有无呼吸困难及气管压迫症状；有无气管移位。应常规做颈部正侧位摄片。如有气管压迫、移位，应清醒气管插管。术毕拔管时应注意有无可能发生气管软化，并作好气管切开的准备。

（二）糖尿病

（1）要求术前基本控制尿糖阴性或弱阳性，尿酮体必须为阴性，空腹血糖控制在8.0mmol/L以下。

（2）术中监测血糖，根据化验结果给予胰岛素，并注意维持血清钾正常。

（3）急症手术，首先应查血糖、血清钾、钠、氯、pH及尿糖、尿酮体。根据化验结果给予胰岛素治疗。待尿酮体转为阴性、电解质正常后，方考虑麻醉与手术。

（三）长期（6个月以上）使用肾上腺皮质激素

术前及术中应加大激素剂量，术中用氢化可的松100mg~300mg或地塞米松10mg~20mg。

（四）嗜铬细胞瘤

术前用α受体阻断剂及β受体阻断剂，控制血压及心率，并使血细胞比容低于40%。

五、肾脏疾病

（一）肾功能损害估计（表13-5）

表13-5　肾功能损害程度

测定项目	损伤程度			正常值
	轻度	中度	重度	
肌酐（μmol/L）	>176	>353	>707	53~140
尿素氮（mmol/L）	7.5~14.3	14.3~25	25~35.7	2.5~7.5

轻度、中度、重度每项分别定义为1、2、3分。累计分数越高，功能越差。

（二）术前准备

（1）纠正水和电解质平衡。

（2）纠正贫血，必要时行透析治疗。

（3）控制感染。

（4）避免使用经肾排泄及损害肾功能药物。

（5）避免使用缩血管药物，以免导致肾血流锐减，加重肾损害。

六、肝脏疾病

（一）肝功能损害评估（表13-6）

表13-6 肝功能损害程度

测定项目	损伤程度			正常值
	轻度	中度	重度	
血清胆红素（μmol/L）	18	18~27	>27	0~4
血清白蛋白（g/L）	>3.5	3.0~3.5	<3.0	3.5~5.5
腹水	无	易控制	不易控制	无
凝血酶原时间（s）	延长1~4	延长4~6	延长6以上	
营养状态	好	尚可	差，消瘦	

每项轻度1分，中度2分，重度3分，最高分15分。分数越高，功能越差。

黄疸、腹水、低蛋白血症及凝血障碍者，手术和麻醉风险增加，术后死亡率也升高。

（二）术前准备

（1）术前高碳水化合物及高蛋白饮食和内科保肝治疗。

（2）纠正贫血及低蛋白血症（输新鲜血及白蛋白），血小板计数 $<50\times10^9/L$，凝血酶原时间延长，应输血小板及其他凝血因子。

（3）给予大量维生素C、维生素B和维生素K。

（4）控制腹水，维持水电解质平衡。

七、血液病

（1）纠正贫血，血红蛋白达90g/L以上。

（2）血小板要求在 $6\times10^9/L$ 以上。低于 $6\times10^9/L$ 慎用硬膜外阻滞。

（3）其他血液病，如白血病、血友病等应由血液科做特殊术前准备。

八、其他疾病

1. 脱水及电解质紊乱

（1）较长时间不能进食及用脱水利尿剂的患者，术前应该依化验检查及体检予以输液纠正，必要时根据中心静脉压补充液体。

（2）血清钾、钠、酸碱状态，应纠正到正常范围。

2. 急诊患者

应按病情的轻重缓急，做必要术前准备，适当纠正水，电解质和酸碱紊乱，补充血容量。急性活动性大出血患者，应边输血输液边抢救，立即麻醉和手术。

第三节 其他术前准备

一、患者精神状态的准备

（1）术前必须想方设法解除患者的思想顾虑和焦急情绪，从关怀安慰、耐心解释和鼓励着手，酌情、恰当阐明手术目的、麻醉方式、手术体位以及麻醉和手术中可能出现的不适等情况，针对存在的顾虑和疑问进行交谈和说明，取得患者的信任，争取充分的合作。

（2）对过度紧张而不能自控的患者，手术前夜或当日麻醉前给适量镇静安眠药。

二、术后适应性训练

有关术后饮食、体位、大小便、切口疼痛或其他不适，以及可能需要较长时间输液、吸氧、胃肠减压、胸腔引流、导尿及其他引流情况，术前应酌情将其临床意义向患者讲明，争取其配合。多数患者不习惯在床上大小便，术前需进行锻炼。术后深呼吸、咳嗽、吸痰的重要性必须向患者讲解清楚，并训练正确的执行方法。

三、胃肠道准备

择期手术中，除浅表小手术采用局部浸润麻醉者外，其他不论采用何种麻醉方式，均需常规排空胃，目的是防止术中或术后反流、呕吐、误吸、肺部感染或窒息等急症。胃排空时间正常人为4～6h，当患者情绪激动、恐惧、焦虑或疼痛不适等可致胃排空时间显著延长。因此，成人一般应在麻醉前至少8～12h禁饮、禁食，确保胃彻底排空；小儿麻醉前也应该至少禁饮、禁食8h，但乳婴儿麻醉前2h可喂1次葡萄糖水。

四、输液输血准备

对中等以上手术，术前应检查患者的血型，做好交叉配血试验，准备一定数量的血制品。对于稀有血型患者，提倡术前自体贮血。凡有水电解质或酸碱失衡者，术前均应常规输液，补充电解质和纠正酸中毒。

五、治疗药物的调整

病情复杂的患者，术前已经常规接受一系列药物治疗，术前除要求全面检查药物治疗的效果外，还应重点考虑某些药物与麻醉之间存在的相互作用，有些容易导致麻醉的不良反应。因此，对某些药物要确定是否继续使用、调整剂量再用或停止使用。例如，洋地黄、胰岛素、皮质激素和抗癫痫药物，一般都需要继续使用至手术前，但应该核对剂量，适当调整。对一个月以前曾较长时间应用皮质激素而术前已经停服者，手术中有可能发生急性肾上腺皮质功能不全危象，因此手术前必须恢复使用外源性皮质激素，直至手术后数天。使用抗凝治疗的患者，手术前应停止使用，并需设法拮抗其残余抗凝作用。患者长期服用某些中枢神经抑制药，如巴比妥、阿片类、单胺氧化酶抑制药、三环抗抑郁药等，均可影响对麻醉药的耐受性，或于麻醉中易发呼吸和循环意外，故均应于手术前停止使用。安定类药（如氯丙嗪）、抗高血压药（如利血平）、抗心绞痛药（如β受体阻断剂）均可导致麻醉中出现低血压、心动过缓，甚至心缩乏力，故术前均应考虑是否继续使用、调整剂量使用或暂停使用。

六、手术前晚复查

手术前晚应对全部准备工作进行复查，如临时发现患者感冒发热、妇女月经来潮等情况时，除非急诊手术，择期手术应推迟进行。

七、术前用药

（一）术前用药的目的

（1）避免或减少患者情绪紧张和焦虑，便于麻醉诱导和管理，提高机体对局部麻醉药的耐受性。

（2）降低机体代谢，提高痛阈，减少麻醉药用量。

（3）预防和减少麻醉药的不良反应。

（4）抑制自主神经系统反射，减少腺体分泌，保持术中呼吸道通畅，解除或减轻内脏牵拉反应。

（二）药物种类

1. 镇静催眠药

常用苯巴比妥钠肌内注射，常用剂量2～3mg/kg。

2. 麻醉性镇痛药

药物有吗啡、可待因、哌替啶、芬太尼等，具有较强的镇痛作用，但同时也具有吗啡类药物的副作用，如呼吸抑制、恶心、呕吐、心率减慢、肌肉强直等。因此，对年老、体弱，颅脑外伤、颅内高压等患者要禁用或慎用。常用药物吗啡0.05～0.1mg/kg或哌替啶0.5～1mg/kg。

3. 苯二氮䓬类药物

常用药物有地西泮、咪达唑仑等，均有较强的抗焦虑和遗忘作用。两药相比地西泮的作用时间明显较咪达唑仑长。两药均可采用口服、肌内注射和静脉注射用药，小儿可采用咪达唑仑口服或滴鼻。常用剂量咪达唑仑0.05～0.1mg/kg。

4. 抗胆碱能药物

（1）阿托品　可引起心率增快、呼吸中枢兴奋、减轻内脏牵拉反射、减少唾液分泌、扩张外周血管、扩瞳、抑制汗腺等作用。临床应避免在心动过速、心肌缺血、高热、青光眼患者中使用。小儿常用剂量0.01mg/kg。

（2）东莨菪碱　与阿托品相比不引起基础代谢、体温和心率的变化，同时还具有中枢镇静作用，对腺体分泌的抑制作用较阿托品弱。老年人、小儿或剧痛患者应用后，可能出现躁动和谵妄等副作用。小儿常用剂量0.007～0.01mg/kg。

用药途径：成人可通过口服、肌内注射或静脉注射用药，小儿除以上途径外也可经直肠或滴鼻等给药。

第十四章 人工气道的建立和呼吸管理

第一节 口咽通气道的放置

【适应证】

(1) 有呼吸道潜在梗阻风险（如肥胖、呼吸睡眠暂停综合征等），需要进行全麻、药物镇静等可能引起肌肉松弛，加重上呼吸道梗阻的患者。

(2) 全麻术后未完全清醒的患者。

(3) 拔除气管导管后有上呼吸道不全梗阻征象的患者。

(4) 外伤后上呼吸道有梗阻表现的患者。

(5) 鼻腔手术后，可能有咽腔不通畅的患者可置入口咽通气导管。

(6) 各种原因导致的上呼吸道梗阻。

【禁忌证】

气道高反应性，引起持续的恶心、呕吐、喉痉挛发作者。

【操作方法】

(1) 根据患者情况，选择恰当的口咽通气道，表面均匀涂抹液状石蜡或用无菌生理盐水湿润。

(2) 若无禁忌证，尽量将患者头部向后倾仰以通畅上呼吸道。

(3) 清除患者口腔内分泌物或异物。

(4) 一只手撑开患者门齿，另一手持通气道，按下述方法置入导管。

1) 将口咽通气道管端指向患者口腔硬腭顶部，轻轻置入以避免将舌后推，当其通过悬雍垂后，轻轻地旋转通气道使内口指向喉部置入，向前推进直至通气道管翼贴近门齿。

2) 用压舌片将舌压向颌底，将口咽通气道管端指向喉部，使其弯曲度与咽部的自然曲线一致，轻轻向前推进直至通气道管翼贴近门齿。

(5) 妥善固定，防止移位及滑脱。

【注意事项】

(1) 选择合适的口咽通气道，长度大约相当于从门齿至下颌角的长度，导管过短可将舌根推向咽腔，加重梗阻；过长则易引起恶心、呕吐发作。

(2) 注意保持通气道通畅。有时需头侧位才能通畅。

第二节 鼻咽通气道的放置

【适应证】

(1) 全麻术后，拔除气管导管后有上呼吸道不全梗阻征象的患者。

（2）有呼吸道潜在梗阻风险（如肥胖、呼吸睡眠暂停等），需要进行全麻、药物镇静等可能引起肌肉松弛，加重鼻咽腔梗的患者。

（3）全麻术后未完全清醒的患者。

（4）颅内手术后呼吸道有梗阻表现的患者。

（5）口腔手术后，可能有咽腔不通畅的患者。

（6）各种原因导致的上呼吸道梗阻。

（7）呼吸心脏骤停急救中，若没有条件进行气管插管或插管困难，可迅速置入鼻咽通气道进行经面罩通气，尽可能地缩短患者的缺氧时间。

【禁忌证】

（1）有凝血功能障碍，鼻腔内有出血倾向患者。

（2）颅底骨折，尤其有脑脊液鼻漏患者。

（3）鼻腔畸形，影响通气导管置入的患者。

【操作方法】

（1）根据患者情况，选择恰当型号的鼻咽通气道，表面均匀涂抹液状石蜡。

（2）选择通畅的鼻腔，滴1%麻黄碱5滴，收缩鼻腔黏膜血管，防止出血；1%丁卡因5~8滴，起到表面麻醉的作用。

（3）将鼻咽通气道垂直于面部插入鼻前庭，沿下鼻道轻柔送至咽腔，调整合适深度，保证舌根前移，维持上呼吸道通畅。

（4）妥善固定，防止移位及滑脱。

【注意事项】

（1）选择管径合适的型号，成人常选用6.5~7.0号。

（2）置入前需在体表测量通气道的长度，恰当的长度为鼻孔至同侧下颌角。

（3）注意保持导管通畅。

第三节　喉罩的放置

喉罩（LMA）是介于面罩和气管插管之间的一种人工气道。喉罩根据是否有食道引流管氛围经典型喉罩（普通喉罩、可弯曲喉罩和Slipa喉罩）、双管喉罩（Proseal喉罩、Supreme喉罩、Guardian喉罩等）和插管型喉罩等多种型号。经典型喉罩由罩体和通气管组成，平均密封压为20~24cmH_2O。双管喉罩由罩体、通气管和引流管组成，密封压平均为24~30cmH_2O。其中以第一代经典型喉罩的操作最具代表性。

【适应证】

（1）出现未预料到的困难插管或预计常规插管难度较大，需紧急快速建立人工气道者。

（2）需特殊体位手术的患者。

（3）患者拒绝使用气管内插管。

（4）用于急救复苏。

（5）灾难性事故的现场复苏。

【禁忌证】

（1）存在误吸风险者（如饱胃、肥胖、多发创伤、急性胸腹部外伤、禁食前使用过阿片类药物、肠梗阻、食管裂孔疝等）。

（2）呼吸系统顺应性下降的患者。

（3）长期机械通气的患者。

（4）不能耐受喉罩，反复、频繁发生恶心、呕吐的患者。

【操作方法】

（一）使用前检查

（1）注气检查喉罩的罩囊有无漏气，确定无漏气后，将注入气体全部抽尽，使罩囊处于真空状态。

（2）用生理盐水或水性润滑剂将喉罩前端背部湿润以减少喉罩通过口腔插入时的阻力。

（二）操作要领

（1）操作者用左手从后面推患者的枕部，使头颈部轻度后仰。

（2）操作者用右手拇指和食指握持经典型喉罩的通气管，握持部位尽可能靠近通气罩与通气导管的结合部，通气罩的开口朝向患者的下颌方向。

（3）紧贴患者上切牙的内面将喉罩的前端插入口腔内，尽可能使通气导管与手术台保持平行，然后向前用力将喉罩紧贴硬愕插入患者口腔内。

（4）将食指放在通气导管与通气罩的结合部处向内推送，直至将喉罩推送至下咽部，此时可感到有阻力。

（5）采用适量的空气充起通气罩，经典型喉罩需放入牙垫。双管喉罩通气管中自带内置牙垫。

（6）加压通气，胸部监听呼吸音进行位置检查，确定无漏气后接呼吸器进行人工通气或保留自主呼吸。用胶布将牙垫与喉罩导管一同固定。

【注意事项】

（1）喉罩大小的选择要考虑：性别、体重、身高、体质指数、口咽的大小和形状等，但任何一种单独因素作为选择喉罩大小的特异指标都不一定合理，目前多主张成人（无论男女）都首选 4 号大容量喉罩。或根据体重选择：30 ~ 50kg 选 3 号；50 ~ 70kg 选 4 号；70kg 以上选 5 号。

（2）喉罩插入及维持中应给予适当的镇静，避免刺激咽喉部反射引起恶心、呕吐等不良反应。插入喉罩的指针是下颌关节松弛。

（3）喉罩充气量应以最小充气量，能提供有效的气密性即可，以 4 号喉罩为例，开始给套囊充以 10 ~ 15ml 空气，如果气道压 $< 15cmH_2O$，喉罩周围有漏气，再增加 5 ~ 10ml 空气，如果气密性仍不理想，再选用较大号喉罩。

（4）喉罩插入后，患者可保留自主呼吸也可行正压通气，经喉罩行正压通气时，气道压应 $<20cmH_2O$ 以避免胃胀气。经典型喉罩可用于短时间的正压通气，推荐保留自主呼吸。双管喉罩可用于较长时间的正压通气。

（5）喉罩使用时间过长，可因咽部黏膜受压而损伤咽部黏膜，引起咽喉疼痛等不适。需长时间通气者，可选用气管插管，以保证通气需求。

（6）关于喉罩的拔除时机，推荐成人患者出现首次喉罩拒绝反应时或清醒后拔除。儿童宜在相对较深的麻醉下拔除，并将患儿右侧卧位。深麻醉状态下拔除，气道松弛可导致气道梗阻，一旦返流容易发生误吸；过于清醒拔出，喉罩刺激会致屏气、喉痉挛、支气管痉挛、咬伤、牙关紧闭、咳嗽、分泌过多等气道反应。

【并发症及其防治】

使用喉罩很少发生并发症，偶发误吸性肺炎、声带麻痹、喉痉挛、支气管痉挛、CO_2储留等，但也有出现气道阻塞、套囊破裂者。常见于：①罩囊充气量过大；②喉罩置入位置不当；③饱食后麻醉；④使用时间过长；⑤术中麻醉过浅，患者吞咽频繁；⑥置入动作粗暴；⑦吸入氧流量太低；⑧喉罩破损等。

1. 误吸性肺炎

术前常规禁饮禁食，应用组胺 H_2受体阻断剂，减少胃液分泌，提高胃液 pH；术前安置胃管或选用双管喉罩，麻醉诱导及维持期间应避免大量气体进入胃内。

2. 气道阻塞

常见原因有喉罩反方向插入，插入会厌谷，插入后卷曲，喉罩前端进入喉内、插入深度不足、咽喉腔狭小、麻醉太浅等，应拔出喉罩，分析原因，重插或更换喉罩，必要时改气管内插管或行气管造口插管术。

3. 喉痉挛

常见于麻醉过浅、分泌物多、手术刺激、吸痰及缺氧状态。应控制麻醉深度，使用肌松药。

4. 咽喉疼痛

采用置喉罩前滑润罩囊边缘、插入操作轻柔、适当控制罩囊内压多可避免。长时间使用时宜每隔 1～2h 适当放气 2min，以改善局部血液循环，但在放气前应先清除口咽分泌物。

5. 喉神经损伤与声带麻痹

恰当控制充气量，防止罩囊内压过高。

第四节　食管–气道联合导管的置入

食管–气道联合导管由双腔（食管腔、气管腔）导管、远端球囊（封闭气管或食管）及近端球囊（封闭咽腔）组成，又称双腔双囊急救导管，用于在插管和通气都发生困难的紧急情况下快速建立人工气道。

【适应证】

（1）心、肺复苏中快速建立人工气道。

（2）面部严重烧伤、创伤、上呼吸道出血及呕吐等原因使声门显露困难，不能行常规气管插管或插管困难的患者。

（3）颈椎损伤或带有颈托、高喉头或小下颌、严重颈椎病、强直性脊柱炎、颞颌关节病变、下颌骨骨折等不能进行常规气管插管的患者。

【禁忌证】

（1）咽喉生理反射存在，可引起频繁恶心、呕吐患者。

（2）有食管病变（如肿瘤、狭窄等）患者。

（3）颌面部外伤出血的患者不宜应用。

【操作方法】

（1）充气检查两气囊是否完好，远端气囊约需充气 15ml，近端气囊约需 85ml。抽出两气囊气体使其充分萎陷。

（2）患者头部可处于自由体位，按常规气管插管进行诱导。患者平卧位，操作者用左手从后面推患者的枕部，使患者头颈部轻度后仰，右手持管经中线方向盲探置入口内，直至插入食管，插管深度（成人）以患者门齿置于导管后部两条黑线之间（平均 21 ~ 23cm）。确有困难者则在喉镜帮助下置入导管。

（3）确认导管位置。

（4）给远端小气囊充气 3 ~ 5ml，经气管腔通气，听诊是否有双肺呼吸音或上腹部气过水声。

（5）若能闻及双肺呼吸音，提示导管插入气管，可作为常规气管导管通气。

（6）若可闻及上腹部气过水声，提示导管被插入食管，则给小气囊充气 8 ~ 12ml，近端气囊充气 70 ~ 80ml，封闭咽腔。

（7）经食管腔通气，听诊确定双肺呼吸音。

（8）也可使用 CO_2 检测仪确认，使用正确的管腔通气。

（9）妥善固定导管。

【注意事项】

（1）插入前导管表面应充分润滑。

（2）切忌插入过深，以免近端气囊阻塞声门导致气管腔及食管腔均不能通气。

（3）盲插过程中切忌粗暴操作，以防发生食管裂伤，引起皮下气肿、纵隔气肿和气腹等并发症。

（4）使用笑气麻醉时，应每 1h 检测一次气囊内的压力，以防气囊内压过高导致食管破裂。

（5）因其质地较硬，可造成组织损伤。插入时需患者配合或全麻。

（6）推荐在全麻诱导后肌松完全的情况下插管。

（7）如气道内有分泌物不易吸引。

（8）常见并发症有舌充血、咽喉痛、吞咽困难及口内损伤等，偶见食管破裂等严重并发症。预防措施包括操作应轻柔，切忌粗暴，气囊充气不宜过多，以口腔不漏气即可，使用时间最好控制在 2h 以内。

第五节　环甲膜穿刺术

【适应证】

（1）气管内注射局部麻醉药，为喉、气管内其他操作提供表面麻醉。

（2）气管内注射治疗药物，缓解喉梗阻，湿化痰液。

（3）留置支气管给药导管。

（4）逆行气管插管时。

（5）上呼吸道梗阻，不能通气时，用粗针头或专用穿刺针紧急环甲膜穿刺，暂时急救通气。

【禁忌证】

有出血倾向的患者。

【操作方法】

（1）检查穿刺用品是否齐全。

（2）对清醒患者向其说明该操作的目的及步骤，以缓解其紧张情绪。

（3）患者平卧或头高斜卧位，头后仰，保持颈部过伸。

（4）常规皮肤消毒。无菌操作。

（5）准确扪及环甲膜后以左手示指和拇指固定环甲膜处的皮肤，右手持注射器（其中预先抽入局麻药或治疗药）垂直刺入环甲膜，有落空感时到达气管内，回抽注射器有气泡经液体逸出。

（6）固定注射器于垂直位置，快速注入药液，然后迅速拔出注射器；患者可出现呛咳。

（7）完成穿刺后用消毒棉球压迫穿刺点。

（8）若需留置支气管给药导管，可经穿刺针导入导管，妥善固定，用无菌纱布覆盖。

【注意事项】

（1）穿刺时进针不能过深，避免损伤喉后壁黏膜。必须回抽到气体，确定针尖在气管内才能进行其他操作。

（2）注射速度要快，注射完毕后迅速拔出针头，以避免因注射药物引起患者吞咽及咳嗽，针尖移动损伤喉部的黏膜。

（3）注入药物应以等渗盐水配制，pH 要适宜，以减少对气管黏膜的刺激。

（4）如穿刺点皮肤出血，干棉球压迫的时间可适当延长。

（5）部分患者术后出现痰中带血，一般均在 1～2 天内自然消失。

第六节　气管内插管术

气管内插管术广泛应用于临床麻醉和急危重患者的抢救。

【适应证】

（1）全身麻醉中的呼吸管理及给药。

（2）使用肌肉松弛药或呼吸肌麻痹者。

（3）预防和处理误吸及呼吸道梗阻。

（4）心肺复苏中呼吸管理。

（5）呼吸支持或治疗等。

【禁忌证】

（1）急性喉炎、喉水肿、咽后壁脓肿、喉头黏膜下血肿时，非急救情况下严禁气管内插管。

（2）胸主动脉瘤压迫或侵犯气管壁者慎用，插管可能造成动脉瘤破裂出血，如需插管，应动作轻柔、熟练，避免呛咳、挣扎造成意外。

（3）颅底骨折、鼻道不通畅、鼻咽部纤维血管瘤、鼻息肉或有反复鼻出血者，禁用经鼻气管内插管。

【插管前准备】

（一）术前检查及估计

1. 头颈活动度

正常头颈伸屈范围65°~90°，若头后仰不足80°可使插管困难，见于颈部病变（类风湿关节炎等）、过度肥胖（颈粗短、高喉头等）或先天性疾病（斜颈等）。

2. 口、齿情况

正常张口可达4~5cm，如张口小于2.5cm常妨碍喉镜置入，见于颞颌关节病变，颌面部瘢痕挛缩，颌面、舌或口内肿瘤以及先天性疾病（巨舌、小颌症等）。如有活动义齿，麻醉前应全部取下。

3. 鼻咽腔

拟行鼻腔插管时要了解鼻腔通畅情况，有无鼻损伤、鼻咽部手术史，咽部有否扁桃体肿大、咽后壁脓肿等。

4. 颏-甲距离

小于3~4横指者，窥视声门可能困难。

5. 气管有无狭窄

已愈合的或开放的气管造口患者，可能有声门下狭窄；颈部巨大肿瘤、主动脉瘤等长期压迫气管常使气管软骨环软化，管腔狭窄，应参考X线片和CT片测量气管内径，按内径缩小25%准备导管。

6. 其他

颏退缩（小颏症）、舌体大（巨舌症）、门齿突起、短颈或病态肥胖者提示插管困难；有咽喉部病变（肿瘤、水肿、狭窄等）对插管径路可能有阻挡，无法经声门作气管插管者，需考虑作气管造口后插管。

（二）检查通气和供氧条件

（1）供氧设备（中心供氧或氧气瓶）。

（2）麻醉机及回路有无漏气。钠石灰有无失效。

（3）准备好呼吸机、简易呼吸器。

（4）麻醉面罩是否合适。

（5）吸引器、吸痰管是否备全。

（三）插管用具的准备

1. 喉镜

注意镜片大小，电源接触状况及亮度。

2. 气管导管及管芯

选择管径合适的导管，并备有比选用导管大及小一号的导管各一根。一般成人用F32~38，或内径7~8.5的导管。小儿根据年龄和发育情况选择。

3. 喷雾器

应注明局麻药名称和浓度。

4. 其他用具

牙垫、衔接管、插管钳、注射器、吸痰管和吸引器等。拟鼻腔插管者，需备滴鼻用麻黄碱。估计插管困难者，应准备纤维光导喉镜（或支气管镜）、喉罩等。

（四）麻醉方法

1. 全麻诱导

静脉注射镇静催眠药和阿片类镇痛药，神志消失后静脉注射肌肉松弛药，下颌松弛后行气管插管。

2. 局部麻醉

多用于预计插管困难、气道部分梗阻、饱食、需保留自主呼吸或行清醒盲探插管者。

（1）表面麻醉　用枪式喷雾器或附塑料导管的注射器，将1%丁卡因或2%～4%利多卡因分次喷雾口（鼻）腔黏膜。

（2）喉上神经阻滞　于舌骨大角下方注入2%利多卡因2～3ml。

（3）气管内注药　经环甲膜穿刺或借喉镜显露声门后将塑料导管插至气管中段，于呼气末快速注入局麻药2～3ml。

3. 表面麻醉加静脉复合麻醉

于口咽和气管内充分喷雾后，静脉注入适量麻醉药，使患者意识消失但保留自主呼吸。适用于精神高度紧张、不能合作或不宜作过度正压通气者。

4. 循环、呼吸骤停或昏迷者

可不用任何麻醉。

5. 其他

在手术室外应用需准备给氧和呼吸机控制通气等设备。

【经口气管内插管方法】

（1）将患者头部后仰，加大经口腔和经喉头轴线的角度，便于显露声门，但给小儿插管时应避免过度后仰。

（2）由口腔右侧置入喉镜（在舌右缘和颊部之间），当喉镜移向口腔中部时，舌体自动被推向左侧，不致阻碍插管的视线和操作。

（3）见到悬雍垂后继续推进镜片直至看见会厌。

（4）挑起会厌以显露声门。如用直镜片，可伸到会厌声门侧，直接挑起会厌即可显露；如采用弯镜片则将镜片置于会厌、舌根交界处（会厌谷），适当用力向前上方提起，使舌骨会厌韧带紧张，会厌翘起紧贴喉镜片，声门也能显露。

（5）插管时以右手拇指、食指及中指如执笔式持气管导管中上段，由口腔右侧进入，直至导管已接近喉头才将管端移至喉镜片处，准确地将导管尖端插入声门，插入气管内深度，成人为4～6cm。

（6）借助管芯插管时，待导管尖端进入声门后，由助手顺导管弯度轻柔地将其拔出，同时操作者必须保持导管于原位，向声门方向顶住导管，以免将导管拔出。管芯拔出后，立即顺势将导管插入气管内。

（7）通过看、量、听三个要素决定和调整导管插入深度。固定后再次听诊确定。

【并发症及其防治】

（一）常见并发症

1. 气管插管即时并发症

①牙齿及口腔软组织损伤；②血压升高及心率加快；③心律失常；④气管导管误入食管。

2. 留置气管内导管期间的并发症

①气囊充气不佳或偏斜阻塞管口或管腔导致梗阻；②导管脱出；③导管误入单侧支气管；④呛咳动作；⑤支气管痉挛；⑥吸痰操作不当。

3. 气管拔管时的并发症

①喉痉挛；②拔管后误吸胃内容物或异物堵塞；③拔管后气管萎陷。

4. 拔管后并发症

①咽炎、喉炎；②喉水肿或声门下水肿；③声带麻痹；④勺状软骨脱臼；⑤上颌窦炎；⑥肺感染；⑦气管狭窄。

（二）并发症的防治

1. 误吸

①择期手术患者应严格禁食，饱食者应采用清醒插管，术前插胃管；②插管时按压环状软骨可将食管压瘪，以防误吸；③插管后随即将气囊充气；④一旦发生应取头低位，快速作气管、支气管吸入物清除；⑤必要时用纤维支气管镜明视下吸引或灌洗；⑥静脉注射肾上腺皮质激素及补液。

2. 循环紊乱

①加深麻醉；②充分表面麻醉和喉上神经阻滞；③配伍用麻醉性镇痛药；④气管插管前应用利多卡因、乌拉地尔、β 受体阻断剂、钙通道阻滞剂等。

3. 机械性损伤

①术前充分准备；②熟练、正确地掌握插管技术；③操作轻柔切忌粗暴；④根据损伤病情作相应处理。

4. 误入支气管内

①必须明确导管应插入的深度；②观察胸廓两侧起伏和听诊呼吸音；③妥善固定导管。

5. 误入食管内

①检视胸廓及上腹是否随呼吸而起伏；②听诊上腹部可闻及咕噜音；③如有 $P_{ET}CO_2$ 监测能早期发现；④立即拔出导管，供氧后重新插管。

6. 喉痉挛

①避免浅麻醉下插管；②一旦发生应加压给氧，必要时静脉注射琥珀胆碱 1mg/kg，并准备插管。

7. 气管导管阻塞

针对原因迅速予以相应处理，必要时果断地更换气管导管。

8. 插管后咽喉痛

无需特殊治疗，可行雾化吸入。

9. 气管黏膜溃疡

①争取早期拔管；②选用高容量低压套囊的导管；③套囊充气要适当；④插管时间较长者，应定期套囊放气，间隔5～10min再行充气。

【注意事项】

（1）气管导管的型号根据患者年龄、性别和身高等决定。

（2）插管时喉头应暴露良好，视野清楚，操作轻柔，防止损伤。

（3）导管插入气管后，应监听两肺呼吸音是否正常，警惕误入支气管或食管。

（4）插管时无通气期时间不宜过久，应及时供氧，保持气道通畅（如放置口咽通气道），切忌反复试插。应请示上级医师或改用其他方法。

（5）导管固定要牢靠，慎防滑脱，并及时吸引气管内分泌物，检查导管是否通畅，有无扭曲。持续监测 $P_{ET}CO_2$，对判断气管导管是否位于气管内快捷准确。

（6）气管导管套囊内充气要适度，其内压一般不高于30mmHg，长时间留置时，需4～6h作一次短时间放气。

第七节 气管拔管术

决定拔除气管导管前必须做气道的评估。

（1）气道通畅程度的评价 机械通气时，把气管插管的气囊放气，可以用来评估上气道的开放程度（气囊漏气试验）。

（2）气道保护能力的评价 对患者的气道评估包括吸痰时咳嗽的力度、有无过多的分泌物和需要吸痰的频率（吸痰间隔时间应 >2h 或更长）。

【拔管指征】

（1）自主呼吸良好，循环稳定，有指令性反应（特殊患者除外）。

（2）咳嗽反射恢复，呛咳和吞咽反射正常。

（3）潮气量足够、每分钟通气量、脉搏氧饱和度在正常范围，有条件时应测血气作参考。

（4）无肌松药作用残留。

（5）全麻后拔管指征

1）手术结束停止麻醉后，患者神志恢复，有指令性动作，循环功能稳定。

2）自主呼吸恢复，呼吸频率达14～20次/分钟，吸空气时，$SpO_2 > 95\%$。

3）肌松残余作用消失，呼吸运动正常，两侧呼吸对称，胸、腹式呼吸对称。

4）必要时测定潮气量（V_T）、$P_{ET}CO_2$、动脉血气分析。吸入空气10min后，PaO_2 和 $PaCO_2$ 在正常范围内或接近术前水平。

【延迟拔管指征】

（1）术前有明显呼吸功能障碍，或手术及麻醉对呼吸功能有明显影响者。

（2）手术时间过长及手术创伤严重者。

（3）术前或术中循环功能不稳定者。

（4）苏醒延迟，难以保持呼吸道通畅者。

【拔管方法】

（1）拔管前，先将气管内、口、鼻、咽喉部存留的分泌物吸引干净，气管内吸引的时间一般每次不宜超过10s，否则可导致低氧，可按间歇吸引、轮换吸氧的方式进行。

（2）拔管前充分给氧，导管气囊放气，在患者吸气时拔除气管导管。

（3）作好再插管准备。

【注意事项】

（1）饱食患者要谨防拔管后误吸，必须等待患者完全清醒后，在采取侧卧头低体位下拔管。

（2）颜面、口腔、鼻腔手术后如存在张口困难或呼吸道肿胀者，也应等待患者完全清醒后再慎重拔管。

（3）颈部手术，尤其是甲状腺切除术有喉返神经损伤或气管萎陷可能者，拔管前宜先置入喉镜（或导引管），在明视下将导管慢慢退出声门，一旦出现呼吸困难，应立即重新插入导管。

【拔管后监测与处理】

导管拔出后的一段时间内，喉头反射仍迟钝，故应继续吸尽口咽腔内的分泌物，并将头部转向一侧，防止呕吐误吸。也可能出现短暂的喉痉挛，应予吸氧，同时要密切观察呼吸道是否通畅，皮肤、黏膜色泽是否红润，通气量是否足够，脉搏氧饱和度是否正常，血压、脉搏是否平稳等，拔管后必须观察10min以上，遇有异常情况，应及时处理并报告上级医师或科主任。

第八节　经皮穿刺气管造口术

【适应证】

（1）上呼吸道梗阻　如口腔肿瘤、畸形，颌面严重外伤，颞颌关节强直，口腔感染，修复重建外科需要，口底舌根部病变手术，预防性气管切开等。

（2）气管保护性机制受损。

（3）昏迷、胸部外伤、胸廓活动或呼吸活动受限、胸腹部手术后等各种原因导致气管分泌物潴留。

（4）实施机械通气。

（5）其他手术的前置手术。

（6）已经行气管插管，但需较长时间保留人工气管或机械通气治疗的患者。

【禁忌证】

（1）颈部粗短肥胖，颈部肿块或解剖畸形。

（2）颈部创伤或手术史。

（3）甲状腺弥漫性肿大。

（4）局部软组织感染。

（5）凝血障碍。

【操作方法】

（1）术前常规器械及药品准备：氧气、吸引器、面罩、喉镜、气管插管、气管切开包、抢救药品。检查气管切开导管气囊是否漏气。将患者适当镇静镇痛。

（2）体位为正中仰卧位，头后伸，肩部垫高，下颏、喉结、胸骨上切迹三点一线。

（3）穿刺点选第2或第3气管软骨间隙，常规消毒铺巾，利多卡因局麻后在穿刺点做一长约1.5cm的横行切口至皮下。

（4）将针芯放入穿刺套管，后接注射器，在选定穿刺点垂直进针，有明显突破感后回抽注射器，若顺畅抽得气体，证明穿刺针在气管内。

（5）取出针芯，经套管放入导丝，确认至少有10cm以上的导丝进入气管内。

（6）拔除穿刺套管，沿导丝放入扩张器，扩张皮下组织，避免过深，损伤气管后壁。固定好导丝的位置，避免滑出。

（7）沿导丝头端推下扩张钳，分2～3次，依次扩张皮下组织和气管前壁，注意扩张钳尖端的角度和方向。此过程应注意固定好导丝的位置，避免导丝异位和打折。

（8）沿导丝置入气管套管，拔除导丝，及时吸尽穿刺处的痰液和血液。

（9）气囊充气，固定带固定气管套管。气管切开护理常规，定时消毒，更换敷料。

【注意事项】

1. 防治早期并发症

指气管切开24h内出现的并发症。

（1）出血　是最常见的早期并发症。出血凝血机制障碍的患者，术后出血发生率更高。出血部位可能来自切口、气管壁。气管切开部位过低，如损伤无名动脉，则可引起致命性的大出血。切口的动脉性出血须打开切口，手术止血。非动脉性出血可通过油纱条等压迫止血，24h内可改善。

（2）气胸　是胸腔顶部胸膜受损的表现，胸膜腔顶部胸膜位置较高者易出现，多见于儿童、肺气肿等慢性阻塞性肺病患者等。

（3）空气栓塞　较为少见，与气管切开时损伤胸膜静脉有关。由于胸膜静脉血管压力低于大气压，损伤时，空气可被吸入血管，导致空气栓塞。采用平卧位实施气管切开，有助于防止空气栓塞。

（4）皮下气肿和纵隔气肿　是气管切开后较常见的并发症。颈部皮下气肿与气体进入颈部筋膜下疏松结缔组织有关。由于颈部筋膜向纵隔延伸，气体也可进入纵隔，导致纵隔气肿。皮下气肿和纵隔气肿本身并不会危及生命，但有可能伴发张力性气胸，须密切观察。

（5）导管误入假道　严格遵守操作程序，切勿暴力操作。一旦误入假道，立即拔除导管，保证患者氧供的前提下，按操作步骤重新进行。如插入导管有困难应行气管切开术。

2. 后期并发症

指气管切开24～48h后出现的并发症。

（1）切口感染　感染切口的细菌可能是肺部感染的来源，加强局部护理很重要。

（2）气管切开后期出血　主要与感染组织腐蚀切口周围血管有关。当切口偏低或无名动脉位置较高时，感染组织腐蚀及管道摩擦易导致无名动脉破裂出血，为致死性的并发症。

（3）气道梗阻 是可能危及生命的严重并发症。气管切开管被黏稠分泌物附着或形成结痂、气囊偏心疝入管道远端、气管切开管远端开口顶住气管壁等原因均可导致气管梗阻。

（4）吞咽困难 与气囊压迫食管或管道对软组织牵拉影响吞咽反射有关。气囊放气后或拔除气管切开管后可缓解。

（5）气管－食管瘘 偶见，主要与气囊压迫及低血压引起局部低灌注有关。

3. 积极预防意外拔管

（1）正确、牢靠固定气管切开管，每日检查，并及时更换固定胶布或固定带，气管切开管固定带应系方结，固定带应系紧，与颈部的间隙不宜超过两指。

（2）检查气管切开管深度，切开管远端应距隆突 3～4cm，过浅易脱出。

（3）对于烦躁或意识不清的患者，用约束带将患者手臂固定，防止患者拔管。

（4）呼吸机管道不宜固定过牢，应具有一定的活动范围，以防患者翻身或头部活动时导管被牵拉而脱出。

一旦发生意外拔管，应立即重建人工气道。气管切开 3～5 天内者，气管切开窦道尚未形成，气管切开管难以重新插入，可先行经口气管插管。对于气管插管困难者，可用面罩加压给氧或口对口人工呼吸，保证氧供，为进一步处理赢得时间。

第九节 简易呼吸器辅助呼吸

简易呼吸器亦称简易急救呼吸囊，在高流量新鲜气流下可提供高浓度氧。

【适应证】

主要用于 ICU 患者转运、各种病房外检查及现场急救，亦可用于气管插管前麻醉诱导期间的辅助通气。

【操作方法】

1. 应用前检查

（1）检查人工呼吸囊表面有无裂痕、破口等。

（2）堵住呼吸囊的患者接口处，用手挤压膨性呼吸囊，检查呼吸囊气密性是否完好。

（3）挤空膨性呼吸囊内的气体，然后堵住呼吸囊的患者接口，再松开呼吸囊观察充气情况，检查呼吸囊充气阀的功能。

2. 操作方法

（1）人工呼吸器可以接面罩或气管内导管。

（2）应用人工呼吸器－面罩通气时，首先选择合适的呼吸囊和面罩。

（3）成人氧流量 10～15L/min。小儿适当降低氧流量。

（4）患者取仰卧位，头后仰，以开放呼吸道。

（5）操作者一手将面罩与患者的口鼻相密接，同时将下颌向前拉，另一手挤压膨性呼吸囊，压力大小观察患者胸部上抬即可。

（6）每分钟挤压 10～20 次，吸呼比为 1∶2～1∶1。

【注意事项】

（1）连接有储气囊的呼吸器需要 10L/min 的流量才能达到 100% 的吸入氧浓度（FiO_2）。需要较高的新鲜气流速以取得较高的 FiO_2。

（2）虽然功能正常的活瓣对患者吸气、呼气的阻力都很小，但患者呼出的湿气会使瓣膜粘连。

（3）无重复呼吸活瓣可产生高气流阻力，自主呼吸中可出现高的气道负压。

第十节 开放式吸痰技术

【适应证】

各种原因所致痰液量多、黏稠而又不能自行咳出的建立人工气道的患者。

【操作方法】

（1）向患者做好解释工作，取得配合。

（2）患者取仰卧位，氧合欠佳的患者需提前给予纯氧 2min。

（3）术者洗手戴口罩、帽子和无菌手套。

（4）调节负压吸引器，与吸痰管连接。

（5）断开呼吸机管路，用拇指打折吸痰管暂时关闭负压，将吸痰管通过人工气道逐渐送入气道内，当遇到有阻力时退回 2cm，放开负压，逐渐回拉，左右旋转，痰多时稍作停留。

（6）吸引完气管后，再吸除口鼻腔内分泌物。

（7）必要时调节呼吸机参数。

（8）关闭负压吸引器，整理用物。

【注意事项】

（1）负压压力为 -80 ~ -120mmHg，压力过大易造成气道黏膜损伤。

（2）严格无菌技术操作。

（3）动作轻柔，稳、准、快，每次气管内吸痰时间不超过 15s。

（4）注意监测患者生命体征。

（5）吸痰管一次性使用，避免交叉感染。

第十一节 密闭式吸痰技术

【适应证】

各种原因所致痰液量多、黏稠而又不能自行咳出，隔离或保护性隔离的建立人工气道的患者。

【操作方法】

（1）向患者做好解释工作，取得配合。

（2）患者取仰卧位，氧合欠佳的患者需提前给予纯氧 2min。

（3）术者洗手，戴口罩、帽子。

（4）调节负压吸引器，与密闭式吸痰管相连。

（5）将密闭式吸痰管开关旋转控制钮打开。

（6）将吸痰管通过人工气道逐渐送入气道内，当遇到有阻力时退回 2cm，放开负压，逐渐回拉，左右旋转，痰多时稍作停留。

（7）将吸痰管完全拉入密闭式袖套内，关闭密闭式吸痰管开关旋转控制钮。

（8）用注射器抽入 20ml 无菌注射用水，与侧腔管相连，接通负压自动冲洗吸痰管。

（9）关闭负压吸引器，整理用物。

【注意事项】

（1）负压压力为 -80 ~ -120mmHg，压力过大易造成气道黏膜损伤。

（2）严格无菌技术操作。

（3）动作轻柔，稳、准、快，每次气管内吸痰时间不超过 15s。

（4）注意监测患者生命体征。

（5）密闭式吸痰管可持续应用，在受到痰液、血渍等明显污染时及时更换。

第十二节　雾化吸入疗法

雾化吸入疗法主要指气溶胶吸入疗法。其主要作用为消炎、镇咳、祛痰，解除支气管痉挛，消除鼻、咽、喉部炎症的充血、水肿状态，抑制分泌物渗出，改善通气和发声功能。

【适应证】

（1）肺、支气管、咽、喉、鼻腔黏膜的急慢性炎症及变态反应性疾病。

（2）鼻、咽、喉局部手术后的感染预防。

（3）稀释呼吸道内的黏稠分泌物，使之顺利咳出，改善呼吸道的通气功能。

（4）机械通气患者痰液黏稠不易吸出者。

【禁忌证】

严重缺氧、呼吸衰竭、咳痰困难的患者。

【操作方法及程序】

（1）在超声雾化器的水槽内加蒸馏水 25ml，液面高度约 3cm，以浸没雾化罐底的透明为度。

（2）在雾化罐内放入药液（常用的药液为：庆大霉素注射液，地塞米松注射液，α-糜蛋白酶注射液，维生素 C 注射液，腺苷辅酶 B_{12} 注射液，清热解毒注射液，鱼腥草注射液，复方丹参注射液等），并稀释至 30 ~ 50ml，将罐盖旋紧放入水槽内，盖紧水槽盖。

（3）接通电源，先开加热开关（红色指示灯亮），预热 3min，再开雾化开关（白色指示灯亮），此时药液成雾状喷出。

（4）根据需要调节雾量，将“口含嘴”放入患者口中，或放在靠近人工气道呼吸机管路侧。

（5）在使用过程中，如发现水槽内水温超过60℃应调换冷蒸馏水。

（6）如发现雾化罐内液体过少影响雾化时，应继续增加药量，由盖上的小孔注入；每次使用时间为15～20min。机械通气雾化时间30min自动停止。

（7）治疗完毕，先关雾化开关，再关电源开关，以免损坏电子管；将水槽内的水放掉，擦干待用。

【注意事项】

（1）长期雾化吸入治疗的患者，所用雾化量必须适中。如果湿化过度，可致痰液增多。对危重患者神志不清或咳嗽反射减弱时，常可因痰不能及时咳出而使病情恶化甚至死亡。如果机械通气患者湿化不够，则很难达到治疗目的。

（2）一些用于雾化吸入的药物，如乙酰半胱氨酸、溴己新、高渗盐水等均可刺激支气管而引起反射性支气管痉挛，对支气管哮喘患者尤易发生。所以必要时需预先或同时吸入支气管扩张药。特别是哮喘持续状态的患者更应格外小心。

（3）注意防止药物吸收后引起的不良反应或毒性作用，如异丙肾上腺素易引起心律失常等。

（4）过多长期使用生理盐水雾化吸入，会因过多的钠吸收而诱发或加重心力衰竭。

（5）要避免雾化吸入治疗的呼吸道交叉感染。雾化器在使用前必须严格消毒，每天更换1次；不使用时，整个系统内不应有液体存留，以免细菌滋生；雾化治疗时应使用无菌溶液。

（6）注意防止局部吸入某些药物（如氨茶碱、庆大霉素等）的同时，进行全身治疗也使用同类药物，致使毒性叠加而造成严重后果。

总之，雾化吸入治疗，必须科学应用才能达到良好的效果。

第十三节　体位引流技术

【适应证】

（1）适用于支气管扩张症、肺脓肿，按照病变位置采用一种适当的体位，使肺泡或细支气管内痰液流入气管而咳出。

（2）使用药物气管滴入法以前，使病灶部位痰液排出，使药物直接流入病灶。

（3）支气管碘油造影及支气管镜检查前。

【禁忌证】

大量咯血、严重心肺功能不全及其他疾病导致全身情况衰弱不能支持此操作时禁做。

【操作方法】

（1）了解病灶部位，根据病变部位采取不同的引流体位，备齐用物。

（2）向患者做好解释，嘱其排空小便。

（3）根据病变的部位，指导患者于相应肺段支气管引流的体位，即患肺处于高位，引流支气管口向下，便于腔内脓液排出。

（4）引流前嘱患者深呼吸及咳嗽，轻轻拍击患者相应部位，以助脓液引出。

（5）每次引流不应少于15min，5min保持重力引流位，5min拍背或震颤，5min咳痰，每日可引流2～4次。

（6）引流完毕漱口，协助患者清理引流液。

（7）记录引流量和性质。

（8）整理床单位及用物，放回原处。

【注意事项】

（1）护士要了解病变部位，采取正确体位，才能得到满意的引流效果。

（2）引流应在空腹时进行，饭前引流可影响食欲，饭后易引起恶心和呕吐，故在两餐之间为宜。

（3）引流的体位必须是患者易于将痰咳出的体位。

（4）在引流过程中密切观察患者有无病情变化及不适反应，如有变化应立即停止并通知医师。

（5）注意保暖，勿使患者受凉。

（6）坚持治疗，每日总痰量减少到30ml以下停做。

（7）如痰液黏稠不易咳出，使用超声雾化吸入及药物治疗稀释痰液，便于引流。

第十四节　氧治疗

氧气是机体组织细胞能量代谢所必需的物质。必须有充足的氧气，细胞才能维持其生理功能。SpO_2小于95%称为低氧血症，围手术期易发生。缺氧对机体产生不利影响，可出现精神症状，并发心动过速、血压升高、心律失常和代谢性酸中毒，严重者甚至危及患者生命。应给予吸氧。

氧疗可以提高吸入氧浓度（FiO_2），改善氧合，纠正低氧血症；改善呼吸困难，降低呼吸作功；减轻心脏负荷，改善心脏功能。

【适应证】

任何可能引起低氧或组织细胞缺血缺氧的疾病均需要氧疗。

（1）颈丛阻滞、脊麻和硬膜外麻醉期间应常规吸氧。

（2）老年人和心脏病患者，其他危重患者以及颅脑、胸腔和上腹大手术后早期的患者。

（3）各种原因引起的低氧血症、呼吸频率快、心率增快。

【操作方法】

1. 高流量系统和低流量系统

（1）高流量系统　多数高流量系统采用带有文丘里（Venturi）装置的面罩，氧气通过一较狭窄的喷头高速喷出，在气流的周围形成负压，导致空气卷入主气流中。优点包括：①能够提供较准确的、不同氧浓度的气体，而且氧浓度不受患者呼吸模式的影响；②由于气流完全由系统提供，可根据患者需要调整气体的温度和湿度。

（2）低流量系统　低流量系统提供的气流不能完全满足吸气的需要，患者需额外吸入部分空气。该系统可提供的气体氧浓度为（FiO_2）21%～90%，由以下因素决定。①贮气囊的大小；②氧流量；③患者的呼吸模式（潮气量、呼吸频率及吸气时间等）。

低流量系统提供的气体氧浓度不很准确，但患者更为舒适，应用较为方便，而且比较经济。常用的低流量系统包括鼻塞、鼻导管、普通面罩、带有贮气囊的面罩等。

2. 氧疗方法

（1）鼻导管或鼻塞　采用鼻导管或鼻塞氧疗时，其 FiO_2 与吸入氧流量大致有以下关系，$FiO_2 = 21 + 4 \times$ 吸入氧流量（L/min）。FiO_2 还受潮气量和呼吸频率的影响；张口呼吸、说话、咳嗽和进食时，即使氧流量不变，FiO_2 也会降低。

（2）面罩　一般用塑料或硅胶制成，重量较轻，无单向活瓣或贮气袋，呼出气通过面罩上的小孔排出。面罩需紧贴口鼻周围，用绑带固定于枕后。

（3）附贮袋面罩　未进行气管切开或气管插管的患者需吸入高浓度氧气（FiO_2 > 60%）时，需在简单面罩上加装一体积 600 ~ 1000ml 的储气袋。氧流量须在 5L/min 以上，以确保储气袋适当充盈和将面罩内 CO_2 冲洗出。面罩和储气袋间无单向活瓣为部分重复呼吸面罩，有单向活瓣则为无重复呼吸面罩。

（4）可调式通气面罩　即 Venturi 面罩，属于高流量给氧系统。其氧浓度可较好地控制。Venturi 面罩可提供的氧浓度为 24%、26%、28%、30%、35%、40%。虽然可提供 40% 以上的氧浓度，但其精确度明显下降，与实测值可相差 10%。低浓度时仅相差 1% ~2%。

【注意事项】

（1）经过积极的氧疗措施不能奏效时，应早期气管插管，采用机械通气支持治疗。

（2）评价氧疗效果，主要包括 2 个方面：①呼吸循环系统的临床表现；②动脉血气监测。

（3）避免氧疗的副作用：①去氮性肺不张，FiO_2 高于 50% 可引起去氮性肺不张，导致解剖样分流增加。预防方法为 FiO_2 不宜超过 50%；进行机械通气时，加用呼气末正压（PEEP）。②鼓励患者排痰，减少气道堵塞；注意吸入气体的加湿和加温。③氧中毒，高浓度氧（一般指 FiO_2 > 50%）吸入后，可产生较多的氧自由基，超过了组织抗氧化系统的清除能力。氧自由基可损伤组织细胞，使其丧失呼吸功能，造成氧中毒。组织损伤程度与 FiO_2 和吸入时间密切相关。氧中毒目前尚无有效的治疗方法，一旦发生立即给予对症支持治疗。关键在于预防，最佳 FiO_2 为能确保组织氧合的最低水平。

第十五章　循环功能支持技术

第一节　胸外心脏按压

【适应证】

（1）任何原因造成的心脏停搏应立即开始胸外心脏按压，包括室颤、室速（无脉搏）、心脏静止和电机械分离。

（2）对心脏停搏的判断包括患者意识丧失，没有动作或对刺激无反应以及无大动脉搏动。

【禁忌证】

（1）相对禁忌证为严重的胸廓畸形、张力性气胸、多发肋骨骨折、心包填塞、胸主动脉瘤破裂等，都不适合胸外心脏按压，以免加重病情，可开胸进行胸内心脏按压。

（2）凡已明确心、肺、脑等重要器官功能衰竭无法逆转者，可不必进行复苏术。如晚期癌症等。

【操作方法】

（1）患者应该仰卧位躺在硬质平面（如平板或地面），而救助者跪在其胸旁。

（2）按压部位在胸部正中，胸骨的下半部，双乳头之间。把手掌根部放在胸部正中双乳之间的胸骨中、下1/3交界处，掌根部长轴与胸骨长轴平行，手指离开胸壁，另一只手平行重叠压在其手背上。

（3）手臂与胸骨保持垂直、肘关节伸直，借救助者体重、肩背之力通过双臂和手掌，垂直向胸骨加压。

（4）按压胸骨的幅度为4～5cm，按压后应完全放松使胸廓恢复原来位置。

（5）按压与胸廓弹回放松的时间接近（1∶1）。

（6）按压频率为100次/分钟。

（7）单人按压：通气比值为30∶2。2名救助者同时按压：通气比值为15∶2。

【注意事项】

（1）除非患者处于危险环境或者其创伤需要外科处理，不要搬动患者。

（2）胸廓不完全回复可导致胸膜腔内压升高，减少冠状动脉和脑的灌注；每次按压后让胸廓彻底回复利于血流返回心脏，可提高按压的有效性。

（3）紧急呼救支援，尽早建立人工气道，尽早除颤。在胸外按压过程中在检查心跳、分析心律或进行其他操作时应尽量减少按压中断，每次中断尽量不超过10s。

（4）如果有2名或更多的救助者，为避免因疲劳影响按压效果，可每2min更换按压者（或在5个比例为30∶2的按压与人工呼吸周期后）。每次更换尽量在5s内完成。

（5）按压有效的指标。

1）按压时能扪及大动脉搏动。

2）患者面色、口唇、指甲及皮肤转红。

3）扩大的瞳孔缩小、光反射恢复。

4）脉搏血氧饱和度大于80%，随按压出现波形。

第二节　心脏电转复及除颤术

【适应证】

（1）心室颤动与心室扑动　为非同步电除颤的绝对适应证。常用电除颤的能量为成人首次300J，若不成功，可重复电击。小儿患者以10～100J为宜。

（2）室性心动过速　采用同步直流电击复律。所需能量为100～200J。

（3）阵发性室上性心动过速　经药物治疗无效，且心功能和血流动力学障碍者，可考虑同步直流电击复律。所需能量为100～200J。

（4）心房扑动　药物治疗无效或伴有心室率快、血流动力学状态恶化的患者，宜同步直流电复律。所需能量为50～100J。

（5）心房颤动　可采用同步直流电复律。适应证应符合下列条件：①心室率快，药物治疗无效；②适当的洋地黄治疗下仍有严重心力衰竭存在；③房颤持续时间不超过1年；④左心扩大不明显或二尖瓣病变已经手术纠治6周以上；⑤甲状腺功能亢进患者已用药物控制；⑥预激综合征合并快室率房颤。

【禁忌证】

（1）绝对禁忌证　①室上性心律失常伴完全性房室传导阻滞。②伴有病态窦房结综合征。③复律后在奎尼丁或胺碘酮的维持下又复发房颤。④阵发性异位性心动过速反复频繁发作者。

（2）相对禁忌证　洋地黄中毒所致室上性或室性心动过速时电击复律疗效不佳，且可导致心室纤颤和死亡。

【操作方法】

1. 非同步电除颤

（1）胸外心脏电除颤　①首先通过心电图确认存在室颤。②打开除颤器电源开关，并检查选择按钮应置于“非同步”位置。③电极板涂上导电糊或包上浸有盐水的纱布垫，然后将电极板插头与除颤器插孔连接。④按下“充电”按钮，将除颤器充电到300J。⑤将电极分别置于胸骨右缘第2肋间及左腋前线第5肋间。让所有抢救者不要接触患者。⑥按下“放电”按钮，当观察到除颤器放电后再放开按钮。⑦放电后立即观察患者心电图，观察除颤是否成功并决定是否需要再次电除颤。⑧电除颤前后的心电图除示波观察外，应描记。⑨除颤完毕，关闭除颤器电源，将电极板擦干净，收存备用。

（2）胸内心脏电除颤　用于开胸手术中的室扑和室颤，消毒的电极板用消毒盐水纱布包扎后，分别置于心脏前后，充电、放电等操作与胸外心脏电除颤相同，能量为60J。

2. 同步直流电复律

（1）心房颤动伴心力衰竭者，先用强心、利尿药控制心力衰竭，使心室率控制在休息状态下 70 ~ 80 次/分钟，复律前 2 天停用强心、利尿药，复律后视病情需要可再用。

（2）复律的前 2 天服奎尼丁 0.1g，观察有无过敏反应。如无反应，则于复律的前 1 天 6am、2pm、10pm 至复律当日 6am 共服 4 次奎尼丁，每次 0.2g，服药前、后均应认真观察病情，监测心率、血压、心电图。

（3）术前 1 天测血清钾，必要时补钾。

（4）手术当日晨禁食，术前 1 ~ 2h 服少量镇静药，术前半小时高流量吸氧。

（5）术前建立静脉通路，准备好复苏设备。

（6）患者置于硬板床上，不与周围金属接触。

（7）操作前记录 12 导联心电图供对照。

（8）选择 R 波较高的导联进行观察，测试同步性能，将按钮放在“同步”位置，则放电同步信号应在 R 波降支的 1/3 处。

（9）电极板放置位置和方法同非同步电复律。

（10）缓慢静脉注射地西泮 15 ~ 30mg 或咪达唑仑 10 ~ 15mg，直至患者嗜睡，睫毛反射消失为止。

（11）按压充电按钮，根据不同心律失常类型选用不同的能量充电。

（12）放电方法同非同步电复律，但应持续按压放电按钮，待放完电后再松手。如不成功，可增加电能量，再次电击。

（13）复律成功后，观察患者血压、心率、心律、呼吸，直至患者清醒。清醒后让患者四肢活动，观察有无栓塞现象。

【并发症及处理】

1. 低血压

复律后约 3.1% 的患者可发生暂时性轻度低血压，多见于电复律能量较大者，如患者情况好，可不必处理，多数能自行恢复。

2. 心律失常

电复律后即刻常有房性早搏、室性早搏、交界性逸搏出现，偶有频繁室性早搏、短阵室速发生。一般静脉注射利多卡因能在短时间内使之消失。极少数患者出现严重的室性心律失常如持续性室速、室扑、室颤。一旦出现室颤，应立即给予非同步电除颤治疗。

3. 急性肺水肿

房颤复律为窦性心律后，左右心功能并不一定同时恢复，尤其是二尖瓣和主动脉瓣病患者，左心机械功能的恢复明显迟于右心室，因而出现左心功能衰竭，可发生肺水肿。多发生在复律后 1 ~ 3h，约 3%，应立即给予强心、利尿、扩血管治疗。

4. 栓塞

发生率为 1.2% ~ 5%，多发生于房颤持续时间较长，左心房显著增大的患者，尤以术前未接受抗凝治疗者为多。多发生在复律后 24 ~ 48h，但由于电复律后心房的机械收缩功能可延迟恢复，故栓塞也可在电复律后 2 周内发生。

5. 心肌损害

临床表现为局部性 ST 段暂时抬高，血清心肌酶轻度升高。心肌损害的程度与复律能量、电极面积及两电极安置的距离有关。因此，应避免使用不必要的高能量，宜用适当大的电极，并避免两电极距离过近。

6. 皮肤灼伤

几乎所有患者在电复律后电极接触皮肤部位均有灼伤，可见局部皮肤红斑，尤其是操作时按压不紧，导电糊不足时更为明显。通常无需特殊处理。

第三节　体外起搏

【适应证】

（1）治疗血流动力学不稳定的缓慢性心律失常，如三度房室传导阻滞伴反复发作阿－斯综合征的患者。

（2）室速、室颤电转律后发生的心脏停搏。

（3）可试用于心脏静止的患者，但作用有限。

（4）可以通过超速抑制和程控早搏刺激终止室性和室上性心动过速，但应做好转律及除颤的准备。

【禁忌证】

无绝对禁忌证，对于心包压塞、严重肺气肿和过度肥胖的患者应选择心内起搏。

【操作方法】

（1）向清醒的患者及家属作必要的解释与说明。

（2）用75%的乙醇清洁局部皮肤。

（3）将起搏电极固定于胸壁适宜的位置（同心脏电复律的电极位置）。常用的体外起搏电极的位置多选用前后位或右尖位双极体外起搏。前后位时起搏电极的负极以心电图胸前 V_3 导联处为中心，正极在背部肩胛骨下方脊柱左或右侧。右尖位时，起搏电极的负极在心前区心尖部（女性应置于乳房下），正极在右锁骨中线锁骨下方位置。

（4）连接好监护系统和体外起搏系统。

（5）开启起搏功能开关，选择适宜的初始起搏频率、起搏阈值和起搏方式，打开脉冲发放开关。

1）情况允许时应先测定起搏阈值和感知灵敏度，一般自50mA起调节，最大起搏电流为200mA。

2）紧急情况下可选用80～100次/分钟的频率和最大起搏输出进行起搏，在患者血流动力学稳定后逐渐减少起搏输出。

3）患者有自主心律时采用按需起搏，心脏停搏时采用非同步心脏起搏方式。

【起搏有效的判定】

（1）体表心电图上按设定起搏频率出现于起搏脉冲之后的宽大畸形QRS波群，其后有与之相应的巨大倒T波。

（2）与起搏频率一致的动脉搏动和血压上升。

【注意事项】

（1）体外起搏脉冲较宽，可对体表心电图产生干扰，影响心脏夺获的识别，应尽量将感知灵敏度调至最小，必要时可间断关闭体外起搏确定自身心律并及时发现和终止快速性心律失常。

（2）连续体外起搏120min仍不能撤除者，应考虑在X线下行心内膜起搏。

（3）紧急起搏时，其他复苏治疗同步进行。

（4）体外起搏会产生电极部位与起搏脉冲同步出现的肌肉抽动，一般能耐受。对于清醒患者如果对局部刺激特别敏感，应给予适当的镇痛镇静治疗。

（5）体外起搏引起的胸部骨骼肌收缩可影响动脉搏动的判断，因此动脉搏动的判断应选择右手。建议采用有创动脉监测，连续观察血流动力学的变化。

第四节　异体成分输血

现代医学主张成分输血。就是把血液中的各种有效成分，用科学的方法加以分离、提纯，分别制成高纯度、高浓度、低容量的制剂，以各自适宜的温度保存。根据临床病情需要，按照缺什么补什么的原则输用。

【适应证】

1. 大出血

特别是严重创伤和手术中出血。一次失血量在500ml以内，可由组织间液进入循环而得到代偿，在生理上不会引起不良反应；失血500～800ml，首先输入晶体液或血浆增量剂，而不需输全血或血浆；失血量超过1000ml，要做好血液回收，必要时异体成分输血。

2. 贫血或低蛋白血症

患者一般情况良好，HB＞100g/L时不必输血，HB＜70g/L的急性贫血，应输注浓缩红细胞。当HB在70～100g/L时，根据患者的代偿能力、一般情况和其他脏器的病变程度考虑输血指征。这些因素包括心血管系统的状况、年龄、预测可能有进一步失血及患者的氧合状况等。低蛋白血症时应用血浆和白蛋白液。

3. 血小板减少或功能异常伴出血倾向

血小板计数$>100\times10^9/L$时可以不输血小板；$<50\times10^9/L$应输血小板；在$(50\sim100)\times10^9/L$之间应根据是否有自发性出血或伤口渗血决定。如确有血小板功能低下则不受上述限制。

4. 凝血功能异常

各种原因（先天性、后天获得性、输入大量库血等）引起的多种凝血因子如Ⅱ、Ⅴ、Ⅶ、Ⅸ、Ⅹ、Ⅺ或抗凝血酶Ⅲ缺乏并伴有出血表现。

5. 严重感染

输血可提供抗体、补体等，以增强抗感染能力。输用浓缩粒细胞，同时应用抗生素，对严重感染可获得较好疗效。

6. 换血治疗

换血疗法用于新生儿溶血病，可降低胆红素浓度和替换部分致敏红细胞。血浆交换疗法用于治疗免疫复合物病、异常血红蛋白病和某些自身免疫性疾病，降低血浆的异常蛋白含量。

【成分输血的制剂】

（一）红细胞制品

1. 红细胞悬液（RBCs）

由全血离心后除去血浆，加入适量红细胞添加剂后制成。能够增强运氧能力。适用于：①各种急性失血；②各种慢性贫血，HB <60g/L；③肝、肾、心功能障碍者；④小儿、老年患者。

2. 浓缩红细胞（CRBC）

每单位含200ml全血中的全部RBC，总量110～120ml。红细胞压积为0.7～0.8。每袋含血浆30ml及抗凝剂8～10ml。适应证同RBCs。

3. 洗涤红细胞（WRBC）

全血经离心去除血浆和白细胞，白细胞去除率 >80%，血浆去除率 >90%，RBC回收率 >70%。适用于：①对血浆蛋白有过敏反应的贫血患者；②自身免疫性溶血性贫血患者；③阵发性睡眠性血红蛋白尿症；④高钾血症及肝肾功能障碍需要输血者。

4. 冰冻红细胞（FRBC）

去除血浆的红细胞加甘油保护剂，在－80℃保存，保存期10年，解冻后洗涤去甘油，加入100ml无菌生理盐水或红细胞添加剂或原血浆。白细胞去除率 >98%；血浆去除99%；RBC回收 >80%；残余甘油量 <1%。适用于：①同WRBC；②稀有血型患者输血；③新生儿溶血病血液置换；④自身输血。

5. 少白细胞红细胞（LPRBC）

去除白细胞的红细胞。适用于：①由于输血产生白细胞抗体，引起发热等输血不良反应的患者；②发生2次以上原因不明的非溶血性发热反应且需长期反复输血者；③防止产生白细胞抗体的输血（如器官移植的患者）。

（二）血浆及血浆蛋白制品

1. 血浆

（1）新鲜液体血浆（FLP）　含有新鲜血液中全部凝血因子为6～8g/dl；纤维蛋白原0.2～4g/dl；其他凝血因子0.7～1U/ml。能够补充凝血因子，扩充血容量。输注血浆要求受血者ABO血型相同或相容。适用于：①PT或APTT >正常1.5倍，创面弥漫性渗血；②大面积烧伤、创伤；③先天性或获得性凝血功能障碍，如甲型血友病、乙型血友病、DIC、肝功能严重损害、体外循环凝血因子数量下降及功能降低等；④紧急对抗华法林的抗凝作用；⑤急性大出血输入大量库存全血或浓缩红细胞后出现活动性出血或明显的凝血功能障碍者；⑥抗凝血酶Ⅲ缺乏者要进行手术或出现血栓而用肝素治疗者；⑦双香豆素过量导致凝血因子Ⅱ、Ⅶ、Ⅸ、Ⅹ水平降低，伴有活动性出血或急需手术者；⑧血栓性血小板减少性紫癜；⑨免疫缺陷综合征；⑩作为血浆置换疗法的置换液。

（2）新鲜冰冻血浆（FFP）　新鲜全血离心后分出血浆并于采血后6h内冰冻，－20℃以下可保存1年。与FLP一样保留了血浆的各种有效成分，含有新鲜血液中全部凝血因子包括不稳定的凝血因子。要求与受血者ABO血型相同或相容，37℃摆动水浴融化后使用。适应证同FLP。

（3）普通冰冻血浆（FP）　FFP保存一年后即为FP，－20℃以下可保存4年。补充稳定的凝血因子和血浆蛋白。适用于：①主要用于补充稳定的凝血因子缺乏者如Ⅱ、Ⅶ、Ⅸ、Ⅹ因子缺乏；②手术、外伤、烧伤、肠梗阻等大出血或血浆大量丢失者。

（4）血浆冷沉淀物　含有Ⅷ因子、vW 因子、纤维蛋白原等，1U 冷沉淀由 200ml 新鲜血制成。含有Ⅷ因子 80～100U，纤维蛋白原约 250mg。－20℃以下可保存 1 年。适用于：①甲型血友病；②纤维蛋白原缺乏症；③血管性血友病（vWD）；④获得性凝血因子缺乏：DIC、严重肝病、尿毒症；⑤纤维结合蛋白含量降低：严重创伤、烧伤、大手术、体外循环、重度感染、DIC、恶性肿瘤等重症疾病，或下肢溃疡、胃及十二指肠溃疡、角膜溃疡等不易愈合的溃疡。应在过滤后快速输注，解冻后尽可能在 6h 内使用。

2. 凝血酶原复合物

本品系用乙型肝炎疫苗免疫的健康人血浆，经分离、提取、灭活病毒、冻干制成，含有Ⅱ、Ⅶ、Ⅸ、Ⅹ因子。适用于：①凝血因子Ⅱ、Ⅶ、Ⅸ、Ⅹ缺乏症，包括乙型血友病；②维生素 K 缺乏症；③因肝病导致的凝血机制紊乱；④各种原因所致的凝血酶原时间延长而拟作外科手术者；⑤治疗甲型血友病患者的出血症状；⑥治疗在抗凝疗法中因服用抗凝药物（如双香豆素等）过量而引起的出血。

3. 白蛋白

白蛋白的生存半衰期约为 20 天，其主要作用是维持胶体渗透压，结合运输血液中的小分子物质和水溶性差的物质。适应证为补充血管内外白蛋白缺乏，扩充血容量，使白蛋白维持在 50g/L 以上。

（三）血小板制品

1. 手工分离浓缩血小板（PC－1）

由 200ml 全血制备出 1U 血小板，其含量 $\geq 2.0\times10^{10}$/袋。

2. 机器单采浓缩血小板（PC－2）

用细胞分离机单采技术，从单个供血者循环血液中采集，每袋内含血小板 2.5×10^{11}，红细胞含量 <0.4ml。

保存方式及保质期：22℃±2℃，轻振荡，pH 6.5～7.2，普通袋制备保存 24h，专用袋制备可保存 5 天。适应于血小板减少（$<50\times10^9$）和血小板功能异常的情况：骨髓造血功能障碍，导致血小板生成减少；脾功能亢进导致血小板破坏增多；大量输血后稀释性血小板减少；服用阿司匹林等药物使血小板功能异常。

从血库取来的血小板应立即输用，可用常规过滤器或血小板过滤器（170μm），不要用微聚集纤维，它会去除血小板，降低治疗效果。输注前轻摇血袋，使之混匀，输注速度越快越好，以患者可以忍受的最快速度输入。

（四）白细胞制品

机器单采浓缩白细胞悬液：用细胞分离机单采技术由单个供血者循环血液中采集。每袋内含粒细胞 $\geq 1\times10^{10}$。保存方式及保质期：22℃±2℃，24h。能够提高机体抗感染能力。适应于中性粒细胞低于 0.5×10^9/L，并发细菌感染，抗生素治疗 48h 无效者。必须做交叉配血试验，ABO 血型相同，从严掌握适应证。

【注意事项】

（1）输血前必须“三查七对”

1）“三查”：查血的有效期、查血的质量、查血袋是否完好。

2）“七对”：对受血者姓名、对床号、对住院号、对血型交叉配血试验结果、对编号、对血型、对采血日期。

（2）必须使用专用输血器，滤网孔径 $<170\mu m$，去除库存血中的微聚物。

（3）注意无菌原则。

（4）除生理盐水外血中禁止加入任何药物。

（5）输血过程中严密观察患者有无不良反应发生，必要时停止输血。

（6）全血或血浆不宜用作扩容剂。血容量补足之后，输血的目的是提高血液的携氧能力，首选红细胞制品。晶体液或并用胶体液扩容，结合红细胞输注，适用于大量输血。

（7）无器官器质性病变的患者，只要血容量正常，红细胞压积 $>20\%$（血红蛋白 $>60g/L$）的贫血不会影响组织氧合。急性贫血患者，动脉血氧含量的降低可以被心输出量的增加及氧离曲线右移而代偿；当然，心肺功能不全和代谢率增高的患者应保持血红蛋白浓度 $>100g/L$，以保证足够的氧输送。

（8）手术患者在血小板 $>50\times10^9/L$ 时，一般不会发生出血增多。血小板功能低下（如继发于术前阿司匹林治疗）对出血的影响比血小板计数更重要。手术类型和范围、出血速率、控制出血的能力、出血所致后果的大小以及影响血小板功能的相关因素（如体外循环、肾衰竭、严重肝病用药）等，都是决定是否输血小板的指征。分娩妇女血小板可能会低于 $50\times10^9/L$（妊娠性血小板减少）而不一定输血小板。因输血小板后的峰值决定其效果，缓慢输入的效果较差，所以输血小板时应快速输注，并一次性足量使用。

（9）只要纤维蛋白原浓度大于 0.8g/L，即使凝血因子只有正常的 30%，凝血功能仍可维持正常。即患者血液置换量达全身血液总量，实际上还会有 1/3 自体成分（包括凝血因子）保留在体内，仍然有足够的凝血功能。应当注意，休克没得到及时纠正，可导致消耗性凝血障碍。

【并发症及其防治】

1. 一般输血的并发症

（1）急性溶血性输血反应　一般是输注了血型不相匹配的红细胞所致。其中绝大部分是 ABO 血型不匹配。当血型不匹配的红细胞输注后，即刻就被受体血液中的抗体所破坏而产生溶血反应。临床上患者输血时出现发热、寒战、腰背部疼痛、气促，应考虑到输血反应。如反应继续加重，可出现低血压、出血、呼吸衰竭、急性肾小管坏死。麻醉状态下若表现有发热、低血压，无法解释的出血或血红蛋白尿时应考虑到溶血的可能。处理原则：立即停止输血，严密观察病情，及早扩容利尿，保护肾脏，防止休克及 DIC。具体的处理如下：①当怀疑有急性溶血性输血反应时，立即停止输血，将血样和尿样送实验室检查，包括重新做交叉配血，测定血浆游离血红蛋白浓度、抗球蛋白试验等。②保持尿量大于 100ml/h，并维持 24h 以上。加速静脉补液，维持 CVP $10\sim14cmH_2O$，必要时在 5～10min 内快速滴注甘露醇 12.5～50g。如果补液和输注甘露醇无效，则静脉注射呋塞米 20～40mg。③碱化尿液，通常用碳酸氢钠滴注，5%碳酸氢钠 40～70mmol，使尿液 pH 达 6，可防止游离血红蛋白在肾小管内沉积。④测定血小板计数。⑤低血压的处理，患者出现低血压，可以采用抗过敏措施处理，应用糖皮质激素。在去氧肾上腺素等常规升压药物作用不明显的情况下，在有通畅静脉通路的条件下，可采用小剂量肾上腺素治疗。⑥对严重溶血性输血反应可采用换血疗法。利用体外循环装置，用3000ml同型血将体内血液稀释。但由于多数情况下患者的肾功能会很快恢复，故采用此方法应该慎重考虑。

（2）非溶血性输血反应　可能发生过敏或发热反应，患者多有焦虑、瘙痒或轻度呼吸困难。全麻患者可表现为发热、面红、荨麻疹、心动过速、轻度低血压。应停止输血并排除溶血性输血反应。若只有荨麻疹，则应减慢输血速度，并应用抗组胺药（苯海拉明25～50mg静脉注射）和糖皮质激素（氢化可的松50～100mg静脉注射）。对于已知有发热反应的患者可输注不含白细胞的红细胞，患者可先服解热药和抗组胺药。有输血过敏史的患者应只输洗涤红细胞（不含血浆）。

（3）由输血造成的感染性疾病　①肝炎：一般在输血后50～180天发病，临床表现轻者无症状，重者致死。相当一部分表现为黄疸，亦有40%的患者无黄疸的表现。无黄疸患者主要通过血清谷丙转氨酶的变化明确诊断。以丙型肝炎和乙型肝炎多见。其主要危害是继续发展为慢性肝炎、肝硬化。②获得性免疫缺陷综合征（AIDS）：表现为细胞免疫的极度下降。临床上出现一些机会性感染（卡氏肺孢子虫病等）以及卡波希肉瘤等，最终患者极度衰弱甚至死亡。③亲淋巴病毒：被认为可能是造成某些白血病和淋巴瘤的病因。人类T淋巴细胞Ⅰ型病毒（HTLV－1）可引起T淋巴细胞恶性病变。④巨细胞病毒（CMV）：当输血后，患者出现类似于传染性单核细胞增多症的临床表现，同时血清学指标由阴性转为阳性时，须考虑CMV感染的发生。CMV主要对早产儿，器官移植的受体，脾切除的患者产生严重影响，使用少白细胞红细胞、去甘油的冰冻红细胞以及CMV血清学阴性供体的血制品有助于减少免疫抑制患者输血时感染CMV的风险。⑤梅毒：血制品储存于4℃的环境下，梅毒螺旋体无法存活，只有储存于常温下的血制品才有可能传播梅毒，如浓缩血小板。

（4）输血导致的免疫抑制　输血可以导致非特异性的免疫抑制。这对器官移植的受体来说有益处，但对其他患者来说，输血有可能增加术后感染的机会，促使恶性肿瘤的进展和术后的复发。

（5）细菌污染　由于在红细胞制备、储存或输注过程中被污染，或保存温度较高（20℃～24℃），导致细菌繁殖所致。应立即停止输注，在留取细菌学培养标本后立即给予强效广谱抗生素进行抗感染治疗，待获得培养结果后再对抗生素进行调整。

（6）输血相关性急性肺损伤（TRALI）　TRALI是由供体的白细胞抗体所引发的非心源性肺水肿，这种抗体主要来自怀孕后的女性。表现为低氧血症、发热、呼吸困难，甚至气管插管内涌出大量液体（泡沫痰），一般出现在输血后1～2h，6h内症状最明显。除了立即停止输血外，可给予激素治疗，必要时给予机械通气。TRALI是输血引起死亡的三大原因之一，但多数患者可在96h内恢复。

2. 大量输血后的并发症

大量输血是指24h输血超过患者自身血容量的1.5倍，或1h内输血大于1/2的自身血容量，或输血速度大于1.5ml/(kg·min)。

（1）供氧能力降低　血液储存后，其向组织释氧的能力下降。

（2）出血倾向　大量输血后出血倾向多见，主要与输血量、低血压及低灌注持续的时间有关。凝血系统异常由两方面因素形成：弥散性血管内凝血（DIC）和输注大量库血造成凝血因子稀释（包括Ⅴ、Ⅷ因子的缺乏和稀释性的血小板减少症）。如患者术前没有凝血机制障碍，输血后出现术区渗血、血尿、齿龈出血，尤其是静脉穿刺点的出血和皮下淤斑，须考虑到凝血系统异常的发生。

（3）枸橼酸中毒　枸橼酸中毒并非枸橼酸离子本身的毒性，而是拘橼酸结合钙离子引发低钙血症的相关症状，包括低血压，脉压减小，心脏舒张末期容量增加，CVP升高，ECG示Q－T间期延长，T波降低。处理上补充钙离子，主要是氯化钙，剂量0.5～1.0g，给药速度1.5mg/(kg·min)，严密监测血清钙离子的变化，以决定是否需要追加剂量。在肝脏疾病、肝移植手术、低温、过度通气等情况下枸橼酸中毒的可能会增加。前三者主要是干扰了枸橼酸的代谢，过度通气则是由于pH升高使血清游离钙离子减少，从而加重了反应。

（4）高钾血症　临床上大量输血造成的高钾血症并不多见，因为库血输入体内后，钾离子可以通过红细胞的摄入、向血管外间隙的扩散以及肾脏的排泌，离开血管腔从而使血清钾的水平维持正常。只有当输血速度超过120ml/min时，才会出现明显的血钾升高。处理的主要措施是补充钙离子，对抗高钾的钙制剂必须是氯化钙而非葡萄糖酸钙。

（5）低体温　库血保存于4℃的环境中，如果直接输注给患者，可造成患者的体温下降。低体温对人体带来不利影响，尤其是对循环系统和凝血系统，另外由于术中低体温，患者在苏醒期往往出现严重的寒战，造成氧耗量急剧上升，心肺负荷加重，对心肺功能不全患者造成威胁。大量库血在输注前应用水浴加温。需要快速输血时可采用加温快速输液系统。

（6）酸碱平衡紊乱　血液保存液呈酸性，加之红细胞在保存过程中代谢产物及生成的二氧化碳不能被清除，一般库血呈酸性。大量输注库血，可造成患者体内代谢性酸碱失衡。应在动脉血气的指导下，对酸碱平衡进行调整。

（7）微小血栓的输入　血液储存时间超过5天后，库血中小凝血块和碎片增多。这些凝血块和碎片通过普通输血管道的过滤网进入受血者体内，可导致ARDS、视网膜血管受累，以及内耳重听等并发症。

第五节　肢体间歇加压装置

间歇加压装置是一种具有定标梯度压力的循环气体加压装置。由充气主机和包裹肢体的多腔袖（腿）两部分组成。通过主机调节袖（腿）套各腔的压力和张弛顺序，形成定向、渐进的运动，增加流体力学压力，加速静脉和淋巴回流，改善局部循环。

【适应证】

（1）静脉溃疡。

（2）防止深静脉血栓形成。

（3）瘫痪后的康复治疗。

（4）继发于糖尿病的神经性病变。

（5）反射性交感神经营养障碍。

（6）原发性淋巴水肿。

（7）预防并改善肌肉痉挛、缓解疲劳。

【禁忌证】

（1）已有深静脉血栓形成。

（2）患肢的急性感染，如丹毒、急性炎症性皮肤病。

（3）患肢大的开放或引流伤口。

（4）失代偿性心力衰竭。

（5）安装心脏机械辅助装置的患者。

【操作方法及程序】

（1）连接空气管和主机，接通墙壁电源。

（2）戴好空气压力套袖（腿）。

（3）打开主机电源。

（4）设定压力，患者的舒张压就是应当设置的最高压力，可以从较低压力开始，以患者感到舒适为准。一般范围 20～100mmHg。

（5）一般每天用 1～4h，一次时间约为 30min，可采用分段治疗的方式；达到平稳期后，即可采用维持方案：隔天、隔 2 天，然后每周 2 次进行 1 次治疗。

【注意事项】

（1）不要超过装置使用规定时间。

（2）当感觉装置有问题时，应立即停止，定时器调到 0 的位置，从套袖（腿）上拔下空气管，并关闭电源。

（3）在接受治疗时，患者偶尔可能会感觉到一些疼痛、不适、麻木或针刺感，多出现于上臂严重水肿的患者，但这些不适常在压力减小或患者停止治疗后短时间内消失。如持续存在，患者有必要彻底停止治疗。

（4）治疗部位内置有人造材料的患者（如人工关节、金属、硅管）请在专科医师指导下使用。

第十六章　院内感染控制的相关技术

第一节　手的消毒及洗手方法

【适应证】

（1）外科手术前后医护人员手的消毒。

（2）各种诊疗活动前后，进行无菌技术操作之前。

（3）诊疗过程中需要消毒时手的消毒。

（4）进入重点感染病区前及离开后，如隔离病房、烧伤病房、新生儿病房、ICU。

【常用消毒手的方法】

（1）皂液流动水冲洗。推荐七步洗手法（图16－1）。

（2）快速消毒液洗手。

（3）各种消毒药物浸泡洗手法。

【操作方法】

（1）外科手消毒。

（2）卫生手消毒。

1）医护人员在各种操作前，应用皂液流动水或快速洗手液冲洗双手。

2）医护人员在各种操作后，应用皂液流动水或快速洗手液冲洗双手。

3）皂液洗手2min，快速洗手液2min。

【注意事项】

（1）洗手前应修剪指甲，去除饰物。

（2）洗手时应用流动水将手冲洗干净。

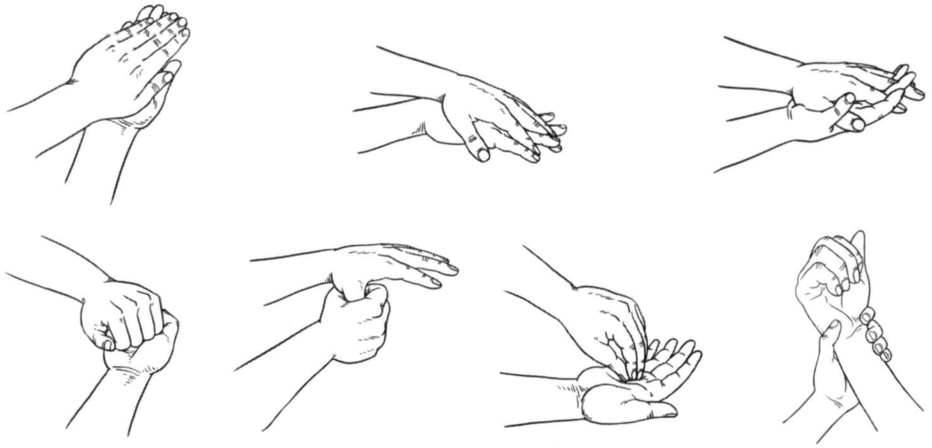

图16－1　七步洗手法

(3) 注意清洗指尖、指缝、指甲、指关节、拇指、腕部。

(4) 水温30℃为宜，擦手巾应为无菌巾。

(5) 若为特殊患者做检查治疗护理之前，应戴一次性手套，操作结束后应按操作规程洗手。

第二节 隔离技术

病情危重患者，重症感染较多且常常伴有免疫功能低下，自身应对感染的能力较弱。因此，在病房中应实施严格的隔离技术，有效控制院内感染，这既对保护重症患者免受院内交叉感染，也对医护人员的健康有非常重要的意义。

一、重症病房控制感染的基本措施

对所有重症患者在整个治疗期间应采取隔离措施，以最大限度地控制院内感染。

1. 手卫生

包括洗手及手消毒。在需要直接接触患者前后、接触各种物品之后、接触不同患者之间及脱掉手套后，均需要用含乙醇的擦手液进行快速手消毒。无菌皂液及流动自来水主要用于清洗手部的污渍，应提供一次性擦手纸巾或烘干设备，应尽量废除肥皂洗手及重复使用的擦手毛巾。

2. 无菌手套

在直接接触潮湿的体液，如血液、痰液、脓液、小便及粪便时，应戴无菌手套。

3. 无菌隔离衣

当体液有可能浸湿操作者衣裤时，应穿无菌隔离衣。

4. 口罩及护目镜

各种临床操作中，若可能有体液飞溅时，应戴口罩及护目镜（如防止气管切开置管过程中飞溅的血液等）。

二、特定疾病的隔离技术

不同传播途径的感染性疾病需要采取不同的隔离措施。当对某种感染性疾病的传播途径与隔离措施不清楚时，应及时与医院医务部门和院感办公室取得联系。

1. 经空气传播疾病

如结核、麻疹、水痘及弥散性带状疱疹等。

(1) 此类患者应收入单间隔离，有条件最好使用负压病房。

(2) 保持房门关闭。

(3) 进入结核患者病房时应佩戴符合职业安全与健康的呼吸面罩（非一般外科口罩）。

(4) 对麻疹或水痘已有免疫者，进入此类患者病房可不用戴口罩，无免疫能力者最好不要进入，若必需进入，应佩戴口罩。

(5) 指导患者在咳嗽或打喷嚏时应用纸巾遮掩住口鼻，以减少细菌传播。

(6) 必须转运此类患者时，应为其佩戴外科口罩。

2. 飞沫传播疾病

如腺病毒、白喉病毒、流感病毒、脑膜炎病毒、腮腺炎病毒、支原体、细小病毒组 B_{19}感染，百日咳，鼠疫，风疹，婴儿及儿童的链球菌性咽炎，肺炎或猩红热，SARS，新型冠状病毒肺炎等。

（1）有条件应尽可能单间隔离并保持房门关闭。

（2）工作人员进入病房时需佩戴口罩；对于传染性强者，应进行严密防护，穿戴防护服和隔离衣，佩戴防护口罩、护目镜和防护面屏进行医疗护理操作。

（3）离开病房后及时抛弃口罩和防护服到特定收集器。

（4）必须转运此类患者时，应为其佩戴口罩。

3. 接触传播疾病

如急性感染性腹泻，脓肿及引流的伤口，疥疮，病毒性结膜炎，艰难梭状芽胞杆菌感染，肠病毒、单纯疱疹、甲型肝炎病毒、副流感或呼吸道合胞病毒、耐甲氧西林金葡菌、耐万古霉素或万古霉素中敏的金葡菌、耐万古霉素肠球菌、多重耐药的革兰阴性菌感染等。

（1）进入病房时需穿隔离衣、戴隔离手套。

（2）为患者配备专用听诊器及体温计。

（3）离开病房前脱下隔离衣及手套，放置到指定收集处。

（4）离开病房前应用手消毒液擦手或抗菌皂液洗手。

第三节　微生物标本的正确留取

一、痰及咽拭子标本

【适应证】

疑有呼吸道感染，需要获取呼吸道病原学资料者。

【操作程序】

1. 咳痰标本采集

要求患者在清晨用药前留取。留取前刷牙，用清水漱口 3 次，以除去口腔内杂菌，之后用力咳出。咳痰较困难者可用 3% ~5% 氯化钠溶液雾化蒸气吸入以诱导排痰。对需采集痰标本做结核杆菌培养，可留取 12 ~24h 痰液，经漂浮浓集后检查。若做细菌或真菌培养，痰液必须盛于无菌容器内送检。

2. 咽拭子采样

标本采集前数小时不得用消毒药物漱口或涂抹病灶局部。用棉拭子采集标本时应小心、准确，避免触及舌、口腔黏膜和唾液，以防污染。

【注意事项】

痰标本采集后应立即送检，争取在 20min 内送到细菌实验室。

细菌室收到标本后应立即进行标本的质量检查、处理及培养接种。如不能立即进行检查，则应暂时放于冰箱（4℃）中。冰箱中存放的标本应在 24h 以内进行检查。痰直接涂片光镜检查每低倍视野鳞状上皮细胞 <10 个、白细胞 >25 个，或鳞状上皮细胞：白细胞 <1：2.5，可作污染相对较少的“合格”标本。在粒细胞缺乏者不宜用单纯白细胞数作为评价指标，而应以涂片中见到柱状上皮细胞或锥状上皮细胞与白细胞并存为合格标本。

二、支气管分泌物留取

建立人工气道后的患者，会厌失去作用，咳嗽反射降低，丧失咳痰能力。因此人工吸引成为获取气道内分泌物的重要方法。

【适应证】

气管切开或气管插管患者，可用普通无菌吸痰管直接经人工气道抽吸采样。

【操作方法】

普通无菌吸痰管直接经人工气道插至大约叶支气管水平，吸引口依次连接标本采集瓶或试管及负压吸引装置，用负压将下呼吸道分泌物经吸痰管吸入标本采集瓶内送检。

【注意事项】

（1）吸痰前调节呼吸机吸氧浓度至 100% 约 2min。

（2）注意无菌操作，防止污染标本，或给患者带来新的肺部感染。

（3）吸痰动作要快，吸引负压不可过大，以免损伤气管黏膜或加重支气管痉挛。

（4）经人工气道吸痰细菌浓度 $\geqslant 10^5$ CFU/ml 可认为是感染病原菌，而浓度 $\leqslant 10^4$ CFU/ml 则认为是污染菌。

三、纤维支气管镜采样

纤维支气管镜（纤支镜）检查是重要的诊断和治疗技术，已在 ICU 获广泛应用。

四、支气管肺泡灌洗术采样

支气管肺泡灌洗术采样（BAL）是一种诊断下呼吸道机会性感染的敏感方法，尤其适用于伴有免疫缺陷和免疫损伤者，其最理想的适应证是疑有肺部感染而用其他非创伤性检查方法不能明确病原学诊断者。

五、防污染标本毛刷采样

疑有肺部感染，需行防污染毛刷采样（PSB）分离鉴定病原菌。

六、血标本

【适应证】

疑有菌血症、败血症和脓毒血症的患者。对入院危重感染患者应在未进行抗菌药物治疗之前，及时留取血培养标本。一般患者出现以下体征时可作为采血的重要指征。

（1）发热（≥38℃）或低温（≤36℃）。

（2）寒战。

（3）白细胞增多（计数 $>10\times10^9$/L，特别有“核左移”时）或者粒细胞减少

（成熟的多核白细胞 $<1\times10^8/L$）。

（4）皮肤黏膜出血。

（5）昏迷。

（6）多器官功能衰竭，血压降低，C－反应蛋白升高及呼吸加快。

（7）血液病患者出现粒细胞减少，血小板减少等。新生儿可疑菌血症，应该同时做尿液和脑脊液培养。

【操作方法】

1. 皮肤消毒程序

严格执行以下三步法：①75%乙醇擦拭静脉穿刺部位达30s以上；②1%～2%碘酊作用30s或10%碘伏60s，从穿刺点向外画圈消毒，至消毒区域直径达3cm以上；③75%乙醇脱碘：对碘过敏的患者，用75%乙醇消毒60s，待乙醇挥发干燥后采血。

2. 培养瓶消毒程序

①75%乙醇擦拭血培养瓶橡皮塞，作用60s。②用无菌纱布或无菌棉签清除橡皮塞子表面残余乙醇。

3. 静脉穿刺和培养瓶接种程序

①在穿刺前或穿刺期间，为防止静脉滑动，可戴乳胶手套固定静脉，不可接触穿刺点；②用注射器无菌穿刺取血后（穿刺毛囊导致假阳性），针头（如果行第2次穿刺，应换针头）直接注入血培养瓶，或严格按厂商推荐的方法采血；③血标本接种到培养瓶后，轻轻颠倒混匀以防血液凝固。

4. 采血量

成人采量是8～10ml，儿童1～5ml。血液和肉汤之比为1∶（5～10）。

5. 血培养次数和采血时间

采血培养应该尽量在使用抗菌药之前进行，在24h内采集2～3次做血培养（一次静脉采血注入到多个培养瓶中应视为单份血培养）。入院前2周内接受抗菌药物治疗的患者，连续3天，每天采集2份。可选用能中和或吸附抗菌药物的培养基。对间歇性寒战或发热应在寒战或体温高峰到来之前0.5～1h采集血液，或于寒战或发热后1h进行。

特殊的全身性和局部感染者采血培养的建议。

（1）可疑急性原发性菌血症、真菌菌血症、脑膜炎、骨髓炎、关节炎或肺炎等，应在不同部位采集2～3份血标本。

（2）不明原因发热，如隐性脓肿、伤寒热和波浪热等，先采集2～3份血标本，24～36h后估计体温升高之前（通常在下午）再采集2份以上。

（3）可疑菌血症或真菌菌血症，但血培养持续阴性，应改变血培养方法，以获得罕见的微生物。

（4）可疑细菌性心内膜炎，在1～2h内采集3份血标本，如果24h后阴性，再采集3份以上的血标本。

6. 标本运送

采血后应该立即送检，如不能立即送检，需室温保存或置35℃～37℃孵箱中，切勿冷藏。自动化连续监测系统虽有允许延迟上机监测微生物生长的措施，还是应该尽量缩短延迟上机时间。

七、血管内导管

【适应证】

怀疑存在导管相关性感染的患者。

【操作方法】

（1）从患者体内拔出静脉插管，用无菌技术剪去导管体外部分。导管远端的外表面立即置于血琼脂平板上做滚动涂布接种后，置入37℃的孵箱内48h。此法仅仅反映导管外表面的情况。不能做床边接种者，将导管置于含有少量生理盐水的无菌试管内送检。

（2）也可将剪下的导管体内段置肉汤增菌液或用于血培养的培养液内，但不能区分导管感染菌与少量的定植菌。

（3）严格无菌操作，减少污染的可能。

八、尿液标本

【适应证】

疑有泌尿系统感染的患者，应行尿液的病原学分离和培养。

（1）有典型的尿路感染症状。

（2）肉眼脓尿或血尿。

（3）尿常规检查表现为白细胞或亚硝酸盐阳性。

（4）不明原因的发热，无其他局部症状。

（5）留置导尿管的患者出现发热。

（6）膀胱排空功能受损。

（7）泌尿系统疾病手术前。

【操作方法及程序】

1. 采集方法

标本采集应力争在未使用抗生素之前。注意避免消毒剂污染标本。方法有以下几种。

（1）清洁中段尿　最好留取早晨清洁中段尿标本，嘱咐患者睡前少饮水，清晨起床后用肥皂水清洗会阴部，女性用手分开大阴唇，男性翻上包皮，仔细清洗，再用清水冲洗尿道口周围；开始排尿，将前段尿排去，中段尿10～20ml直接排入专用的无菌容器中，立即送检，2h内接种。该方法简单、易行，是最常用的尿培养标本收集方法，但很容易受到会阴部细菌污染，应由医护人员采集或在医护人员指导下由患者正确留取。

（2）耻骨上膀胱穿刺　使用无菌注射器直接从耻骨上经皮肤消毒穿入膀胱吸取尿液，是评估膀胱内细菌感染的“金标准”方法，但有一定的痛苦，患者难以接受。主要用于厌氧菌培养或留取标本困难的婴儿尿标本的采集。

（3）直接导尿　按常规方法对会阴局部进行消毒后，用导尿管直接经尿道插入膀胱，获取膀胱尿液，可减少尿液标本污染，准确地反映膀胱感染情况。但有可能将下尿道细菌引入膀胱，导致继发感染，一般不提倡使用。

（4）小儿收集包　对于无自控能力的小儿可应用收集包收集尿液，这种装置由于很难避免会阴部菌群污染产生假阳性，所以只有在检验结果为阴性时才有意义。如果检验结果为阳性，应结合临床进行分析，必要时可使用耻骨上膀胱穿刺或导尿法留取尿液进行复检。

（5）留置导尿管收集尿液　利用留置导尿管采集标本时，应先消毒导尿管外部，按无菌操作方法用注射器穿刺导尿管吸取尿液，操作时应防止混入消毒剂，注意不能从尿液收集袋中采集尿液。

2. 采集容器

（1）应由不与尿液成分发生反应的惰性材料制成。

（2）洁净、无菌、加盖、封闭、防渗漏。

（3）不含防腐剂和抑菌药。

（4）广口、具有较宽的底部、容积应 >50ml、盒盖易于开启。

3. 标本运送

标本采集后应及时送检，及时接种，室温下保存时间不得超过 2h（夏季保存时间应适当缩短或冷藏保存），4℃冷藏保存时间不得超过 8h，但应注意冷藏保存的标本不能用于淋病奈瑟菌培养。

【注意事项】

（1）外尿道寄居有正常菌群，故采集尿液时应注意无菌操作。

（2）对于厌氧菌的培养，采用膀胱穿刺法收集、无菌厌氧小瓶运送。

（3）排尿困难者可导尿，但应避免多次导尿所致尿路感染。

第十七章 与疼痛相关的查体方法

第一节 软组织压痛点的检查方法

1. 颈椎棘突压痛点

患者端坐，以左侧为例，检查者站于患者左方，以左手按住患者前额或下颌，使颈部脊柱保持适度前凸位置。再以右手拇指按住左颈椎棘突端侧方软组织附着处，逐一的顺次滑动按压，可查得压痛点。

2. 项部肌肉压痛点

在上述检查颈椎棘突压痛点的位置上，检查者的拇指稍向外移，位于颈椎棘突与颈椎横突之间的部位，按住项部肌群的肌腹作滑动按压，可查得压痛点。

3. 颈椎横突压痛点

可用双手拇指分别按在颈椎旁两侧所属的横突尖上，逐一顺次滑动按压，可查得压痛点。

4. 肩胛提肌肩胛骨附着处压痛点

检查者用双手拇指分别按住肩胛骨内上角此肌附着处，由内向外滑动按压。若该处有无菌性炎症病变时，可查得压痛点。

5. 肩胛骨脊柱缘压痛点

以右侧为例，检查者站立患者左方，以右手按住患者的右肩外方，左手放置在同侧肩关节上，将肩胛骨固定制动，右拇指按住脊柱缘部位，同时第 2 ~ 5 指按住腋缘部位，可查得脊柱缘压痛点。也可让患者面对墙壁，双手掌用力推墙，使肩胛骨脊柱缘显示，用拇指沿脊柱缘移动检查压痛点。

6. 冈上肌肩胛骨附着处压痛点

以右侧为例，检查者站于患者右方，用右拇指按在患者的右冈上窝，垂直此肌附着处的骨面做滑动按压，可查得压痛点。也可让患者坐位，检查者立于患者后方，用拇指按压。

7. 斜方肌肩胛骨附着处压痛点

在上述压痛点检查位置上，检查者拇指移向肩胛冈上缘，自内向外做滑动按压，可查得压痛点。但其肩峰内缘（包括锁骨外段上缘）附着处往往压痛为最敏感。

8. 冈下肌肩胛骨附着处压痛点

以右侧为例，检查者站于患者右方，右手按住肩上部制动，左手的第 2 ~ 5 指按住肩胛骨脊柱缘和拇指按在冈下窝部，拇指对冈下肌附着处做滑动按压，可查得压痛点。

9. 小圆肌和大圆肌肩胛骨附着处压痛点

检查者一手握住患侧上臂近段，保持肩关节于外展 90°，另一手第 2 ~ 5 指按住肩胛骨脊柱缘与拇指按住腋缘，当拇指沿腋缘背面滑动按压时，可查得压痛点。大圆肌肩胛骨附着处压痛点的检查方法：在冈下肌肩胛骨附着处压痛点检查的位置上，检查者拇指向下移至肩胛骨下 1/3 段的背面，位于大圆肌附着处滑动按压时，可查得压痛点。

10. 肩胛骨喙突压痛点

先在肩胛部作冈下肌与大、小圆肌按压，引出肩前方放射痛，若推拿后肩前方痛未减轻，才可诊断原发性肩胛骨喙突软组织劳损。站在患者后方，用双手食指同时按压锁骨外 1/3 下方的喙突，双侧对比，可查出肱二头肌短腱止点有无压痛。

11. 胸锁乳突肌下端压痛点

检查者站在患者背后，双手拇指分别按住两侧胸骨柄上前方，做滑动按压，以后再按住锁骨内段上缘，做滑动按压，均可查得压痛点。

12. 前斜角肌压痛点

检查者用拇指在锁骨上窝处第 1 肋骨的斜角肌结节上，做滑动按压，可查得压痛点。

13. 胸脊柱背伸肌群压痛点

检查者用拇指沿椎板逐一深压，横行滑动按压时可查得压痛点。

14. 腰椎横突压痛点

双侧腰痛患者可采取俯卧位，单侧腰痛者也可采取侧卧位，并发腹痛病例可采取腰伸展站立位或侧卧位，进行检查。检查者双手拇指分别按放在两侧腰际，紧靠第 12 肋骨下缘，位于腰 2 横突部位，向内上方按压这一横突尖做滑动按压，可以查得压痛点，以后再在腰际两旁双手拇指分别按放在腰 3 与腰 4 横突部位，向内方向顺次滑动按压这两个横突尖，可以查得压痛点。

15. 第 12 肋骨下缘压痛点

患者俯卧，在检查腰 1 横突压痛点的位置上，检查者拇指稍向上移，针对第 12 肋下缘，做滑动按压，可查得压痛点。

16. 腰椎棘突与骶中嵴压痛点

患者俯卧，检查者用拇指自胸 12 至骶骨沿每一棘突端与骶中嵴的旁侧，向前、向内方向滑动按压。有病变者，可查得压痛点。一般以腰 4 棘突 ~ 骶 1 骶中嵴的压痛最多见。棘突端正中多无压痛。棘间韧带有时也有压痛，多属两旁棘突或骶中嵴附着的腰背筋膜后叶劳损引起放射痛的影响，并非棘间韧带病变。同时也应注意有无脊柱侧弯畸形。

17. 骶棘肌下外端附着处压痛点

患者俯卧，检查者拇指沿髂嵴的腰三角区开始，向内至髂后上棘内缘，再向下至骶髂关节内缘，针对此肌附着处，做滑动按压，可查得压痛点。

18. 髂嵴压痛点

患者俯卧，检查者以拇指沿着整个髂嵴针对肌附着处做滑动按压，可查得压痛点。除在髂嵴部查得压痛点外，还可在胸廓外下方的肋骨缘查得压痛点，该处也是病变的腹内斜肌上端附着处之一。

19. 腰椎椎板与骶骨背面压痛点

患者俯卧，检查者以拇指自胸 11 椎板至骶 4 背面的每一节上，顺次逐一深压腰部深层肌，可查得压痛点。与骶棘肌下外端附着处压痛点一样，常会引出放射性坐骨神经痛征象增重。

20. 髂胫束压痛点

患者俯卧，检查者先用两手第 2 ~ 3 指分别按住两髂前上棘处，将两拇指分别按在髂前上棘后方臀部约一横掌处加以浅压，可查得压痛点。

21. 臀上皮神经压痛点

患者俯卧，在检查髂胫束压痛点的位置上，检查者将拇指移向臀中肌部位，于髂嵴下 2 ~ 3 横指处，即臀上皮神经的外支、中支与内支分布区域，由外向内分别做表浅的滑动按压，可查得压痛点。内支分布区域靠近臀后线偏下部位，其压痛点应与髂后上棘附着的臀大肌压痛点有所鉴别。

22. 髂后上棘压痛点

患者俯卧，检查者以拇指在髂后上棘部位做表浅的滑动按压，可出现两种不同的情况，若系臀大肌附着处病变，即在髂后上棘的臀后线处出现压痛点，若系臀上皮神经内支受周围的炎性组织刺激，则压痛点就在靠近臀后线偏外部位这一神经支上。

23. 阔筋膜张肌压痛点

患者俯卧于硬板床上，检查者一手将患肢极度外展或患者侧卧，患髋向上，一手将伸直的患肢抬起，保持髋关节处于极度外展位置，均应放松所有肌肉；另一手的拇指在髂前上棘外缘与外方（与髌骨外缘的连线上）做表浅的滑动按压，可查得压痛点。

24. 臀小肌压痛点

患者俯卧或侧卧，在检查阔筋膜张肌压痛点的髋关节外展体位上，检查者用另一手的拇指在其股骨大隆凸的上方，向内下方向做深层的滑动按压，可查得压痛点。

25. 臀中肌压痛点

在检查阔筋膜张肌压痛点的侧卧位上，检查者用另一手的拇指在髋外侧的髂嵴下方臀中肌附着处至股骨大粗隆臀中肌止点处滑动按压，若有无菌性炎症病变时，可查得压痛点。至于臀中肌内方与内下方的压痛点，应在俯卧位上另作检查，方能明确。

26. 臀下神经压痛点

检查者用拇指向内、向前方向，横过神经支做表浅的滑动按压，可触及疼痛的细索状物，即为臀下神经的压痛点。

27. 坐骨神经梨状肌下出口处压痛点

患者俯卧，检查者以拇指深压坐骨结节至大粗隆连线中点，此为臀部坐骨神经部位，横过神经支做滑动按压，可查得压痛点。一般在找到此压痛点后，再找臀中肌坐骨大孔上缘、上方、内上缘，内上方等附着处的压痛点，比较容易定位，滑动按压这些部位又均会分别引出剧痛。

28. 臀上神经压痛点

患者俯卧，检查者的拇指深压臀上神经部位，横过神经支滑动按压，可查得压痛点。

29. 骶尾骨下缘与股骨臀粗隆压痛点

患者俯卧，检查者以拇指分别针对骶尾骨下外缘与股骨臀粗隆的肌附着处骨面，做滑动按压，可查得个别的压痛点。

30. 股内收肌群耻骨附着处压痛点

患者仰卧，两下肢的髋膝关节屈曲，两足底对紧，自动将两下肢相对地外展外旋，也就是做屈膝屈髋分腿试验。检查者两拇指分别先在两侧耻骨上支与耻骨结节肌附着处做滑动按压以后再在两侧耻骨下支肌附着处做滑动按压，最后在股骨内上髁肌附着处做滑动按压，可查得压痛点。

鉴别方法：滑动按压股骨内上髁股内收肌群附着处，引出敏感压痛而使膝内侧疼痛或压痛消失者，则此痛为股内收肌群劳损所引起，对膝内侧痛无改变者，应考虑膝关节内侧病变等，急性耻骨上支肌附着处劳损者，患髋常呈轻度前屈位，致大腿不能伸直，但直腿抬高试验可为正常。耻骨下支肌附着处劳损者，多有直腿抬高试验受限，但髋膝完全伸直。屈膝屈髋分腿试验因肌痉挛或肌挛缩多呈阳性。

31. 腹直肌与锥状肌耻骨联合附着处压痛点

患者仰卧，检查者用拇指针对两侧耻骨联合与耻骨结节上缘骨面滑动按压，可查得压痛点。

32. 髂前下棘压痛点

检查者用拇指在髂前上棘下方一横指处做深层滑动按压，可查得压痛点。银质针针刺治疗时，可在髂前下棘附着处更明确地探得压痛点。

33. 髌下脂肪垫压痛点

检查者一手的拇示指按压住髌骨上缘推向下方，使髌骨尖向前突出，另一手的拇指尖针对髌骨下端的后方骨面与髌骨的下 1/2 段边缘，由后向前与由下向上做滑动按压，可查得压痛点。

34. 内踝下方压痛点

检查者在内踝下缘用拇指尖沿内踝沟嵌压，可发现疼痛，滑动按压时可引出剧痛。

35. 外踝下方压痛点

检查者在外踝下方用拇指尖在外踝下缘压踝支持带与总腱鞘，滑动按压时可查得压痛点。重点检查距腓前韧带、跟腓韧带和距腓后韧带。

36. 跗骨窦压痛点

检查者拇指针对跗骨窦做滑动按压，可查得压痛点。

第二节　脊柱和骨关节疼痛检查方法

一、脊柱疼痛检查

（一）胸腹垫枕试验

1. 检查方法

（1）腰椎超伸展位压痛测定　用一个直径为 20 ~ 30cm 的长圆枕垫置在患者前胸部，使腰椎处于超伸展位。然后检查者以拇指再在原压痛点上用同样压力探压，询问患者疼痛增减、有无臀部及下肢放射痛或麻刺感。

（2）腰椎过前屈位压痛测定　将长圆枕向下移至腹部，大致位于脐部，使腰椎呈后凸位。然后检查者再用拇指尖深压原痛点，询问患者疼痛增减、有无臀部、下肢放射痛或麻刺感。

2. 临床意义

（1）若在腰椎过度前屈位上测定，使原有在超伸展位上引出的深压痛、传导痛或下肢酸麻感完全消失或明显减轻者，则可判断为腰椎管内发病因素或以腰椎管内病变为主的腰腿痛的阳性体征。

（2）若原有疼痛等征象仅有轻度减轻，则应判为腰椎管内外混合性病变引起的腰腿痛病。

（3）原有疼痛等征象无改变或加剧。基本排除腰椎管内发病因素存在的可能性，可考虑为椎管外软组织损害性腰腿痛。

（二）腰脊柱侧弯试验

1. 检查方法

患者站立位，双臂自然下垂。下肢直立，足跟靠拢，令患者躯干保持适度后仰体位。检查者站于其后方，一手按住患者健侧肩外上部，另一手放在患侧骨盆的髋外侧部。然后一手按住骨盆制动，另一手把健肩推向病侧方向，使躯干连同头部缓慢弯向患侧。当弯到极度时，询问患者有无患侧腰骶痛或并发下肢放射痛及酸麻感。令患者指明疼痛部位。然后检查者双手调换位置，用同法把腰脊柱逐渐弯向健侧，达到极度时，再询问患侧腰部有无疼痛征象出现。

2. 临床意义

（1）脊柱弯向病侧引发腰骶部深层疼痛或并发臀部和下肢放射痛或酸麻感者，则为本试验阳性体征，可判断有椎管内发病因素。

（2）脊柱弯向健侧达到极度时，使患侧侧弯试验引出的腰骶部深层痛与下肢征象完全消失，也判为本试验阳性。若脊柱弯向健侧而出现患侧腰部疼痛者，可判为腰椎管外软组织损害。

（3）若无论是脊柱向患侧或健侧弯曲时，均引出腰部或腰骶部疼痛者，则判断为腰椎管内外混合型病变引起的腰腿痛。

二、骨关节疼痛检查

1. 胫神经弹拨试验

（1）检查方法　患者取俯卧位，检查者一手提起患侧踝部，使膝关节屈曲成90°，腘部软组织因之完全松弛；另一手的中指尖在腘窝下中偏内处先找到胫神经干，在其上做轻巧的横向弹拨。询问患者有无局部疼痛及小腿后侧传导性酸麻感。再在健侧腘窝部做相同的对比检查。

（2）临床意义　凡检查时弹拨胫神经干出现局部疼痛或小腿传导性酸麻者均属本试验阳性，考虑有腰骶神经根炎性刺激。若手指重按神经干或膝关节后部关节囊，则可引出假阳性体征。

2. 颈椎压迫试验

患者端坐，颈部挺直，检查者用单手或双手置于患者头顶部，逐渐加力下压，可使局部疼痛或上肢放射征象增加或头昏加重。项颈部之所以能够挺直并保持头颅稳定不偏，全由颈背部肌肉群生理性肌紧张的相对的牵拉作用，维持了平衡。正常情况下头颈下压试验时促使这些肌肉进一步收缩，不会引起任何征象。若肌肉出现无菌性炎症病变，当它进一步收缩惹起牵拉性刺激时，就会增加局部疼痛或上肢放射征象。

3. 引颈试验

在上述试验中检查者一手托住患者下颌部，另一手托其枕部，嘱患者颈肌放松。检查者双手同时用力向上牵引，在慢性病例通过牵引改善了项颈部病变软组织的痉挛程度，可使原有的颈痛或上肢放射征象减轻。但在征象严重的急性病例，这种牵引作用反会增加肌附着处无菌性炎症病变的刺激，使征象反而增重。

4. 血管试验（Addison 试验）

患者端坐凳上，两手置于膝部，先比较两侧桡动脉搏动力量，之后使患者尽力抬头作深吸气，并将头转向病侧，再比较两侧脉搏，倘使患侧脉搏减弱，则说明头部转向病侧时锁骨上窝部变性挛缩的前斜角肌拉紧，压迫血管所致。

5. 臂丛神经牵拉试验

令患者尽量做颈部前屈，检查者一手放于头部病侧，做旋向健侧动作，另一手握住患肢腕部，呈反方向牵拉，如有患肢放射痛或放射性麻刺感增重，说明因过度牵拉加重了锁骨上窝部病变软组织的无菌性炎症化学刺激与机械性压迫，作用于臂丛神经的结果。

6. 前屈旋颈试验（Fenz 征）

先令患者头颈部前屈，再左右旋转活动，若颈椎处出现疼痛即为阳性，提示颈椎骨关节病，表明颈椎小关节多有退行性变。

7. 托马斯征（Thomas 征）

患者仰卧，大腿伸直，则腰部前凸；屈曲健侧髋关节，迫使脊椎代偿性前凸消失，则患侧大腿被迫抬起，不能接触床面。常见于：①腰椎疾病：如结核、腰大肌脓肿、血源性化脓性骼腰肌炎等；②髋关节疾病：如髋关节结核、增生性关节炎和骨性强直等。

8. 儿童脊柱超伸展试验

患儿俯卧，检查者将其两小腿提起，正常脊柱后伸自如无痛。脊柱僵直并随臀部抬高者为阳性，见于脊椎结核。

9. 直腿抬高试验

患者仰卧、伸膝，检查者一手压患膝，另一手托足跟，抬高肢体至患者疼痛或不能继续抬高为阳性并记录其角度，于 30°～70°出现阳性者才有意义，常为腰椎间盘突出症。

10. 健腿直腿抬高试验

方法同“直腿抬高试验”，只是健侧下肢抬高，患肢痛，多为较大或中央型腰椎间盘突出症。

11. 直腿抬高加强试验

又称足背伸试验、Bragard 征。直腿抬高至痛时，降低 5°左右，再突然使足背伸，可引起大腿后侧剧痛，常为腰椎间盘突出症。

12. 屈颈试验（Lindner 试验）

患者仰卧，检查者一手按其胸前，一手抬其枕后，屈其颈部，若出现腰部及患肢后侧放射性疼痛则为阳性，提示坐骨神经受压。

13. 股神经牵拉试验

患者俯卧、屈膝，检查者将其小腿上提或尽力屈膝，出现大腿前侧放射性疼痛者为阳性，见于股神经受压，多为腰$_{3、4}$椎间盘突出症。

14. 骨盆回旋摇摆试验

患者仰卧，双手抱膝，极度屈髋屈膝。检查者一手扶膝，一手托臀，使臀部离开床面，腰部极度屈曲，摇摆膝部，腰痛者则为阳性，多见于腰部软组织劳损或腰椎结核。

15. 骨盆挤压及分离试验

患者仰卧位，检查者双手将两侧髂嵴用力向外下方挤压，称骨盆分离试验。反之，双手将两髂骨翼向中心相对挤压，称为骨盆挤压试验。能诱发疼痛者多为阳性，见于骨盆环骨折。骶髂关节病也可呈阳性。

16. "4"字试验（Faberd 征、Patrick 试验）

患者仰卧，患肢屈髋膝，并外展外旋，外踝置于对侧大腿上，两腿相交成"4"字，检查者一手固定骨盆，一手于膝内侧向下压。若骶髂关节痛，则为阳性。阳性者提示骶髂关节劳损、类风湿关节炎、结核、致密性骨炎。

17. 床边试验（Gaenslen 征）

患者仰卧位，患侧靠床边使臀部能稍突出，大腿能垂下为宜。对侧下肢屈髋、屈膝，双手抱于膝前。检查者一手扶住髂嵴，固定骨盆，另一手将垂下床旁的大腿向地面方向加压，如能诱发骶髂关节处疼痛则为阳性，意义同上。

18. 伸髋试验（Yeoman 试验）

患者俯卧位，屈膝至 90°，检查者一手压住患侧骶髂关节，一手向上提起患侧小腿，如能诱发骶髂关节部位疼痛，则为阳性，其意义同"4"字试验。

19. 杜加征（Dugas 征）

患肢肘关节屈曲，手放在对侧肩关节前方，如肘关节不能与胸壁贴紧为阳性，表示肩关节脱位。

20. 直尺试验（Hamilton 征）

以直尺置于上臂外侧，一端贴紧肱骨外上髁，另一端如能贴及肩峰，则为阳性，提示肩关节脱位。

21. 肱二头肌长头紧张试验

前臂屈曲旋后，检查者给以阻力。当有肱二头肌长头腱炎时，结节间沟区有疼痛感。

22. 腕伸肌紧张试验（Mill 征）

患者伸直患侧肘关节，前臂旋前，检查者将患侧腕关节屈曲，若患者肱骨外上髁区疼痛，则为阳性，提示肱骨外上髁炎。

23. 肘外翻挤压试验

肘关节伸直位，检查者一手握腕，一手扶患肘，并使其外翻，若有疼痛，则为阳性，提示桡骨小头骨折。

24. 屈氏（Trendelenburg）试验

裸露臀部，两下肢交替持重和抬高，注意骨盆的动作，抬腿侧骨盆不上升反而下降，为阳性。轻度时只能看出上身摇摆。阳性者提示：

（1）持重侧不稳定，臀中肌、臀小肌麻痹和松弛，如小儿麻痹后遗症或高度髋内翻。

（2）骨盆与股骨之间的支持性不稳，如先天性髋脱位，股骨颈骨折。

25. Allis 征（Galeazzi 征）

患者仰卧，屈髋屈膝，两足平行置于床面，比较两膝高度。不等高为阳性，提示较低一侧股骨或胫骨短缩，或髋关节后脱位。

26. 髂胫束试验（Ober 征）

患者健侧卧位，健侧屈骸屈膝，检查者一手固定骨盆，一手握踝，屈患髋膝达90°后，外展大腿并伸直患膝，大腿不能自然下落，并可于大腿外侧触及条索样物；或患侧主动内收，足尖不能触及床面，则为阳性，提示髂胫束挛缩受伤。

27. 大转子髂前上棘连线（Shoemaker 线）

大转子的顶点与同侧的髂前上棘作连线，其延长线相交于腹正中线上。若患侧大转子上移，则两线交于中线旁的健侧。

28. 髂骨三角（Bryant 三角）

患者仰卧位，自髂前上棘向床面作垂线，测大转子与此垂线的最短距离。比较两侧这一距离，正常时应相等。连接大转子与髂前上棘，构成直角三角形。

29. 浮髌试验

患者仰卧，伸膝，放松股四头肌，检查者一手虎口对着髌上囊，压迫膝部，将膝内液体压入髌骨下，一手轻压髌骨后快速松开，可觉察到髌骨浮起，此为阳性。正常膝关节内液体约5ml，当液体达50ml时，方为阳性。

30. 髌骨摩擦试验（Soto－holl 征）

患者仰卧位，伸膝，检查者一手按压髌骨，使其在股骨髁关节面上下活动，出现摩擦音或疼痛者为阳性。见于髌骨软化症。

31. 半月板挤压试验（McMurray 征）

患者仰卧，检查者一手拇指及其余指分别按住膝内外间隙，一手握住足跟部，极度屈膝。在伸屈膝的过程中，当小腿内收、外旋时有弹响或合并疼痛，说明内侧半月板有病变；当小腿外展、内旋时有弹响或合并疼痛，说明外侧半月板有病变。

32. 伸直受限征（Helfet 征）

当膝关节半月板损伤有绞锁时，关节不能全伸，表现为伸直后胫骨粗隆不外旋，而维持在髌骨中线上。

33. 重力试验

用于检查盘状半月板和侧副韧带。患者健侧卧位，患膝外展，自动伸屈膝，如膝内有响声或疼痛加强，则病变在内侧半月板；若膝外侧痛，则可能是外侧副韧带损伤。如膝内疼痛减轻，则病变在外侧半月板，若膝内侧痛减轻，则可能是内侧副韧带损伤。假如患侧卧位，则相反。

34. 研磨试验（Apley 征）

患者俯卧，屈膝90°，检查者双手握患肢足部，旋转提起患膝，若出现疼痛，则为侧副韧带损伤；将膝下压，再旋转，若出现疼痛，则为半月板损伤；轻微屈曲时痛，则为半月板前角损伤。

35. 侧位运动试验（Bochler 征）

患者伸膝，检查者一手握踝，一手扶膝，作侧位运动，向内侧推时外侧痛，提示有外侧副韧带损伤；向外侧推时内侧痛，提示内侧副韧带损伤。

36. 抽屉试验

患者仰卧，屈膝，检查者双手握住膝部之胫骨上端、向后施压，胫骨后移，则提示后十字韧带断裂；向前施压，胫骨前移，则提示前十字韧带断裂。

37. 过伸试验（Jones 试验）

患者仰卧，伸膝，检查者一手固定膝部，一手托起小腿，使膝过伸，出现疼痛者可能是半月板前角损伤、髌下脂肪垫肥厚或损伤、股骨髁软骨损伤。

38. 前足横向挤压试验

检查者双手手掌握住患足前部两侧，同时从两侧挤压前足引起疼痛，提示趾骨骨折、趾间肌损伤。Morton 病除了放射痛外，还有足趾麻木。

39. 捏小腿三角肌试验

患者俯卧，检查者以手捏其三角肌腹，如有足趾屈，为正常；反之，则提示跟腱断裂。

第三节　与疼痛有关的神经系统检查方法

一、感觉检查

（一）浅感觉

包括皮肤、黏膜的触压、痛觉及温度觉。

1. 触压觉

用棉絮轻触皮肤或黏膜，自躯干到四肢上端逐次向下，询问有否觉察及敏感程度。对异常区域作出标记。

2. 痛觉

用锐针轻刺皮肤，询问有无痛感及疼痛程度，并将结果记录。检查时应自上而下，从一侧至另一侧，从痛觉异常区移向正常区。

3. 温度觉

分别用盛冷（5℃～10℃）、热（40℃～45℃）水的试管轻触皮肤，询问患者感受冷或热。

（二）深感觉

关节觉：轻轻掰动患者的手指或足趾，做被动伸、屈动作，询问是否觉察及其移动方向；或让患者闭目，然后将其肢体放在某位置上，询问能否明确说明肢体所处的位置。

（三）复合感觉

包括皮肤定位觉、两点分辨觉、实体辨别觉及体表图形觉，是大脑综合、分析、判断的结果，故也称皮质感觉。

二、运动系统检查

（一）肌容积

观察肌肉有无萎缩及肥大，测量肢体周径，判断肌肉营养状况。

（二）肌张力

指静息状态下肌肉紧张度。检查方法：嘱患者肌肉放松，用手触摸肌肉硬度，并测定其被动运动时的阻力及关节运动幅度。

1. 肌张力增加

触摸肌肉时有坚实感，作被动检查时阻力增加。可表现为：

（1）痉挛性　在被动运动开始时阻力较大，终末时突感减弱，称为折刀现象，见于锥体束损害者。

（2）强直性　指一组拮抗肌的张力增加，作被动运动时，伸肌与屈肌肌力同等增加，如同弯曲铅管，称为铅管样强直，见于锥体外系损害者。如在强直性肌张力增加的基础上又伴有震颤，作被动运动时可出现齿轮顿挫样感觉，故称齿轮样强直。

2. 肌张力减弱

触诊肌肉松软，被动运动时肌张力减低，可表现关节过伸，见于周围神经、脊髓灰质前角病变。

（三）肌力

指肌肉主动收缩的力量。

1. 肌力评级标准

目前通用的是六级分法：

（1）0 级　肌力完全消失，无活动。

（2）1 级　肌肉能收缩，关节不活动。

（3）2 级　肌肉能收缩，关节稍有活动，但不能对抗地心引力所引起的肢体重力。

（4）3 级　能对抗肢体重力使关节活动，但不能抗拒外来阻力。

（5）4 级　能对抗外来阻力使关节活动，但肌力较弱。

（6）5 级　肌力正常。

2. 肌力检查法

在关节主动运动时施加阻力与所测肌肉对抗，测量其肌力，并进行双侧对比。全身肌肉大致可分为颈部和躯干肌肉、肩带和上肢肌肉、骨盆带和下肢肌肉三组。

三、共济运动检查

当脊髓后索、小脑等器官发生病变时可出现共济失调。常用的检查方法有指鼻试验、快复轮替试验、跟膝胫试验和 Romberg 征。

四、反射功能检查

（一）浅反射

指刺激体表感受器（如皮肤、黏膜等）引起的反射。

临床意义：

（1）浅反射消失或减弱表示反射弧中断或抑制。

（2）腹壁、提睾、足底反射除有节段性反射弧外还有皮质反射弧，即反射的冲动通过脊髓至大脑皮质后再沿锥体束传至脊髓前角细胞，当该反射弧受损时上述反射亦可出现减弱或消失见于锥体束病损或末梢神经病变。

（3）腹壁反射减弱还可见于老年人、皮下脂肪过厚及腹壁松弛等。

（4）提睾反射在正常人亦可双侧不对称。

（5）肛门反射减弱或消失说明双侧锥体束或马尾神经均有损害，因为肛门外括约肌受双侧会阴神经支配，单侧锥体束或马尾神经损害时，肛门反射仍存在。

（二）深反射

指刺激肌肉、肌腱、骨膜和关节的本体感受器而引起的反射。

临床意义：

（1）深反射减弱或消失表示反射弧抑制或中断。

（2）深反射亢进通常由上运动神经元病变所致，如锥体束病损，致脊髓反射弧的抑制释放。

（3）深反射对称性改变不一定是神经系统病损所致，而不对称性改变（如一侧增强、减弱或消失）则是神经系统病损的重要体征。

（4）髌阵挛和踝阵挛是腱反射亢进的表现，在锥体束损害时出现。

（三）逆转反射

逆转反射又称倒错反射，是指某肌腱反射消失而其拮抗肌或邻近肌腱反射出现或亢进的特殊现象。

临床意义：逆转反射是因刺激部位的深感觉传导在脊髓前角细胞发生扩散作用而引起的拮抗肌反射性收缩；引起该反射的脊髓病变部位密切邻近反射正常的部位，特别对于颈膨大和腰膨大的病变定位有重要意义：如合并锥体束损害则该反射更加明显。

（四）病理反射

指当中枢神经系统损害，主要是锥体束受损，对脊髓的抑制作用丧失而出现的异常反射。

常用病理反射检查法的临床意义：

（1）病理反射出现表示皮质运动区或锥体束的病损。

（2）Babinski 征可在 1 岁以下的婴儿，深睡或昏迷状态者出现，往往为双侧性；也可在末梢神经疾病等情况下出现。

（3）Hoffmann 征偶见于正常人，无病理意义，仅在反应强烈或双侧明显的不对称时才具有临床意义。

（4）当一侧病理征阳性，伴有深反射亢进、浅反射减弱或消失时，提示锥体束或皮质运动区受损。

（5）病理反射阴性，而深、浅反射均减弱或消失时常提示周围神经病损或肌病。

（6）病理反射阴性，深反射正常，浅反射活跃常提示神经功能性障碍。

（五）脊髓自动反射

亦称防御性反射，是指脊髓横贯性损害，脊髓与大脑联系中断，刺激脊髓损伤平面以下皮肤或剧烈跖屈诸趾，引起屈髋、屈膝和踝关节背屈的现象。

五、自主神经系统功能检查

自主神经系统的主要功能为调控内脏、血管、竖毛肌、汗腺的活动，按其功能分为交感与副交感神经，通过神经介质与受体发挥作用。两者共同支配组织或器官，其作用虽相互拮抗，但在大脑皮质控制下，协同发挥效能，调节机体内外环境的平衡。在日常疼痛诊疗工作中，进行自主神经系统功能检查，有利于得出正确的诊断，制定针对性强，效果好的治疗方针。

（一）眼心反射

患者在安静状态下平卧15min，先测1min脉搏次数，而后嘱患者闭眼，检查者右手中指及示指置于患者眼球两侧，逐渐施压至感觉不适为止。加压20～30s后计数1min脉搏数，正常可较加压前减慢10～12次/分钟。

临床意义：如脉率减慢>12次/分钟提示迷走神经功能增强；减慢达18次/分钟以上提示迷走神经功能明显亢进。若压迫后脉率不减慢或反增速，称倒错反应，说明交感神经功能亢进。

（二）竖毛反射

刺划或置冷水于皮肤上（通常以冰块置于颈后部或腋下部）数秒钟后，可见竖毛肌收缩，毛囊处隆起如鸡皮状。鸡皮形成通常限于刺激的局部或向同侧扩大，但不越过正中线。

临床意义：竖毛反射受交感神经节段性支配，即颈8～胸3支配面部和颈部；胸4～胸7支配上肢；胸8～胸9支配躯干，胸10～腰2支配下肢。根据反应部位可协助交感神经功能障碍的定位诊断。

（三）卧立试验

患者取平卧，计1min脉搏数，然后让患者起立、站直，再数1min脉搏数。

临床意义：由卧位到直立位脉搏数加快10～12次/分钟，表明交感神经兴奋增强。由直立位到卧位称立卧反射，若减慢10～12次/分钟则为副交感神经兴奋增强。

（四）皮肤划纹征

以钝头竹签加适度压力在皮肤上划压，数秒钟后皮肤会出现白色划痕（血管收缩所致），并高起皮面，称为皮肤划纹试验。

临床意义：正常持续1～5min即消失。如时间过长，提示交感神经兴奋性增强。若出现红色条纹并持续数小时，且逐渐增宽或皮面隆起，提示副交感神经功能亢进。

（五）发汗反射

患者皮肤清洁干燥后，用含碘溶液（纯碘2g，蓖麻油10ml，无水乙醇100ml）涂于体表（外阴及眼睑不宜涂），然后撒以淀粉末，当皮肤发汗时，碘与淀粉起反应而呈蓝色。绘图标记颜色改变及分布情况。发汗方法为：

1. 毛果芸香碱法

皮下注射1%毛果芸香碱1ml，其作用系直接刺激周围神经末梢发汗纤维。

2. 加温法（干热空气浴箱、披罩式热光浴）

引起脊髓发汗反射（通过脊髓侧角细胞）。

3. 阿司匹林法

口服阿司匹林0.6～0.9g及热开水一杯，使患者发汗，其作用系中枢性，可能由于刺激间脑或丘脑下部，通过胸腰交感神经及周围神经而致发汗。

临床意义：依据发汗方法和分布的不同推知病变部位。

（六）膀胱与直肠功能

注意有无尿潴留或失禁，必要时做压力测定。注意排便情况，有无失禁或便秘。直肠指诊时注意肛门内括约肌的松紧度。潴留或失禁多见于横贯性脊髓疾患，特别是位于骶髓者，有时亦见于丘脑或矢状窦旁病变。

（七）营养改变

注意皮肤光泽及有无萎缩，溃疡；指（趾）甲有无变形，变脆；毛发有无减少、增多及局部性脱落。

（八）霍纳（Horner）综合征

可全部或部分出现。脑干及颈髓上段疾病时，此征只一部分出现；颈8～胸1段脊髓或星状神经节（交感）疾病时此征即全部出现。

（九）总体反射

为脊髓自动反射的一部分，除髋、膝、踝屈曲外还可出现不自主排尿、排便，损伤平面以下皮肤出汗、反射性充血和竖毛反射等自主神经受损表现。

（十）其他

如怀疑丘脑下部有病变时，需做相应检查，如皮肤温度、发育、胖瘦、血压、饮水后的排尿量、睡眠情况、月经和性欲等。

第十八章　超声引导疼痛介入治疗技术

为了提高治疗的精准度，目前疼痛治疗多在影像学介导下进行。常见的影像学介导方法包括超声、X 线透视或 CT。透视对于软组织的显示较差，CT 价格昂贵，且两者都存在放射危害。

医用超声用于分辨直径在 1mm 以上的结构。利用超声分辨软组织、血管、神经，以及引导疼痛治疗，其优点在于可对病变目标及穿刺路径、穿刺针移动实时可见，便携，避免放射暴露风险，可减少药物误注，并缩短操作所需时间。

超声也有一定的局限性。超声对于骨骼以及深部组织的显示往往不佳，而超声引导下疼痛治疗对于操作者水平、手法、熟练程度以及对解剖结构的掌握要求较高。随着超声技术以及设备的不断改良，疼痛医学即将迎来超声的黄金时代。

第一节　超声影像学基础

一、超声的基础知识

（一）超声的基本概念

1. 超声的原理及产生

医用超声波是高频声波在特定的频率范围内，能通过组织。B 型超声的基本原理即由换能器向人体发送脉冲超声回声，当超声波沿发射路径穿过不同声阻抗的人体组织时，一部分反射回换能器，另一部分继续穿入更深层组织。医学超声仪器使用的声波频率通常在 2 ~ 15MHz 之间。

2. 常见的超声种类

（1）B 型超声　B 型超声的“B”是“Brightness”（亮度）的首字母，通常也被称为 2D 型超声。B 型超声将回声信号显示为光点，回声的强弱以光点的亮度显示。声阻抗相差越大，反射越强，产生的回声信号越亮，反之则越暗。B 型超声类似人体解剖图像，能直观反映脏器大小、形态及内部结构，可将实质性、液性或气性组织以等回声、低回声及高回声的形式区分开来。

（2）M 型超声　M 型超声的“M”是“Motion”（运动）的首字母。M 型超声主要用于心脏及大血管检查，是辉度调制型中的一个特殊类型。M 型超声纵轴坐标为扫描时间线，即超声的传播时间和被测结构的深度、位置，横坐标为光点扫描时间，其时相分辨力极高，对于区分活动时相的微小差异十分必要。

（3）多普勒超声　多普勒超声基于多普勒原理，用于检测及测量血流。用于超声诊断的多普勒仪器有很多种，包括彩色多普勒、连续多普勒、能量多普勒和频谱脉冲波多普勒。

（二）常用超声术语解析

（1）频率　一秒内声波的振动周期数。频率的单位是赫兹（Hz），每秒一个振动周期等于1Hz，10^6周期/秒等于1兆赫兹（MHz）。声波频率与环境介质无关，完全取决于声波来源。频率与波长成反比。

（2）声阻抗　是所有物质的一种物理特性，等于组织密度与声速的乘积。两种物质间声阻抗差异越大，其反射声波的强度越强。声阻抗差异较大的结构比声阻抗相近的结构更容易识别。

（3）衰减　指声波在介质中传播时，出现的能量丢失、强度与振幅降低的过程。声波的衰减主要是由吸收、反射、散射三种物理效应造成的。声波衰减的速度与其发射频率及传播距离成正比，声波频率越高、传播越远，其衰减越明显。

（4）吸收　声波衰减的主要原因，主要发生于超声波能在组织中转化为热能的过程中。超声波的频率越高，吸收效应越显著。

（5）反射　当两个大体积结构间的声阻抗明显不同时（例如某器官或组织的边界），其间便形成一个反射界面，并可以将部分声能反射回换能器，而未被反射而穿过界面继续传播的声波能量将进一步减低。

（6）压电效应　压电晶体是超声换能器的主要构成元件。当对压电晶体施加电压时会发生形变和振动，可以实现电能和声能之间的转化。压电物质对温度和撞击较为敏感，因此应避免加热、摔落超声换能器。

（7）超声波束　由近区（Fresnel 区）、远区（Fraunhofer 区）和聚焦区构成。近区为换能器与聚焦部位之间的区域，声束呈圆柱形；聚焦区声束直径最窄，图像质量最佳；远区为聚焦部位之后的区域，声束逐渐分散开来。

（8）分辨力　超声系统对邻近反射体的分辨能力。

二、超声仪器的功能与图像优化

（一）超声仪器的功能与调节

1. 参数设置

（1）预设置　很多超声仪器为使用者提供了例如“血管”“神经”“肌肉骨骼”“腹腔”等预设功能来对扫描对象进行成像优化，在进行扫描前选择相应的预设条件更为便捷。另外，超声系统还可以额外添加预设条件，以适应不同的使用者需求。

（2）频率　超声换能器分为高频（10～15MHz 或更高）、中频（5～10MHz）和低频（2～5MHz）。在使用相同换能器的情况下，也可调节机器面板按钮对频率进行调节，频率越高，分辨力越高，穿透力越弱。

（3）增益　为便于显示，需对回声信号弱小的初始强度做一必要的放大。对回声信号的放大程度称为增益。需要注意的是，如果增益过大，系统内的固有噪声也会被同时放大，从而导致图像质量的下降。增益的作用是补偿声束在患者体内传播时出现的能量衰减，表现为图像总体亮度的变化。在扫查浅表结构时需要降低增益，而探查深部结构时则需要提高增益。

（4）时间补偿增益（TGC）　能量衰减使深部结构的回声信号强度较浅表部位更

弱，TGC 可以对这种不均一的衰减效应进行补偿，使得扫描平面内不同部位的回声振幅相同，即在图像上的信号亮度相同。TGC 由多个水平滑动键组成，其相对位置决定了它对扫描平面内不同深度回声信号的放大程度，使得不同深度回声信号的振幅与显示亮度相近。

（5）深度　用于调控屏幕所显示的最大扫描范围。超声系统需要接收到某深度所有扫描线上的回声信号之后才能发射下一组脉冲，随着深度的加大，回声信号所需的返回时间也在延长。深度的加大会降低系统的脉冲重复频率，从而减少每秒钟的图像显示帧数。

（6）聚焦　聚焦处的图像分辨力最佳。聚焦去需要位于感兴趣区域或置于感兴趣区域的下方。操作者可以选取多个聚焦区，然而，每增加一个聚焦区，扫描线上即需要多发射一个超声脉冲，因此图像的显示帧频会降低，导致图像连续性降低，对于快速移动的结构并不理想。

（7）扇区宽度　在给定深度及线密度的条件下，扇区宽度决定了帧频的大小。使用者可以通过减小扇宽改善总体帧频及图像分辨力，使细节更加丰富。

（8）自动优化按钮　很多新型超声仪器都配有图像自动优化按钮，可瞬间将产生“理想影像”的多种调节方法组合在一起。大部分超声仪器的自动优化功能主要针对增益与频率进行优化，虽然有时仍需要根据主观判断作进一步的手动调节，但不失为一种简便、高效、快速改善影响质量的方法。

2. 超声换能器的种类

（1）线阵换能器　用于生成垂直于换能器表面的平行扫描线，因而视野是矩形的，图像宽度约等于换能器长度。线阵换能器一般用于浅表结构和血管的成像，因而工作频率通常为 10～15MHz，广泛用于血管、小器官、肌肉骨骼系统的超声检查之中，能达到的最佳深度为 3～4cm。

（2）凸阵换能器　换能器表面呈弧形，视野宽广且深度不一，此类换能器工作频率通常为 2～5MHz，低于线阵，最适于深部组织的成像。

（3）相控阵换能器　相控阵换能器与线阵换能器相似，均为平面换能器，内部阵元相邻排成一行。相控阵换能器声束经电子导向形成图像，具有凸阵换能器样的宽阔视野，体积小，仅需很小的接触面积即可形成较宽的探查视野，其工作频率与凸阵换能器相近，常用于深部、心脏及颅内结构的检查。

（二）图像优化

1. 分辨力的优化

首先，应在穿透力充足的前提下选用最高的发射频率，声束应聚焦于目标区域，必要时可使用多重聚焦。其次，选择合适检查区域的预设条件，使用适当的整体增益与 TGC 设置也是优化图像对比度的重要步骤。此外，缩小扇区弧度及深度，将探查视野集中于目标区域，选择单一聚焦可以获得良好的时间分辨力。

2. 各向异性与空间复合成像

（1）各向异性　超声波的回波强度随入射角度变化而发生明显变化称为各向异性，衍射、散射、组织自身结构的不均一性是导致各向异性的重要原因。各向异性导致同一个物体在不同投射方向成像可以完全不同。神经、肌肉和肌腱的各向异性非常明显，超声入射角度对神经成像的质量影响巨大。在对目标组织进行扫描时，适当变换角度、倾斜换能器可减小各向异性，优化成像。

（2）空间复合成像　在不同的超声仪器中，空间复合成像可能具备不同的名称。空间符合成像可提高骨附近的超声图像质量，减少目标神经、肌肉或肌腱的各向异性，这两点对于疼痛治疗而言十分重要。

在常规超声波中，组织自单一方向受高频超声波的作用；空间复合成像时，入射的超声波来自多个角度，可减少超声成像时对入射角度的依赖性，使对入射角度敏感的组织显像更为清晰，同时降低噪声，使图像的横向分辨率更高，更具备“颗粒感”，从而提高图像质量。

不同方向发出的波束有一个重叠的中央三角区，其内所有方向的波完全融合实现复合空间成像，但边缘区域只能获取所有波束中的一部分，因此空间复合成像的优势并非任何情况下都能被充分发挥。此外，采用实时复合成像时，由于信号的均一化处理，多波束成像和收集需要更长时间，复合图像帧频通常减少，分辨率降低。

3. 组织谐波成像（THI）

谐波室友多个发射脉冲频率（基础频率或首次谐波）调制的频率。二次谐波频率为首次谐波的 2 倍。当超声波通过组织时，原始波峰升高，由正弦曲线变为锯齿形，变形波一次产生多种频率的反射回声波，频率较原始声波高。现代超声技术将基础谐波及二次谐波加以利用，可减少表皮组织附近的伪影及杂波干扰，明显增强图像的分辨率，改善对比度和灰阶图像质量。组织谐波成像特别可应用于体壁肥厚、异常的患者。

三、多普勒超声的原理及应用

多普勒超声在临床应用中可为操作者提供以下信息：血流的有无、方向以及速度。用于多普勒成像的三中常见类型为：彩色血流、能量多普勒和频谱多普勒。

（一）多普勒角度

当多普勒声束迎向血流方向时，探测到正向的多普勒频移，当多普勒声束指向原理血流的方向时探测到负向的多普勒频移。多普勒声束与血管夹角越小，多普勒频移信号越大，当多普勒声束角度接近 90°时，产生非常小的信号。在临床实际应用中，探测血流时保持多普勒声束与血管内血流方向之间的声束角在 30°～60°对于取得可靠的多普勒频移信号非常重要。应该避免角度超过 60°，当角度为 90°时无法得到多普勒频移信号。

（二）多普勒成像

1. 彩色血流多普勒

彩色血流成像可以使操作者快速而高效地鉴别血管中有无血流以及血流方向，可以凸显二维解剖图像内异常区域的整体血流情况。彩色血流成像通常与二维成像联合应用，感兴趣区域可被“彩色框”显示，“彩色框”内的血流信息通常被指定为朝向换能器的红色以及背离换能器的蓝色，操作者可以调整彩色框的位置和大小，从而显示彩色编码现象或彩色血流图。此外，另可见一垂直的“彩色刻度表”叠加在二维图像上，该刻度表可根据操作者的需要而改变。彩色血流成像技术在收集并处理信息方面比标准B型成像要花费更多时间，因此要比B模式成像的帧频低。彩色血流成像的优势在于：可显示某一区域血流的全貌；显示血流方向；鉴别湍流和异常血流区域；显示闭塞血管的血流缺失。其劣势在于：血流信息受平均速度所限；扫描位置较深时帧频较低，导致时间分辨力差；易产生混叠，表现为部分高速血流将沿彩色标尺翻转，呈现为标尺对侧的颜色；角度依赖。

2. 能量多普勒

能量多普勒检测血流的灵敏度是彩色多普勒的5倍，因此可以检测到彩色多普勒很难检测到的血管。能量多普勒对于边界的显示更佳，如瓣膜边缘等结构。与彩色血流多普勒不同，能量多普勒几乎与发射角度无关，从而降低了探测血管假阴性的发生率。同时，因为没有应用取样技术，所以不易发生混叠。能量多普勒的缺点在于，轻微运动（如患者呼吸）会产生更多的运动伪影，以及易产生非常低的时间分辨力。此外，由于不能确定血流方向，能量多普勒的血流只显示为一种颜色，通常为橙色。

第二节　超声引导下疼痛介入治疗相关操作技能

一、疼痛介入治疗相关超声操作及成像基础知识

（一）超声换能器的选择与操作手法

1. 换能器的选择与定向

根据拟检查、治疗部位的阻滞结构特点、目标区域的深度和所需的分辨率，可选择不同的超声换能器。不同的换能器在频率范围、外形、超声波入射方式上均有着较大的区别。概括而言，高频线阵换能器多用于表浅组织结构的成像，低频凸阵换能器多用于深部组织结构的成像，相阵换能器多用于心脏的体表成像。

超声换能器侧方通常具备定向标志，与屏幕上显示的定向标志点相对应，目的在于协助操作者分辨方向。屏幕上的定向标志点可根据操作者的习惯进行左右调整。在进行操作前，首先应辨清方向，可根据自身习惯进行必要的调整，例如对肌肉骨骼进行长轴切面扫描时，一般约定将近端置于屏幕左侧，远端置于屏幕右侧。

2. 换能器的操作手法

在显示解剖结构的过程中，需要不断调整换能器。其基本操作手法包括加压、追踪、旋转、倾斜，根据其英文名称的首字母可组成英文单词“PART”，为了能够获得最佳图像，有时需要将几种手法相结合起来（图18－1）。此外，操作时操作者的手应贴近皮肤表面，手掌尺侧可落在患者皮肤上以便固定换能器，避免有意或无意移动换能器位置。

（1）加压（pressure，P）　向换能器施加适当的压力使目标神经显示更清楚。

（2）追踪（alignment，A）　依照神经走行滑动换能器，显示和确定神经的行走路线。

（3）旋转（rotation，R）　在目标神经上旋转换能器，显示和确定神经的纵截面和横截面。

（4）倾斜（tilting，T）　两侧倾斜换能器，使声束和目标神经垂直，成像更清楚。

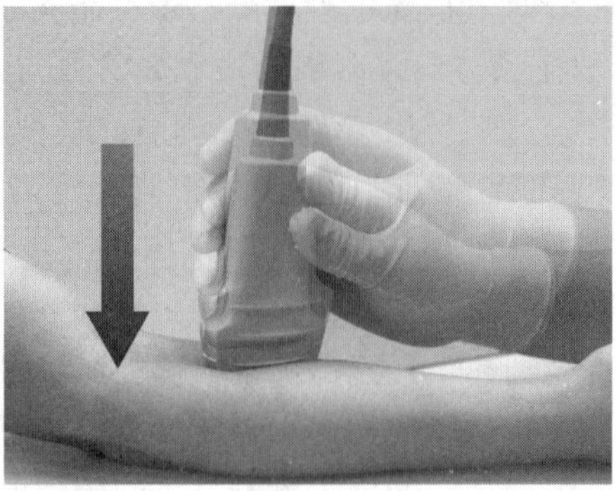

加压

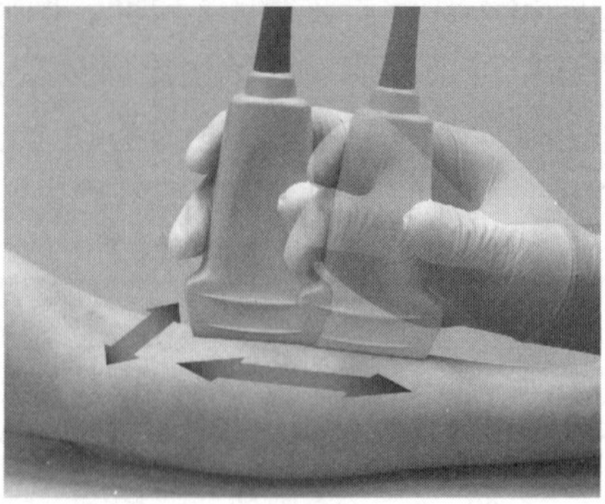

追踪

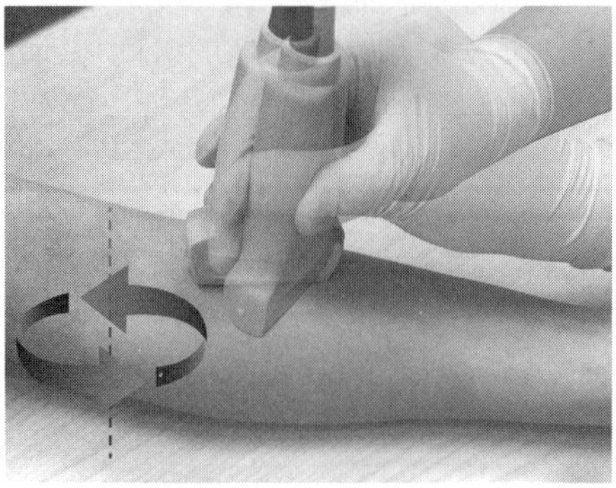

旋转

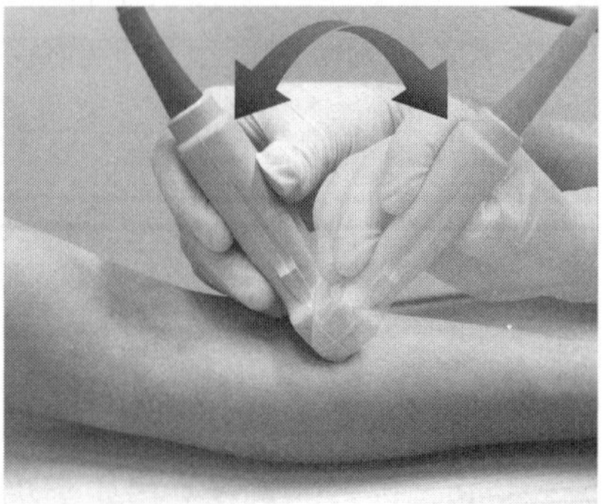

倾斜

图 18－1　超声换能器的常用操作手法

（二）扫描轴与介入轴

1. 扫描轴

（1）短轴切面　又称横切面，换能器长轴方向与扫描部位长轴方向垂直相交。

（2）长轴切面　在躯干部位多称矢状面，换能器与扫描部位长轴方向一致。

（3）斜位　又分为前后斜位与左右斜位，目标长轴与换能器长轴相交叉。

（4）冠状位　超声切面换能器位于体侧，长轴方向与躯干长轴方向一致。

2. 介入轴

平面内技术（图 18－2）和平面外技术（图 18－3）是超声引导下疼痛治疗的两种最为基本的穿刺入路。使用平面内技术时，整个针尖和针体在进针过程中均能清楚显示；使用平面外技术时，针尖穿过回声平面成像为一个亮点。

（1）平面内技术　理论上可完全显示针体、针尖和注射的药液。平面内技术的优点在于穿刺针能够清晰显示，更为安全，适合经验不丰富的初学者；其缺点在于穿刺路径较长，穿刺针需要通过的解剖结构更多，有时穿刺针体部分与超声平面重合，导致针体部分显示而针尖不显示，盲目进针可能会导致损伤。当穿刺针长轴与换能器长轴不完全共面时，固定穿刺针，通过滑动换能器寻找针及针尖的方法较为安全，而通过跳帧穿刺针的位置改变换能器与穿刺针间的关系则有损伤周围组织的风险。

（2）平面外技术　平面外穿刺技术的优点在与穿刺路径较短；缺点在与不能显示整个穿刺针，在难以辨认针尖的时候盲目移动可能导致严重损伤及并发症。

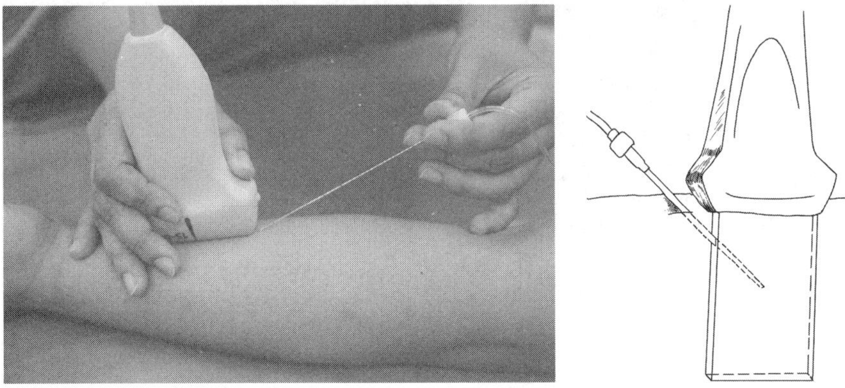

图 18－2　超声穿刺的平面内技术

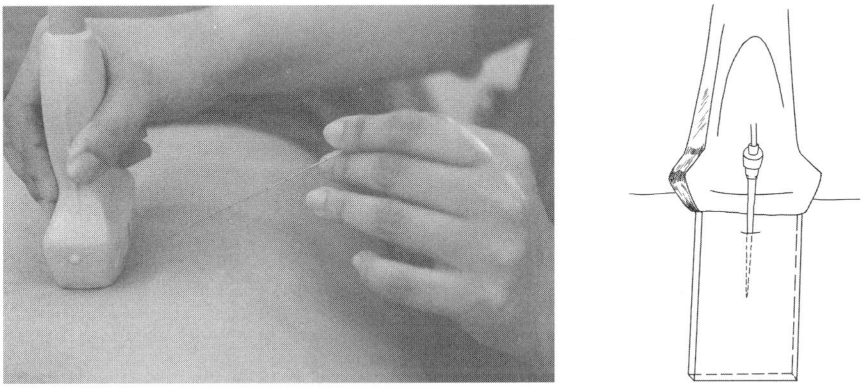

图 18－3　超声穿刺的平面外技术

二、穿刺针成像特点及可见度调节

（一）穿刺针成像的基本特点

穿刺针在超声下的成像质量直接影响着疼痛治疗的成功率及安全性。超声引导下疼痛治疗过程中，最常见的错误之一就是在穿刺过程中看不到穿刺针，尤其是针尖。

目前，市面常见的神经穿刺针种类繁多，多为 30°或 15°斜面。近年来，专为超声引导所设计的、易于在超声下辨认的超声显影针也有了进一步的发展和应用。

穿刺针以及穿刺路径的可视化是进行超声引导下疼痛治疗必须掌握的重要技能之一。超声换能器发出的超声波束宽度通常只有 1mm 左右，因此，在应用平面内技术进行疼痛治疗时，超声波束与穿刺针对位不好便难以成像或非常容易发生偏离。比照换能器位置进行操作，小心地定位和推进穿刺针是非常重要的。

（二）影响穿刺针成像的因素

（1）穿刺角度　穿刺针相对于皮肤表面的最佳穿刺角度是在 30°～45°之间插入。穿刺针角度与针尖亮度相关，穿刺针与声波呈直角时成像效果最为理想。

（2）穿刺针型号　较粗型号的穿刺针在超声下的成像可明显提高，并可方便地分离血管、神经并对组织进行松解。另外，粗穿刺针可减少调整探头所需时间，使穿刺时手感更加明显。其缺点包括患者不适感以及可能会造成穿破血管、神经后更严重的损伤及并发症。

（3）斜面方向　斜面是针尖的最佳标志，且是针尖显像的重要因素。穿刺过程中，斜面需朝向换能器以便获得更为清晰的图像。使用平面内技术时，若只见末端成像渐细弱的部分针体，未见斜面，则针尖不在平面内，盲目进针存在损伤风险。

（4）增益调节　通常情况下，适当减少增益可提高穿刺针的可见度。在针尖辨认困难时，可以首先减少增益，辨认针尖，待针尖位置确定后将增益调回有利于组织结构成像的设置。

（5）针体移动与注射　在针尖位置辨认不清时，可轻轻振动穿刺针，或注射极少量液体来确认针尖位置。水声定位可使用灭菌注射用水、生理盐水、局麻药物或5%葡萄糖水，液体量在0.5～1ml左右为宜。5%葡萄糖溶液可以保护神经的运动功能及反应。需要注意的是，在进行此操作时应动作轻柔，切忌粗暴操作导致周围结构损伤。

（6）回声增强改良　改良型超声增强型穿刺针通过凹凸不平的针体表面改善了其在超声下的显影度。在不同的临床情况下，穿刺针进入皮肤的角度有时不能达到理想，由于其特殊的回声发生性能，超声增强型穿刺针的成像质量要明显优于普通针，甚至在15°左右的穿入角度下也能够清晰显像。

（7）空间复合成像　空间复合成像技术可以使穿刺针长轴与换能器角度改变时穿刺针的可见度降低的情况得到改善。需要注意的是，当穿刺针与换能器间角度大于30°时，即使使用具有空间复合成像技术的超声仪器，穿刺针的可见度也会显著下降。

（8）穿刺针增强功能　当超声波束与穿刺针完全垂直时，反射最强，穿刺针显影最为清晰。当超声波束与针体角度陡峭时针的显影大大减弱。一些具有穿刺针增强功能的超声仪器可探测出穿刺针，并对超声波束方向进行控制，使得波束与针体在一定程度上尽量垂直，从而改善穿刺针的可见度。

三、超声引导下疼痛介入治疗操作的常规准备与管理

（一）环境准备与文书记录

患者入室后，应常规核对患者信息，包括姓名、年龄、治疗部位、禁食水情况、既往药物过敏史等。核对完毕后应建立静脉通路，连接监护仪，予以鼻导管或面罩吸氧。进行疼痛治疗的房间应配备治疗所需常规物品，包括静脉套管针、液体、监护设备、注射器、药物、穿刺针、超声仪器、无菌物品及设备、超声耦合剂等。同时还应配备急救药物和设备以备不时之需，包括血管活性药物、急救药物、脂肪乳剂、气道管理设备等。

疼痛治疗需要进行必要的文书记录。通常包括：治疗前患者的疼痛评估、功能评估、拟进行的治疗部位和方法、引导方式等；治疗过程中选用的设备及设备、是否无菌、治疗是否成功、是否有特殊情况发生等；治疗术毕对患者进行观察及恢复，对不良反应进行记录和及时处理，并于恰当时机评估治疗效果、患者满意度并予以记录。

（二）无菌操作

不同部位疼痛治疗的无菌要求可略有不同。操作前医师应脱下戒指、手表及其

他首饰，佩戴手术帽及口罩，使用含乙醇的洗手液洗手并佩戴无菌手套。穿刺区域皮肤应消毒至少 3 次，待消毒液干燥后铺无菌巾。超声换能器应套上无菌膜或无菌套。

对于经验丰富、操作熟练的疼痛科医师，若穿刺区域明确，可在皮肤消毒后将超声换能器落于距离穿刺点旁开至少 1cm 处进行穿刺。此时可省略超声换能器无菌术步骤，但应避免换能器进入无菌区域，并应尽量选用无菌耦合剂。

第十九章　疼痛的神经阻滞疗法

第一节　概　　述

【定义】

神经阻滞是指在神经（脑和脊髓以外的神经根、神经节、神经丛、神经干、神经分支、神经末梢等）内或神经旁注入药物、化学物质，或以物理方法（冷、热等）影响神经或将神经毁损，暂时或永久性阻断其神经传导功能的方法。

【分类】

1. 根据神经阻滞的目的分类

（1）为手术或检查创造无痛等条件进行的神经阻滞，称为阻滞麻醉。例如硬膜外麻醉、臂丛麻醉等。而用在疼痛治疗时称为阻滞，例如硬膜外阻滞，依此作区别。

（2）为治疗疼痛等病症而进行的神经阻滞，称为治疗性神经阻滞。

（3）以诊断或鉴别诊断为目的而进行的神经阻滞，称为诊断性神经阻滞。

（4）为判定疼痛病症的预后而进行的神经阻滞，称为预后判定性神经阻滞。

（5）用化学或物理方法进行长时间或永久的神经毁损，称为破坏性神经阻滞。

2. 根据解剖部位和阻滞的神经类型分类

（1）脊神经阻滞　腰大肌肌沟阻滞、经骶孔神经阻滞、肋间神经阻滞、脊椎旁神经阻滞、肩胛上神经阻滞、臂丛阻滞、枕神经阻滞、颈丛阻滞、其他神经干阻滞。

（2）交感神经阻滞　腹腔神经丛阻滞、胸及腰部交感神经节阻滞、星状神经节阻滞、腹下、上神经丛阻滞等。

（3）脊神经和交感神经同时阻滞　蛛网膜下隙阻滞、硬膜外阻滞（颈部、胸部、腰部）。

（4）脑神经阻滞　舌咽神经阻滞、面神经阻滞、三叉神经阻滞等。

【适应证】

通过选择的神经阻滞能够达到诊断、治疗、镇痛或麻醉目的者。

【禁忌证】

（1）注射部位感染畸形或肿瘤。

（2）合并出血倾向疾病。

（3）患者拒绝或不配合者。

（4）对局麻药过敏者。

（5）局部解剖位置异常、定位困难者。

（6）对神经阻滞后产生的副作用，患者拒绝接受者。

【注意事项】

（1）定位要准确，操作轻柔，避免损伤神经周边的血管。不宜为寻找异感而反复、粗暴穿刺，以免损伤神经。对于深部操作，可选择在神经刺激、超声、X线透视、CT或三维CT成像、MRI、立体定向或导航引导下穿刺，以提高成功率，避免组织损伤。

（2）根据疼痛范围确定神经阻滞的数目。

（3）注药前充分回吸，并间断注药，重复回抽，避免将局麻药注入血管内。合理使用局麻药液的剂量和容量，避免超量。

（4）操作中要严密观察患者反应，监测心电图、心率、心律、血压和脉搏血氧饱和度。

（5）严格无菌操作，预防感染发生。

（6）术毕应观察30～60min，以策安全。

（7）嘱患者24h内避免穿刺部位渍水、污染，防止感染。

（8）神经毁损前一定做好知情告知，履行签字手续。

（9）激素则应使用小剂量中长效药物。含有激素的神经阻滞，同一部位、一个月内一般不超过2次，特殊情况如带状疱疹神经阻滞时和椎管内消炎镇痛时可多次应用，原则上2次用药相隔应大于1周；神经本身及神经紧邻组织没有炎症时（如星状神经节阻滞时），神经阻滞液中不应加激素；对长期需要全身激素治疗而改用局部激素治疗的病例，局部激素用量应明显少于原需的全身用量。

【常用药物配方】

1. 单纯局麻药

用于神经阻滞麻醉、试验性神经阻滞。常用1%～2%利多卡因、1%～2%普鲁卡因、0.5%布比卡因或罗哌卡因。

2. 不含类固醇的镇痛复合液

0.5%～1%利多卡因10ml内含维生素B_{12} 0.5mg。

3. 含类固醇的镇痛复合液

0.5%～1%利多卡因10ml内含维生素B_{12} 0.5mg、得宝松1ml或曲安奈德20mg。

4. 神经破坏药

75%～95%乙醇、1%阿霉素、6%酚溶液等。

第二节　头面部神经阻滞

一、脑垂体阻滞术

【适应证】

（1）激素关联性癌痛。例如：前列腺癌、乳腺癌、甲状腺癌、胰腺癌等引起的癌痛患者。

（2）激素关联性癌的骨转移性癌痛。

（3）非激素关联性癌痛。例如：子宫癌、头颈部癌、消化道癌、肺癌、肝癌、肾癌、恶性黑色素瘤等的癌痛患者。

（4）非激素关联性癌的骨转移性癌痛。

（5）全身性肌肉痛。

（6）全身性关节痛。

（7）脑出血、脑中风后遗强直性四肢痛。

【禁忌证】

（1）2 周内有死亡可能的病例。

（2）鼻、蝶窦有感染者。

（3）蝶窦骨性化者。

（4）蝶窦出血者。

【操作方法】

（1）平卧，施行全麻，开放静脉通路。

（2）事先测定好穿刺针所能容纳的容积。

（3）操作者站在患者头侧，画正中线作标记，头下置圆枕，以防头动。

（4）取 12cm 长、16G 特制的脑下垂体穿刺针 1 根，取出针芯、冲净针内腔。

（5）调整 X 线透视装置（或 C 型臂 X 光机），一般将装置放在患者足部，操作者易看的位置上。

（6）用收敛药使鼻黏膜充分收缩，暴露筛骨和蝶骨凹陷部，将此点作为穿刺部。

（7）在 X 线电视屏幕监视下，经鼻孔向蝶鞍正中刺入，当针到达蝶窦之后洗净窦内，把针尖紧贴于鞍底。

（8）把 16G 针的针芯取出后放入 19G 针（从 16G 针尖再向前穿出 8mm），用锤子轻轻叩打，此时 19G 针就进入鞍内，从外鼻孔约进入 11cm。

（9）连接注射器，做抽吸试验，确认无血、脑脊液后，使患者清醒。

（10）前后、左右摄 X 线片，重新确定针的位置准确无误。

（11）检查瞳孔反应、眼球运动、视野，证明无异常后，缓慢注入乙醇 2ml（或 6% 酚溶液加甲泛影葡胺的混合液），5min 后拔针，针位置正确时，可觉得注入乙醇有轻微的阻力。也可用射频热凝术。

【注意事项】

（1）穿刺进针时注意角度，以免损伤视神经，又不要过深，以免进入第三脑室。

（2）用造影剂确认针尖在脑下垂体处，并未流入血管内。

（3）注药速度要缓慢，2ml/min。

（4）消毒前保护好眼部，以免异物流入眼内。消毒鼻腔应严格遵守无菌原则。

（5）应注意避免出血、脑脊液外漏。

（6）此方法的疗效尚存在争论，不宜常规选用。

二、眼神经阻滞术

【适应证】

（1）球后神经炎。

（2）青光眼疼痛。

（3）眼球摘除术局部麻醉。

（4）眶内肿瘤摘除术局部麻醉。

（5）包括额神经、鼻睫神经范围的眼神经痛。

（6）该范围带状疱疹和带状疱疹后遗神经痛。

【操作方法】

（1）患者仰卧位，头下枕薄枕，眼前视。

（2）常规消毒皮肤，注意消毒液不要流入眼内。

（3）首选眶下缘外1/3刺入，避免损伤内眦静脉，穿刺时让患者眼球视向内下方。

（4）术者左手示指保护眼球，右手持5号球后针，穿过眼睑，朝眶顶进针，深度不超过3cm。

（5）穿刺针沿眼球和眼眶下壁之间进针，也可以注入少量（0.5ml）局麻药逐层浸润。

（6）进针时不应有任何异常阻力，第1次穿过眶中隔和肌锥时会感到阻力消失感。

（7）穿刺过程中遇到阻力及时调整进针方向，当进针至3cm时，回吸无异常后注入含0.5%～1%利多卡因镇痛液1～3ml。

（8）退针后要求患者平视，闭眼。数分钟后疼痛消失。

【注意事项】

（1）用长5cm球后针进行穿刺操作以策安全。

（2）首选眶下缘外1/3穿刺点，避免损伤内眦静脉。

（3）如果该处不宜穿刺，可以选择眶上或眶下缘内1/3处穿刺，让患者将眼球视对角线方向，避免损伤眼球。

（4）穿刺时一定保持针尖沿眶壁进针，避免损伤视神经。

（5）注药后眼球轻度突出，很快自行吸收。

（6）出现眼球活动受限和视物颜色减退，随局麻药作用消退而恢复。

（7）球后出血或血肿应该进行冷敷。

（8）治疗当天不要洗脸，避免针眼感染。

（9）球后阻滞进针深度不得超过3cm。

三、额神经阻滞术

【适应证】

（1）额神经痛。

（2）额神经带状疱疹或带状疱疹后遗神经痛。

（3）球后神经炎。

（4）青光眼疼痛。

（5）眼球摘除术局部麻醉。

（6）眶内肿瘤摘除术局部麻醉。

（7）眶上神经和滑车上神经痛。

（8）上述范围带状疱疹和带状疱疹后遗神经痛。

【操作方法】

（1）患者仰卧位，头下枕薄枕，眼前视。

（2）常规消毒皮肤，注意消毒液不要流入眼内。

（3）术者左手示指保护眼球，右手持5号球后针，沿眶上缘刺入眼睑，朝眶顶方向进针，深度1.5～2cm。

（4）穿刺针沿眼球和眼眶骨壁间前行时，边进针，边回吸。

（5）进针时不应有任何异常的阻力，如遇异常阻力，很有可能是针尖碰到肌肉、眼球或眶壁。这时应重新调整进针方向。

（6）当进针至1.5～2cm时，回吸无异常后注入1%利多卡因1～3ml。

（7）退针后要求患者平视，闭眼数分钟。

【注意事项】

（1）最好用长3.5cm，7号针进行穿刺。

（2）穿刺时针尖一定沿眶上壁进针，避免损伤眼球。

（3）注药后眼球轻度突出，但很快消失。

（4）治疗当天不要洗脸，避免针眼感染。

（5）球后出血应该进行冷敷，热敷会加重肿胀。

（6）阻滞后眼球活动受限和视物颜色减退，与同时阻滞动眼神经和视神经有关。

四、眶上神经阻滞术

【适应证】

（1）眶上神经痛患者。

（2）眼眶上部带状疱疹痛。

（3）上述范围带状疱疹后遗神经痛。

【操作方法】

（1）患者仰卧位，眼前视，在患侧眶上缘内1/3处或在眉中间可触及眶上切迹，或用手指或圆珠笔尖诱发出疼痛扳机点作为穿刺点。

（2）常规消毒后，用6～7号短针垂直刺入切迹，针尖触及骨质之前可有异感，如果先碰到骨质无异感，针的方向应轻轻做扇形移动，寻找异常感觉或诱发出疼痛触发点，穿刺到位后即可注射局麻药或镇痛合剂。

（3）退针后轻压穿刺处3～5min后，由于眶上孔变异较大，仅有20%左右的操作可以刺进眶上孔。

（4）大多数操作只要找到异常感，即证实刺中眶上神经即可注射局麻药。

（5）如果上述方法未能阻滞眶上神经，可以沿眶上缘向眶内进针0.5～1cm注射药液也可以阻滞该神经。

【注意事项】

（1）消毒液过多，进入眼内造成角膜化学性损伤。

（2）穿刺时术者左手示指应该一直注意保护患者眼球，避免穿刺针误伤眼球。

（3）穿刺针一旦刺进眶上孔后，进针深度不应超过0.5cm。

（4）治疗当天不要洗脸，避免针眼感染。

（5）如注射阿霉素治疗神经痛，部分患者可以出现局部肿胀，用冰袋冷敷后有助于迅速消除局部肿胀。

五、滑车上神经阻滞术

【适应证】

（1）滑车上神经痛。

（2）滑车上神经带状疱疹。

（3）上述神经带状疱疹后遗神经痛。

【操作方法】

（1）患者仰卧，头正中位，眼前视。

（2）用3.5cm长，7号短针刺入鼻背根部与眉弓部交汇点，进针深度1～1.5cm。

（3）当针前行进入软组织时可能引出异常感，然后注入局麻药或镇痛合剂2ml。

（4）如果没有引出感觉异常，也可注入局麻药或镇痛合剂1.5～2ml即可阻滞滑车上神经。

（5）注射药液后拔针，轻压3～5min。

【注意事项】

（1）眶内法阻滞不宜向眼球方向穿刺，避免损伤眼球。

（2）注意事项同“眶上神经阻滞术”。

六、鼻睫神经、睫长神经和筛前神经阻滞术

【适应证】

（1）用于较浅表的眼眶内肿瘤手术局部麻醉。

（2）白内障手术和眼部肌肉手术局部麻醉。

（3）青光眼急症疼痛处理。

（4）该部位带状疱疹和带状疱疹后遗神经痛。

【操作方法】

（1）患者仰卧，头正中位，眼前视。

（2）用3.5cm长，7号穿刺针于眶内侧进针，进针深度大约1.5～2cm可以阻滞鼻睫神经和睫长神经。

（3）注入局麻药1～1.5ml或镇痛液，在针头退至皮下过程中注入1ml局麻药或镇痛液阻滞筛前神经和滑车下神经。

【注意事项】

（1）穿刺时注意用手指保护眼球。

（2）反复穿刺容易引起眶内血管出血形成血肿。

（3）治疗后轻压伤口3～5min，避免出血。

七、眶下神经阻滞术

【适应证】

（1）用于相应部位手术麻醉。

（2）双侧阻滞能提供唇裂修补术麻醉与镇痛。

（3）注射0.5ml神经毁损药治疗三叉神经第2支疼痛。

（4）治疗该范围带状疱疹及带状疱疹后遗神经痛。

【操作方法】

（1）患者取仰卧，眼前视。

（2）确定眶下缘，正下方1cm处，距鼻中线3cm处作为穿刺点。

（3）直接于瞳孔和唇角连线上的眶下嵴下方可触及一凹陷处，即为眶下孔，同时用左手示指触及并重压凹陷处患者有酸胀感。

（4）常规消毒后，术者左手拇指压住眶下缘保护患者眼球。在该点或在该点内上方1cm为穿刺点，用3.5cm长，7号针向外上方，刺入0.5～1cm深，即可达眶下孔。

（5）出现落空感，即表明针尖进入眶下孔内，此时患者出现放射至上唇异常感。

（6）进针1cm后用左手固定针柄，回吸无血，注射局麻药或镇痛液0.5～1ml，1～2min后患者眶下区出现痛觉消失确认阻滞成功，拔针后轻压穿刺处3～5min，用创可贴粘敷。

（7）用神经刺激器或三维CT引导更能准确定位该神经。

【注意事项】

（1）确认穿刺针尖进入眶下孔后，即可注药，不必进针过深，避免神经损伤。

（2）注射局麻药后对穿刺点持续轻压3～5min，可以避免局部出现血肿。

（3）如出现肿胀后嘱患者不要进行局部热敷而应间断予以冷敷，直至肿胀消失。

（4）消毒时避免消毒液进入眼内，穿刺时始终用左手示指保护眼球，避免穿刺针尖划伤眼球。

（5）治疗后当天患者不要洗脸，避免感染。

八、上颌神经阻滞术

【适应证】

（1）三叉神经第2支疼痛或癌性痛。

（2）该部位带状疱疹或带状疱疹后遗神经痛。

（3）上颌手术麻醉镇痛。

（4）创伤继发性或放疗后疼痛。

【操作方法】

（1）取患侧在上卧位。

（2）确定颧弓中点和下颌切迹中点。

（3）要求患者微张口，在两中点之间作一连线，取连线下1/3确定为穿刺点。

（4）常规消毒范围应包括外耳廓。

（5）用治疗巾铺在穿刺点上缘，在穿刺点皮内和皮下注射1%利多卡因1.5～2ml。

（6）用带有深度标记的10cm长，7号穿刺针垂直进针2.5～5cm到翼突外板，将标记置于距离皮肤1cm处。

（7）再将穿刺针退至皮下，调整穿刺针角度对准瞳孔方向进针。重新进针不超过所设定标记处。

（8）穿刺过程中如果患者无放电样反应，可用针尖向左右作扇形寻找直至颧骨以下，上唇或鼻翼出现异常感，且无其他不适。

（9）术者用左手固定穿刺针柄，仔细回吸无血，注射 1% 利多卡因 1.5 ~ 2ml，观察患者至疼痛消失。

（10）可再注入局麻药或镇痛合剂 0.5 ~ 1ml，或注射神经毁损药 0.5 ~ 1ml。注射后轻压穿刺部位 3 ~ 5min，用创可贴粘敷。

（11）用神经定位刺激器可以更准确地确定穿刺针到达靶神经部位。

【注意事项】

（1）治疗后如局部血肿，用冰袋间断冷敷能迅速消除血肿。

（2）无论注射何种药物剂量均不宜过大。

（3）注射神经毁损药以前，注射曲安奈德可以预防或减轻水肿。

（4）注药后对穿刺点持续轻压 3 ~ 5min，可以避免局部出现血肿。

（5）穿刺时应缓慢进针，避免反复穿刺，穿刺深度不宜超过设定标记，以免将穿刺针刺入口腔内，注射神经毁损药引起口腔黏膜损伤。

九、蝶腭神经阻滞术

【适应证】

（1）用于鼻及腭部手术麻醉与镇痛。

（2）注射神经毁损药治疗神经痛。

（3）该神经支配区域癌痛。

【操作方法】

（1）患者取仰卧位，肩下垫枕，口张大。

（2）用针前端为 120°角穿刺针或 5 号球后针。

（3）确定腭大孔位置于第 3 磨牙或第 7 ~ 8 牙之间所对应的牙龈线的内侧 0.5cm。

（4）常规消毒后，穿刺针刺入腭大孔，向上、向后方进针 3 ~ 4.5cm。

（5）蝶腭神经节上方比邻上颌神经，因此刺中蝶腭神经节后，可出现上颌神经异常感。

（6）回吸无血，注射 1% ~ 2% 利多卡因 2ml 即可阻滞蝶腭神经节（上颌神经也可能同时被阻滞）。

【注意事项】

（1）反复穿刺可能引起出血或血肿。

（2）穿刺深度不应超过 5cm，过深可能会经眶下裂进入颅腔，误伤血管或视神经。

十、下颌神经阻滞术

【适应证】

（1）下颌神经及其各分支神经分布区域的疼痛。

（2）该区域癌痛、外伤、放疗后疼痛。

（3）该部位带状疱疹和带状疱疹后遗神经痛。

【操作方法】

（1）患者取侧卧，患侧向上（旁正中法见本节半月神经阻滞术）。

（2）于下颌切迹之上可触到颧弓，于颧弓中点与下颌切迹中点连线上 1/3 处为进针点。

（3）患者稍微张口，局麻下用 10cm 长，7 号穿刺针垂直刺入 4～5cm 直对颅底部，先触及翼突外板。

（4）做距离皮肤 1cm 深度标记后，然后退针至皮下，再向外耳道方向或外后方重新进针达标记触及皮肤。

（5）出现下颌或舌部电击样感觉异常，提示针尖已触及下颌神经。

（6）注射药物同上颌神经阻滞术，行外科手术时注入 5～8ml 局麻药。

【注意事项】

（1）同“上颌神经阻滞术”。

（2）下颌神经分支较多，治疗中往往出现部分分支阻滞不全，需要进行多次阻滞治疗。

（3）神经刺激器可以准确确定分支神经。

十一、耳颞神经阻滞术

【适应证】

（1）单侧耳颞神经痛。

（2）该部位带状疱疹或带状疱疹后遗神经痛。

【操作方法】

（1）患者取坐位或仰卧位，头转向健侧。

（2）确定外耳道与下颌关节间，或确定近耳颧弓端后侧（可触及颞动脉轻微搏动）为穿刺点。

（3）用 3.5cm 长、7 号短针刺入 0.5cm，用 0.5%～1% 利多卡因 3ml 浸润皮下至颧弓根部，这种阻滞方法同时阻滞耳颞神经的小分支，包括耳前神经、颞浅神经和颞神经。

【注意事项】

反复穿刺损伤或误入颞动脉。

十二、舌咽神经阻滞术

【适应证】

（1）顽固性舌咽神经痛。

（2）恶性肿瘤转移性神经痛。

【操作方法】

（1）患者取患侧向上侧卧，眼前视位。或仰卧位头转向健侧。

（2）确定乳突前缘与外耳道下部之间为穿刺点。

（3）常规消毒后，注射局麻皮丘，用3.5cm长，7号短针垂直刺入皮肤，在深度约2～3cm，可触到茎突，然后将针尖沿乳突后缘刺入0.5～1cm，此时针尖的位置应在颈静脉孔的下面。

（4）回吸无血注射局麻药或镇痛合剂3～5ml。

（5）另一种入路可以选择乳突尖端与下颌角之间连线中点作为穿刺点，用3.5cm长，7号短针自穿刺点与皮肤呈直角穿刺，缓慢进针约2～2.5cm，触及茎突后沿茎突后缘进针0.5～1cm，回吸无血即可注药。

【注意事项】

（1）穿刺针尖位置较高时，可能同时阻滞副神经或迷走神经，致患者出现心动过速。

（2）注射局麻药过量，可能同时阻滞舌下神经而出现一侧舌麻痹。

（3）反复穿刺误伤颈内静脉发生血肿。

十三、下齿槽神经和舌神经阻滞术

【适应证】

（1）治疗下颌神经或舌神经分布区域的神经痛或癌痛。

（2）此神经支配区域牙齿和口内软组织手术局部麻醉。

（3）该部位带状疱疹和带状疱疹后遗神经痛。

【操作方法】

（1）下齿槽神经和舌神经阻滞可以用同一技术进行操作。

（2）患者仰卧、眼前视位，让患者尽量将口张大。

（3）术者先用左手示指探入口腔内确定下颌骨升支前缘，其位置高于下颌骨的最后磨牙。

（4）常规消毒后，用10cm长，7号局麻针（将针屈成100度角），在示指触及到的部位稍高处，将针刺入下颌支的内侧面与口腔黏膜之间。

（5）当针尖触及下颌骨内侧壁后，沿着下颌支的内侧面继续向后进针约2～3cm，回吸无血，注射局麻药或镇痛液5～6ml。

（6）如果患者牙和舌的前部没有异感，也可以边退针边注射上述药液3～5ml。

（7）可用神经定位刺激器确定靶神经。

【注意事项】

（1）穿刺部位神经损伤及黏膜下血肿。

（2）注射后应用干棉球压迫3～5min。

（3）注射神经阻滞药物后，部分患者感觉舌根和面部轻度麻木。

十四、颊神经阻滞术

【适应证】

（1）三叉神经分支、颊神经痛。

（2）该部位带状疱疹及带状疱疹后遗神经痛。

（3）唇结合处颌面外科手术时，补充眶下神经和颏神经阻滞麻醉。

【禁忌证】

同神经阻滞概述。

【操作方法】

（1）患者取坐位或仰卧位，眼向前直视。

（2）用3.5cm长、7号短针于唇结合处刺入皮肤，从皮下到颊部的穿刺过程中用1%利多卡因2～3ml逐层浸润即可阻滞颊神经。

【注意事项】

（1）局部注射较高浓度曲安奈德可以导致注射部位肌肉萎缩。

（2）表浅部位不宜用神经毁损药物治疗，因可毁容。

十五、颏神经阻滞术

【适应证】

（1）三叉神经第三支，颊神经痛。

（2）该部位带状疱疹和带状疱疹后遗神经痛。

【操作方法】

（1）患者取仰卧位，眼前视。

（2）该神经位于第1磨牙前下方或与第2尖牙之间下方，嘴角稍下可触及颏孔。

（3）用3.5cm长、6～7号短针穿刺。垂直进针，当针尖触及下颌骨，改变穿刺针角度与皮肤呈45°向颏联合方向进针，向前或正中方向寻找颏孔。

（4）当针尖刺进骨凹陷内，即可确认为颏孔。大多数患者出现下唇感觉异常。

（5）注入局麻药2～3ml或神经毁损药0.5ml，轻压3～5min，用创可贴敷。

【注意事项】

（1）注射神经毁损药物剂量不宜过大，避免局部肌肉萎缩。

（2）穿刺过深，针尖进入颏管内，容易引起神经的损伤。

十六、半月神经节阻滞术

【适应证】

（1）用于治疗各支三叉神经痛。

（2）该区域癌性疼痛。

（3）该部位带状疱疹和带状疱疹后遗神经痛、外伤或放疗后疼痛。

（4）面部肌肉痉挛性疼痛等。

【操作方法】

（1）患者取仰卧位，面向前方，头轻度后仰。

（2）先确定颧弓长度，标记出其中点。再确定同侧口角外方2.5cm处稍微向上作为进针点，相当于上颌臼齿，或相对第2上磨牙，分别用记号笔各做一标记。

（3）常规消毒后，局麻下用10cm长、7号穿刺针刺入皮肤，正面观针尖对准瞳孔稍内侧方向，侧面观针尖对准颧弓中点标记的方向缓慢进针抵达颧骨支，在影像监示器或神经定位刺激器引导下边进针，边调整进针方向。

（4）进针深度一般达到6～7cm时，针尖触及骨性感觉，提示针尖已抵达颅底卵圆孔周围骨面，此时退针2～3mm调整针尖方向继续进针，直至患者诉有向下唇部放电样感觉，说明针尖刺中卵圆孔附近的下颌神经。

（5）此时如果还可以继续进针3～5mm，提示针尖已经进入卵圆孔，患者会出现向上颌部放电样感觉。

（6）如果在进针过程中患者首先出现上颌部剧烈疼痛，说明针尖已经刺中半月神经节中部，应立即停止进针。仔细认真地回吸无血、无脑脊液后，缓慢注射1%利多卡因1ml，观察5min后，若疼痛消失提示阻滞成功。

（7）应用神经定位刺激器时将电压调到0.5～1.0mV，边进针，边询问患者疼痛区域是否出现异感。一旦出现异感，即可注射局麻药1ml，如异常感立即消失，则证明穿刺成功，即可注射药物。

（8）注药后轻压穿刺点3～5min，创可贴粘敷。

【注意事项】

（1）如进针到颅底诱发出上颌神经异感后仍继续进针，有可能损伤三叉神经第1支眼神经。

（2）严重的并发症是神经节被阻滞后发生的角膜麻木，继角膜知觉丧失后导致角膜溃疡或失明。

（3）进针过深损伤颅内血管造成颅内血肿或将神经破坏药误注入蛛网膜下隙导致其他脑神经（外展神经、滑车神经等）功能长期丧失。

（4）治疗期间反复穿刺可造成脑膜中动脉损伤、出血，以及穿刺处组织损伤性疼痛。

（5）注射神经毁损药后，部分患者出现穿刺部位肿胀，可以嘱患者用冰袋间断冷敷，减轻肿胀。应禁用热敷，以免加重肿胀。

（6）由于该部位硬脑膜的内陷包绕着该神经节的后2/3，并且硬膜内有直接从大脑延续来的脑脊液，因此即便向硬膜内误注射少量局麻药，也有可能会引起患者意识丧失和心跳呼吸停止。

（7）半月神经节阻滞术要求技术十分精确，最好在CT或X线影像监视器或神经定位刺激器引导下进行，并且仅限于有经验的医师操作。

（8）术前应向患者家属解释清楚可能发生的并发症。应征得家属同意，履行术前知情同意签字手续。

（9）如欲进行神经破坏性阻滞，推荐射频热凝术。

十七、面神经阻滞术

【适应证】

（1）面神经痉挛。

（2）面神经麻痹。

【操作方法】

（1）患者取仰卧位，头偏向对侧。

（2）在乳突前缘外耳道下方做一皮丘，大约与下颌支后缘中点相对。

（3）用3.5cm长、7号短针刺入至触及乳突前缘，然后滑过乳突，再进针1cm左右。使针尖位于茎乳孔下方，即可注入1%利多卡因3ml，患者立即出现一侧面神经麻痹。

（4）用神经定位刺激器准确确定穿刺靶神经。

【注意事项】

（1）治疗面神经痉挛，注射无水乙醇浓度应由低至高，每次注射0.5～1ml，直至面神经痉挛停止，又不出现面神经麻痹。

（2）治疗面神经麻痹，注射甾体类药物如曲安奈德10～20mg，隔日1次，颈交感神经阻滞每日1次，7日为1疗程。

（3）注射乙醇后出现注射部位肿胀或局部疼痛，一般不需要特殊处理。

（4）治疗面神经痉挛剂量或浓度过大，引起患者面神经麻痹症状，出现患侧眉毛下移、眼睑不能闭合、长期流泪、口角下垂、流涎等。该症状可持续数月至数年不等，故应慎重选用。

十八、迷走神经阻滞术

【适应证】

（1）心动过缓。

（2）舌咽神经痛。

【禁忌证】

（1）同神经阻滞“概述”。

（2）心动过速者。

【操作方法】

（1）患者取仰卧位，头转向健侧。

（2）确定乳突前缘和外耳道下方作为穿刺点，常规消毒皮肤后，用3.5cm长，7号短针，与皮肤垂直刺入，进针约1.5cm左右，可触及茎突。

（3）稍退针后沿着茎突后缘继续进针，共进针深度约3～3.5cm时，穿刺针尖基本抵达颈静脉孔下方。回吸无血，缓慢注射1%利多卡因3～5ml。

【注意事项】

（1）由于迷走神经与舌咽神经共同经颈静脉孔出颅，进行乳突前阻滞迷走神经时，同时阻滞舌咽神经。

（2）进行上述阻滞术时，副神经可能被阻滞。阻滞后可能出现吞咽肌麻痹而致食物下咽困难及轻微或不完全性舌麻痹。

（3）也可能累及副神经和舌下神经以及斜方肌，多不需特殊处理，而自行恢复。

（4）本法禁忌同时行双侧阻滞。

十九、副神经阻滞术

【适应证】

治疗胸锁乳突肌和斜方肌痉挛或抽搐性疼痛。

【操作方法】

(1) 患者取仰卧位，头朝健侧。

(2) 自乳突尖与下颌角连线中点，经胸锁乳突肌后缘上、中1/3交点，至斜方肌前缘中、下1/3交点连线为穿刺点。

(3) 用3.5cm长、7号短针，进针1~1.5cm左右，回吸无血，注射局麻药5ml。

【注意事项】

穿刺时进针偏下容易误伤颈外静脉。

二十、鼻部神经阻滞术

【适应证】

用于鼻腔部手术麻醉及外伤换药。

【操作方法】

(1) 1%~4%可卡因或2%利多卡因，加入1∶20万肾上腺素作鼻黏膜阻滞。

(2) 将浸有局麻药的棉拭子敷在鼻黏膜表面5~10min即可达到阻滞效果。

(3) 从鼻孔底部开始逐层进行皮下浸润阻滞至鼻唇沟，可以阻滞第1或2个分支。

【注意事项】

治疗后当天不要洗脸，避免感染。

二十一、耳部神经阻滞术

【适应证】

用于耳部手术麻醉或疼痛治疗。

【操作方法】

(1) 用1%利多卡因从耳部下方作皮下浸润，向后侧行耳大神经阻滞。

(2) 再沿外耳根部周围，逐段、等距离进行环形皮下浸润，可以阻滞耳后部和中间部分神经。

(3) 或于外耳周围的12、3、6、9点处，用2~5ml局麻药进行4个象限阻滞，以阻滞耳前外面和外耳道周围神经。

(4) 用1%利多卡因0.5~1ml向耳后注射到耳甲，可用于外耳手术麻醉。

(5) 行中耳手术，应该用1%利多卡因1~2ml从耳道后壁浸润至鼓膜。

【注意事项】

阻滞后当天不要洗脸，避免感染。

二十二、喉上神经阻滞术

【适应证】

(1) 喉上神经痛。

(2) 全麻清醒气管插管辅助麻醉。

【操作方法】

（1）患者取仰卧位，头稍后仰。

（2）在颈外侧可触及甲状软骨角和舌骨软骨角，在这两个点之间，用3.5cm长，7号短针垂直皮肤穿刺，当刺破甲状舌骨韧带时，稍有突破感，不必寻找异感，注入1%利多卡因2ml。

（3）或者先确定颈总动脉内侧，触及舌骨大角尖端，在其下缘用3.5cm长，7号短针向前、内、下方缓慢进针约1cm。

（4）抵达舌骨大角和甲状软骨上角间隙中点，即喉上神经入口处，无论出现异感与否，回吸无血，均可注射上述药液。

【注意事项】

（1）注射过浅或药量过大容易发生喉返神经阻滞。

（2）会厌下双侧阻滞可以产生延续到声带以上的区域性阻滞。

二十三、枕大神经阻滞术

【适应证】

（1）颈源性头痛。

（2）枕部后、枕上1/3的头皮麻醉。

（3）该部位带状疱疹和带状疱疹后遗神经痛。

（4）在影像监视器引导下注射神经毁损药治疗颈1～颈2骨转移癌引起的头痛。

【操作方法】

（1）患者面对治疗床，头稍前倾，双肘部支撑在床上，长发患者用治疗巾从后向前包住枕后头发，让患者双手自己固定治疗巾同时用手掌托住前额，患者下颌尽量接近自己前胸。

（2）确定乳突与寰枢关节连线或颈$_2$棘突与乳突后缘连线中点向上1cm，在此点可能触及枕动脉。

（3）无需注射局麻皮丘，用3.5cm长，7号短针垂直进针，直至触及枕骨。此时患者有可能会出现异常感，表明触及枕大神经，但多数患者可以没有异常感。

（4）充分回吸无血后即可于帽状腱膜上、下注射局麻药或镇痛液5～6ml，轻压3～5min后不再出血即可。

【注意事项】

（1）注药前坚持回吸，避免将局麻药误注入枕动脉内。

（2）通常只要沿枕后骨板注药，罕有并发症出现。

二十四、枕小神经阻滞术

【适应证】

（1）治疗颈源性头痛。

（2）该部位带状疱疹和带状疱疹后遗神经痛。

【操作方法】

(1) 治疗体位同枕大神经阻滞术。

(2) 在枕大神经阻滞点外侧 1cm 为枕小神经穿刺点。

(3) 注射 1% 利多卡因或镇痛液 5 ~ 6ml，轻压 3 ~ 5min 不出血即可。

【注意事项】

(1) 注药前坚持回吸，避免将局麻药误注入枕动脉内。

(2) 通常只要沿枕后骨板注药，罕有并发症出现。

二十五、耳大神经阻滞术

【适应证】

用于治疗耳大神经痛。

【操作方法】

(1) 患者取仰卧位，头转向健侧，确定胸锁乳突肌后缘中点。

(2) 用 3.5cm 长，7 号短针沿该中点进针约 1cm 左右，回吸无血，注射局麻药 3 ~ 5ml。

【注意事项】

穿刺偏低可伤及颈外静脉。

第三节　颈肩和上肢神经阻滞

一、膈神经阻滞术

【适应证】

(1) 顽固性呃逆。

(2) 手术刺激所致反射性膈肌痉挛。

(3) 膈神经痛治疗。

【禁忌证】

(1) 同神经阻滞“概述”。

(2) 呼吸功能不全或有严重肺部疾患者。

(3) 严禁双侧同时阻滞。

(4) 局部解剖不清或气管明显移位、受压者。

【操作方法】

(1) 患者去枕仰卧位，头转向对侧。

(2) 先令患者抬头，使胸锁乳突肌显露清楚，在胸锁乳突肌锁骨头的外侧缘，距锁骨 2.5 ~ 3cm 处为进针点，做好标记，于此点外侧后面可触及前斜角肌。

(3) 戴无菌手套，常规皮肤消毒，在穿刺标记处作局麻皮丘。

(4) 采用 4 ~ 5cm 长，7 号穿刺针。

(5) 穿刺时术者用左手拇指、示指捏起胸锁乳突肌，右手持穿刺针经皮丘沿胸锁乳突肌和前斜角肌的肌间沟平行、缓慢进针，在胸锁乳突肌下面向后内方向刺入深度2.5～3cm，出现刺破浅筋膜的感觉，同时可有阻力消失即可，不用刻意寻找异常感。

（6）回吸无血、无气和脑脊液，即可注入1%利多卡因8～10ml或0.25%布比卡因6～8ml。

（7）应用神经定位刺激器进行阻滞时，当穿刺针进至膈神经附近（针尖接近膈神经）时，可诱发穿刺侧膈肌抽动，表明穿刺成功，即可注药。

【注意事项】

（1）注药后应密切观察患者呼吸，如有异常应及时处理。

（2）不宜穿刺过深或用药量过大，否则可能导致暂时性喉返神经、颈交感神经阻滞而出现声音嘶哑或霍纳征。

（3）防止穿刺过深损伤食管或气管。

（4）穿刺偏下、进针过深易致胸膜顶、肺尖损伤出现气胸、血胸。

（5）注药前应反复回吸，防止误入血管，引起局麻药毒性反应。

二、颈椎椎间孔神经阻滞术

【适应证】

（1）颈2～颈4神经阻滞用于颈部手术麻醉。

（2）颈2神经阻滞用于治疗颈源性头痛。

（3）颈4～颈7神经阻滞用于治疗颈椎病、颈部根性神经痛、颈椎关节病、肩臂综合征及肩周炎。

（4）颈部外伤后疼痛及颈、上胸部带状疱疹后遗神经痛。

（5）在影像引导下或神经定位刺激器监测下，用甾体抗炎药或神经毁损药进行颈神经根阻滞，可治疗相应神经支配区的顽固性根性痛或癌性疼痛。

【禁忌证】

（1）同神经阻滞“概述”。

（2）颈部畸形。

（3）颈部巨大肿物。

（4）气管受压移位。

（5）局部皮肤及软组织炎性病变或结核。

【操作方法】

（1）坐位或仰卧位（肩下可酌垫薄枕），头转向健侧。

（2）先令患者抬头，摸清胸锁乳突肌位置，于胸锁乳突肌后缘画一线。通常以颈椎横突位置来反映颈脊神经的体表标志。用手指按压可触摸到横突，同时患者可有酸胀感。

①颈2横突：位于胸锁乳突肌后缘，乳突下1cm、后1cm处，相当于下颌角水平。

②颈3横突：颈2横突与颈横突在胸锁乳突肌后缘连线中点处，相当于舌骨水平或颈2横突下方2cm处。

③颈4横突：位于胸锁乳突肌后缘与颈外静脉相交点上1cm左右处，相当于甲状

软骨上缘。

④颈5横突：颈4横突与颈6横突在胸锁乳突肌后缘连线中点。

⑤颈6横突：为颈椎中最为明显、最易扪及的横突，紧靠锁骨上方，相当于环状软骨水平。依上述横突位置确定拟阻滞的椎间孔，并画上标志。

（3）戴无菌手套，常规皮肤消毒，并于拟阻滞的标志位置作局麻皮丘。

（4）采用长5cm、7号穿刺针。

（5）穿刺时用左手固定好皮肤，右手持穿刺针，在颈部侧面与皮肤垂直进针，直至触及横突后结节，即最接近皮肤的骨性标记。一般进针2～3cm。此时患者多有酸胀感觉，稍将针退出2～3mm，再沿颈椎后结节向前呈15°～30°角缓慢进针5mm，如接近或刺中神经根时可出现异感。回抽无血、无脑脊液后即可注入药物。临床应用表明，即使未出现异感也可以注药，增大药量可扩展至上下两个椎间孔的阻滞效果。

（6）颈2横突位置较深（3～4cm），遇肥胖患者进针可能更深，但均以手感刺中横突后结节为准。

（7）欲行手术麻醉时每点注射2%利多卡因4～6ml或0.5%布比卡因3～5ml。用于疼痛治疗，每点可注射镇痛合剂4～6ml。

【注意事项】

（1）注药前要反复回吸，无血液时方可注药，防止局麻药物毒性反应。另外，颈部血管丰富，局麻药物吸收较快，故应严格控制用药剂量。注药过程中应密切观察患者反应，一旦出现神志异常，应立即终止注药，并给予对症紧急处理。

（2）如进针过深、偏于内侧或药量过大，容易造成喉返神经麻痹，出现声音嘶哑、失音或呼吸困难，颈交感神经受阻滞时可出现霍纳征。

（3）膈神经麻痹，膈神经主要由颈4神经组成，同时也接受颈3和颈5脊神经部分纤维，因此施行颈椎间孔神经阻滞时，常可累及膈神经，使其活动度降低，严重时呼吸困难、胸闷，甚至出现轻度发绀，双侧阻滞时症状更为明显。应及时给氧、辅助呼吸、增强肋间肌活动，以维持足够的通气量。

（4）操作中注意进针方向，避免自下而上或与椎间孔平行穿刺，防止进针过深等，以免误入蛛网膜下隙或硬膜外隙造成全脊麻等极为严重的并发症。严格执行注药前反复回抽、无脑脊液后方可注药的原则。

（5）颈部血管丰富，穿刺过深或位置不准确、操作粗暴均可致血管损伤，引发出血、血肿。损伤椎动脉，有时还会出现眩晕症状，血肿形成会压迫颈动脉、颈静脉、气管等组织。

（6）术中出现心动过速多由肾上腺素的吸收或迷走神经阻滞所致，故阻滞前应少用或不用阿托品，对精神紧张者可适当予以镇静剂。

三、颈椎椎旁神经阻滞术

【适应证】

（1）上颈段阻滞用于治疗颈源性头痛。

（2）中、下段阻滞用于治疗颈肩痛和上肢根性痛及带状疱疹后遗神经痛。

（3）应用神经毁损药物治疗顽固性神经痛、椎骨转移癌性痛。

（4）用于臂丛神经分布区手术麻醉、腋部肿物切除、改良式乳房肿物根治术和上胸部手术辅助麻醉及术后镇痛。

【禁忌证】

（1）同神经阻滞“概述”。

（2）禁忌双侧同时阻滞。

（3）颈部畸形、结核、炎症。

（4）颈部巨大肿物。

（5）气管受压移位。

【操作方法】

1. 颈后入路法

（1）取俯卧位、胸下垫一薄枕，颈部前屈。

（2）确定要阻滞颈神经之相应颈椎棘突，在其旁开3cm（距中线旁3cm）为穿刺点，画好标记。

（3）常规皮肤消毒、戴无菌手套、穿刺点局麻皮丘。

（4）采用长5cm、7号穿刺针。

（5）双手持针从皮丘处垂直刺入皮肤，然后取稍斜向中线方向进针，直至触及骨样物，即为颈椎椎板后侧，将事先套在针体上的深度标记物移至距皮肤1cm处。将针退至皮下，改针尖稍向外进针，沿第一次触及椎板外缘，继续缓慢进针，直至标记物触及皮肤。拔出针芯，回抽，无血、无脑脊液，注入空气会有阻力消失，表明针尖进入颈椎椎旁间隙。

（6）针尖一旦刺入椎旁间隙，注入空气立即出现阻力消失感，此间隙在颈部互相连通，可使药液扩散至相邻的神经节段。

（7）每节段注局麻药或镇痛合剂3～4ml或隔5天1次。

2. 颈侧入路法

（1）仰卧位、头转向健侧，肩下垫一薄枕以突出颈椎。

（2）先确定颈3～颈7的横突，遇肥胖或不易触及横突患者时，可在乳突和颈6横突之间画一直线，在此线后0.5cm再画一条平行直线，由于颈$_2$横突不易触及，常位于第二条线的乳突尖下方1.5cm左右，以每个横突依此向尾侧移动约1.5cm左右即为各椎旁阻滞进针点，画好标记，遇身材高大或颈部过长患者相邻横突间距可相应增大。

（3）常规消毒皮肤、戴无菌手套、标记处做局麻皮丘。

（4）采用长5cm、7号穿刺针。

（5）穿刺时先摸清穿刺部位横突后用左手固定皮肤，右手持穿刺针垂直刺入皮肤后取稍斜向尾侧进针，一般进针2.5～3cm即可触及横突后结节或引出异感，回吸无血、无气、无脑脊液后即可注射局麻药3～5ml。

（6）应特别注意穿刺针不要过深，防止刺入椎动脉。

【注意事项】

（1）一定要回吸无血、无脑脊液后方可注药。如误将药物误注入蛛网膜下隙可出现全脊麻。如将药物误注入椎动脉，可使药物迅速到达脑干引起意识丧失。

（2）颈部椎旁阻滞后入路法较侧入路法安全，只要保持穿刺针沿椎板外缘垂直穿刺不会损伤椎动脉。侧入路进针不宜过深（进针深度不能超过横突），应警惕误入椎动脉及阻滞膈神经。

四、颈深丛神经阻滞术

【适应证】

（1）适用于颈部手术麻醉，如甲状腺手术、锁骨骨折固定、颈动脉内膜剥除、颈椎病及颈深部软组织手术。

（2）适用于颈、枕后、肩背及上胸部疼痛治疗，如颈源性头痛、枕后部疼痛、咽部癌性痛、颈部挥鞭损伤综合征、落枕、颈肩背部及上胸部（第3肋水平以上）带状疱疹后遗神经痛等。

【禁忌证】

（1）颈部畸形。

（2）颈部肿物过大。

（3）气管受压移位。

（4）局部皮肤及软组织炎性病变及结核。

【操作方法】

1. 经典三点阻滞法（颈2、颈3、颈4神经阻滞）

（1）去枕仰卧位、肩下垫薄枕，头转向对侧。

（2）令患者抬头确定胸锁乳突肌后缘。颈2横突位于胸锁乳突肌后缘，乳突下1cm后1cm左右，位置稍深。颈4横突位于胸锁乳突肌后缘与颈外静脉相交点之上1cm左右。颈3横突位于颈2与颈4横突连线中点胸锁乳突肌后缘。摸清横突位置后画好标记。

（3）从颈部侧面与皮肤垂直穿刺。一般先做颈4横突穿刺。穿刺针稍向尾侧刺向横突，穿刺针若遇坚实的骨性感觉，深度在2～3cm之间，表示针尖已触及横突后结节，患者可有酸胀感，回吸无血、无脑脊液后即可注药。再以同样方法穿刺颈3横突。最后穿刺颈2横突，穿刺方向比颈3颈4横突穿刺方向略向后一些，使针尖触及横突旁的椎板即可。若手术范围不涉及颈上部和颌下部也可不必阻滞颈2脊神经。

（4）每点注射局麻药或镇痛合剂3～4ml。

2. 一点阻滞法

患者体位同前，先确定前斜角肌和中斜角肌之间的肌间沟，穿刺针经颈4标记处垂直进针，取向肌间沟方向刺入，再稍向后下进针，出现异感或针尖触及横突，回吸无血、无液即可注入药物8～12ml，注药的同时压迫针下方的肌间沟，使药液沿肌间沟上行，可获得更好的阻滞效果。

【注意事项】

见本节“颈椎椎间孔神经阻滞术”。

五、颈浅丛神经阻滞术

【适应证】

（1）适用颈部不需肌松的浅表手术麻醉。

（2）与颈深丛阻滞合并应用可进行颈部的手术及提高疼痛治疗效果。

（3）应用于落枕的治疗及枕后神经痛、耳大神经痛、颈皮神经痛、锁骨上神经痛的治疗。

【操作方法】

（1）仰卧位，头转向对侧。

（2）令患者抬头，确定胸锁乳突肌后缘，取其中点作为穿刺点，画好标记（此点相当颈4横突处）。

（3）常规消毒皮肤，戴无菌手套及做局麻皮丘。

（4）取长5cm，7号穿刺针于胸锁乳突肌后缘中点进针，当穿刺针遇有轻微阻力时，说明针尖位于胸锁乳突肌的筋膜部，亦即颈浅丛神经穿出部，回吸无血后，即可注射局麻药，使局麻药分布于颈阔肌表面，可以保证皮肤麻醉完全，一般进针1～2cm，不宜过深，亦不必寻找异感。

（5）注射1%利多卡因10ml。

【注意事项】

（1）穿刺及注药均不宜过深。

（2）回抽无血后方可注药以防误入血循环。

六、肩胛上神经阻滞术

【适应证】

（1）用于肩部疼痛诊断与治疗，如肩周炎、肩峰下滑炎、肩部撞击症、颈肩痛等治疗。

（2）作为肩关节疾患的手法治疗区域阻滞，如肩关节脱臼手法复位。

（3）注射毁损药物治疗肩部癌性痛。

【禁忌证】

（1）同神经阻滞“概述”。

（2）严重肺气肿患者。

【操作方法】

（1）患者侧卧位，患侧朝上。也可坐位，背朝术者，双肩放松，手臂自然下垂。

（2）在X线透视或三维CT下确定肩胛上切迹。

（3）戴无菌手套，皮肤常规消毒，标记处做局部皮丘。

（4）从穿刺点垂直刺入，缓慢进针至遇有骨性物，即为肩胛骨喙突根部，将针体上的深度标志物移至距皮肤0.5～1cm处，再将穿刺针退至皮下取向前、向内、向下方向再次进针，至皮肤与标志物接触，此时多有落空感，说明已刺入肩胛上切迹处。多数患者同时主诉有酸胀或向上臂放射感觉，即穿刺成功，回抽无血、无气即可注药。

【注意事项】

（1）肩胛上神经阻滞与皮肤感觉几乎无关，阻滞成功后不出现皮肤感觉麻痹现象，所以判定阻滞效果主要靠肩部疼痛的消失。

（2）警惕气胸的发生。进针不要过深，注药前应反复抽吸，确认无血、无气吸出后方可注药。遇进针过程中患者突然呛咳时多为针尖触及胸膜顶或肺尖，应密切观察患者，必要时拍摄 X 线片以明确诊断。

（3）肩胛上神经阻滞只要按操作规程去做多能成功，不必为刻意寻找异感而导致胸膜或肩胛上神经的损伤。一般只要到达肩胛上切迹处注射药物效果均能满意。

七、腋神经阻滞术

【适应证】

（1）肩关节后下部、腋后部、上臂外侧、三角肌处疼痛治疗。

（2）配合肩胛上神经阻滞，用于肩周炎治疗及手法松解术。

【禁忌证】

（1）同神经阻滞“概述”。

（2）肩臂外展受限。

（3）非肩关节所致的疼痛。

【操作方法】

（1）患者端坐，背靠术者，患肩外展 45°。

（2）①肩峰背侧下方约 4cm 为穿刺点，深压此点可有酸胀、疼痛，并可摸到一凹陷处，相当于三角肌后缘，冈下肌和小圆肌外下缘及肱三头肌长头外侧缘之间。②确定肩峰为 A 点，大圆肌与肱三头肌长头交点为 B 点，A、B 两点连线中下 1/3 交点处为穿刺点。

（3）戴无菌手套，常规消毒皮肤，穿刺点做局麻皮丘。

（4）采用长 6 ~5cm，7 号穿刺针。

（5）于穿刺点皮肤垂直进针后，对准喙突方向刺入，进针约 4cm 左右患者即可有酸胀感觉，即达四边孔附近，回抽无血、无气即可注药。

（6）如用神经定位刺激器穿刺可诱发三角肌和小圆肌抽搐，说明针尖接近腋神经即可注药。

【注意事项】

（1）穿刺时如触及肱骨后内侧时应退针少许，经反复抽吸无血、无气后即可注药。

（2）误伤旋肱后动脉可致血肿。

（3）误入胸腔导致气胸或肺损伤，多为进针偏向内侧、进针过深所致。穿刺时应切记针尖应直对喙突方向进针，不要过深。

（4）损伤腋神经可导致上臂不能外展、三角肌和小圆肌萎缩。

八、斜角肌肌间沟入路臂丛神经阻滞术

【适应证】

（1）肩部及上臂手术麻醉。

（2）上肢外伤、骨折、肿瘤引起的疼痛、肩臂软组织痛、肩周炎、肩手综合征、血管性疾患、带状疱疹后遗神经痛的止痛治疗及术后镇痛。

（3）用于中枢性或末梢性上肢疼痛的鉴别诊断。

【禁忌证】

（1）同神经阻滞“概述”。

（2）肺气肿或呼吸功能不全。

【操作方法】

（1）去枕仰卧位，头偏向对侧并略后仰，手臂放松平贴身旁。

（2）先令患者抬头，显露胸锁乳突肌锁骨头，在锁骨头后缘可触摸到一条小肌肉即前斜角肌，在前斜角肌外缘还可摸到另一条小肌肉为中斜角肌，在两肌肉之间仔细触摸可触到一凹陷的间隙，既是前、中斜角肌肌间沟，当患者头部偏向对侧时该肌间沟的走向多与颈外静脉走向一致。术者以左手示指沿肌间沟下移，直至触及锁骨下动脉搏动，同时向沟内重压，可诱发患者手臂麻木和异感，即证实定位准确。再从环状软骨水平（相当颈$_6$水平）向后画一水平线，与肌间沟相交点，即为穿刺点。

（3）术者右手持穿刺针，从穿刺点垂直刺入皮肤后，向对侧脚跟方向（向内、向后、向下）进针，一般进针 2cm 左右常可引发异感出现，固定好针头，回抽无血、无液、无气后即可注药，注药时也可用手指压迫穿刺点上部的肌间沟以使药液向下方扩散，阻滞完全。如进针至 3cm 时或触及横突而仍无异感时，不可再进针，（除非患者过胖）应退针至皮下调整方向重新穿刺。

（4）采用神经定位刺激器（采用特制的绝缘穿刺针，仅针尖放电）进行穿刺时，当针尖接近臂丛神经时，可诱发肱二头肌收缩抽动（说明针尖抵达臂丛上干或外侧束附近）其抽动的强弱取决于针尖与臂丛神经的远近，即针尖越接近臂丛神经，肱二头肌抽动越强，注药后阻滞效果越完全。该法无神经损伤之虑，使用安全，且客观指标明确，无需患者诉说异感出现与否，提高了穿刺的成功率。

（5）麻醉时用 2% 利多卡因 20ml + 0.75% 罗哌卡因 10ml，不加肾上腺素，注射 20ml 左右即可。疼痛治疗时用镇痛合剂 10ml。

【注意事项】

（1）该方法容易掌握，效果确实，可用较少的麻醉药获得满意的阻滞效果，比较安全，发生气胸机会较少。

（2）不宜双侧同时阻滞。

（3）该法可获得肩臂部和桡侧满意的阻滞效果，但尺神经存在起效延迟或不完善的不足，有时需增加药液容量才能阻滞完全。

（4）穿刺时应注意进针不要呈水平方向，不可垂直于椎体，进针亦不可过深，掌握深度不能超过横突深度。否则有误入硬膜外间隙、蛛网膜下腔、损伤椎动脉及误入椎动脉的危险，造成全脊麻、出血、血肿、局麻药中毒等并发症。

（5）膈神经阻滞，多见于肌间沟阻滞，一旦发生应及时给氧或辅助呼吸。

（6）喉返神经阻滞亦较常见，表现为声音嘶哑、失音。多为用药量较大有关。

（7）星状神经节阻滞出现霍纳征，一般无需处理。

九、锁骨上入路臂丛神经阻滞术

【适应证】

（1）上肢及肩部并存疼痛者。

（2）上肢不能外展者。

（3）腋窝部手术。

（4）上肢术后镇痛、带状疱疹后遗神经痛、肩周炎行手法松解粘连等疼痛治疗。

【禁忌证】

（1）同神经阻滞“概述”。

（2）肺气肿或呼吸功能不全。

【操作方法】

（1）仰卧位头偏向对侧，手臂平贴身体旁并尽量下垂，以使锁骨和肩部压低。

（2）令患者抬头确定斜角肌肌间沟位置，用左手示指沿肌间沟下摸，在肌间沟最低处摸清锁骨下动脉搏动处，在其搏动处外侧（相当锁骨中点上方 1 ~ 1.5cm 处）做好标记为穿刺点。

（3）戴无菌手套，常规消毒皮肤，穿刺点做局麻皮丘。

（4）取长 5cm，7 号穿刺针。

（5）术者左手示指放在锁骨下动脉明显搏动处，右手持穿刺针从锁骨下动脉搏动点外侧标记处，（紧贴左手示指）进针，并朝下肢方向直刺，沿中斜角肌内缘推进，进针至臂丛鞘最深处，可有刺破臂丛鞘膜感觉，再稍进针即可出现异感或针尾有搏动表明位置正确。若未引出异感可稍改变进针方向，朝对侧足跟方向缓慢进针，常可获得异感，回抽无血、无气即可注药。如进针 2 ~ 3cm 碰到骨质即为第 1 肋骨，此时不应再深刺，以防损伤胸膜、肺尖。穿刺准确时，异感应放射至整个手的手指，若异感仅及拇指及示指，提示尺侧阻滞不全，应调整方向在内侧下方寻找异感。

（6）可注射局麻药 20 ~ 30ml，注射完毕患者多有“压力异感”，说明针尖在神经附近，药液已充填臂丛鞘内。

（7）亦可采用神经定位刺激器进行穿刺，接近神经时可诱发出臂丛神经支配的相应肌肉抽动，表明定位准确，回吸无血、无气即可注药。

【注意事项】

（1）本方法注射小剂量局麻药物可获得较高的臂丛阻滞平面。

（2）使用该法一般主张寻找异感，且异感在肘关节以下时，阻滞效果满意。穿刺时若无异感，则失败率高。

（3）不宜双侧同时阻滞。

（4）穿刺针不要过于向内进针过深，否则有误入胸膜腔引起气胸或肺尖损伤的危险。

（5）发生全脊麻、局麻药误入静脉可能性小。

十、腋下入路臂丛神经阻滞术

【适应证】

上臂中部以下的深部及浅部手术及止痛治疗。

【禁忌证】

（1）同神经阻滞“概述”。

（2）上臂不能外展，腋窝显露困难。

【操作方法】

（1）仰卧位，头偏向对侧，被阻滞上臂外展90°前臂外旋屈肘位，手背近头部，似行军礼状。

（2）先在腋窝触摸到腋动脉搏动，再沿动脉走向向上摸到胸大肌下缘，动脉搏动消失处，略向下取腋动脉搏动最高点为穿刺点。

（3）腋窝备皮，戴无菌手套，常规消毒皮肤，穿刺点做局麻皮丘。

（4）采用7号，长5cm穿刺针。

（5）术者左手示指、中指固定腋动脉，右手持穿刺针，在动脉搏动最高点外侧垂直刺入皮肤，穿刺针与动脉呈10°~20°夹角，缓慢进针直至出现刺破鞘膜的落空感（刺破纸样感觉），松开持针手指，针尾随动脉搏动而摆动，即可认为针已进入腋鞘管内，此时患者若有异感则可更明确，但不必寻找异感，固定针头回抽无血后注入局麻药20~30ml。注意注药后，注射器内应保留3ml局麻药，待退针至皮下时将剩留的局麻药注入，以阻滞肋间臂神经。腋路臂丛神经阻滞由于上臂外展90°时，腋鞘管被肱骨头压迫，局麻药不易上行扩散，以致常阻滞不到肌皮神经致前臂外侧的皮肤痛觉阻滞不全。为防止阻滞不全，可在注药时将腋鞘的远端加以压迫，注药完毕后立即恢复上肢贴于躯干旁，以利药液上行扩散。

（6）也可采用神经定位刺激器进行穿刺，当针尖接近神经丛时会引致相应支配的肌肉抽动，以此来帮助正确定位，提高神经阻滞的成功率。

【注意事项】

（1）腋路臂丛阻滞由于位置表浅、腋动脉搏动明显、标志清楚、所以易于进行阻滞，为常用方法。

（2）腋路臂丛阻滞不会导致膈神经麻痹、气胸及全脊麻，也不会引致迷走神经、喉返神经、交感神经阻滞所发生的症状。因此使用上较为安全。

（3）由于臂丛神经在腋鞘内分支较多，且较分散，故易阻滞不全，麻醉不完善。尤其是桡神经和肌皮神经阻滞效果较差，需加大药量后方能改善。

（4）该法局麻药毒性反应发生率较其他方法为高，多由误入血管引起，故注药应反复回抽，确保穿刺针未在血管内。

（5）腋动脉、腋静脉穿刺时刺破率较高，易引起局部血肿，使再次穿刺时定位困难。

（6）周围神经损伤，可伤及尺神经、桡神经、正中神经和肌皮神经，与穿刺直接损伤有关，在穿刺中有明显异感者，外周神经损伤发生率明显高于无异感者，故腋路臂丛阻滞穿刺中不强求寻找异感，操作轻柔，且忌粗暴。

十一、锁骨下前入路臂丛神经阻滞术

【适应证】

上臂远端区域、前臂和手部的麻醉和止痛治疗。

【禁忌证】

（1）同神经阻滞“概述”。

（2）胸部畸形。

（3）锁骨骨折、脱位。

【操作方法】

（1）仰卧位、阻滞侧手臂置于腹部。

（2）首先确定在锁骨的外侧肩峰腹侧骨突 A，在锁骨内侧端颈静脉切迹中点 B，两者之间做一连线，取其中点 C，在 C 点下方紧贴锁骨为穿刺点。

（3）术者右手持穿刺针于穿刺点垂直进针 3～4cm 可触及臂丛神经，诱发传至上肢、手部的放电样异感，回抽无血、无气即可注入局麻药 20～30ml。如使用神经定位刺激器穿刺，可诱发出肱二头肌抽动和手部 1～3 指的指伸肌或指屈肌抽动。表明穿刺针接近桡神经和正中神经，回抽无血、无气即可注入局麻药。

【注意事项】

（1）进针部位或穿刺方向不当，可能误入胸腔、锁骨下动脉、锁骨下静脉等。

（2）如果穿刺中回抽有血，说明太靠内侧，穿刺针应向外调整 0.5～1cm。穿刺针应靠向肩关节方向不要偏向内侧。

（3）注射药物向内扩散可能阻滞颈交感神经，出现霍纳征，无需处理。

十二、尺神经阻滞术

【适应证】

用于尺神经支配范围内的麻醉和疼痛治疗。

【操作方法】

1. 肱部尺神经阻滞术

（1）仰卧或坐卧，患臂伸直，置于手术台或托手板上。

（2）上臂肱二头肌内侧沟中点可触及肱动脉搏动，在搏动点内侧为穿刺点。

（3）戴无菌手套，皮肤消毒，穿刺点做局麻皮丘。

（4）在穿刺点进针后，向肱动脉内侧方寻找到向小指放射性异感，回抽无血后注射局麻药 5～10ml，该神经邻近正中神经容易出现同时阻滞。

2. 肘部尺神经阻滞术

（1）仰卧或坐卧，患臂肘关节屈曲 90°。

（2）在肱骨内上髁与尺骨鹰嘴之间的尺神经沟内，用手指触压，可诱发出异感处为穿刺点。

（3）戴无菌手套，消毒皮肤，局麻皮丘。

（4）手持穿刺针刺入皮肤后，针与神经平行沿神经沟向心性推进。深达 0.7～2.5cm 时，常可出现放射至小指的异感，回抽无血后，将针稍退出 1～2mm 可注射局麻药 5～10ml。

3. 腕部尺神经阻滞术

（1）仰卧或坐卧，前臂伸直，掌心向上。

（2）令患者屈腕握拳，可显示尺侧屈腕肌肌腱。在其桡侧可触及尺动脉搏动。在尺侧屈腕肌肌腱和尺动脉之间即为穿刺点。

（3）戴无菌手套，皮肤消毒，穿刺点做局麻皮丘。

（4）在穿刺点垂直进针寻找异感后，稍退针少许，注入局麻药3～5ml。

【注意事项】

（1）尺神经损伤　多与穿刺针直接损伤尺神经有关，穿刺要轻柔，穿刺针要细，最好采用短斜面，稍钝的针头，进针找出异感时（尤其特别明显的异感）注药前应将穿刺针稍退出1～2mm，以免将药物注入神经鞘内，否则，可致尺神经长期麻木，功能障碍，恢复时间较长。

（2）血管损伤　多见刺破尺动脉，引起局部血肿。

（3）由于尺神经表浅，定位较准确，故即使在无异感情况下，将麻药注射于局部亦可获得良好阻滞和治疗效果。为防止尺神经损伤，穿刺时不必强求异感。

十三、桡神经阻滞术

【适应证】

桡神经支配区的麻醉和各种痛症治疗。

【操作方法】

1. 上臂部桡神经阻滞术

（1）坐位或卧位，上臂平伸。

（2）于肱骨外上髁上方10cm处为穿刺点（相当桡神经绕过肱骨部分）。

（3）戴无菌手套，消毒皮肤，局麻皮丘。

（4）穿刺针自皮丘处垂直进针，直达肱骨，并在其上寻找异感，有异感后回抽无血，注射局麻药10～20ml。如未寻到异感亦可将药物于肱骨表面做扇形浸润，也可达到浸润目的。

2. 肘部桡神经阻滞术

（1）仰卧或坐位，手臂伸直，掌心向上。

（2）在肱骨内、外髁作一连线，横过肘窝，该线与肱二头肌腱外缘交点即为穿刺点。

（3）戴无菌手套，消毒皮肤做局麻皮丘。

（4）穿刺针在肱二头肌外缘刺入，待将接触肱骨时可诱出异感，回抽无血，注入局麻药5～10ml。如无异感时可将药物扇形注射于肱骨外上髁前方亦可。

3. 腕部桡神经阻滞术

（1）前臂伸直，掌心向上。

（2）桡神经在腕部分支多且细，临床常于腕部桡侧作环形皮下浸润即可。由于腕背桡凹处是大多数桡神经经过之处，故于此处注射局麻药亦可获满意阻滞效果。

【注意事项】

（1）穿刺轻柔，切忌粗暴，避免损伤桡神经或肌腱。

（2）腕部桡神经环状浸润时应避开桡动脉，避免损伤。

十四、正中神经阻滞术

【适应证】

用于正中神经支配范围内的手术麻醉及疼痛治疗。

【操作方法】

1. 肘部正中神经阻滞术

（1）仰卧，前臂平伸，掌心向上。

（2）①于肱骨内、外髁之间做一连线，在该线上肱二头肌腱内侧缘与内上髁之间中点为穿刺点。②在肱骨内、外髁两点之间，术者左手示指触及肱动脉搏动处，在其稍内侧为穿刺点。

（3）戴无菌手套，消毒皮肤做局麻皮丘。

（4）穿刺针垂直刺入，直至出现异感，若无异感，将针退至皮下再略偏向桡侧寻找异感，通常反复小范围扇形穿刺多可找到异感，固定针头，回抽无血，注入局麻药 5～10ml。

2. 腕部正中神经阻滞术

（1）仰卧，前臂平伸，掌心向上。

（2）在桡骨茎突水平横过腕关节作一横线令患者握拳、屈腕，可在横线上清楚显示桡侧屈腕肌腱和掌长肌腱，以横线与该二肌腱之间交点为穿刺点。

（3）戴无菌手套，消毒皮肤做局麻皮丘。

（4）穿刺针垂直刺入 1cm 左右，穿过筋膜后缓慢进针少许即可出现异感，并向手掌桡侧放射。固定针头，回抽无血，针尖稍退出 1～2mm，即可注入局麻药 5～10ml。

【注意事项】

（1）避免反复粗暴穿刺防止为寻求异感而带来正中神经或肌腱的损伤。

（2）药量过大使腕管内压力增大，可引起手掌麻木，缺血疼痛。

（3）严格无菌操作，预防感染发生。

十五、指根神经阻滞术

【适应证】

主要适用于手指创伤性疼痛治疗，也可用于类风湿关节炎、痛风、甲沟炎脓肿切开引流等。

【操作方法】

（1）坐位、手平伸，掌心朝下，手指略分开。

（2）于掌指关节远端 1cm 处的指背外侧为进针点。

（3）戴无菌手套，消毒手指皮肤，于穿刺点作局麻皮丘。

（4）手持穿刺针与手背成45°角进针，刺入 0. 3cm 深后注入局麻药 1ml 以阻滞背侧神经，再将穿刺针抵住指骨根部侧面，滑至掌侧根部，退针时再注射局麻药 1ml 以阻滞掌侧神经。对侧以同样阻滞方法注射局麻药 2ml。

（5）每个手指（双侧）共阻滞 4 条神经，用局麻药 4ml。

【注意事项】

（1）局麻药不宜过大，以免指根部组织张力过高妨碍血液供应。

（2）局麻药中禁止加用肾上腺素以免使缺血加重。

（3）防止刺破指根血管引致血肿。

（4）严格无菌，预防感染。

第四节　胸背腰骶神经阻滞

一、肋间神经阻滞术

【适应证】

（1）用于胸外伤后疼痛，包括肋骨骨折、胸壁挫伤、梿枷胸等。

（2）胸部或上腹部手术后镇痛。

（3）用于原发性肋间神经痛及继发性肋间神经痛如胸椎结核、胸椎转移瘤、退行性胸椎病、强直性脊柱炎、胸膜炎等压迫或刺激肋间神经所致的疼痛和带状疱疹及带状疱疹后神经痛等。顽固性肋间神经痛可行神经破坏治疗。

【禁忌证】

（1）有严重心肺疾患应慎用或不用肋间神经阻滞。

（2）同神经阻滞“概述”。

【操作方法】

1. 肋角处肋间神经阻滞术

（1）双侧阻滞可采用俯卧位，腹部垫枕。单侧阻滞或俯卧位困难者可采用健侧卧位，屈颈弓背以增大后肋间隙，利于操作。

（2）确定阻滞范围后，标记可做在骶棘肌外侧缘与肋骨下缘相交处。

（3）常规皮肤消毒。

（4）术者用左手拇指、示指固定进针点，先做一皮丘，随后用3.5cm长，6或7号的短针头连注射器，右手持注射器垂直进针至肋骨外侧面，然后使针尖滑至肋骨下缘，再稍进针0.2～0.3cm，当有阻力消失时，回吸无血、无气，注入局部麻醉药液3～5ml或镇痛合剂5ml。

2. 腋后线和腋前线处肋间神经阻滞术

（1）体位参照“肋角处肋间神经阻滞术”。

（2）决定阻滞范围后，在预定阻滞部位的肋骨下缘做标记。

（3）常规皮肤消毒。

（4）先在标记部位做皮丘，然后更换短斜面4cm长的穿刺针，连接注射器，进针时针尖斜面与肋骨平行，触及肋骨下缘骨面后针尖稍下滑，继续进针0.2～0.3cm，有阻力消失感时，针尖即进入肋间内外肌之间。

（5）回抽无血液和气体，即注入局麻药或镇痛合剂5ml。每周1～2次。

（6）自第9肋起，肋间神经不再位于肋沟内，而位于下一肋骨上缘内侧。因此，在做第9、第10肋间神经阻滞时，应在下一肋骨上缘垂直进针，至其深层注入药液。

【注意事项】

（1）穿刺时一定确定骨性标志，禁忌盲目进针。

（2）操作时应严格掌握进针深度，以防刺破胸膜发生气胸。

（3）局麻药不应超过规定剂量。

（4）注药前应反复回吸，以防入血发生中毒反应。

二、胸椎椎间孔神经阻滞术

【适应证】

同“肋间神经阻滞术”。

【操作方法】

（1）患者患侧朝上侧卧位，呈屈颈、屈背、屈髋、屈膝状。或俯卧位，双上肢垂放于身体的两侧。

（2）确定拟阻滞的棘突间隙，并向外做水平延长线至距正中线4～6cm处为穿刺点，由于肋间神经富有交通支，应再依据患者疼痛范围上、下各增加一个穿刺间隙。用记号笔依次做好穿刺标记。推荐在CT或C臂引导下定位穿刺。

（3）常规皮肤消毒。

（4）用短针在穿刺点用局麻药做皮丘，然后改用10cm、7号的长针垂直皮肤刺入皮下，一般情况下进针3.5～4cm，针尖触及横突，然后稍退针，再向内、向上倾斜20°～25°进针，即朝椎间孔方向，再进针1.5～2cm，便可到达椎间孔附近。此时患者述有放射性异感，为避免损伤脊神经根，应退针2～3mm，固定针头。

（5）将针头旋转一周同时回吸无血、无脑脊液，每椎间孔注射局麻药6～8ml或镇痛合剂5～10ml，每周2次。

【注意事项】

（1）注射药物前务必反复回吸，确认无血、无脑脊液和空气后方可注药。

（2）注药速度不可过快，如果注药过快、压力过大、药量过多，药液可能进入硬膜外间隙或蛛网膜下隙。如果药物误入蛛网膜下隙，会引起广泛阻滞。

（3）注药后应密切观察同侧皮肤是否出现感觉减退，一旦出现，则说明药物准确注射到同侧神经根附近；如果注射局麻药出现对侧下肢感觉减退，说明穿刺进针过深，药物注射到硬膜外腔；如果很快出现双侧下肢感觉减退，说明药物注射到蛛网膜下隙。

（4）穿刺中为避免损伤脊神经，操作禁忌粗暴，不要一味地追求异感。

（5）术毕应检查下肢感觉及运动情况，并卧床15～30min。

（6）施术时应备有抢救复苏设备。

三、胸椎椎旁神经阻滞术

【适应证】

（1）用于肋间神经痛、肋骨骨折、带状疱疹、胸部外伤疼痛等症的治疗。

（2）可通过阻滞交感神经治疗或缓解心绞痛以及伴随有内脏神经痛症状的交感神经痛、胸椎痛等。

（3）开胸手术后镇痛。

【操作方法】

1. 卧位胸椎旁穿刺法

（1）患者取侧卧或俯卧位。

（2）先确定阻滞范围，上、下各扩展一个间隙。在胸椎棘突上缘旁开2～3cm处做一标记。推荐在CT或C型臂X线引导下定位穿刺。

（3）常规皮肤消毒。用短针头做局麻皮丘，可以深达2cm。用8～10cm长、7号穿刺针。

（4）穿刺针垂直刺入皮肤，此时将针尾连接有生理盐水的注射器，直到针尖触及椎板外侧，将针体穿刺深度标志物固定至距皮肤1～1.5cm处，然后将针退至皮下，改变进针方向沿椎板外缘或向外移0.5cm。此时左手缓慢进针，同时右手持续推注射器芯，一旦针尖刺透肋横突韧带进入椎旁间隙，右手即刻感觉阻力消失，同时针体标志物触及皮肤。回吸无血、无气、无脑脊液，即可注射局麻药6～8ml。观察试验剂量方法同椎间孔阻滞。

2. 坐位胸椎旁穿刺法

（1）最好将胸部及双上肢伏在固定支撑物上，以防穿刺期间患者移动。

（2）先在背部触及到棘突，与该棘突对应的是下位椎体的脊椎横突。

（3）常规皮肤消毒。

（4）可以根据单次或连续阻滞的需要，选择腰麻穿刺针还是硬膜外针进行穿刺。

（5）确定穿刺部位棘突，在其外侧3cm做局麻皮丘，用8～10cm长、7号针垂直刺入直至触及骨性物即椎板，应标记好进针深度，通常深度为3～4cm。将标记固定在距皮肤1.5cm处，将穿刺针退至皮下，向头侧方向再次刺入，这一过程可反复操作直至针尖清楚确认在横突间韧带内。拔出针芯，连接有生理盐水注射器，连同注射器一起进针，直至针体标记触及皮肤，并感到刺入椎旁间隙后阻力消失感，这表明针尖已刺入椎旁间隙内。

（6）应反复进行回吸试验确认无脑脊液、无气体和无血，即可注射局麻药。

（7）药物的浓度、剂量及注射方法同胸椎椎间孔神经阻滞。

（8）注药后观察方法同“胸椎椎间孔神经阻滞术”。

【注意事项】

（1）为了保证本技术的准确性和安全性，必须在影像显示器引导下进行操作。

（2）误入胸腔合并气胸，虽不常见但可能发生。药物误入蛛网膜下隙或硬膜外隙可引起广泛阻滞和因此而导致的呼吸、循环抑制。应用影像显示器、神经定位刺激器引导或用压力法测定胸椎旁间隙，可以避免穿刺并发症，提高穿刺成功率。

（3）如果操作正确，位置准确，无论是留置导管或注射药物，均无明显血流动力学的不良反应及并发症。

（4）应严格无菌操作，预防感染。

四、腰大肌肌间沟神经阻滞术（腰丛神经阻滞术）

【适应证】

（1）坐骨神经痛、股神经痛、隐神经痛、股外侧皮神经痛、急性腰肌损伤痛、腰椎骨质增生、腰肌疼痛等的治疗。

（2）腰椎间盘突出症及脊椎病引起的根性神经痛治疗。

（3）与坐骨神经同时阻滞也适用于一侧下肢手术麻醉，尤其对患者循环功能影响轻微。

【操作方法】

（1）患者取侧卧位，患侧在上；也可取俯卧位。

（2）确定两髂嵴最高点连线是腰4棘突水平，在此连线下3cm、旁开正中线5cm，为穿刺点。

（3）常规皮肤消毒。

（4）用10cm长穿刺针垂直进针至腰椎横突，调整方向使针尖滑过横突上缘，再进针0.5~1cm，注气出现阻力消失。说明针尖刺入腰大肌间隙内，回吸无血，注射药液20~30ml。进行腰丛神经穿刺不刻意寻求异感，如不出现异感也可以注射药液，而且并不影响治疗效果。

（5）如果对癌性疼痛或非癌性顽固性疼痛应用神经毁损药物治疗时，应在影像显示器引导下进行。若对患者进行双侧阻滞，患者宜取俯卧位，并于腹下垫一软垫，再按上述过程操作。

【注意事项】

（1）注药前和注药过程中应反复回吸，防止药物误入血管。

（2）反复穿刺可能损伤腰丛神经。

（3）要严格蹲守操作规程，严格无菌操作，预防感染。

（4）由于腰大肌间隙较大，腰丛神经分布较广，因此腰丛神经阻滞麻醉或治疗根性神经痛不如椎管内、椎间孔及椎旁阻滞治疗效果明显，且用药量偏大。

五、腰椎椎间孔神经阻滞术

【适应证】

（1）坐骨神经痛、股神经痛、隐神经痛、股外侧皮神经痛、急性腰肌损伤痛、腰椎骨质增生、腰肌疼痛等的治疗。

（2）腰椎间盘突出症及脊椎病引起的根性神经痛等治疗。

【操作方法】

（1）患者取患侧向上侧卧位或俯卧位，腹部垫一个薄枕。

（2）确定穿刺间隙棘突中线，于患侧棘突间隙距中线2.5~4.5cm（上腰椎为2.5~3cm，下腰椎为3~4.5cm）处做一个标记。

（3）常规皮肤消毒。

（4）用10cm长，7号穿刺针。

（5）局麻下垂直缓慢进针刺向横突。进针3~4cm针尖触及横突（如未到达横突，可在附近试探）。然后退针少许做25°角向上（到上一个椎间孔）或向下（到下一个）并向内侧倾斜约20°角，沿着横突的上缘或下缘进针1~1.5cm，即达到椎间孔附近，此时如果针尖触及神经根，患者出现同侧臀部或下肢放射样异感。

（6）确定穿刺到位后，旋转针头（360°）回吸无脑脊液、无血后即可注入局麻药液5~8ml，如需阻滞多节脊神经根，可以按照上述方法在各椎间孔分别穿刺注药。

【注意事项】

腰椎椎间孔阻滞在有条件的情况下应在影像显示器引导下进行操作。

六、腰椎旁神经阻滞术

【适应证】

同“腰椎椎间孔阻滞术”和“腰丛神经阻滞术”。

【操作方法】

(1) 患者取患侧向上侧卧或俯卧位。

(2) 先确定穿刺部位的腰椎棘突。

(3) 穿刺点选在患侧距棘突尖旁开1.5~2cm，做一局麻皮丘，用带有深度标记的10cm、7~9号腰麻针垂直刺入，一直触及同侧椎板外侧部位。一旦触及椎板，移动套在针体上的标记至距皮肤1~1.5cm处。退针至皮下且将针稍向外斜，或将针平行向外移动0.5cm，重新刺透横突间韧带，进入椎间孔外侧的椎旁间隙，针尖沿椎板外侧缘进针超过椎板，此时穿刺针标记刚好触及皮肤。

(4) 注气无阻力，回吸无血或脑脊液即可注药5~8ml。

(5) 注射药液后侧卧40min，尽量将注射的药液沿脊神经根途径向椎间孔内扩散。由于腰神经粗大，很容易触及并诱发异感。该穿刺部位位于腰椎间孔阻滞术和腰丛神经阻滞术之间。本操作不需要影像显示监视器引导。

七、腰椎硬膜外前侧间隙神经阻滞术

【适应证】

用于注射胶原酶治疗腰椎间盘髓核脱出症。

【操作方法】

腰椎硬膜外前侧间隙阻滞术有4种入路，即关节突关节内侧缘入路；关节突关节间隙入路；椎板外切迹入路；经骶裂孔穿刺置管入路。

1. 关节突关节内侧缘入路

X线片显示腰5~骶1两侧关节突距离>16mm时，可以选择本法。患者取俯卧位，腹部垫枕。常规消毒后，局麻下确定关节突关节内侧缘的位置插入一短针，在X线下确定无误。用10cm长、7号腰麻针在调整后的穿刺点垂直进针。稍向外刺到关节突后退针少许，向内紧靠关节突关节内侧缘进针。遇到较大阻力时即为黄韧带，连接注射器作阻力消失法进针。一旦出现阻力消失，针尖即进入硬膜外前侧间隙的侧隐窝附近。回吸无血、无脑脊液，注射局麻药试验剂量3~5ml。观察15~20min未出现脊麻征，或侧卧位出现穿刺对侧肢体感觉减退，穿刺侧感觉正常，即可认定穿刺成功，注射局麻药、甾体抗炎药或胶原酶。

2. 关节突关节间隙入路

患者体位同上，根据X线正位片测量腰椎关节突关节间隙宽度，确定进针点。常规消毒后，用10cm长、7号腰麻针垂直刺达关节突，标记穿刺深度。稍退针对准上、下关节突之间向内倾斜5°~10°进针稍有韧感，即刺进关节间隙，继续进针遇到较大阻力时为黄韧带，边加压边进针，一旦阻力消失即突破黄韧带进入硬膜外前侧间隙，进针深度为5.0~6.8cm（平均5.5cm±0.9cm）。回吸无血、无脑脊液，注入试验剂量局麻药4～5ml，20min未出现脊麻征，侧卧时卧侧下肢感觉较对侧下肢明显减退，即可缓慢注射局麻药、甾体抗炎药或胶原酶。注射胶原酶后患侧向下侧卧8～10h，以利于胶原酶与突出的髓核结合溶解。

3. 椎板外切迹入路

定位和穿刺同腰椎旁阻滞入路。穿刺方向为经椎板外切迹到达硬膜外前侧间隙。

4. 经骶裂孔入路

确定骶裂孔，常规消毒局麻，用硬膜外穿刺针穿入骶管，置入硬膜外导管（带内导丝），在X光引导下置至需要达到的硬膜外前间隙。

【注意事项】

（1）本操作技术要求较高，穿刺不熟练极易损伤神经根及周围组织。穿刺成功后置管，用微量泵缓慢注射胶原酶更为安全。

（2）注射胶原酶之前必须注射局麻药3～5ml进行试验，并于20min之内反复检查患者是否出现脊麻征，避免注射的胶原酶误入蛛网膜下隙而致患者出现化学性截瘫。

（3）特别注意的是，本法反复穿刺可能误伤硬脊膜，注射胶原酶后也会出现延迟性化学性截瘫，无经验者慎行。

八、骶骨后孔神经阻滞术

【适应证】

适用于治疗髂后上棘至尾骨尖端的臀中皮神经疼痛。

【操作方法】

（1）患者取俯卧位。

（2）在双侧髂后上棘作一连线，在连线上1.5cm与正中线旁开1.5～2cm相交作一标记。此为骶1后支神经阻滞穿刺点。

（3）常规皮肤消毒。

（4）用3～4cm短针，连接5ml带有3ml空气的低阻力注射器，经皮穿刺出现落空感或异感，表明穿刺针刺进骶骨后孔。一般进针约2～3cm出现阻力消失后，回吸无血，无脑脊液，注射局麻药5～8ml。

九、骶5和尾神经阻滞术

【适应证】

常用于尾骨痛的诊断和治疗。

【操作方法】

（1）患者取俯卧位，下腹垫一个薄枕，双下肢略外展。

（2）确定骶角下缘。

（3）用3cm长、7号短针垂直向中间刺入。当进针抵达尾骨时，注射1%利多卡因2ml浸润，然后将针再向头侧、稍中线处进针，深达骶骨角外前侧，再注射上述局麻药液2ml。第1次注射的局麻药可以阻滞尾神经，第2次注射局麻药阻滞骶后神经。

【注意事项】

进针用力过大、过深刺透骶尾韧带进入盆腔。

十、臀上皮神经阻滞术

【适应证】

上位腰间盘突出引起的臀上皮神经痛。注射神经毁损药物可以达到更长镇痛效果。

【操作方法】

（1）患者取俯卧位。

（2）先在臀上部找到明显的压痛点，以此点为穿刺点，多位于骶骨嵴中点下方2或3横指处。

（3）常规皮肤消毒。

（4）用7号短针（肥胖者用长针），垂直刺入皮肤，缓慢边进针，边注意胀感出现，有时可深至髂骨翼板。确认回吸无血，即可注药。

（5）一般用药剂量为10～20ml。

【注意事项】

若需毁损，注射无水乙醇前，应等待注射局麻药后3～5min后进行。

十一、髂腹股沟和髂腹下神经阻滞术

【适应证】

适用于髂腹股沟神经痛治疗与该范围手术切口麻醉。如果施行精索静脉曲张手术，应再在内环口精索周围浸润2～3ml局麻药。

【操作方法】

（1）髂腹股沟神经阻滞和髂腹下神经阻滞可以同时进行。患者仰卧位。

（2）确定髂前上棘与脐的连线上，自髂前上棘内上方大约2.5cm处作为进针点。

（3）用3cm长、7号针穿刺。当针尖穿过腹外斜肌腱膜和腹内斜肌腱膜时有突破感，在腹内斜肌和腹横肌之间，注射2%利多卡因+0.5%布比卡因合剂8～10ml边退针、边注药、边回吸，成扇形反复数次注射，即可完成上述神经阻滞。

【注意事项】

注药前要反复回吸，以防误将局麻药注入血管内。

十二、阴部神经阻滞术

【适应证】

（1）用于阴道侧切或产钳分娩麻醉。

（2）阴部神经痛。

（3）用于会阴痛的诊断和缓解症状，治疗外阴损伤继发性疼痛。

（4）肛门及会阴区顽固性奇痒症。

【操作方法】

1. 经阴道神经阻滞

（1）患者取截石位。

（2）常规皮肤消毒。

（3）术者左手示指和中指轻轻插入阴道触及坐骨棘。右手持 10cm 长、7 号局麻针，沿左手中、示指间，将针尖刺达近坐骨棘阴道壁，再进针刺入坐骨棘后侧的骶棘韧带。当针穿破韧带时，有一个明显的阻力消失感。注射局麻药 10ml，将针慢慢从阴道退出时再注射局麻药 5～10ml。

2. 经皮阴部神经阻滞

（1）患者取截石位。

（2）常规皮肤消毒。

（3）确认一侧坐骨结节和肛门间做局麻皮丘。插入直肠或阴道内的示指触及坐骨棘作为引导，用 10cm 长、7 号局麻针，经会阴软组织将针刺达坐骨棘下方，注射局麻药 5ml，以阻滞会阴支。将针触及坐骨在退针途经坐骨棘时再注射局麻药 5～10ml。

【注意事项】

（1）同神经阻滞“概述”。

（2）操作中应注意防止进针过深刺入直肠引起感染。

（3）在坐骨粗隆与坐骨棘之间的坐骨直肠窝注入局麻药 5～10ml，只能阻滞阴部神经的外周。

十三、直肠和肛门神经丛阻滞术

【适应证】

（1）用于痔核、直肠和肛门神经阻滞术。

（2）治疗肛门瘙痒症、肛门直肠官能症和肛裂。

【操作方法】

（1）患者取截石位或膝胸卧位。

（2）肛门黏膜与皮肤交界处为穿刺点。

（3）常规皮肤消毒。

（4）用长 3cm、7 号针在 12、3、6、9 点钟处分别注射局麻皮丘，经皮丘至黏膜各注入局麻药 5ml，再将所注射的局麻药皮丘连成皮下环状。完全浸润直肠黏膜周围的软组织和直肠括约肌。操作时术者示指应该在直肠内感觉到针尖的位置和深度，避免刺破黏膜。充分表面麻醉后可以产生直肠括约肌的松弛。

【注意事项】

切忌进针过深，以免刺透直肠或引起肛门感染。

十四、生殖股神经阻滞术

【适应证】

（1）用于腹股沟区域神经痛治疗。

（2）用于局麻下行腹股沟疝手术时的辅助麻醉。

（3）作为生殖股神经痛的鉴别诊断。

【操作方法】

（1）患者取仰卧位，先确定腹股沟韧带的中、内1/3。

（2）用3～5ml局麻药浸润皮下组织，可以完成股支，即髂腹股沟神经末端纤维阻滞。

（3）确定耻骨棘外侧，腹股沟韧带下软组织，用长3cm、7号短针，注射局麻药2～3ml浸润皮下组织，即可阻滞生殖支，即精索外神经分支。

十五、宫颈旁神经阻滞术

【适应证】

（1）主要用于阴道无痛分娩。

（2）妇科诊断刮宫术，人工流产术。

（3）经阴道子宫摘除术辅助麻醉。通过置入穹窿的注药导管进行连续阻滞镇痛。

【禁忌证】

（1）阴道感染。

（2）胎儿宫内窘迫。

【操作方法】

（1）体位：患者取截石位。

（2）常规皮肤消毒。

（3）术者左手示指和中指轻轻进入阴道引导，用长10cm带套管腰麻针向两侧宫颈旁穹窿4点、8点处穿刺。穿刺针应低于旁侧和背侧穹窿的黏膜，进针深度约1～1.5cm。宫颈旁神经位于子宫动脉、静脉丛和输尿管旁，注射局麻药液前需要小心地回吸无血后，注入局麻药10ml。在对侧重复此方法，或在子宫颈4点、8点位置和5点、7点位置穿刺注药避免损伤子宫动脉。

【注意事项】

（1）同神经阻滞“概述”。

（2）此神经阻滞应防止注射部位血肿、阴道损伤感染、胎儿心动过缓。

十六、阴茎背神经阻滞术

【适应证】

用于包皮环切术或阴茎末端手术。

【操作方法】

（1）取仰卧位。

（2）用新洁尔灭或碘伏消毒皮肤。

（3）术者左手固定阴茎，用10cm长、7号穿刺针，于阴茎根背面两侧深部注射局麻药10～15ml。然后用3cm短针刺破阴茎深筋膜（Buck筋膜）浸润阴茎背神经的周围区域，或在11点和1点位置，再各注射局麻药1ml。该注射点应紧靠背神经分支前的阴茎根部，否则必须阻滞腹侧（前侧）支。行阴茎末端手术，如包皮环切术，只需阴茎背神经阻滞和浸润系带即可。阴茎周围所有阻滞，局麻药中不应加肾上腺素或任何血管收缩药。

【注意事项】

（1）注射局麻药超过白膜，引起阴茎海绵体血管扩张导致阴茎勃起。

（2）同神经阻滞“概述”。

第五节　下肢神经阻滞

一、股神经阻滞术

【适应证】

（1）股前和小腿内侧皮肤的感觉障碍或异常。

（2）耻股肌、股四头肌、缝匠肌及内收肌群部位的疼痛痉挛、萎缩、麻痹等征象。

（3）膝关节中重度疼痛性疾患。

（4）如同时阻滞坐骨神经可用于膝关节、小腿手术的麻醉和术后镇痛。

【禁忌证】

（1）同神经阻滞“概述”。

（2）注射同侧伴有股疝者。

【操作方法】

（1）患者仰卧位，双下肢稍分开，患侧足向外旋。

（2）沿腹股沟韧带中点下方约1～2cm，首先触及股动脉搏动明显处，在其外侧2cm处做一标记为进针点。

（3）常规皮肤消毒。

（4）术者左手示指按压在股动脉搏动处，于其外侧所做标记处进针，垂直皮肤刺入后缓慢进针，分别穿过脂肪层、筋膜层诱发出沿股神经分布区域内的放散性异感（由于穿刺针经过阔筋膜和髂腰筋膜时会有两次落空感），此时可停止进针并固定针头。

（5）采用神经刺激定位仪可以通过股四头肌随刺激仪发出的脉冲抽动，一般刺激量在0.3～0.5mV为佳，低于0.2mV有针尖刺入神经干的危险，此时注射药物可以造成股神经损伤。

（6）在确定穿刺针到位后，旋转针头（360°），回吸无血后即可注药。

【注意事项】

（1）穿刺进针时注意穿刺的角度，避免刺伤股动静脉。

（2）应注意缓慢注药，注药后按压注射局部片刻，避免药液向下肢远端扩散。

（3）同时观察患者的生命体征变化。

（4）穿刺部位需要使用无菌敷料保护，并在24h内避免接触水污染，防止局部感染。

（5）效果判断标准　①症状缓解或消失；②股前区、膝下、小腿内侧感觉迟钝；③股四头肌肌力减弱或消失，小腿伸直受限；④膝部腱反射减弱。

二、股外侧皮神经阻滞术

【适应证】

（1）大腿前外侧至膝关节外侧皮肤感觉异常，诸如痛觉过敏、蚁走感、麻木或疼痛等。

（2）股外侧皮神经炎。

（3）股外侧皮神经卡压症。

【操作方法】

（1）患者取仰卧位，下肢稍分开。术者位于患肢侧。

（2）首先确定髂前上棘，于髂前上棘内下方2cm处为进针处并作一标记。

（3）常规消毒局部皮肤。

（4）用7号（长3cm）短针带消毒器，垂直刺入皮肤后，缓慢边进针边注意患者反应。当进针2～3cm深，针尖到达筋膜下时可诱发异感，即刻固定针头。

（5）旋转360°回吸，无血液回流即可注药。

（6）如未诱发出异感，应退针至皮下，向左至右扇形反复穿刺，直至找出异感，若确实找不出异感，可在筋膜下方行匍形浸润注药。

三、闭孔神经阻滞术

【适应证】

（1）治疗大腿膝关节内侧痛症，包括闭孔肌痉挛、髋关节痛、膀胱括约肌痉挛性疼痛、膝关节痛、股骨头无菌性坏死缺血性痛等。

（2）膀胱镜手术避免闭孔反射。

（3）辅助配合用神经阻滞，治疗会阴疼痛综合征。

（4）外科手术时，采用三合一阻滞麻醉（闭孔、股外侧、股神经）施行股前内侧、膝部手术及术后镇痛。

【禁忌证】

（1）盆腔肿瘤患者慎用。

（2）同神经阻滞“概述”。

【操作方法】

（1）患者仰卧位，患肢轻度外展。

（2）定位与操作有两种入路。①确认耻骨结节外下方1.5～2cm处为进针点，并做标记。皮肤消毒后，用7号长针头垂直进针，抵耻骨下支，深约3.5～6cm。退针至皮下，调整针尖方向，向外向头侧针体与皮肤夹角80°进针约3～4cm，可滑入闭孔内，诱发异感，如使用神经刺激器可出现大腿内侧肌肉抽动。②确定耻骨联合外缘旁开2.5cm处，在其下方为进针点，皮肤消毒后，局麻下用7号长针头，垂直皮肤刺入，深约1.5～2.5cm直至触及耻骨下支前缘。再退针2cm左右，将针尖调向头侧进针，滑过耻骨下支约2.5～3cm即可。

（3）确定穿刺针位后，固定针头，回吸无血液即可注药。

【注意事项】

（1）定位务必准确，术者应熟悉局部解剖。

（2）穿刺应轻柔，缓慢进针，且勿过深，以免损伤盆腔脏器，尤其是膀胱、子宫。

（3）此处血液丰富，注药前务必充分回吸，避免药物误注入血管。

（4）治疗后患肢内侧皮肤感觉障碍，高浓度麻药时仰卧位患肢不能置于健侧腿上，则证明阻滞到位。

四、臀部坐骨神经阻滞术

【适应证】

（1）适用于坐骨神经痛、梨状肌损伤综合征之治疗与诊断、鉴别诊断。尤其对坐骨神经根性、干性痛有鉴别诊断价值。

（2）高浓度局麻药行坐骨神经阻滞麻醉，可用于足外侧和第 3、4、5 趾手术，如同时阻滞股神经，可用于下肢手术麻醉。

【操作方法】

（1）俯卧位或侧卧位，患肢在上，屈髋屈膝，健侧在下伸直位。

（2）于髂后上棘和股骨大粗隆连线中点，做一向下 90°的垂直线，在此连线中点下方 5cm 处为穿刺点。或髂后上棘与尾骨尖作连线，该线上 1/3 处与股骨大粗隆相连，在此连线中点下方 1cm 处为穿刺点。

（3）皮肤消毒后，戴无菌手套，用 7 号 12cm 长针头，垂直穿过皮肤缓慢进针。

（4）穿过臀大肌，梨状肌深约 5～7cm，出现向下肢放射性异感后，稍稍退针 1～3mm，测量针头深度。如用神经刺激定位器则诱发下肢明显异感。

（5）确定穿刺针到位后，旋转针头回吸无血液后，注药。

（6）神经阻滞液或低浓度局麻药 8～20ml，每周 1 或 2 次。

【注意事项】

（1）坐骨神经解剖部位较深，个体差异较大，穿刺过程中寻找异感应轻柔，忌粗暴以免损伤神经、血管或组织。

（2）一旦出现向下肢放射性异感，应即刻停止进针，且应少许退针后再注药，以防刺激神经引发水肿变性。

（3）治疗后应卧床休息 15min，离床活动时应注意防护，以免因下肢无力而致伤。

（4）穿刺部位较深，应严格无菌操作和术后处理，预防继发感染。

（5）注入药量较大，除避免误入血管内之外，应密切观察有无过敏、轻度中毒反应。

五、盆腔出口坐骨神经阻滞术

【适应证】

（1）间歇性坐骨神经痛、原发性坐骨神经痛及坐骨神经盆腔出口综合征。

（2）对坐骨神经痛有诊断和鉴别诊断作用。

【禁忌证】

（1）同神经阻滞“概述”。

（2）继发性坐骨神经痛为相对禁忌证。

（3）骨盆复杂外伤及后遗症患者。

【操作方法】

（1）取俯卧位，双下肢伸直，双足内旋，使臀部肌肉松弛。

（2）坐骨结节与同侧股骨大粗隆两点连线之内 1/3 处，相当于同侧臀皱褶下缘为进针点。

（3）常规皮肤消毒，戴无菌手套，用 7 号长局麻针。

（4）术者位于患侧，左手固定（紧绷）皮肤做局麻皮丘，垂直皮肤刺入皮下，缓慢进针约 4～6cm，直至出现向下肢放射性异感，即刻停针并退出少许。

（5）确定穿刺针针位后，回吸无血后即可注药。

（6）低浓度局麻药/混合液 8～15ml，每周 1 或 2 次。

【注意事项】

（1）坐骨神经解剖部位较深，个体差异较大，穿刺过程中寻找异感应轻柔，忌粗暴以免损伤神经、血管或组织。

（2）一旦出现向下肢放射性异感，应即刻停止进针，且应少许退针后再注药，以防刺激神经引发水肿变性。

（3）治疗后应卧床休息 15min，离床活动时应注意防护，以免因下肢无力而致伤。

（4）穿刺部位较深，应严格无菌操作和术后处理，预防继发感染。

（5）注入药量较大，除避免误入血管内之外，应密切观察有无过敏、轻度中毒反应。

六、前路坐骨神经阻滞术

【适应证】

（1）坐骨神经痛的诊断和治疗。

（2）适用于因外伤或其他原因患者不能俯卧或侧卧位的患者。

【禁忌证】

（1）骨盆复杂外伤禁用。

（2）穿刺局部皮肤感染或炎性病灶者。

（3）肥胖、体表定位标志不明显者。

【操作方法】

（1）患者仰卧位，下肢平伸。

（2）自髂前上棘与耻骨结节连线为 A 线，在此线之内 1/3 处，垂直向下引一条线为 B 线。再与 A 线平行从股骨大粗隆向内延长线（C 线），B 线与 C 线相交处即为穿刺点。

（3）皮肤消毒，戴无菌手套，术者左手示指沿股直肌与缝匠肌之间隙下压，将股动脉、静脉和神经血管束推向内侧。

（4）用 7 号长局麻针沿手指外侧，向内与皮肤呈 75°～85°刺入皮下。

（5）经股直肌与缝匠肌间隙缓慢进针 6～10cm 时，针尖穿刺耻骨肌、短收肌和大收肌后到达股后间隙，再稍进针可触及坐骨神经而引出向下放射性异感，即刻停针。

(6) 如应用神经刺激定位器，此时可引出小腿、足部抽搐，颤动。

(7) 固定针头深度，并旋转回吸，确认无回血，注射局麻药液 10 ~ 20ml，无菌敷料覆盖。

【注意事项】

(1) 穿刺部位较深，成功率低于其他入路，无绝对适应证者慎用。

(2) 进针前仔细定位，务必将股动、静脉及神经推至内侧，以免被损伤。

(3) 穿刺针进针应缓慢，体会进入肌间隙的落空感，针尖延股动脉外侧深入，勿过于向内以免损伤股动、静脉。

七、腓总神经阻滞术

【适应证】

(1) 小腿外侧疼痛，踝上部外侧足背及足趾皮肤感觉异常。

(2) 腓神经卡压症。

(3) 腓总神经炎。

【禁忌证】

(1) 同神经阻滞“概述”。

(2) 瘫痪后遗症者慎用。

【操作方法】

(1) 患者侧卧，患肢在上，膝关节略屈曲位。

(2) 确定腓骨小头，在体表最突出处下方一横指，即腓骨小头与腓骨颈之间为穿刺点。

(3) 皮肤常规消毒后，用 9 号注射针头垂直皮肤进针，此处皮下脂肪甚少，针尖刺入皮下即触及骨质，在进针过程中即可出现向下放射性异感。

(4) 回吸无血后即可注药 3 ~ 5ml。此后无菌敷料覆盖。

【注意事项】

(1) 此处腓总神经走行浅表，应避免损伤该神经。

(2) 注药时如有放射感，应稍退针后再注药，以免过度阻滞或损伤神经。

(3) 同神经阻滞“概述”。

八、隐神经阻滞术

【适应证】

(1) 股内侧、小腿内侧感觉异常的诊断与治疗。

(2) 内踝及足内侧缘、跟趾的皮肤疼痛、感觉异常。

【禁忌证】

(1) 同神经阻滞“概述”。

(2) 夹杂大隐静脉曲张及其并发症者。

【操作方法】

（1）患者仰卧位，患肢外旋。

（2）大腿内侧中、下1/3处，确定股内侧肌与缝匠肌之间隙，于此处用指端深压可出现向小腿放射的异感，即为穿刺点。

（3）常规皮肤消毒，戴无菌手套。

（4）左手固定股内侧肌、缝匠肌间隙，右手持7号局麻注射针头与皮肤垂直穿破皮肤，继续进针约3~5cm处，引出向小腿内侧放射性异感，即刻停针。

（5）固定针头，回吸无血后，注入局麻药/混合液5~10ml，无菌处理穿刺点。

九、踝部腓浅神经阻滞术

【适应证】

足背区及足趾相邻侧面疼痛。

【操作方法】

（1）患者侧卧，患肢在上，屈膝，踝关节功能位。

（2）外踝上方10cm左右，先嘱患者足背屈以显示趾长伸肌外侧缘，再令足趾跖屈外翻，确定腓骨长肌，在此两肌间隙为穿刺点。

（3）常规消毒皮肤，用7号注射针垂直皮肤刺入。

（4）继续进针1~3cm，可诱发出足背部异感即停针。如找不出异感，可在此处行扇形浸润。

（5）回吸无血后，可注药5~7ml，无菌处理穿刺点。

十、足背腓深神经阻滞术

【适应证】

（1）腓总神经踝部卡压症。

（2）足背第1、2趾相邻侧区域疼痛。

（3）趾背伸功能障碍。

【操作方法】

（1）仰卧位，下肢伸直。

（2）令患者用力足背屈、背伸患足拇趾，确认拇长肌腱，在该肌腱内缘，踝关节上方为穿刺点。

（3）常规消毒后，用7号注射针头垂直皮肤穿刺。

（4）当针触及胫骨时，可引出放射至足趾的异感。

（5）固定针头，回吸无血，可注药5~8ml，然后无菌处置穿刺部位。

【注意事项】

（1）同神经阻滞“概述”。

（2）如找不出异感，可将针进至胫骨骨面，边退针边浸润该部位。

十一、膝部胫神经阻滞术

【适应证】

（1）足底部疼痛及足背、小趾外侧缘皮肤异感。

（2）可作为上述部位手术时的局部阻滞麻醉。

（3）该部位手术后镇痛。

【禁忌证】

（1）同神经阻滞"概述"。

（2）伴有较大的腘窝囊肿患者。

【操作方法】

（1）取俯卧、膝关节伸展位。

（2）令患膝屈伸，确认腘窝皱褶，在其上方，股二头肌内缘于半腱肌外缘上部之三角形的顶角处为穿刺点。

（3）常规消毒皮肤，戴无菌手套。

（4）术者左手拇指轻压腘窝皱褶，右手持7号局麻注射针头，沿股二头肌内侧缘或半腱肌外侧缘垂直皮肤穿刺至皮下，调整针尖稍斜向胖侧缓慢进针约3～5cm，出现向小腿后下部放射性异感，即可停止。

（5）固定针头，回吸无血，注入局麻药液/混合液10～15ml。

【注意事项】

（1）同神经阻滞"概述"。

（2）肥胖或肌肉发达者，寻找异感困难时，可将针头触及股骨下端髁间隙上部的腘平面，再退针0.5cm，在此注入药物。

十二、腓肠神经阻滞术

【适应证】

（1）治疗足跟痛、跟骨骨刺、跟下滑囊炎及跟骨高压症引起的疼痛。

（2）跟部创伤后镇痛。

（3）跟部手术后镇痛。

【操作方法】

（1）取仰卧位或俯卧位。

（2）于患肢外踝后缘外踝旁沟确定跟腱前外缘为穿刺点。

（3）常规消毒皮肤，7号注射针头垂直皮肤进针，在未触及骨质之前可出现异感。

（4）回吸无血液，注入局麻药液/混合液5～7ml，无菌处置穿刺部位。

十三、踝部胫神经阻滞术

【适应证】

（1）足底前内侧疼痛，如行军足、扁平足引起的足底疼痛。

（2）足底手术后镇痛。

【操作方法】

（1）患者取侧卧位患肢在下屈膝、踝功能位。暴露内踝和跟腱。

（2）于内踝后侧触及胫后动脉，在其后缘为穿刺点。

（3）常规消毒皮肤，戴无菌手套。术者左手示指们及胫后动脉并按压之下，右手持7号注射针，自胫后动脉后侧垂直皮肤刺入，常可引发异感。

（4）固定针头，回吸无血后，注入局麻药液/混合液5ml，无菌处置穿刺局部。

【注意事项】

（1）勿直接损伤神经。

（2）当不能引发异感时，可将针尖刺至骨质，然后退出少许，注药即可。

第六节　交感神经阻滞

一、星状神经节阻滞术

【适应证】

（1）偏头痛。

（2）头面、胸背及上肢带状疱疹和带状疱疹后遗神经痛。

（3）幻肢痛和灼性神经痛。

（4）女性更年期综合征。

（5）急性血管栓塞、雷诺病、硬皮病。

（6）急性或慢性心绞痛。

（7）脑血管痉挛等心血管疾病。

（8）反射性交感神经营养不良。

（9）过敏性鼻炎、突发性耳聋等五官科疼痛性疾病。

【操作方法】

（1）患者取仰卧位，眼向前视。用一薄枕垫在双肩下面，使颈部尽量前凸。术者位于患者患侧。

（2）先沿胸锁关节锁骨上缘向内侧触摸到气管外缘，再沿气管向上2cm左右，并平行于气管外缘触及颈外动脉搏动。

（3）术者用左手中指将胸锁乳突肌及颈外动脉鞘的内容物拉向外侧，中指尖下压时可触及到骨性感觉，并尽量向内抵住气管外缘后稍向外移动中指，暴露出穿刺部位间隙。用3.5cm长，7号短针沿术者中指指尖轻轻垂直进针，直到针尖触及到骨质，说明针尖触及到颈6横突根部，然后将针尖退1～2mm，仔细回吸无血或脑脊液，注射1%利多卡因6～8ml。

（4）注射期间令患者睁眼，观察注射反应，注射后令患者坐位，2～3min后患者出现同侧霍纳（Horner）征，则表明阻滞成功。

（5）普通患者针进入约2cm左右，针尖触及到横突时患者不出现异感。

（6）对肥胖和颈短粗患者，可能深到2.5～3cm。如果进针更深不遇骨质，可能针尖刺进两个横突之间或进入椎间盘。应立即将针退出，再调整针尖向头侧或尾侧方向穿刺，直至针尖触及到横突骨性感觉。

【注意事项】

（1）穿刺过深误将局麻药注入椎动脉内，而引起患者中枢神经性抽搐、呼吸抑制、心脏停搏。

（2）误注入蛛网膜下隙，可引起全脊麻。

（3）注射药物过浅或接近气管－食管沟，阻滞喉返神经，可导致声音嘶哑。

（4）穿刺部位过高或局麻药量过大，可以阻滞膈神经，出现腹式呼吸减弱或因膈神经受刺激而出现呃逆。

（5）在注药操作过程中，必须边回吸，边注药。因为0.2ml局麻药误入到椎动脉，即可以引起患者抽搐。应用留滞针进行星状神经节阻滞，可以避免药液误注入到血管内或椎管内。穿刺针过于朝向尾侧，容易刺伤胸膜顶或肺尖引发气胸。

（6）反复穿刺可损伤血管引起出血、血肿和感染。

（7）在颈$_6$和颈$_7$部位穿刺对星状神经节的阻滞效果相似，而前者发生并发症明显少于后者。因此坚持穿刺针尖深度不触及横突根部骨性感不能注药的原则以策安全。

（8）如欲行神经破坏性阻滞，请参见第二十章“神经破坏性阻滞术”。

二、胸交感神经节阻滞术

【适应证】

（1）带状疱疹和带状疱疹后遗神经痛。

（2）胸壁原发或转移癌性疼痛。

【禁忌证】

（1）同神经阻滞“概述”。

（2）全身状态严重衰竭患者。

【操作方法】

（1）该操作必须在影像引导下进行。

（2）患者取健侧卧位，屈颈弓背，腋下垫一薄枕，以便将胸椎展平。

（3）术前开放静脉，术中连续监测血压、心率、血氧饱和度和呼吸频率。

（4）体表定位：在棘正中线向患侧旁开3～4cm，用记号笔确定穿刺进针点。

（5）局麻下用带有标记的12～14cm长，7号穿刺针，朝椎体方向进针。

（6）在CT或X线影像显示器引导下确定针尖的方向、位置和距离后，调整针体标记深度和进针方向，继续进针深约6～8cm时，针尖触及椎体前外侧缘。

（7）经穿刺针注射造影剂2～3ml，显示图像为一条索状，说明针尖位于胸交感神经节附近。

（8）回吸无血、无气，注射1%利多卡因5～8ml后，患者可出现一侧灼热感觉，疼痛即刻缓解。

（9）密切观察各种生理指征，并随时予以纠正。

（10）术后将患者送监护病房，患侧向上侧卧2～4h。

【注意事项】

（1）穿刺过于向外误入胸腔合并气胸。

（2）药物误入蛛网膜下隙或硬膜外隙可引起广泛阻滞和因此而导致的呼吸、循环抑制。

（3）应严格无菌操作，预防医源性感染。

（4）如欲进行神经破坏性阻滞，请参见第二十章“神经破坏性阻滞术”。

三、腰交感神经节阻滞术

【适应证】

（1）以疼痛为主的疾病，如肾绞痛、交感神经疼痛、灼性神经痛、幻肢痛等。

（2）治疗血管痉挛性疾病如雷诺病、血栓闭塞性脉管炎、糖尿病末梢神经痛、缺血性坏死、下肢溃疡、冻伤后疼痛等病症。

（3）用于扩张下肢血管，增加末梢流量，促进末梢静脉回流，改善下肢水肿。

（4）注射神经毁损药可治疗恶性或癌性交感神经痛。

【禁忌证】

（1）同神经阻滞“概述”。

（2）全身状态严重衰竭患者。

【操作方法】

（1）操作技术应在 CT 或 X 光影像显示器引导下进行。

（2）术前开放静脉，术中监测同胸交感神经节阻滞术。

（3）患者取穿刺侧向上侧卧位，确定相应穿刺棘突正中线，旁开 6～7cm 做局麻皮丘并逐层浸润。

（4）用 12～14cm 长，7 号穿刺针，与皮肤呈 60°角，朝脊柱中线方向进针。推进约 3～4cm 左右，可能针尖触及腰 1 椎体横突，或推进 6～7cm 针尖触及椎体外侧缘。

（5）通过影像显示穿刺针的位置，再次调整穿刺针的进针方向、深度，直至确认针尖触及到椎体前外侧的交感神经节，不需寻找异感。注射造影剂可见椎体旁显示为线样分布影像，不随腹腔脏器移动。

（6）注射空气阻力消失试验为阳性，回吸无血，无脑脊液后注射局麻药 8～10ml，患者即可感觉腹腔内有发热。

（7）注射药液后采取患侧向上侧卧位，以便使药液浸到腰交感神经节所在的位置。

（8）患者如果需要应用该法进行长期治疗，穿刺成功后，放置一根硬膜外导管，即可进行连续腰交感神经阻滞。

【注意事项】

（1）误刺入蛛网膜下隙和硬膜外隙，注药后可引起广泛阻滞而导致呼吸循环障碍。

（2）反复穿刺损伤神经导致神经痛。

（3）损伤大血管可引起出血。

（4）术中可能出现血压下降，故术后不可立即离开医院，应留院继续观察 2～4h，以策安全。

（5）如欲进行神经破坏性阻滞，请参见第二十章“神经破坏性阻滞术”。

四、腹腔神经丛阻滞术

【适应证】

（1）腹腔脏器肿瘤转移性内脏疼痛。

（2）腹腔血管痉挛性疼痛。

（3）良性内脏神经痛。

【禁忌证】

（1）同神经阻滞“概述”。

（2）全身状态过于衰竭。

【操作方法】

（1）该操作技术必须在影像显示器引导下进行。

（2）术前开放静脉，术中连续监测血压、心率、血氧饱和度和呼吸频率。

（3）患者侧卧位或俯卧位，双臂外展。

（4）确定左侧胸12肋下缘与腰1棘突下缘连线，棘中线旁开5～6cm，相当于第12肋下缘为进针点。

（5）局麻下用12～14cm长，7号穿刺针，与棘突呈30°～45°角进针。在CT或X光影像显示器引导下，边进针，边回吸，将针尽量刺达腰椎体外侧。

（6）如果进针大约2～4cm，触及腰1横突，可以先将针退回皮下，再调整方向躲过横突上或下缘刺达椎体外侧。

（7）影像显示器证实针尖一旦触及椎体，应做好距离皮肤2～2.5cm深度标记，同时减小穿刺针与皮肤的角度重新穿刺，以便将针尖滑过腰1椎体外侧缘。

（8）再进针将针体标记触及皮肤时，即完成进针深度要求。注射造影剂在胸12～腰1椎体前缘显示影像为条索状，证明穿刺针已经到达腹腔神经丛部位。

（9）反复仔细回吸，确认穿刺针未进入主动脉或其他的大血管内，注入30～50ml低浓度局麻药。

（10）本操作也可在侧卧位下进行，步骤同前，注药后可改俯卧位4h。

（11）该操作最好选择左侧穿刺，因为腔静脉恰位于阻滞区域中线偏右侧。

【注意事项】

（1）注射药物后患者可能出现体位性低血压，应尽量卧床进行补液升压治疗。

（2）如穿刺时进针角度不当，有可能刺进下部胸膜和肺脏，产生气胸。

（3）误将药物注入硬膜外隙或蛛网膜下隙，可引起相应部位瘫痪（麻痹），注药前一定注射造影剂，保证穿刺位置准确。

（4）穿刺针有可能刺伤血管引起腹膜后血肿，应谨慎操作及严密观察。

（5）术中开放静脉，完备各种复苏器械、药品。

（6）如果对腹部手术患者能确定进行术后镇痛治疗，最好在术中完成该阻滞。

（7）如欲进行神经破坏性阻滞，请参见第二十章“神经破坏性阻滞术”。

第七节　椎管内神经阻滞

一、硬膜外间隙神经阻滞术

【适应证】

（1）区域内的麻醉和疼痛治疗。

（2）分娩镇痛。

【操作方法】

根据疼痛位置选择穿刺部位为颈、胸、腰相应的椎间隙。颈2～颈3因位置较高，椎管较窄，且椎间盘病变少见，故不宜穿刺。应由对硬膜外穿刺熟练的医师操作。侧卧位。确认、标记病变椎间盘相应的颈椎棘突间隙后，穿刺部位常规消毒铺巾。用1%利多卡因2～3ml做逐层局部浸润麻醉。穿刺针选择18号硬膜外穿刺针，导针引导下开始穿刺，缓慢进针，抵达黄韧带前，抽出针芯，接上5ml低阻力注射器，边进针边试针管阻力，当阻力突然消失或患者出现异感、肢体放射痛等现象时，回抽无血无脑脊液，用空气阻力消失法测定是否进入硬膜外间隙。当确认是硬膜外间隙后，向患侧置入硬膜外导管2～3cm，然后注入试验剂量1%利多卡因液3ml，观察5min，无脊麻现象，即可注入配制好的镇痛复合液10ml，每次注射完毕后拔除硬膜外导管，无菌纱布覆盖针眼。也可保留导管连续给药，每天1次，共用1周，1周后拔除硬膜外导管。

二、经骶裂孔硬膜外前间隙神经阻滞术

【适应证】

（1）用于硬膜外前间隙注射胶原酶治疗腰间盘突出症。

（2）腰部硬膜外穿刺部位有外伤或感染又需要腰部硬膜外麻醉的病例。

【操作方法】

（1）穿刺用具准备：选用16cm长、18G特制盘内穿刺针及带钢丝内芯硬膜外导管1根，5ml玻璃注射器1支，局麻药及其他消毒用具。

（2）患者取俯卧位，下腹部垫一薄枕，双下肢略外展，便于患者放松臀部肌肉和术者触及骶裂孔。在尾骨尖下部塞一团纱布，防止消毒液流入肛门或会阴部。

（3）先以中指摸到尾骨尖，用拇指尖从尾骨沿中线向上摸，可触到骶骨末端呈“V”形或“U”形的凹陷，此凹陷即骶裂孔。于骶裂孔两侧可触到的豆大结节是骶角。骶裂孔中心与髂后上棘连线呈一等边三角形，可作为寻找骶裂孔的参考。另外髂后上棘连线相当于第2骶椎，即硬脊膜囊终止部位。

（4）行大面积皮肤消毒。

（5）在骶裂孔中心，用局麻药做一皮丘。将穿刺针与皮肤成15°～20°角穿刺，当穿透骶尾韧带时可有典型的落空感，将针体斜面紧贴骶管前壁继续进针3～4cm，连接注射器进行抽吸，无血无脑脊液，注气无阻力，皮下组织无气肿，即证明穿刺成功，

置入带钢丝内芯的硬膜外导管，深度为腰5～骶1间隙距皮肤12～14cm，腰4～腰5间隙距皮肤16～18cm。退出导管内钢丝，经导管回吸无血或脑脊液。注射造影剂1～2ml于影像显示器下观察正、侧位造影剂显示结果，特别是侧位造影剂在硬膜外前间隙呈线样分布，则表明插管成功，或在CT影像下证实导管内钢丝尖端位于所需阻滞或溶解的髓核后方。保持导管位置不变退出穿刺针，先注入试验剂量的局麻药（1.6%～2%利多卡因）3～5ml，5min后无蛛网膜下隙阻滞现象和入血现象，即可将准备的局麻药液全部注入，以实现下腰段、下腹部及会阴部手术的连续麻醉需要（用于手术麻醉无需上述准确定位）。如果用于治疗腰间盘脱出，先缓慢注射曲安奈德40mg/2ml，再注射胶原酶1200万～2400万U（每间隙注射1200万U，每次不超过2400万U），患侧向下侧卧（中央型髓核脱出者俯卧）8～10h后下床。

【注意事项】

（1）此操作必须在影像显示器监视下进行，以保证注药准确和患者安全。

（2）误将胶原酶注入蛛网膜下隙，可出现腰骶部及双下肢化学性瘫痪。预防方法是：注射胶原酶之前患者取侧卧位，注射1%利多卡因4～5ml试验剂量后，观察患者20min，判断是否出现脊麻征，确定没有时，才能注射胶原酶。

（3）穿刺针进入骶裂孔后尖端超过骶2水平容易损伤硬膜囊。

（4）穿刺针角度过大，进针过深或骶骨前壁缺如时，有可能进入直肠。

三、颈部蛛网膜下隙神经阻滞术

【适应证】

（1）诊断性阻滞。

（2）相应部位晚期癌性疼痛的毁损性治疗。

【操作方法】

（1）患者取侧卧位，头下垫枕，屈颈，尽量使颈椎呈水平位。

（2）选择颈6～颈7或颈7～胸1椎间隙进针。颈部最大凸起的棘突是第7颈椎棘突。

（3）行大面积皮肤消毒。铺无菌巾。

（4）于两棘突的中点，用25G注射针头注射0.25%利多卡因，行穿刺点皮内、皮下及深部浸润麻醉达棘上韧带和棘间韧带，同时探明硬膜外穿刺的进针方向。将19G导引针或硬膜外穿刺针沿针眼刺入皮肤，使进针方向与棘突平行，穿过棘上韧带刺入棘间韧带，抵达黄韧带时有韧性感。将针芯取下，接上盛有2～3ml生理盐水内含一小气泡的注射器，推动注射器芯，有回弹感觉，同时气泡缩小，液体不能注入，表明针尖已抵及黄韧带。此时可继续慢慢进针，反复推动注射器针芯试探，一旦突破黄韧带，即有阻力顿时消失的“落空感”，同时注液可毫无阻力，小气泡也不再缩小，表示针尖已进入硬膜外间隙。将25G脊麻针经导引针针内置入，遇有阻力后再慢慢进针少许，会感到阻力突然消失，即有“第2个落空感”。拔出脊麻针的针芯，可见脑脊液缓慢流出，说明脊麻针已进入蛛网膜下隙。根据患者病情注入不同剂量的不同药液。

（5）如果进行诊断性阻滞，将1mg地卡因（或其他脊麻药）用1ml灭菌注射用水稀释后注入。如果进行手术麻醉，根据需要阻滞的范围注入重比重局麻药。

【并发症及注意事项】

（1）脊髓损伤　为严重的并发症。此技术操作必须由熟练的麻醉、疼痛医师进行。

（2）血压下降　下降程度与阻滞节段有正相关关系。少数患者可发生骤然血压下降，严重者可因脑缺氧引起恶心、呕吐和不安，甚至意识消失。注药前必须建立静脉通路，补充血容量。血压下降明显时可静注麻黄碱（10～20mg），加快输液或紧急抬高下肢。

（3）呼吸抑制　阻滞肋间肌引起呼吸抑制，表现为胸式呼吸消失。缺氧时可发生恶心、呕吐和不安。必须给予吸氧，对通气不足者，应以密闭面罩进行辅助呼吸。

（4）术后头痛　头痛是以往比较常见的并发症，多发生在麻醉作用消失后数小时至24h，2～3天最剧烈，7～14天消失，少数人可持续更长的时间。头痛的原因可能与脑脊液外漏导致颅内压降低有关。选用细穿刺针可明显减少其发生率。

（5）下肢瘫痪　为少见的严重并发症。除穿刺针对脊髓的直接损伤外，其主要原因可能是药物的化学性刺激引起粘连性蛛网膜炎。应注意药物的浓度、渗透压以及药物的纯度等因素。

（6）脑神经麻痹　麻醉后偶尔引起脑神经麻痹，其中以外展神经麻痹为多见。在单纯腰穿后也可能发生。因此认为可能与脑脊液丢失，脑组织下沉压迫脑神经有关。

（7）如欲进行神经破坏性阻滞，请参见本书第二十章“神经破坏性阻滞术”。

四、胸部蛛网膜下隙神经阻滞术

【适应证】

（1）诊断性神经阻滞。

（2）晚期癌性疼痛的治疗。

【禁忌证】

（1）同神经阻滞“概述”。

（2）颅内压增高。

【操作方法】

（1）患者取侧卧位，头部垫枕，胸部尽量向后弓出。

（2）根据欲阻滞的区域选择穿刺间隙，如：乳癌根治选择胸3～胸4间隙进针。定位标志：①颈部最大凸起的棘突是第7颈椎棘突；②肩胛角连线为第7胸椎棘突。

（3）行大面积皮肤消毒。铺无菌巾。

（4）可用正中入路法或侧入法。

①正中入路法：由于中胸段椎体棘突斜长，角度较锐，因此椎间隙相对较窄。进针点宜选在正中线上，下位棘突的上缘。余同颈部蛛网膜下隙神经阻滞术。

②侧入法：在选定的棘突间隙靠近上棘突旁开1～1.5cm处，注射0.25%利多卡因做一皮丘，行皮下及肌肉局部浸润。在皮丘上用15G锐针刺一小孔，穿刺针经此小孔垂直刺入，直抵椎板，退针1cm，然后把穿刺针略调向头侧，并指向正中线，沿椎板上缘，经椎板间孔突破黄韧带进入硬膜外间隙，经导引针内将25G脊麻针刺入蛛网膜下隙。

(5) 如果进行诊断性阻滞，将1mg丁卡因（或其他脊麻药）用1ml灭菌注射用水稀释后注入。如果进行手术麻醉，根据需要阻滞的范围注入重比重局麻药。

【并发症及注意事项】

(1) 同“颈部蛛网膜下隙神经阻滞术”。

(2) 误刺入胸腔：穿刺方向过于偏向外侧。

五、腰部蛛网膜下隙神经阻滞术

将局麻药注入到蛛网膜下隙，作用于脊神经根而使相应部位产生麻醉和镇痛作用的方法，称为蛛网膜下腔阻滞，习称脊椎麻醉，简称脊麻或腰麻。

【适应证】

下腹部、腰部、盆腔、下肢、肛门及会阴部位的手术麻醉或镇痛。

【禁忌证】

婴幼儿、休克、血容量不足、严重水电解质酸碱平衡失调、恶液质、凝血功能障碍者、严重高血压、颅内高压、中枢神经系感染及其后遗症、脊柱畸形、穿刺部位感染视为绝对禁忌证。老年人、孕妇、儿童、高血压患者、心脏病患者或不合作者慎用。

【操作方法】

(1) 备好麻醉机、氧气、气管插管及急救药品。

(2) 取侧卧位，头前屈垫枕，背部贴近手术台边缘并与手术台平面垂直，双手抱膝，膝部贴腹和胸壁。若患肢不能屈曲，可取被动体位，健肢屈曲。肛门会阴部手术亦可取坐位。

(3) 一般选择 $L_3 \sim L_4$ 或 $L_4 \sim L_5$。两侧髂嵴连线与脊柱相交处相当于 $L_3 \sim L_4$ 棘突间隙或 L_4 棘突，不同的个体间稍有差异。

(4) 腰椎穿刺术必须严格执行无菌技术。常规皮肤消毒（范围上至肩胛下角，下至尾椎，两侧至腋后线），然后检查腰穿针与针芯是否匹配。

1) 直入法穿刺：在所选择的穿刺点棘突间隙中点先行局麻。腰椎穿刺依次经皮肤、皮下组织、棘上和棘间韧带、黄韧带和蛛网膜，进入蛛网膜下隙，抽去针芯，见脑脊液流出。

2) 侧入法穿刺：在棘突间隙中点旁开1~1.5cm处穿刺，穿刺针斜向中线进针。穿刺成功后，拔出穿刺针芯，见脑脊液流出。然后将配制好的局麻药液缓慢注入，一般10~30s注完后退针，局部以无菌敷料覆盖。

(5) 调节平面　影响麻醉平面的因素很多，如穿刺间隙、体位、用药剂量、浓度、容积、比重、注药速度、局麻药性能、穿刺针粗细、斜面方向、脊柱弯曲以及患者的病理生理状况如腹内压增高等。根据手术需要，利用上述因素调节平面。

【常用药物】

(1) 丁卡因重比重液　1%丁卡因1ml，加10%葡萄糖液和3%麻黄碱各1ml，配制成“1∶1∶1”溶液。

(2) 布比卡因重比重液　0.5%或0.75%布比卡因2ml（分别为10mg或15mg）加入10%葡萄糖液1ml共计3ml。

（3）布比卡因等比重液　直接使用0.5%的布比卡因，或用0.75%的布比卡因2ml加脑脊液1～3ml。

上述配方，根据需要在蛛网膜下腔内注入1～3ml。

【麻醉并发症及其防治】

（1）低血压　主要由于相应阻滞区域交感神经被阻滞，阻滞区血管扩张及血容量相对不足所致。麻醉平面过高阻滞心脏交感神经，也会引起低血压。处理：加快输液速度，吸氧，麻黄碱静脉注射，合并心率减慢时加注阿托品。

（2）呼吸抑制　麻醉平面过高，导致肋间肌麻痹，胸式呼吸抑制。若平面超过 C_4 则可致膈肌麻痹，腹式呼吸抑制。处理：面罩供氧，辅助呼吸。若出现全脊麻，则应立即行人工呼吸支持，同时维持循环功能稳定。

（3）头痛　分低颅内压性、高颅内压性头痛。前者因脑脊液外漏所致；后者系化学药物刺激或感染所致。处理：低颅内压性头痛者，绝对卧床，静脉补液，早期进食和饮水。必要时给予镇静、镇痛药或辅以针灸、中药治疗等。高颅内压性头痛给予相应的处理。

（4）尿潴留　由于支配膀胱的神经恢复较晚或术后疼痛所致。处理：可给予针灸、药物治疗，必要时导尿。

（5）脑神经麻痹　很少发生，主要是第6和第7对脑神经。如展神经在颞骨岩部伸展或受压，引起神经麻痹，多发生在术后2～21天，可引起斜眼症和复视，一般3～4周内恢复，但有永久性麻痹者，可用维生素B族及对症治疗。

（6）马尾神经综合征　表现为直肠功能失调、会阴感觉消失，下肢异感或足下垂、尿潴留等，一般数周或数月内恢复，主要为穿刺时损伤或局麻药的毒性作用等。

（7）化脓性脑脊膜炎　主要为无菌操作不严，穿刺点感染或患者有败血症，重者可致死亡。

（8）假性脑膜炎　即无菌性或化学性脑膜炎。发生在脊麻后数小时至数天，发病急，主要临床表现为头痛、颈项强直、克尼格征阳性，有时复视、眩晕、呕吐。由于不能完全排除蛛网膜下腔感染，一般用抗生素处理，多数患者一周左右症状会消失。

（9）下肢瘫痪　是少见的严重并发症，多是药物化学刺激引起的粘连性蛛网膜炎所造成。因此在局麻药配制时应注意药物的纯度、浓度及渗透压等，同时穿刺时应防止出血。粘连性蛛网膜炎潜伏期为1～2天，从运动障碍，甚至发展为完全肢体瘫痪。无特效疗法，主要是对症治疗促进神经功能的恢复。手术治疗效果不佳。

（10）脊髓炎　此类脊髓的炎性反应并非由细菌感染所引起，而是局麻药对含脊髓磷脂组织的影响。患者表现为感觉丧失及松弛性麻痹。症状可能完全恢复，也可能有一定加重，也可能终生残疾。

第二十章　神经破坏性阻滞术

第一节　概　　述

神经破坏性阻滞（也称神经毁损）是指用化学药物或物理性加热或冷冻对选择的神经进行破坏性毁损，导致神经的传导功能永久或较长时间的中断或减弱，从而实现镇痛。

【适应证】

（1）癌性疼痛，包括良性肿瘤侵及神经根或压迫神经干，用药物或其他各种无创镇痛方法难以缓解者。

（2）各种常规方法难以控制的顽固性剧烈疼痛，如三叉神经痛、带状疱疹后遗神经痛、顽固性腰神经后支痛等。

（3）某些需多次重复进行神经阻滞的疾病，如交感神经持续性疼痛或严重的血栓闭塞性脉管炎可行腰交感神经节破坏术。

（4）瘤体内注射，破坏肿瘤组织和周边的神经末梢。

（5）顽固性心绞痛，可行颈交感神经破坏性阻滞治疗。

（6）顽固性骚痒症。

【禁忌证】

（1）一般疼痛性疾病，能用药物或其他常用方法治愈的。

（2）穿刺部位及邻近部位有感染者。

（3）有出血性疾病或凝功能异常者。

（4）不能配合治疗或有精神异常者。

（5）对所选神经毁损药物过敏者。

【常用神经破坏性阻滞术种类】

（1）周围神经破坏性阻滞术。

（2）神经根破坏性阻滞术。

（3）蛛网膜下隙神经破坏性阻滞术。

（4）硬膜外间隙神经破坏性阻滞术。

（5）颈交感神经节（星状神经节）破坏性阻滞术。

（6）胸椎旁交感神经节破坏性阻滞。

（7）腰椎旁交感神经节破坏性阻滞。

（8）腹腔神经丛破坏性阻滞。

（9）三叉神经半月神经节破坏性阻滞。

【注意事项】

（1）应用神经破坏有一定的并发症，如在痛觉消失的同时出现触觉消失、局部麻木不适、运动麻痹或截瘫、损伤正常组织等，这是缓解疼痛时不能绝对避免，常须经数月、数年才逐渐恢复。一般触觉先恢复，痛觉后恢复。须严格掌握其适应证。

（2）神经破坏性阻滞需由经验丰富的医师操作，确保毁损准确、安全。

（3）神经破坏性阻滞应尽可能在CT、B超或X线引导下操作。

（4）神经破坏性阻滞中要严格按操作规程治疗。

（5）原有其他系统器质性疾病的患者，在实施神经破坏性阻滞之前，应全面检查，评估其原发病的状态，并尽可能纠正；在治疗中要密切监护，若原发病在术中加重，应及时处理，必要时停止操作。

（6）2% ~5%的患者在治疗后，出现感觉异常和不同程度的“麻木性痛苦”，有些患者在治疗后出现麻、针刺、冰冷、虫爬、奇痒等异常痛苦的感觉。这些患者若还有触觉和感觉，可再次注射，使感觉完全丧失。

（7）随着神经的自我修复，疼痛可再发。麻木消失缓慢的病例，多数疼痛不再复发。

（8）治疗之前，应充分向患者或家属说明诊断、预期疗效、原有其他器质性疾病在治疗期间可能加重、可能发生的不良反应及并发症等，并解答患者或家属提出的问题。在知情同意书列明上述事项，在患者和家属充分理解的基础上，履行签字手续确认后方可治疗。未经患者或家属书面同意，不应进行神经破坏性阻滞。

【破坏神经的方法】

1. 化学性破坏

周围神经破坏阻滞用50% ~100%乙醇、5% ~7.5%酚甘油溶液、5%酚水溶液1 ~3ml，或抗肿瘤药物多柔比星注射液5 ~10mg（用2%利多卡因1 ~2ml溶解）。

2. 射频热凝神经破坏

3. 神经冰冻破坏

4. γ射线神经破坏

第二节 周围神经破坏性阻滞术

【适应证】

（1）应用药物治疗效果不佳的疼痛、范围较局限的癌症疼痛。

（2）其他方法阻滞后残留局部疼痛者。

（3）局限性的三叉神经痛。

（4）局限性的带状疱疹后神经痛。

（5）顽固性腰神经后支痛。

（6）顽固性颈源性头痛。

【操作方法】

（1）常用的神经阻滞包括上颌神经、下颌神经、眶上神经、眶下神经、后上齿槽神经、颏神经、下齿糟神经、耳颞神经、枕大神经、肩胛上神经、肋间神经、股神经、闭孔神经、坐骨神经和腓神经等，具体的操作方法请参见本书第十九章“疼痛的神经阻滞疗法”。

(2) 穿刺方法与一般性周围神经局麻药阻滞相同，所不同的是在穿刺成功后，缓慢注射 1% ~2% 利多卡因 2 ~5ml，15min 后观察疼痛的变化、被阻滞的范围和阻滞程度，观察有无非阻滞区的神经功能障碍。

(3) 观察确认无局麻药进入蛛网膜下隙或血管，并确认阻滞范围正确后缓慢分次注射神经破坏性阻滞药液。

(4) 注射神经破坏性阻滞药液后，患者平卧休息 30 ~60min。

(5) 也可用射频热凝针穿刺成功后，分别 2Hz（判定运动）和 50Hz（判定感觉）电刺激确定为疼痛的区域无误后，给予 80℃ ~90℃的射频热凝 120 ~180s。

【注意事项】

(1) 见本章“概述”。

(2) 周围神经破坏性阻滞的主要不良反应为注射部位肿胀、阻滞区麻木及乏力。

(3) 注射药液的速度不宜快，以免药液流到其他部位。

(4) 少数复杂的周围神经阻滞需要在 X 线透视引导下穿刺并造影，确认位置，提高安全性。

(5) 周围神经破坏性阻滞的镇痛时间较其他神经破坏性阻滞的有效镇痛时间短，但可反复实施。

(6) 有重要运动功能的外周神经一定慎用破坏性神经阻滞，如坐骨神经、股神经、臂丛神经等。

第三节　脊神经根破坏性阻滞术

【适应证】

(1) 脊神经分布区的顽固性癌痛。

(2) 带状疱疹后神经痛。

【操作方法】

(1) 患者健侧卧位，或俯卧位。

(2) 根据疼痛部位的神经解剖关系确认欲阻滞的颈、胸、腰神经根。

(3) 在体表皮肤标记出穿刺点和与穿刺有关的局部重要的体表标志。

(4) 常规体表皮肤消毒；盖无菌单。

(5) 该操作技术必须在 X 线透视或 CT 引导下穿刺，并造影确认椎间孔位置。

(6) 局麻下用 12 ~14cm 长，23G 穿刺针，在影像监示器引导下，从椎旁向椎间孔进针。边进针，边回吸，将针刺达椎间孔。

(7) 用影像监示器从不同角度观察和判断穿刺针尖的位置，回吸无血液、空气或脑脊液流出。

(8) 后注射少量造影剂，进一步确认穿刺针尖的位置。

(9) 确认无造影剂进入蛛网膜下隙或血管后，缓慢注射 1% ~2% 利多卡因 5ml，15min 后观察疼痛的变化、被阻滞的范围和阻滞程度，观察有无非阻滞区的神经功能障碍。

(10) 无进入蛛网膜下隙或血管的征象，缓慢分次注射神经破坏性阻滞药液。

（11）使用的神经破坏性阻滞药为75% ~100%乙醇或10% ~15%酚甘油溶液或5% ~8%酚水溶液。

（12）注射神经破坏性阻滞药物的剂量要根据在颈、胸、腰椎的不同位置和不同的病情来确定。每个神经根的常用剂量乙醇为1 ~4ml，酚甘油溶液为2 ~5ml，酚水溶液为1 ~4ml，多柔比星为1ml。

（13）注药后，患者保持平卧位1h。

（14）也可用射频热凝针穿刺成功后，电刺激确定为疼痛的区域，给予80℃ ~90℃的射频热凝120 ~180s。

【注意事项】

（1）术中密切监测意识血压、心率和呼吸。

（2）误将药物注入硬膜外间隙或蛛网膜下隙，或注入动脉，可引起相应部位瘫痪或括约肌功能障碍，注药前一定造影，保证穿刺位置准确。

（3）如穿刺时进针角度不当，有可能刺进下部胸膜和肺脏，产生气胸。

（4）使用神经毁损性药物时，药液扩散至神经丛可能引起神经炎症状，应及时抗炎镇痛对症治疗。

（5）穿刺针有可能刺伤血管引起局部血肿，应谨慎操作及严密观察。

（6）术中开放静脉，完备各种复苏器械、药品。

（7）注射药物后患者可能出现体位性低血压或恶心、呕吐等症状，应及时纠正。

（8）少数患者的疼痛可能有中枢机制，在术前无法判断，治疗后疼痛依然存在，需采取进一步的治疗，如蛛网膜下隙阻滞或交感神经阻滞，若仍不缓解，可考虑外科治疗。

（9）支配四肢的神经根毁损一定要慎重，运动神经障碍给患者带来的痛苦是巨大的。除非患者已肢体瘫痪，一般不使用。

第四节　蛛网膜下隙神经破坏性阻滞术

【适应证】

（1）神经分布区的顽固性癌症疼痛　较局限的癌性躯体性疼痛、会阴区癌性疼痛，尤其是已放置保留导尿管者。

（2）严重带状疱疹后神经痛。

【操作方法】

（1）患者取侧卧位于可调整角度的手术台上，妥善固定体位。

（2）用乙醇阻滞时，疼痛侧在上。用酚甘油阻滞时，疼痛侧在下。

（3）根据疼痛部位的神经解剖关系确认准备阻滞的范围。

（4）在体表皮肤标记出穿刺点和与穿刺有关的棘突间隙；常规体表皮肤消毒；盖无菌单。

（5）在脊椎的棘突间隙用腰椎穿刺针穿刺，缓慢进针。边进针，边回吸，将针刺达蛛网膜下隙后，脑脊液多能自动流出。

（6）穿刺蛛网膜下隙成功后，旋转针尖斜面向患侧，注射无水乙醇时，患者改为前侧斜卧位，与手术台呈45°角，疼痛侧在上，固定体位。缓慢注射乙醇，以减少扩散，此时药液借轻比重上飘至蛛网膜下隙上部，集中在目标神经后根，从而达到最佳效果。

（7）注射酚甘油时，患者改为后侧斜卧位，与手术台呈45°角，疼痛侧在下，固定体位，缓慢注射。

（8）注药后需测定皮肤的触觉和痛觉，判断阻滞范围是否准确和有无异常表现，必要时调整体位再继续注药。

（9）一般0.5ml无水乙醇可阻滞2个脊髓节段，疼痛区范围较广的患者，需多个穿刺点，但药量应控制在2ml以内，以避免累及前根或阻滞范围广造成循环系统抑制。酚甘油的剂量为0.5～2ml，要根据具体的病情来确定，根据颈、胸、腰段蛛网膜下隙阻滞不同的部位，选用5%～7.5%酚甘油溶液。

（10）注药后保持原体位1h，目的也是减少扩散，使高浓度的药液充分作用于欲阻滞的神经根。

（11）注入乙醇后，受损神经的分布区可出现灼痛或感觉异常，持续数秒，逐渐减弱。

（12）双侧疼痛时一般是先施行一侧阻滞，2～3天后待阻滞平面固定、病情稳定后再阻滞对侧。若需两侧同时阻滞时，在穿刺成功后，可将患者置于俯卧位，使疼痛节段处于最高点，注入的乙醇便散布到两侧的后根。

（13）拔针前，注入少量生理盐水冲洗针内腔，以防止残存于该腔内的乙醇在拔针过程中遗留在穿刺径路的组织内而造成刺激性疼痛。

（14）拔针后观察1～2h，若循环系统不稳定，需静脉输液维持血压，无异常情况送返病房，继续卧床18～24h，密切观察。

【注意事项】

（1）蛛网膜下隙酚甘油或乙醇阻滞的镇痛效果和持续时间都优于局部神经阻滞和神经根阻滞，但需要有经验的疼痛科医师操作，治疗均应在手术室内进行。

（2）酚甘油蛛网膜下隙阻滞比较常用。

（3）阻滞后的并发症主要是非痛觉神经受损害所引起。双侧阻滞的并发症包括尿潴留、直肠功能障碍和肌肉瘫痪，多在1周内减轻或消失。一过性头晕、头痛多在数日内消失。

（4）注射的部位最好在脊髓神经刚离开脊髓时，此处为较细的小根，乙醇能发挥最大作用。在后根进入硬膜前，乙醇的浓度仍足以破坏脊神经后根，故在此处注射药物仍是较好选择。

（5）若疼痛区域较大，刺点应选择在疼痛脊神经分布区中点的椎间隙。

（6）由于胸段蛛网膜下隙狭窄，从蛛网膜到软膜成人也只有2～3mm，故穿刺针抵达硬膜外间隙后应谨慎推进，以免穿刺时损伤脊髓。

（7）$L_{3\sim4}$间隙以下穿刺较容易，且不会损伤脊髓，但此处神经根垂直同下，集聚成束，形成马尾，注射乙醇后，在感觉丧失的同时，有膀胱和直肠括约肌受累、排尿困难及大便失禁的可能。

（8）对肢体疼痛的患者，蛛网膜下腔破坏性神经阻滞可能导致肢体无力或轻瘫，应慎重选用，要充分地知情告知。

（9）蛛网膜下隙穿刺固有的合并症，如头痛，还有较少见的神经损伤、感染与化学性蛛网膜炎。

第五节　硬膜外间隙神经破坏性阻滞术

【适应证】

（1）颈、腰髓膨大部以外的脊神经分布区的癌痛。

（2）颈、腰髓膨大部以外的脊神经分布区的带状疱疹后神经痛。

【禁忌证】

（1）可用药物或其他常用方法治愈的癌痛。

（2）颈腰髓膨大部的脊神经分布区的癌痛。

（3）其他禁忌证见本章“概述”。

【操作方法】

（1）患者取侧卧位于可调整角度的手术台上，疼痛侧在下。妥善固定体位。

（2）根据疼痛部位的神经解剖关系确认欲阻滞的范围；在体表皮肤标记出穿刺点和与穿刺有关的棘突间隙；常规体表皮肤消毒；盖无菌单。

（3）在选定的脊椎的棘突间隙用腰椎穿刺针穿刺（拟置管连续重复阻滞者要用硬膜外穿刺针），缓慢进针，边进针，边回吸，注意有无脑脊液、血液流出。同时做阻力试验，将针刺达硬膜外间隙。

（4）穿刺硬膜外间隙成功后，旋转针尖斜面向患侧，回吸观察确认无脑脊液、血液流出，缓慢注射1%～2%利多卡因5ml，15min后，观察疼痛的变化、被阻滞的神经分布区的阻滞范围和阻滞程度，观察有无非阻滞区的神经功能障碍；询问患者原有疼痛的变化。

（5）然后，缓慢注射乙醇或酚甘油，以减少扩散范围。注药后需测定皮肤的触觉和痛觉，判断阻滞范围是否准确和有无异常表现，注药后，患者继续保持体位1h。硬膜外间隙阻滞根据部位的不同，用10%～15%酚甘油溶液或7%酚水溶液。

（6）注药结束后，需再次测定皮肤的触觉和痛觉，判断阻滞范围是否准确和有无异常表现，术闭需平卧6h。

（7）根据病情的需要，还可以在穿刺成功后，置入硬膜外导管，妥善固定，分次注入乙醇或酚甘油。

【注意事项】

（1）注入乙醇或酚甘油后，有一过性痛觉消失平面过宽现象，一般1～2h后疼痛消失平面缩小到2～3个脊髓节段。此时应注意维持血压、呼吸的平稳，尤其是年老体衰者。明显的镇痛效果多在24h以后出现，个别者6～8天后才达到高峰。注药后1～3天内可能出现脊神经刺激性疼痛，可给镇痛药治疗。镇痛效果不明显者，应在1～2周后重复治疗。

（2）酚甘油黏稠，很难经硬膜外导管注射，酚盐水溶液则较易经硬膜外导管注射。

采用连续法或多点穿刺注射6%酚盐水溶液，一次1～5ml。此种溶液起效较快，1～2min发挥作用。注射酚盐水溶液后2～3天应每日测定平面，必要时追加。2～3周内效果比较满意，逐渐恢复后再重复注射。

（3）由于在硬膜外间隙不容易控制药物的流向，难以准确控制阻滞范围，不适合局限性疼痛。脊神经的前、后根通过硬膜外间隙时，在椎间孔处汇合，故硬膜外间隙注药不能单纯破坏后根。其临床应用较蛛网膜下隙阻滞少。

（4）注射药液的速度不宜快，以免药液流到其他部位。

（5）少数复杂的硬膜外间隙阻滞需要在X线透视引导下穿刺并造影，确认位置，提高安全性。

（6）密切观察血压、呼吸，有异常者立即处理。回病房后继续保持卧位18～24h，并及时观察患者。

（7）镇痛有效期1～3个月，有的数日后疼痛复发。

（8）硬膜外置管连续法可重复注药，以增强其效果。

（9）药液流到颈腰膨大部以外的脊神经分布区引起的并发症有暂时性下肢肌力减退、体位性头晕、排尿、排便功能障碍等，预先应向家属交代，并办理知情同意签字手续。

第六节　腹腔神经丛乙醇阻滞术

【适应证】

腹部肿瘤引起的疼痛，特别是胰腺癌痛，60%～85%患者可获得无痛。硬膜外间隙注入局麻药后，腹部产生温暖感时疼痛消失的癌痛患者，是腹腔神经丛乙醇阻滞的最佳适应证。

【禁忌证】

（1）用药物或其他常用方法可缓解的癌痛。

（2）与内脏神经传入纤维无关的疼痛，例如食管、胸壁、腹壁、腹膜、肠系膜根部、子宫颈部、膀胱等处癌症产生的疼痛，用本阻滞效果不佳或无效。

（3）一般情况较差。

（4）合并有严重冠心病、高血压，未经有效治疗者。

（5）其他禁忌证见本章“概述”。

【操作方法】

（1）术前检查心电图、肝肾功能出血时间和凝血时间无明显异常。治疗前清洁背部皮肤。预先停用抗凝药和镇痛药。

（2）取健侧侧卧位于X线或CT操作台上，腰背后弓；也可取俯卧位，腹部垫枕，妥善固定。

（3）开放静脉输液通道，监测血压、心电图和SpO_2，准备好升压药及吸氧设备。

（4）体表皮肤标记出穿刺点和与穿刺有关的棘突间隙；根据术前CT片的数值或体表标志在皮肤上做出穿刺点的标记。穿刺点选在第12肋下缘，背正中线外侧约4～6cm。

（5）常规体表皮肤消毒；盖无菌单。

（6）穿刺应在X线或CT引导下进行，用23号14cm长的穿刺针，与皮肤成约60°角向内斜刺，经穿刺点开始按CT照片确定的角度穿刺，或在侧面X线透视下进针，穿刺过程中用局麻药浸润各层组织。先找到第1腰椎横突。然后将针拔至皮下，使针尖稍向外、向上方10°～15°，重新刺入，紧靠第1腰椎横突上缘滑过，直达第1腰椎体的侧面。继之将针尖斜面转向朝内进针，使针尖沿椎骨面向前滑行，直到沿骨面的滑动感消失。缓慢进针，边进针，边回吸，注意有无脑脊液、血液流出。

（7）穿刺针尖端位于椎体前缘附近，距腹主动脉后壁约1cm。连接内有生理盐水的注射器，判断注入阻抗大小，继续进针，动作应轻缓，当穿刺针尖抵达腹主动脉壁时，可感到穿刺阻力降低及注射盐水阻力突然降低。有时通过穿刺针可感到腹主动脉的搏动，表明未刺入主动脉。拔除注射器，并测量进针深度。换上内有造影剂的注射器，回吸无血后，注入造影剂，于侧面透视下观察有无造影剂进入血管或脏器内扩散的阴影。在腹膜后间隙内造影剂的扩散阴影呈头尾方向的条索样阴影。

（8）回吸观察确认无脑脊液、空气、血液流出，缓慢注射1%～2%利多卡因5ml，15min后，观察疼痛的变化、被阻滞的神经分布区的阻滞范围和阻滞程度，观察有无非阻滞区的神经功能障碍；询问患者原有疼痛的变化。

（9）注入局麻药后，腹腔神经丛阻滞成功的标志是腹部温热感、“轻松感”，疼痛消失，肠蠕动亢进和血压下降。出现上述阻滞效果后，确认无不良反应，再注射乙醇行破坏性阻滞。

（10）注入乙醇的量与浓度依所用局麻药的用量来决定。例如，局麻药用量在20ml以下，即出现阻滞效果者，需用无水乙醇15～20ml；如局麻药用量为20～40ml，则用75%～100%乙醇20～40ml。阻滞过程中的可能发生低血压，注入局麻药后即可出现血压下降，注入乙醇后更显著。一般在注药后15～20min血压最低。如果出现休克水平的低血压，应给予补液和升压药物治疗。

（11）注入乙醇后，动脉血氧分压下降的患者，应注意呼吸变化，必要时吸氧，监测通气功能和血氧饱和度。注入乙醇后观察1h，无异常后回病房，再平卧24h，其间密切观察血压和心率。

【注意事项】

（1）由于腹腔神经丛系双侧后腹壁的弥漫性组织，故应注射大容积神经破坏药阻滞双侧，以获得最佳效果。另一种方法是在开腹后或在腹腔镜下直接在腹腔神经丛注药，即前入路法，较为准确，但无法重复注药。疼痛缓解时间长达5周至4个月。

（2）硬膜外间隙阻滞的效果确切可帮助确定实施腹腔神经丛阻滞的预期效果。有条件时，可先行硬膜外间隙阻滞，当注入局麻药后，患者腹部产生温暖感时疼痛消失，则是腹腔神经丛阻滞的最佳适应证。

（3）在无饮酒经验或饮酒量少的患者，有时在注入乙醇后，出现脉搏加快、面色潮红、有时出冷汗、呼吸急促、恶心、呕吐等，严重者出现急性乙醇中毒症状，应给与对症治疗。

（4）经穿刺针有血液回流时，可能已穿破腹主动脉或肾动、静脉，应尽量避免发生。

（5）注入乙醇时，腰背部轻度烧灼感，也可仅伴有不愉快感而无疼痛。有的患者述注入乙醇时出现肩、上肢部放射痛，考虑穿刺针此时位于膈肌内，应立刻停止注射。左侧穿刺也有刺入胸腔的危险，乙醇浸润胸壁可引起胸、背部疼痛，应高度注意。

（6）大剂量局麻药阻滞时，恶液质及低蛋白血症患者易发生局麻药毒性反应。表现为肢体颤动，严重者出现抽搐。

（7）阻滞后出现腹泻、腹痛、腹胀，可持续数日，系肠蠕动增强所致，可自行消失。腹痛是一过性，不应认为阻滞无效。

（8）有的患者阻滞后持续低血压，需补液并给予升压药。除了阻滞后血管扩张外，还应注意排除出血的可能性。CT 扫描可帮助诊断腹膜后血肿。安静时低血压通常在 24h 内恢复正常，罕有超过 1 周者。若血压较长时间不恢复，要查血糖，可能存在低血糖。

（9）低血压恢复正常后，当患者坐起、起立等体位变化时仍有可能发生低血压。常在阻滞后 2 ~ 3 天内，有的持续 1 周以上恢复正常。必要时可口服升压药。在接受腹腔神经丛阻滞后 1 年内，因各种原因接受全身麻醉、脊髓麻醉或硬膜麻醉时，必须警惕发生严重低血压。

（10）乙醇扩散可能阻滞其他神经，引起相应的症状。躯体神经阻滞引起腹部感觉障碍。亦可发生硬膜外间隙、蛛网膜下隙阻滞。因此应在 X 线透视下进行穿刺操作，根据造影剂扩散影像并检查局麻药试阻滞效果，对于预防不良反应是非常重要的。

第七节　颈交感神经节破坏性阻滞术

【适应证】

破坏性颈交感神经节阻滞仅用于顽固性疼痛经常规方法治疗无效者：

（1）反复发作的重症偏头痛。

（2）颈部、肩、上肢和上胸部癌症疼痛。

（3）上肢反射性交感神经萎缩症。

（4）上肢幻肢痛。

（5）颈部、肩、上肢和上胸部带状疱疹后神经痛。

（6）上肢血管痉挛性或循环障碍性疾病（如雷诺病、急性动脉闭塞症等、血栓闭塞性脉管炎）。

（7）重症心绞痛，口服药物治疗效果不佳者。

【禁忌证】

（1）诊断不明确的疼痛。

（2）其他禁忌证见本章“概述”。

【操作方法】

（1）患者取仰卧位。常规皮肤消毒，术者先用示指和中指将颈总动脉和胸锁乳突肌推向外侧。在食管旁和胸锁乳突肌前缘胸锁关节上方约两横指（环状软骨平面相当于第 6 颈椎横突）处用 7 号针头与皮肤垂直进针。

（2）一般的患者用示指尖可触及第 7 颈椎横突，引导进针。穿刺针触到骨质，表明针尖已达第 7 颈椎横突的前外侧。

（3）回吸无血液、空气或脑脊液，即可注入2%利多卡因1ml进行局麻药试验性阻滞，应注意穿刺针触及星状神经节时并无异感，故不要寻找异感。阻滞成功的标志为注药侧出现霍纳综合征，表现为瞳孔缩小、眼睑下垂、眼球下陷、鼻塞、眼结膜充血、面微红、无汗、温暖感。患者常觉上肢发热，疼痛减轻。

（4）局麻药试验性阻滞15min后，可根据病情需要，注入无水乙醇0.5～2ml。

（5）对于穿刺较困难的病例，可在X线引导下穿刺，经造影确认后再注入无水乙醇。

（6）在实施乙醇阻滞星状神经节时，也可使用低浓度乙醇普鲁卡因溶液，乙醇浓度可从50%开始，剂量从0.5ml开始并反复观察，一旦出现阻滞效果即停止增加乙醇浓度和剂量。

（7）在星状神经节阻滞前后，反复观察患侧手指充血时间的变化，当手指充血时间缩短，表明产生了阻滞效果，不必再注入乙醇。

（8）也可用射频热凝针穿刺成功后，电刺激确定为疼痛的区域，给予80℃～90℃的射频热凝120～180s。也可用脉冲射频，40℃～42℃，180s。

【注意事项】

（1）药物注入血管会出现毒性反应。

（2）有出血倾向者应慎用星状神经节阻滞。

（3）阻滞后应观察30min，无不良反应方可离院。

（4）注意不能同时阻滞双侧星状神经节，以防发生心肺意外。

（5）治疗颈、胸、腹部肿瘤特别是伴有骨转移，或有交感神经持续性疼痛者，应尽可能在X线透视下进行。

（6）当穿刺针损伤颈部血管，引起局部血肿，应在回吸有回血时，拔除穿刺针并压迫止血。

（7）穿刺针误入蛛网膜下隙甚至注入无水乙醇会导致极其严重的合并症，应高度注意。

（8）穿刺角度不适当或穿刺部位过低，可导致气胸或血气胸。

（9）无菌操作不严格，可引起感染造成深部脓肿。

（10）用乙醇永久性阻滞颈交感神经节治疗顽固性疼痛性疾病，要严格选择适应证，并向患者及家属详细说明可能发生的合并症，征得同意并办理签字手续后方可实施。

（11）在多数情况下，只应用局麻药阻滞颈交感神经节，少数情况下，可使用神经破坏性药物毁损颈交感神经节，产生持久性神经阻滞作用，主要用于治疗经常规方法治疗无效的顽固性疼痛。

第八节　胸交感神经节破坏性阻滞术

【适应证】

（1）胸部癌症疼痛。

（2）胸部及上腹部带状疱疹后神经痛。

（3）重症心绞痛，口服药物治疗效果不佳者。

（4）胸部交感神经持续性疼痛。

【禁忌证】

（1）诊断不明确的疼痛。

（2）其他禁忌证见本章“概述”。

【操作方法】

（1）预先停用抗凝药、扩血管药和镇痛药。

（2）在X线透视下操作，患者取健侧卧位，屈颈弓背。头下和腋下部可加枕。尽可能使之舒适。在CT引导下操作，取俯卧位。

（3）常规皮肤消毒，穿刺点选在脊椎棘突正中线旁开3.5cm处。

（4）X线透视下，或在CT引导下，用带有长度标记的23号10cm穿刺针与皮肤垂直进针，到达横突后使针尖向内侧偏斜，紧靠横突上缘缓慢进针，记进针深度，从横突表面再刺入约4cm遇有骨质阻力，表明已达胸椎体侧面，针尖位于交感神经节附近，回吸无血、无气，经造影确认无造影剂进入椎管、血管或胸腔，如造影剂呈条索状扩散，表明穿刺部位正确。

（5）可注入2%利多卡因1~3ml行试验性阻滞。观察疼痛的变化、被阻滞的神经分布区的阻滞范围和阻滞程度，观察有无非阻滞区的神经功能障碍；询问患者原有疼痛的变化。

（6）局麻药试验性阻滞15min后，可根据病情需要，注入无水乙醇0.5~2ml。治疗后平卧1h。

【注意事项】

（1）穿刺针误入蛛网膜下隙甚至注入无水乙醇会导致极其严重的并发症，应高度注意。

（2）穿刺角度不适当或穿刺部位过低，可导致气胸或血气胸。

（3）无菌操作不严格，可引起感染造成深部脓肿。

（4）用乙醇永久性阻滞胸交感神经治疗顽固性疼痛性疾病，要严格选择适应证，并向患者及家属详细说明可能发生的并发症，征得同意并办理签字手续后方可实施。

（5）也可用胸腔镜下直视穿刺行胸交感神经节阻滞。

第九节　腰交感神经节破坏性阻滞术

【适应证】

（1）盆腔及下肢肿瘤疼痛交感神经持续性疼痛。

（2）下肢缺血性疼痛　血栓闭塞性脉管炎、下肢雷诺病、难治性下肢缺血性溃疡、冻伤、冻疮、伯格病、红斑性肢痛、肢端发绀症、网状青斑症、无脉症、静脉血栓形成、血栓性静脉炎等。

（3）下肢神经痛　灼性神经痛、断肢痛、幻肢痛、损伤性神经炎、外伤及手术后肿胀及疼痛、带状疱疹后神经痛。

（4）下肢多汗症。

【禁忌证】

（1）诊断不明确的疼痛。

（2）其他禁忌证见本章“概述”。

【操作方法】

（1）预先停用抗凝药、扩血管药和镇痛药。

（2）X线透视下操作，患者取健侧卧位，屈颈弓背。头下和腋下部可加枕。尽可能使患者舒适。在CT引导下操作，取俯卧位。

（3）对于下肢血循环障碍的患者，应监测双下肢皮温。

（4）常规皮肤消毒，穿刺点可选在腰2～腰4棘突上缘外侧，距后正中线5～5cm处。

（5）在X线透视下，或在CT引导下，穿刺点皮肤局麻后，用23号14cm长穿刺针与皮肤矢状面呈45°角，向内侧缓慢进针约3～4cm到达横突，用套在针体上的小皮块标记后，越过横突上缘再进针约2～2.5cm，可刺到腰椎体侧面，退针约2～3mm，并将针头斜面对准椎体侧面，针尖略偏向外侧少许，再次进针，滑过椎体，抽吸无血及脑脊液，针尖位于交感神经节附近，回吸无血、无气，经造影确认无造影剂进入椎管、血管或胸腔，如造影剂呈条索状扩散，表明穿刺部位正确。

（6）注入试验量1%利多卡因1ml。观察疼痛的变化、被阻滞的神经分布区的阻滞范围和阻滞程度，观察有无非阻滞区的神经功能障碍；询问患者原有疼痛的变化。

（7）若阻滞位置适当，患者下肢皮温会逐渐升高、肤色由苍白逐渐转为潮红。数分钟后可先向穿刺针内注入约0.1ml空气，以防止局麻药将乙醇稀释，再注入或95%无水乙醇1～2ml。然后拔除穿刺针。注射乙醇的病例，拔针前应再注入少量空气排空穿刺针，以防拔针过程中乙醇流入组织遗留疼痛。

【注意事项】

（1）穿刺针误入蛛网膜下隙甚至注入无水乙醇会导致极其严重的并发症，应高度注意。

（2）穿刺角度不适当或穿刺部位过低，可导致腰神经损伤、蛛网膜下隙阻滞及局部血肿。

（3）无菌操作不严格，可引起感染造成深部脓肿。

（4）用乙醇永久性阻滞腰交感神经治疗顽固性疼痛性疾病，要严格选择适应证，并向患者及家属详细说明可能发生的并发症，征得同意并办理签字手续后方可实施。

第十节　三叉神经半月神经节破坏性阻滞术

【适应证】

（1）顽固性原发性三叉神经痛。

（2）面部带状疱疹后神经痛。

（3）面部癌痛。

【禁忌证】

(1) 不明确诊断的面部疼痛患者。

(2) 症状轻微可用其他疗法长期缓解疼痛者。

(3) 其他禁忌证见本章“概述”。

【操作方法】

(1) 术前患者要清洗头面部、剃胡须，全面查体，注意眼、耳情况、血压、心电图、出血时间和凝血时间；事先预约安排有足够的治疗时间；备好各种用具及药品，检查确认急救药品和设备齐全、有效。

(2) 预先停用抗凝药、扩血管药和镇痛药。

(3) 半月神经节穿刺法，同第十九章第二节“头面部神经阻滞”。

(4) 在穿刺针进入卵圆孔后，应当随时反复回吸，若有血可将针轻轻推入0.2cm或退出少许，直到吸不出血来。回吸无血及脑脊液流出后开始注入2%利多卡因0.1~0.3ml做定位试验。由于半月神经节被两层硬脑膜所包裹，节内注射时有明显的阻力。

(5) 注射后同侧面部感觉在1min内很快消失，同侧舌前部也多被阻滞。细心检查患者视力有无变化，还要注意检查患者的眼球运动有无障碍，感觉丧失区与原来疼痛区域是否符合。若阻滞效果好，针刺扳机点也不诱发疼痛。

(6) 注射局麻药15min内，患者出现失明、眼球活动不灵活，应放弃神经毁损。若患者无异常表现，缓慢注入无水乙醇0.2~0.5ml，或多柔比星0.5ml (2mg)。

(7) 对于单纯第3支痛的患者，或难以刺入卵圆孔者，可在卵圆孔下方刺入下颌神经内，经2%利多卡因定位试验确定后，将无水乙醇注入下颌神经内。乙醇沿神经纤维向上进入半月神经节，也可长期镇痛。

(8) 注射完毕后，患者应休息半小时后再离院，以免发生头晕、恶心、呕吐。

【注意事项】

(1) 半月节内注射乙醇的剂量应采用小剂量分次注入法，即先注入0.1ml，观察阻滞效果及不良反应，逐渐增至0.2、0.3、0.4、0.5ml，可以减少不良反应和并发症。一般情况下，准确穿刺是关键，若部位正确，0.3ml无水乙醇可达治疗目的，反之，穿刺不准确，仅靠盲目加大无水乙醇的剂量，不仅疗效不好，极易产生不良反应和并发症。每次治疗的总剂量最好不要超过0.5ml。注射的速度不要过快，以免药物流到较远的部位引发并发症。

(2) 为提高穿刺过程的准确性，应尽量在CT引导下进行穿刺，可减少反复试穿引起的损伤，又便于确定针尖的详细部位。

(3) 定位给药或注射乙醇时，针头位置要固定不动，不论将针芯拔出、插入或更换注射器时，都一定不能移动针头，即使针尖在半月节内深入或退出2~3mm，不仅影响疗效，且可造成严重不良后果。

(4) 试验剂量的利多卡因引起的失明在数小时后可恢复，但若不慎注入乙醇等神经毁损药物，则可引起永久性失明。

(5) 半月神经节阻滞可能引起的并发症有多种，而且有时是很严重的。多是由于穿刺方向不准或进针过深损伤附近的血管、颅神经和组织，或乙醇剂量较大并流入蛛网膜下隙引起损害。认真谨慎的操作是避免并发症的关键。

（6）眩晕综合征是比较常见的并发症，约占半月神经节阻滞患者的25%。多在注射普鲁卡因或乙醇后0.5～1min内出现。在数小时内消失，严重者可持续数日。一般不需做特殊处理。

（7）射频热凝的安全性高于化学毁损，为首选。

第十一节　选择性三叉神经痛射频热凝术

【适应证】

（1）经严格、正规药物治疗无效的原发性三叉神经痛患者。

（2）药物治疗有效但不能耐受的原发性三叉神经痛患者。

（3）乙醇、甘油注射以及其他小手术治疗无效的原发性三叉神经痛患者。

（4）各种手术后复发的原发性三叉神经痛患者。

（5）射频热凝术后复发的原发性三叉神经痛患者。

（6）高龄不能耐受其他手术治疗的原发性三叉神经痛患者。

（7）拒绝手术治疗的三叉神经痛患者。

【禁忌证】

（1）合并严重脑心等内科疾病者。

（2）肿瘤压迫等原因的继发性三叉神经痛。不适合手术或拒绝手术者除外。

（3）面部感染者。

【术前准备】

（1）术前向患者及家属详细说明手术操作过程中可能出现的并发症及不良反应，取得患者和家属的信任与合作，并签手术协议书。

（2）对于高龄患者常规行心电图、胸透、血常规、出凝血时间检查，排除严重心脑血管疾病，以免术中疼痛发作时，诱发心脑血管疾病。

（3）准备利多卡因局部麻醉，术前面部备皮。

（4）手术当日停服卡马西平等止痛药。

（5）对严重高血压患者要求术前控制血压在正常范围内。

【操作方法】

（1）取仰卧位，头稍后仰。

（2）常规消毒、铺无菌洞巾。用1%～2%利多卡因局部浸润麻醉。

（3）患侧口角外下3cm为穿刺点，在X线透视或CT引导下穿刺。缓慢进针，直到卵圆孔。

（4）当针头接近或进入卵圆孔时，可出现剧痛，暂停进针，回抽无血无脑脊液时，可注入2%利多卡因0.5～1ml局麻，1～2min后再继续穿刺。穿刺针有一种穿透筋膜的突破感。再进针0.5～1cm，即可达三叉神经半月神经节，如果针尖抵达卵圆孔边缘可进针受阻，可将针尖左右或上下稍加移动，即可滑过骨缘而进入卵圆孔，一般进针深度为6～7cm。

（5）在针尖确实进入卵圆孔后，拔出针芯大多数可见有脑脊液流出。X线或CT三维扫描以确定射频针在卵圆孔的位置。

（6）根据疼痛分布区的不同调整针一尖的位置。从卵圆孔前缘到半月节的距离为6～10mm，平均8mm。电极穿刺方向与斜坡边缘的交点是上颌支神经支（三叉神经第Ⅱ支）的位置；沿此穿刺方向再向前推进5mm是眼支神经支（三叉神经第Ⅰ支）的位置；沿此方向从斜坡边缘退出5mm是下颌支神经支（三叉神经第Ⅲ支）的位置。

（7）先给予每秒50次方波，延时1ms，电压0.1～0.5V进行脉冲电流刺激。如相应的三叉神经分布区出现感觉异常或疼痛，证实电极已达到相应的靶点。否则应重新调整。若需要超过2V的电压（或2mA的电流）刺激才能产生疼痛，提示针尖位置不理想。术后可能效果不佳。在刺激过程中如发现有咬肌或眼球颤动，提示电极接近三叉神经运动支或其他颅神经，电极需重新调整，直至定位准确为止。

（8）在电极位置确定准确后，以温控射频热凝对靶点进行毁损，逐渐加温，温度控制在60℃～75℃，分2或3次毁损，持续时间每次1min。对同时多支疼痛者可以多靶点热凝。

（9）为避免复发，麻木区应包括全部扳机点在内。

（10）若单纯三叉神经第Ⅱ支或第Ⅲ支疼痛发作可行眶下孔或侧入路选择性行三叉神经第Ⅱ支或第Ⅲ支射频热凝治疗。第Ⅱ支+第Ⅲ支疼痛，可行半月神经节+眶下神经射频热凝治疗。

【注意事项】

（1）术中严格按操作规程，慎重掌握穿刺方向和深度，穿刺深度一定要控制在6～7.5cm以内，不得过深，否则可伤及颈内动脉、静脉、眶上裂，引起严重的并发症。最好在X线监视下进行。

（2）三叉神经第Ⅰ支、第Ⅱ支疼痛者，从卵圆孔外侧进针最好。第Ⅲ支疼痛者，从卵圆孔中间进针最好，要避免从卵圆孔外侧进针，以免损伤颞叶。

（3）电凝三叉神经第Ⅰ支时，加热一定要缓慢，宜用脉冲射频（40℃，2min），以保护角膜反射。

（4）射频电凝加热后应仔细、反复进行面部感觉检查。

（5）在电凝破坏时，可在三叉神经的相应皮肤支配区出现红斑，这是神经根受热损伤、痛觉丧失的表现。一般情况下，红斑通常在低于产生热凝损伤的温度即出现。红斑的出现是观察射频治疗是否成功地限于受累三叉神经分布区的客观标志之一。

（6）热凝毁损后，如果痛觉消失，而触觉和角膜反射存在，说明手术成功，否则应增加温度，延长时间30s，直到出现满意的感觉减退为止。

（7）如果电凝温度达到80℃，持续时间不应超过30s。

（8）患者出现感觉减退后，至少应观察15min，以便确定破坏是否稳定。

第十二节　三叉神经半月神经节脉冲射频治疗术

【适应证】

（1）经严格、正规药物治疗无效的原发性三叉神经痛患者。

（2）药物治疗有效但不能耐受药物副作用的原发性三叉神经痛患者。

（3）高龄不能耐受其他手术治疗的原发性三叉神经痛患者。

（4）拒绝手术治疗的三叉神经痛患者。

【禁忌证】

（1）合并严重心、肺、肝、肾功能不全、脑血管疾病等。

（2）穿刺部位感染者。

（3）血常规、血糖、凝血功能、血生化检查不正常。

（4）既往有精神系统疾病。

（5）既往有麻醉药物滥用史的患者。

【操作方法】

（1）开放外周静脉，常规监测心电图、血压、脉搏氧饱和度。

（2）预先停用抗凝药、抗血小板药 1 周，必要时进行桥接治疗。

（3）半月神经节穿刺法　取仰卧位，面部消毒铺巾，患侧口角外下 3cm 为穿刺点，1% ~2% 利多卡因行局部浸润麻醉，在 X 线透视或 CT 引导下穿刺。缓慢进针，直到卵圆孔。再进针 0.5 ~1cm，即可达三叉神经半月神经节，如果针尖抵达卵圆孔边缘可进针受阻，可将针尖左右或上下稍加移动，即可滑过骨缘而进入卵圆孔，一般进针深度为 6 ~7cm。回吸无血及脑脊液流出后，开始进行神经电刺激定位。

（4）50Hz 电刺激进行感觉阈值的测定，0.1 ~0.3V 能够诱发出三叉神经相应分布区域内刺痛感，并覆盖疼痛部位；2Hz 电刺激进行运动阈值的测定，0.1 ~0.3V 能够诱发出下颌的运动，根据患者的感觉及运动情况小幅度调整穿刺针的深度和方向，保证穿刺部位准确。

（5）脉冲射频治疗　调节射频治疗仪至脉冲射频模式，进行脉冲射频治疗，常用参数 42℃、脉冲频率为 2Hz、输出电压为 45V、电流持续作用时间 20ms，间歇期 480ms，每个周期 120s，治疗 2 ~3 个周期。

（6）术毕，患者应休息半小时后再离院，以免发生头晕、恶心、呕吐。

【注意事项】

（1）脉冲射频为非神经毁损的神经调控技术，治疗时半月节内无需注射局部麻醉药。穿刺路径可行局部浸润麻醉，术中可静脉给予镇痛、镇静药物。

（2）三叉神经半月神经节穿刺可诱发头晕、恶心、呕吐等不良反应，术前可预防性给予抗恶心呕吐药物，一旦发生不良反应应对症治疗。

（3）为提高穿刺过程的准确性，应尽量在 CT 引导下进行穿刺，可减少反复试穿引起的损伤，又便于确定针尖的确切部位。

（4）脉冲射频术后部分患者起效慢，少部分患者术后疼痛甚至加重，建议对症治疗，耐心观察疗效至少 1 个月，不要急于改行其他手术治疗。

第十三节　三叉神经半月神经节球囊压迫术

【适应证】

（1）经严格、正规药物治疗无效的原发性三叉神经痛患者。

（2）药物治疗有效但不能耐受药物副作用的原发性三叉神经痛患者。

（3）神经阻滞、乙醇、甘油注射以及其他小手术治疗无效的原发性三叉神经痛患者。

（4）各种开颅手术后复发的原发性三叉神经痛患者。

（5）射频热凝术后、伽马刀术后、球囊压迫术后复发的原发性三叉神经痛患者。

（6）高龄不能耐受其他手术治疗的原发性三叉神经痛患者。

（7）拒绝手术治疗的三叉神经痛患者。

【禁忌证】

（1）合并严重心、肺、肝、肾功能不全、脑血管疾病等患者。

（2）肿瘤压迫等原因的继发性三叉神经痛。不适合手术或患者拒绝手术者除外。

（3）穿刺部位感染者。

（4）血常规、血糖、凝血功能检查不正常。

（5）既往有精神系统疾病。

（6）既往有麻醉药物滥用史的患者。

【术前准备】

（1）术前向患者及家属详细说明手术操作过程中可能出现的并发症及不良反应，取得患者和家属的信任与合作，并签手术协议书。

（2）常规行心电图、胸片、血常规、出凝血时间、血生化、传染病检查。

（3）气管插管或插喉罩全身麻醉的准备，例如禁食水等。

（4）术前面部备皮。

（5）对严重高血压患者要求术前控制血压在正常范围内。

（6）停用抗凝药、抗血小板药1周，必要时进行桥接治疗。

【操作方法】

（1）常规气管插管或插喉罩全身麻醉。

（2）消毒、铺无菌单。

（3）穿刺点及穿刺路径行局部浸润麻醉。沿 Hartel 前入路穿刺，在 CT/DSA/C 臂辅助下，14G 刺探针到达颅底卵圆孔进入但不穿出卵圆孔。撤出针芯，以导丝携带一次性脑科手术用球囊导管置入刺探针内进入 Meckel's 腔，超过刺探针尖端 1cm，距离卵圆孔约 17 ~22mm 处，撤出导丝，使用 0.3 ~0.5ml 非离子造影剂 Omnipaque 经球囊导管缓慢注射入球囊，在 CT/DSA/C 臂辅助下确认球囊近似梨形表明位置准确。

（4）注射造影剂 0.5 ~1.0ml 压迫 1 ~3min 后排空球囊，与刺探针一并撤出。穿刺点压迫止血 5min 后贴无菌敷料。

（5）术毕停麻醉药，待患者清醒睁眼后拔除气管导管或喉罩，送回麻醉后恢复室。

【注意事项】

（1）术中严格按操作规程，慎重掌握刺探针的穿刺方向和深度，影像引导下确保穿刺不得过深，否则可伤及颈内动脉、静脉、眶上裂，引起严重的并发症。

（2）术中严密监测血压、心率、心电图，根据循环的变化对症治疗，特别需要预防和治疗术中的三叉神经抑制反射。

（3）根据患者的术前状况、术中情况根据医生的经验确定造影剂的容积和压迫的时间。

第二十一章　疼痛局部注射疗法

第一节　概　　论

【定义】

将镇痛合剂注射到病变的关节内、肌肉、肌腱周围、筋膜等疼痛部位或肌肉痉挛部位，达到镇痛和治疗的目的。实际上，一个穿刺点可同时进行多个解剖层次的注射，如关节腔、关节囊、关节周围、肌腱周围、肌肉、皮下等。另外，所注射的药物，依其容积和浓度大小也可能扩散到注射点的周围，产生综合的作用。

【适应证】

（1）关节炎、关节痛、关节滑囊炎。

（2）关节周围无菌性炎症及疼痛。

（3）肌肉损伤、痉挛或肌筋膜炎。

（4）肌腱炎、腱鞘炎。

（5）其他局部无菌性炎症。

（6）诊断明确的肿瘤性疼痛。

【禁忌证】

（1）局部皮肤有感染、肿胀变形或伤口。

（2）解剖定位困难，局部炎症、骨折、血肿。

（3）疼痛原因不明或非关节及周围组织病变所致的疼痛。

（4）骨关节腔化脓性或结核性感染。

（5）骨关节肿瘤、畸形。

（6）休克、心衰、重度传导阻滞、糖尿病、瘫痪、精神失常的患者。

（7）出、凝血异常或正在服用抗凝药物的患者。

（8）马尾综合征患者。

【注意事项】

（1）要严格掌握适应证和禁忌证，不可盲目操作。

（2）穿刺时尽可能选用细针，穿刺及注药过程中勿损伤血管、神经，避免药液注入血管，发生毒性反应。

（3）常用药物组合，同第十九章“疼痛的神经阻滞疗法”。

（4）糖皮质激素的抗炎指数、糖代谢指数、钠潴留指数、血浆半衰期各不相同，应根据具体病情、药物作用特点、不良反应和病变位置来确定剂量和疗程，一般经过3次激素注射后，若效果不明显，应及时修正诊断和调整治疗方案。糖皮质激素制剂有组织刺激性，部分患者局部注射后1～2天内可使疼痛加重，应在治疗前告知患者。

（5）注药前应反复回抽注射器，证明无异常血液、脑脊液及气体反流后方可注药。

药液注射时应由浅入深，均匀注射。

（6）局麻药浓度不宜过大，以免引起呼吸、循环功能障碍。注药时要监测血压、脉搏、SpO_2，便于及时发现生命体征的变化。

（7）患者疲劳、饥饿、精神紧张状态下不宜进行注射。避免将镇痛合剂注射在肌腱内，以防肌腱断裂。可在其周围注射。

（8）在注射特殊药物（如抗癌制剂）前，应向患者及家属说明治疗目的、预期效果及可能出现的并发症，征得患者及家属的同意与合作。

（9）关节及关节周围注射治疗期间，应严格无菌操作，避免关节腔内感染。

（10）类风湿关节炎注射时，要注意其炎症性增生肿块外，还要注意其肌腱的附着处，充分注药浸润。

（11）注射结束后，嘱患者平卧15～20min，无异常反应方可离开。

（12）关节内和关节周围注射后，在镇痛期间要尽可能地在关节活动范围内运动，必要时辅用非甾体抗炎药和镇痛药，以恢复关节的正常活动。

第二节　颈肩上肢关节注射

一、寰枕关节注射

【适应证】

（1）慢性寰枕关节炎。

（2）急性寰枕关节扭伤。

（3）枕寰关节疼痛。

（4）椎－基底动脉供血不足。

（5）上颈段颈椎关节炎、下颌关节邻近翼状肌痉挛。

【禁忌证】

（1）同局部注射“概论”。

（2）有颅底骨折病史者。

【操作方法】

（1）患者骑跨治疗椅上，头前屈位，额部放在重叠于治疗背板的双臂上。影像引导下操作者可侧卧位，头前屈。

（2）皮肤严格消毒后，选用5号细针，在乳突内3cm处，沿颅底骨面垂直进针3～5cm，直达关节腔，回抽无血、脑脊液后，即可注入药液1～3ml。

（3）操作要在影像学引导下进行。

【注意事项】

（1）严格执行无菌操作，防止关节内感染。

（2）进针不宜过深，防止损伤咽后壁。

（3）应沿颅底骨面进针，防止损伤椎动脉，产生血肿压迫。

（4）边注药边观察患者反应，如有不适应立即停止注药。

（5）可联合进行关节周围软组织痛点注射，效果更好。

二、寰枢关节注射

寰枢关节包括左右寰枢外侧关节、寰齿前关节和寰齿后关节。

【适应证】

（1）慢性寰枢关节炎。

（2）寰枢关节半脱位或功能紊乱。

（3）上颈椎椎间关节引起的疼痛。

（4）枕部、侧颈部疼痛，头旋转运动疼痛或运动受限。

【禁忌证】

（1）同局部注射“概论”。

（2）患有上呼吸道感染或颈部皮肤感染者。

（3）寰椎严重脱位者。

（4）患者不愿接受本法治疗。

【操作方法】

（1）患者骑坐在治疗椅上，双前臂重叠放在椅背枕上，额部置于前臂上。影像引导下操作者可侧卧位，头前屈。

（2）常规皮肤消毒后，用细穿刺针，沿乳突下5cm，垂直进针3～5cm达枢椎骨表面，向头侧推进1～3cm，回吸无血、无脑脊液后，即可注入药液1～3ml。

（3）推荐操作在影像学引导下进行。

（4）联合进行关节周围软组织痛点注射，效果更好。

【注意事项】

（1）同局部注射“概论”。

（2）操作宜轻柔，防寰椎前脱位。

三、颈椎关节突关节注射

【适应证】

（1）慢性颈椎关节突关节炎。

（2）风湿性疾病局部表现。

（3）急、慢性颈椎扭伤。

（4）颈椎病、颈神经根炎、眩晕。

（5）颈肩胛骨痛、颈肩臂痛。

【禁忌证】

（1）同局部注射“概论”。

（2）颈椎脱位者。

【操作方法】

（1）患者取坐位，头前屈，同寰枢关节注射。

（2）颈椎棘突关节注射　皮肤常规消毒后，选取细穿刺针，在棘突间痛点处垂直进针 1 ~3cm，注射药液 2 ~4ml，然后可在棘突周围进行少量药液浸润。

（3）颈椎横突关节注射　乳突下延线 1.5 ~2.0cm 处骨突起，相当于颈$_2$横突，以下约每隔 1.0 ~1.5cm 处所摸到的骨突起，为相应的颈3 ~颈5 横突。沿颈椎棘突外 2 ~3cm 垂直进针，3 ~5cm 可达椎骨表面，再向头侧推进 1 ~2cm，即可达横突关节部位，进行药液注射 2 ~4ml。

（4）联合进行关节周围软组织痛点注射，效果更好。

【注意事项】

（1）同局部注射“概论”。

（2）进针不可过度向外，防止损伤血管。

（3）颈椎病变多为老年人，应注意是否合并心、脑血管疾病。

四、肩关节及肩关节周围注射

【适应证】

（1）急慢性肩关节炎、肩关节周围炎、冻结肩。

（2）急性肩锁关节扭、挫伤，肩胛骨骨折，肩关节囊撕裂伤、关节脱臼。

（3）风湿、类风湿性关节痛。

（4）急慢性肩关节滑囊炎。

（5）肩关节肌腱钙化引起的疼痛、癌性晚期肩关节痛。

（6）肌纤维炎症。

【禁忌证】

（1）同局部注射“概论”。

（3）恶性肿瘤引起的骨质破坏，侵犯周围软组织。

（4）患有严重肺气肿的患者（因进针不当易伤及肺尖）。

【操作方法】

1. 肱二头肌长头结节间沟注射

适用于肱二头肌长头结节间沟炎、冻结肩、胸小肌综合征、肩部冲击综合征。患者仰卧或坐位，头转向对侧。沿肱骨大、小结节的结节间沟，避开头静脉，将针刺入结节间沟头侧，沟内有肱二头肌长头，针可直接刺入肌腱进行注射；同时再将针稍稍拔出，改变针头方向刺向喙突，进行胸小肌、肱二头肌短头及喙突下注射；注射完毕后，再将针刺向喙突与肱骨头之间的喙肱韧带处注射；最后将针刺入肩关节腔内，进行腔内注射。注入药液量 8 ~15ml。

2. 肩关节囊及滑囊注射

适用于肱二头肌肌腱鞘炎、冻结肩、冈下肌肩前滑囊炎、肩部冲击综合征。患者仰卧或坐位，肩下垫枕，使肩部略抬高。穿刺针自喙突内下方、肱骨头前方刺入，在未进入关节囊之前，在关节囊壁作扇形注射，同时也可浸润到冈下肌止点处的滑囊。本法为肱二头肌长头结节间沟注射的补充，因为关节囊周围及滑囊较为敏感，注射后常可收到明显疗效。注入药液量 10 ~15ml。

3. 肩外侧肩峰下注射

适用于冈上肌腱炎、肩峰下滑囊炎、肩胛袖肌腱炎、肩部肩峰冲击综合征。坐位或仰卧位，患肩略垫高。穿刺针沿肩峰下外侧凹陷处刺入，首先寻找肩胛袖，穿刺时有坚韧的软组织感觉，其下即为硬性骨组织（肱骨头），此时可进行注射，并在同一平面上，改变注射针方向作扇形注射。然后再改变注射针方向，向肩峰下的外前方喙突肩峰韧带进行注射，在注射中肩峰下滑囊也同时得到注射。注射药液 10～15ml。

4. 肩胛冈上肩切迹及冈上肌注射

适用于肩胛袖肌腱炎、冈上肌腱炎、肩关节僵硬、肩胛上神经炎、肩周炎。患者坐位或俯卧，两上肢置头侧；如侧卧，则患侧在上。测出肩胛冈全长及其中外 1/3 交界点，在该点上方 3cm、肩胛冈前方的凹陷处，将针呈 45°角刺入皮肤，在凹陷处即可找到肩胛切迹。回抽无血后即可注射。然后针尖向肱骨头方向刺入，可行冈上肌注射。注入药液量 10ml。

5. 肩胛内上角注射

适用于颈椎病、颈肩综合征、颈屈曲性软组织劳损、落枕等。患者俯卧或侧卧（患侧在上），上臂前伸。患臂前伸，肩胛骨突出皮下易定位。常规消毒，穿刺针刺入皮肤，触及骨质及骨缘边部，即可进行注射，注药 6～8ml 后，将针尖方向改向头侧斜刺，对准肩胛提肌包膜刺入，包膜内注入药液 5～8ml，药液顺肌纤维浸润而向头颈侧蔓延，患者常感颈项部有传导感，并感觉十分舒适。

6. 肩胛脊柱缘注射

适用于肩胛骨脊柱缘及其邻近棘突疼痛、颈椎病、肩胛间痛、颈胸椎痛。患者俯卧，两上臂前伸。定位清楚后，将针刺入肩胛骨脊柱缘的上中 1/3 交点处，触及骨边缘后进行注射，使药液顺骨面上浅层筋膜及肌沟浸润，然后将针拔出，分别向骨线面的上下方向浸润。必要时可在上胸段棘突进行注射。注入药液 10ml。

7. 肩胛腋窝缘注射

适用于颈椎病、冻结肩、颈肩综合征、冈上肌腱炎、冈下肌腱炎、滑囊炎。可取坐位、俯卧位或侧卧位（患侧在上）。主要的穿刺点位于肩胛骨颈下、腋窝缘上端处，针尖可触及肩胛骨腋窝上端，在不超过腋窝缘前方的界限下，可进行药液注射，针尖可行四周扇形浸润。必要时还可浸润后方的肩肱关节囊，使肩肱关节后部的肌痉挛获得松弛。注射药液量 10ml。

8. 肩胛冈下窝注射

适用于冻结肩、颈椎病、颈肩综合征、冈下肌腱炎。患者侧卧或患侧在上侧卧。肩胛冈中点下方 2～3cm 处为肩胛冈下窝。针尖沿肩胛冈下窝刺入肌肉深层，直至骨面，进行注射，同时可向左右浸润。注射药液量 10ml。

9. 肩胛胸廓肌沟注射

适用于冻结肩、颈肩综合征、肩周炎、肩肱关节损伤。患者俯卧或侧卧（患肩在上），两臂前伸，肘屈曲。在肩胛骨内上角稍下方进针，待针触及脊柱缘上端边缘部后，可进行少量药液注射，然后将针滑向肩胛骨前缘，贴紧肩胛骨胸廓侧骨面，继续进针数厘米，对准肩胛骨中心部进行注射；然后拔针行腋窝缘上端边缘穿刺，滑向肩胛骨前方骨面，边进针边注射，以浸润肩胛骨外侧面为主；最后针自肩胛下角处进针，触及骨边缘后，再将针滑向肩胛骨前骨面，针指向肩胛骨的中下部分进行注射。注入药液总量 40ml 左右。

10. 肩肱关节注射

适用于冻结肩、风湿性或类风湿关节炎、肩周炎、肩关节损伤后僵直。仰卧、肩下垫高，头转向对侧。于喙突下内方、肱骨大转子、转子间沟内进针，在肩关节前内方刺入关节囊，有轻微突破感，回抽无血后，即可进行注射。一般注入量为 10ml 左右。若粘连较重、关节僵硬者，可适当加注药液，最多可注入 40ml 左右，使粘连的滑膜扩张松解。

11. 肩锁关节注射

适用于风湿或类风湿关节炎、肩锁关节损伤、冻结肩。取仰卧位或坐位。触摸肩锁关节间隙，该关节位于皮下，药液除注入关节周围外，间隙处也可注入，注药量 3～5ml。

12. 胸锁关节注射

适用于风湿或类风湿关节炎、胸锁关节损伤、冻结肩。取仰卧位。沿胸锁关节处进针，浸润关节周围及关节间隙。注药量 5～6ml。

【注意事项】

（1）同局部注射“概论”。

（2）操作要谨慎，防止刺入胸腔、伤及肺尖，造成血气胸。

五、肘关节注射

（一）肱尺关节注射

【适应证】

（1）肘关节慢性退行性关节炎。

（2）创伤性肘关节炎。

（3）肘关节滑囊炎。

（4）类风湿性肘关节炎。

【操作方法】

（1）取仰卧位或侧卧位，肘关节半屈曲位。

（2）在关节后外方、鹰嘴外侧上端间隙进针，首先在鹰嘴外侧边缘注射浸润关节囊后壁，然后顺间隙最宽处，于鹰嘴及外髁间穿入，有轻度针尖突破感即进入关节，回抽如有积液，应先抽出积液后再注射药液。如关节间隙宽时，针尖容易深入关节。鹰嘴内方穿刺较少用，因为肘关节内侧有尺神经经过，一般多选用外侧径路。注入药液量 5～10ml。

（3）联合进行关节周围软组织痛点注射，效果更好。

【注意事项】

（1）同局部注射“概论”。

（2）穿刺前应注意选好进针点，避免损伤尺神经及关节软骨。

（3）切忌对肘关节强力揉搓，以免关节肿胀，适得其反。

（二）肱桡关节注射

【适应证】

（1）网球肘。

（2）桡骨小头损伤。

（3）肘关节创伤性关节炎。

【操作方法】

（1）患者仰卧，肘关节半屈位。

（2）在前臂伸直位时，在肘后方可见一小凹陷处，其凹陷下方即可用摸到桡骨小头及肱桡关节线，在外侧关节线（肌肉软组织较薄处）作为穿刺点，先浸润外侧关节囊，然后沿关节间隙处刺入，有轻微突破感，即可进行药液注射，并对外前、外后方关节囊及韧带同时进行注射；稍拔出针尖，沿该关节囊前方、紧贴骨面向上尺桡关节前方进针，于肱二头肌腱止点处停止，回抽无血后，进行药液注射。注入药液量3～5ml。

（3）联合进行关节周围软组织痛点注射，效果更好。

六、腕关节注射及其周围注射

【适应证】

（1）腕关节与软骨损伤，包括腕三角纤维软骨损伤、早期腕月骨软骨病和腕舟骨软骨病等。

（2）腕部腱鞘炎及腱鞘囊肿，包括桡侧伸腕肌腱周围炎、桡骨茎突部狭窄性腱鞘炎、手指屈肌腱狭窄性腱鞘炎。

（3）腕部神经性疾患，包括腕管综合征、尺管综合征。

（4）手腕部炎症性疾患，包括类风湿关节炎、风湿性关节炎早期、痛风性关节炎。

【操作方法】

针对不同适应证有七种进针途径供选择：

1. 桡骨茎突注射

在桡骨茎突远端做标记，皮肤消毒后，采用细针刺入腱鞘管内，针头指向压痛及肿胀明显的部位，注射药液2～3ml。然后在腱鞘管周围做浸润注药。

2. 掌侧掌指关节近端注射

适用于手指屈肌狭窄性腱鞘炎。选用细针，在手掌横纹的远端处，针头刺入相应病变指屈肌鞘管的正中位，直接触及骨面，然后边进针边注射药液2～3ml。

3. 远侧尺桡关节注射

适用于远侧尺桡关节痛、远侧尺桡关节松弛半脱位、远侧尺桡关节韧带轻度撕裂伤。在尺骨小头与桡骨之间凹陷处进针，直至触及关节间韧带组织及其深处注药。

4. 腕背侧注射

适用于腕背腱鞘囊肿、腕关节类风湿关节炎、腕创伤性关节炎、退变性腕关节疼痛及痛风性关节炎。将腕关节掌屈位，在关节稍微桡侧进针，直至穿入腕关节内，进行注射，然后加压包扎。

5. 尺骨茎突远端注射

适用于尺骨远端三角纤维软骨损伤、退行性或类风湿关节炎尺侧疼痛。患者掌向下，在尺骨茎突远端对准腕关节凹陷处压痛点及病变部位进行注射。

6. 腕管注射

适用于腕管综合征、前臂远端屈肌腱腱鞘炎、更年期性腕掌侧疼痛、类风湿关节炎。穿刺针自两腕横纹间向远端35°角刺入腕中部位的腕管内，回抽无血液后即可作无张力性、少量药液注射。

7. 尺管周围注射

适用于尺管综合征、类风湿关节炎、肌腱腱鞘炎。穿刺针在腕掌尺侧，钩骨钩豌豆骨近端偏桡侧以30°角进入腕横韧带间及周围。

【注意事项】

（1）由于腕管容量甚小，注入药液量应适当，以不引起加重长期性压迫为主。

（2）腕部有正中神经和尺、桡神经及伴随血管通过，穿刺时易伤及引起血肿等现象，选用细小穿刺针为宜。

（3）对症状较重，经注射治疗3次后效果仍不理想，应及时转科行手术治疗。

七、掌指关节及其周围注射

【适应证】

屈指肌腱狭窄性腱鞘炎，又称“扳机指”或“弹响指”。尤以拇指、中指及示指最为常见。

【操作方法】

（1）坐位，前臂置于台上；年老体弱者可取卧位。

（2）发病部位在掌骨头狭窄处，有压痛和增厚的感觉，在手掌远横纹的远端，确定穿刺点。皮肤消毒后，用细针快速刺入皮肤，左手抵住手背的患指掌骨干，作为穿刺引导，直接刺入正中位的腱鞘内，并可直接触及骨面，注射少量药液；然后将针拔出少许，继续注药液，使药液完全注入腱鞘内。注药量2~4ml。必要时也可在腱鞘周围进行浸润。

【注意事项】

（1）同局部注射“概论”。

（2）注药部位要确保在掌骨头邻近的肌腱鞘内，如注入掌骨旁软组织内，疗效不佳。

八、指间关节及其周围注射

【适应证】

（1）指间关节、掌指关节类风湿关节炎。

（2）病灶性关节炎、创伤性关节炎、退行性关节炎。

【操作方法】

（1）坐位，年老体弱者可采取卧位。

（2）一般穿刺部位以手指背侧为主，在患指指间关节或掌指关节近端正中刺入皮肤，直至肌腱及腱膜下方关节部位，进行药液注射。同法进行掌指关节近端旁注射。注药量0.5~1.5ml。

【注意事项】

（1）同局部注射“概论”。

（2）手部对疼痛较敏感，故宜选择细针穿刺，要求快速准确。

（3）应熟悉手部有关解剖，防止针尖损伤指旁血管束。

第三节　胸背腰骶关节注射

一、胸锁关节注射

【适应证】

（1）风湿或类风湿关节炎。

（2）胸锁关节损伤。

（3）冻结肩。

【操作方法】

（1）仰卧位。

（2）胸锁关节疾患时，对肩臂活动有一定影响。在锁骨内端与胸骨柄关节处进针，浸润关节周围及关节间隙。注药量5～6ml。在冻结肩注射中有一定帮助。

（3）联合进行关节周围软组织痛点注射，效果更好。

【注意事项】

（1）同局部注射“概论”。

（2）此处靠近颈根部，易损伤大血管、神经及胸腔重要组织器官。

二、胸肋关节注射

【适应证】

（1）胸肋关节炎、胸肋关节损伤。

（2）肋胸骨痛、前胸肋软骨炎。

（3）联合进行关节周围软组织痛点注射，效果更好。

【操作方法】

（1）仰卧位。

（2）确定胸肋关节，在疼痛最明显处做标记。用细针经皮刺向胸肋关节，触及骨质后，回吸无血后，注射少量药液，然后再退至关节周围，进行各方向的药液浸润。

三、肋横突关节注射

【适应证】

（1）胸椎骨性关节炎，包括胸椎退化性关节炎、强直性胸椎脊柱炎、胸椎肋横突关节炎。

（2）各种原因引起的肋间神经痛、胸廓挤压伤、胸神经根性痛。

（3）肿瘤肋骨转移引起的疼痛。

【禁忌证】

（1）同局部注射“概论”。

（2）胸壁外伤，伴发血气胸和休克者。

【操作方法】

（1）俯卧位或健侧卧位。

（2）先测量X线片上的预注射节段胸椎棘突末端和椎间孔的距离为S。在距正中线S+2.5cm作为穿刺点，垂直进针遇横突后，针尖向头侧斜向10°~15°刺入约1~1.5cm。回抽无血、脑脊液或气体时即行注射。推荐在影像引导下穿刺。

（3）联合进行关节周围软组织痛点注射，效果更好。

【注意事项】

（1）根据注射部位不同，选取适当的进针深度，原则上不应超过5.5cm，否则有可能发生气胸或损伤脊髓和胸椎动脉。

（2）选择细穿刺针，操作过程中要动作轻柔，缓慢进针，边进针边回吸，遇到异常情况及时调整进针方向或放弃本次治疗。

四、腰椎关节突关节注射

【适应证】

（1）腰椎病变　腰椎间盘突出症、腰椎关节炎、腰椎神经根炎。

（2）腰椎关节突病变　关节炎关节退变、嵌顿或半脱位。

（3）其他慢性腰部病变　腰肌劳损、腰腿痛。

【操作方法】

（1）俯卧位或侧卧位。

（2）在预选的两个棘突间下1/3旁开0.5~1cm（参考X线片上棘突尖与关节突的距离）为进针点，垂直刺入皮肤，边进边回吸，直至接触关节突关节囊为止，抽吸注射器，无回血或脑脊液后注入药液0.15~0.2ml/kg。

（3）联合进行关节周围软组织痛点注射，效果更好。

【注意事项】

（1）慎防将药液直接注入蛛网膜下隙或附近血管内，每次进针均要回抽无血或脑脊液后才能注药，也可先注入药液1ml，观察5min，无异常反应后再注入全量。

（2）熟悉腰椎及腰关节解剖特点，掌握准确进针角度，最好在X线荧光透视下或CT引导下操作。

（3）对老年冠心病患者，多采用右侧卧位，药液中禁忌配伍肾上腺素，并做好相应的抢救措施。

五、骶髂关节注射

【适应证】

（1）骶髂关节损伤性疾病　包括骶髂关节扭伤、骶髂关节失稳症。

（2）骶髂关节非感染性炎症　包括各类骶髂关节炎、致密性骶骨炎。

（3）骶髂关节感染性炎症　结核性骶髂关节炎（仅限注入抗结核药物）、化脓性骶髂关节炎（仅限注入敏感抗生素）。

（4）骶髂部转移癌　转移病灶、淋巴肉瘤。

（5）其他骶髂部痛症　包括骶髂肌炎、丛性坐骨神经痛、梨状肌综合征。

【操作方法】

（1）俯卧位、腹下垫枕，使臀微屈，腰椎前凸减少，腰部平坦。

（2）骶骨骨嵴中线与髂后上棘连线的交叉点作为穿刺点，用长针自髂后上棘内侧骶中线处刺入皮肤后，以45°角对准关节后中部缓慢进针至骶髂关节后方，回抽无血时即可注入药液0.2～0.3ml/kg。

（3）联合进行关节周围软组织痛点注射，效果更好。

【注意事项】

（1）同局部注射“概论”。

（2）骶髂关节前有大血管、神经丛、直肠及梨状肌经过，穿刺时稍有不慎，容易误伤。

（3）如遇到俯卧位困难的高危患者，可改为侧卧位，但操作难度可能增加，操作者要熟悉改变体位后的操作技巧。

第四节　下肢关节注射

一、髋关节注射

（一）髋关节囊注射

【适应证】

（1）髋关节退行性关节炎、强直性髋关节炎、痛风性髋关节炎。

（2）髋部滑膜炎，包括股骨头大粗隆滑膜炎、髂耻滑膜炎、坐骨结节滑膜炎。

（3）髋关节痛、创伤后髋关节痛。

【操作方法】

（1）仰卧位或俯卧位。

（2）先取仰卧位，自股骨大转子前方，沿股骨颈方向，以45°角徐徐进针，针贴近骨面，待针尖接近关节外缘处，将针尖略微翘起，与关节囊面平行刺入1.5cm左右，不进入关节腔，回抽无血或关节液，即可注药，亦可做扇形浸润，然后将针退出。再取俯卧位，在大转子后方、转子间嵴处进针，沿股骨颈方向插入后关节囊层，回抽无血后，可进行药物注射。注射药量10～15ml。

在做髋关节囊注射之前，如先做髋关节周围软组织及肌肉组织注射治疗，则疗效更佳。

【注意事项】

（1）操作必须在严格无菌情况下进行，防止关节腔内感染。

（2）对疑有关节结核的患者按寒性脓肿穿刺法进行。

（3）注意勿伤及血管神经，应反复回抽注射器，避免将药液误注入血管内。

（4）髋关节囊接受腰骶神经丛、闭孔神经及股神经的关节支支配，注入时应做扇形浸润注射或辅以其他注射方法。

（二）髋关节腔注射

【适应证】

（1）髋关节炎。

（2）髋关节类风湿关节炎或强直性关节炎。

（3）髋关节痛、创伤后髋关节痛。

【操作方法】

（1）仰卧位。

（2）用长针头自股骨大转子前下方进针，沿股骨颈内侧角方向，与皮肤成45°角紧贴骨面刺入。操作时注意针体在股动、静脉及股神经的下方，应有立体解剖概念，使针尖刺入关节腔内。如关节囊内有积液，应先抽囊液再行注射。注射药量10～15ml。

（3）联合进行关节周围软组织痛点注射，效果更好。

二、膝关节注射

【适应证】

（1）膝部骨软骨病变　包括膝关节骨性关节炎、髌骨软骨软化症、类风湿性膝关节炎。

（2）膝部滑膜炎　包括膝关节滑膜皱襞综合征、膝部滑囊炎、髌前滑囊炎。

（3）膝部神经卡压症　如腓总神经卡压症。

（4）创伤后膝关节疾病　包括膝关节创伤性滑膜炎与关节积血、髌韧带损伤、髌下脂肪垫损伤、膝关节交叉韧带损伤。

【操作方法】

1. 膝前痛点注射

（1）患者取仰卧屈膝，膝下垫枕使关节屈曲（髌尖注射时取膝关节伸直位）。

（2）根据不同病变选取进针点，如侧副韧带起止点附着部、交叉韧带（髌韧带正中）、半月板（内、外膝眼）、髌上滑囊（髌骨上）、脂肪垫（髌韧带两侧）、内外关节间隙等。

（3）经进针点快速进针达病变处，向肌腱、韧带的起止点方向注射，或注射至病变的滑囊、脂肪垫，每点注射药液量5ml。

2. 膝后痛点注射

（1）取俯卧位，膝前垫枕。

（2）根据压痛部位选取进针点。多取在构成腘窝的诸肌与其肌腱的移行处或止点，如股二头肌止点即腓骨头，半膜肌止点即胫骨内侧髁下缘，腓肠肌内外侧头止点即股骨内、外上髁。

（3）经进针点快速进针达病变处，向肌腱、韧带的起止点方向注射，或注射至病变的滑囊、脂肪垫，每点注射药液量5ml。

3. 膝关节腔注射

（1）取俯卧位，膝前垫枕。

（2）膝前进针点可取内、外膝眼或髌上囊入路（即髌骨外上缘外），膝后进针点取腘窝中点上。

（3）用7号5cm长针，经进针点垂直皮面快速进针，遇关节囊时稍有韧感，突破关节囊有落空感，注液注气无阻力，如关节腔内有积液，可先抽出后再注射药液10ml。

【注意事项】

（1）同局部注射“概论”。

（2）膝屈曲位间隙较大，便于注射，不要在膝伸直时注药。

（3）联合进行关节周围软组织痛点注射，效果更好。

三、下胫腓关节注射

【适应证】

（1）下胫腓骨关节疲劳性骨膜炎。

（2）下胫腓骨关节病变　包括下胫腓关节损伤、骨折、炎症，下胫腓分离。

（3）创伤后下胫腓骨关节病　包括下胫腓关节周围纤维组织炎引起的痛症。

（4）踝关节扭伤或骨折。

【操作方法】

（1）仰卧位。

（2）穿刺点在胫距关节线外侧上方、内外踝交接处，相当于下胫腓韧带及关节处。穿刺针进入皮肤，至骨关节、韧带浅面及骨间韧带进行药液注射，待四周韧带组织浸润后，再做踝前关节囊浅面注射，最后拔出穿刺针。注入药液10ml。

（3）联合进行关节周围软组织痛点注射，效果更好。

四、踝关节注射

【适应证】

（1）踝部骨软骨病变　包括踝关节退行性关节炎、痛风性关节炎、踝关节软骨炎、大骨节病。

（2）踝部滑膜炎　包括胫腓骨下端及距骨滑膜炎、类风湿关节炎。

（3）踝部神经卡压症　如环管综合征，踝前腓深神经卡压综合征。

（4）创伤后踝关节病变　包括踝关节周围纤维组织炎症引起组织粘连、增生的综合征和关节内肿胀疼痛综合征。

【操作方法】

1. 前外侧进针途径

（1）平卧、双下肢伸直。

（2）选择趾长伸肌腱与外踝基底部之间进针，用6~7号针头自该点向后略偏刺入。

2. 前内侧进针途径

（1）平卧、双下肢伸直。

（2）选择胫距关节线前下方，胫骨前肌腱内缘与内踝基底部之间向后外稍向下刺入。在胫前肌内侧或胫前肌与趾长伸肌间逐渐深刺，在关节囊前方，回抽无回血后可进行注射治疗。当关节内有积液，可先用注射器抽液，必要时再注入治疗药液。注入药液量 10 ~ 15ml。

（3）联合进行关节周围软组织痛点注射，效果更好。

五、跖趾关节注射

【适应证】

（1）趾部软骨病变　包括跖趾关节退行性关节炎、强直性关节炎、痛风性关节炎及跖骨头骨软骨炎。

（2）跖趾关节滑膜炎。

（3）创伤后跖趾关节病　包括跖趾关节损伤脱位、跖趾关节周围纤维组织炎症引起组织粘连和骨质增生的综合征和跖趾关节内出血等原因引起的肿胀疼痛综合征。

（4）跖趾部神经卡压症　如趾神经瘤。

（5）其他　横足弓塌陷性足痛、趾骨头下陷胼胝形成、跖痛病。

【操作方法】

1. 经足底穿刺途径

（1）仰卧位。

（2）定出患侧跖趾关节的跖骨与趾骨的间隙，穿刺针自足底侧进针，稍做药物浸润，然后将针垂直刺至关节内，回抽无回血后，注入药液，再退针至跖趾关节周围浸润注射。注入药液量 5 ~ 10ml。

2. 经足背穿刺途径

（1）仰卧位。

（2）在足背侧定出患侧跖骨与趾骨的间隙，穿刺从趾长伸肌内侧或外侧进针稍做药物浸润，然后将针偏向关节腔，刺入关节腔回抽无回血后，即行药物注射。

【注意事项】

（1）同局部注射“概论”。

（2）跖趾关节腔小，注入药物后腔内压力大，局麻药作用时间过后，疼痛会加剧，应事先告知患者。

（3）联合进行关节周围软组织痛点注射，效果更好。

六、趾间关节及其周围注射

【适应证】

（1）趾间关节退行性关节炎、痛风性趾关节炎、趾间关节骨质增生症。

（2）趾间关节趾骨滑膜炎、类风湿性趾关节炎。

（3）趾神经卡压症。

（4）趾间关节软组织损伤后引起炎症的疼痛综合征及趾间关节脱位或扭伤后关节内肿胀引起的疼痛。

【操作方法】

1. 趾底穿刺途径

（1）平卧，双下肢伸直。

（2）左手捏住患趾远端，让其背伸，定出远近节趾骨间隙（即趾间隙）后，穿刺针自间隙中点进针，穿过趾底皮肤及软组织，稍注药液浸润，再将针刺入趾间关节内。注入药液0.5～1.5ml。

2. 趾背穿刺途径

（1）平卧，双下肢伸直。

（2）左手捏住患趾远端，定出趾关节间隙的中点，自皮肤垂直进针，进入关节腔前注射药物浸润，然后再针刺入趾间关节内，回抽无回血后，进行注射。注入药液0.5～1.5ml。

（3）联合进行关节周围软组织痛点注射，效果更好。

第五节　常见病灶痛点注射

一、颈椎横突注射

【适应证】

（1）颈椎病、肩上臂外侧痛。

（2）颈神经根炎、眩晕。

（3）颈肩胛骨痛（颈2～颈4）、颈肩臂痛（颈4～颈5）、肩臂痛、拇指痛（颈6～颈7）。

【操作方法】

（1）仰卧位，头偏向健侧。

（2）自乳突至第6颈椎横突尖做一连线，在其前方约0.5cm处，自上而下沿胸锁乳突肌后缘，或依次摸到自颈2～颈6的横突尖。在欲注射的横突尖部皮肤做一标记。

（3）用细针经皮触及横突时，针尖向内下方，避免误刺过深至椎间孔，因横突沟有相应的颈神经及其伴行血管穿出，并直通椎间孔，此横突沟中还有椎动脉贯穿向头侧。必要时针尖向内对准横突沟或再向内进1～2mm，药液可更多浸润神经根及其临近组织。针尖要稳，否则有误入椎间孔损伤血管和脊髓的危险。若需注射颈关节突关节时，只需将针拔出回至原颈6横突尖，呈45°角经横突后进针3～4cm，可行关节突关节注射，患者感肩背酸胀感。再将针尖回至横突尖，顺横突沟向内侧再进针1～2mm，回抽后注入药液可浸润椎间孔硬膜外。本法一次注射进针，可进行数个不同部位的治疗，应根据病情选择，无须每次都要全数注射。

【注意事项】

（1）同局部注射“概论”。

（2）正确掌握进针位置，防止损伤椎动脉、脊髓或导致气胸。

（3）避免单侧或双侧颈部多方位注射。

（4）若患者主诉疼痛集中于肩上方，并延及同侧臂外侧时，应选择颈$_5$及其神经根为主要注射部位。

（5）若出现霍纳征，说明注射效应已达下颈椎处，还影响颈8、胸1神经根节段。

（6）尽量避免在第7颈椎横突处操作，因此处并发症较多。

二、颈椎旁软组织注射

【适应证】

（1）枕下区疼痛（枕寰部关节疾患、炎症、不稳等原因所致）。

（2）颈椎病、椎－基底动脉供血不全。

（3）上段颈椎创伤后遗症。

（4）颈枕神经痛、风湿痛。

（5）肌筋膜性疼痛。

（6）项韧带钙化。

【操作方法】

（1）俯卧或坐姿头低位（额头垫一软枕）

（2）定位　①在乳突与下颌角连线中点，可用指端触到一骨性突起，轻压痛，此即寰椎侧块，中间有椎动脉穿过，转入颅内。具体位置约在乳突下、前方各1cm处。②胸锁乳突肌后缘下1.5cm处确定颈之横突。③X线照片颈椎椎间狭窄明显处，颈椎假性滑脱或“折曲”处，椎间孔狭窄节段；④患者主诉疼痛及压痛区；⑤头向左右旋转时颈部之牵拉或疼痛部位。

（3）定位标志做一标记，常规皮肤消毒，用细针（约5cm长）缓慢垂直刺入皮下触及寰椎侧块或椎板后，固定针尖不要离开骨面，抽吸无回血和脑脊液后，可缓慢注入药液。同时注意观察和询问患者有无不适。观察片刻后，再将针向寰椎侧块后背面45°角刺入，边刺边回吸边注射药液，刺入深度不超过1cm。使侧块后浅面的深层肌肉浸润。将针拔出，纱布压迫针眼少许。同法将针刺入找到颈2横突，做颈2后浅面的深层肌肉浸润。最后再在枕下凹陷区两侧做筋膜及浅层肌肉浸润。

（4）颈后进针，可先注射棘间韧带和棘突上，然后缓慢将针斜向两侧肌层，直至椎板。注射针可由一侧到另一侧。由浅层到深层，由上段至下段进行浸润。最后做颈筋膜层浸润。一次注射不超过3个节段或3个部位。

（5）每个部位约为3～5ml药液。每周注射1次，3次为一疗程。

【注意事项】

（1）同局部注射“概论”。

（2）针尖未能触及寰椎侧块或颈2横突尖，进针方向偏差或回抽有血、脑脊液，都不能进行本方法的治疗。避免损伤血管或误入蛛网膜下隙。故为了穿刺准确，操作者必须熟悉枕下区及上颈段椎旁解剖及生理意义。

（3）单侧注射能奏效者，就不必做双侧注射。

（4）年龄较大，身体虚弱合并心肺脑疾病患者慎用。

（5）同时要注意治疗颈椎病，因为本病往往不是孤立存在的，邻近颈椎各段同时伴有损伤或退行性变。

（6）采用注射疗法愈早效果愈佳，因病变在未发展至结构改变前，组织修复和功能恢复都较快。项韧带钙化发展至晚期，关节僵硬，治疗效果往往不够理想。

三、肱骨外上髁注射

【适应证】

（1）骨外上髁炎，又称“网球肘”“肱骨外上髁综合征”“肘外侧疼痛综合征”。

（2）肘外侧滑囊炎。

（3）慢性创伤性肘关节炎。

【禁忌证】

（1）同局部注射“概论”。

（2）肱骨外上踝骨折。

【操作方法】

（1）患者取坐位，患肢屈肘90°，前臂旋前放置于桌上。

（2）压痛点位于伸肌总腱附着处的肱骨外上髁向前臂远端1cm处，以及环状韧带及肱桡关节间隙处，局部可触及条索状及硬核状物，触痛明显。压痛点作为穿刺点。

（3）注射区皮肤常规消毒。取5号针，于压痛点处针头垂直刺入直至骨膜，回抽无血液，注入药液3ml，再少许退针，针尖达伸肌肌腱前、深部之间，回抽无血后，缓慢加压注射药液3～5ml。再退针至皮下，分别向穿刺点四周由浅到深扇形注射。注药时有阻力、患者感到胀痛明显者，效果最佳。每周1次，3次为一疗程，一般2次即可痊愈。

四、肱骨内上髁注射

【适应证】

（1）肱骨内上髁炎，又称“高尔夫球肘”。

（2）颈肩痛综合征。

（3）乒乓球肘等运动员肘痛。

【操作方法】

（1）坐位，前臂旋后，屈肘90°；仰卧位，屈肘上举。

（2）肱骨内上髁尖部下内侧有明显压痛点，有时可触及变硬的肌腱及黄豆大小之痛性硬结，此部位作为穿刺点。

（3）注射区常规皮肤消毒。取5号针在压痛点处进针直达骨膜，回抽无血液，边退针边加压注射镇痛药液3～5ml，注射到肌腱部位者效果较好。内上髁处的前臂屈肌总起点必须全部浸润。每周1次，4次为一疗程。

五、棘突上滑囊注射

【适应证】

（1）棘突上滑囊炎。

（2）棘突炎、棘突周围疼痛。

（3）棘上韧带损伤。

【操作方法】

（1）俯卧位，胸下以病变处为中心垫薄枕，亦可采取坐位。

（2）取压痛最明显的棘突及其上、下各一个棘突，进行标记。用细针在标记处垂直皮面快速进针，边进针边回抽，刺入滑囊后，如有囊液吸出，应先吸完囊液再注射药液，后在滑囊周围进行浸润。

（3）联合进行周围软组织痛点注射，效果更好。

六、第3腰椎横突注射

【适应证】

（1）腰3横突疼痛综合征。

（2）脊神经后外侧支卡压综合征。

（3）先天畸形性腰背痛、隐形脊柱裂、腰骶移行椎。

（4）软组织性腰痛、椎旁软组织痛。

【操作方法】

（1）俯卧位，以病变位中心垫薄枕。

（2）参照X线正位片，测量第3腰椎横突长度，尖端位置，定点于患侧腰3横突，45°角进针3～5cm，触及横突，针尖稍向外侧倾向，使之达到横突尖端，此时患者可有明显之沉胀感。回抽无血液，即可沿横突尖周围及其上下缘注入药液10～15ml。

七、下腰三角区注射

【适应证】

（1）下腰三角区痛。

（2）下腰部腰痛、椎旁痛、腰臀痛。

（3）腰骶韧带损伤、腰骶棘间韧带损伤。

（4）骶棘肌髂嵴附着部损伤或劳损。

（5）腰骶关节退变。

【操作方法】

（1）俯卧位。

（2）确定腰4～腰5棘突两侧关节突（在棘突下0.5cm），针尖触及腰4～腰5关节突，抽吸后注入少量药液，再将针尖跨越前外方，再直刺髂嵴部、骶棘肌附着部及髂腰韧带附着部。回抽无血液后注入药液，然后将针拔出少许，将针尖向中线方向棘突根部及椎旁肌注射。最后必要时，针尖改刺横突间回抽后注射，注射完毕后，再做另一侧同法注射。注入药液20～30ml。

八、坐骨结节注射

【适应证】

（1）坐骨结节滑囊炎、坐骨结节腱鞘炎。

（2）坐骨结节周围软组织损伤、骶结节韧带损伤、坐骨结节劳损、股二头肌坐骨附着点损伤。

（3）坐骨结节相关的痛症，腘绳肌痉挛所致的足跟痛。

【禁忌证】

（1）同局部注射“概论”。

（2）合并原因不明的骶尾部疼痛。

（3）血糖未控制的糖尿病患者。

【操作方法】

（1）俯卧屈髋位。

（2）在离坐骨结节外侧 1cm 处的皮肤做一标记，常规消毒后，长针自标记处斜刺入，待针尖触及坐骨结节后稍上提，抽吸针筒，有时抽出淡黄色液体（如坐骨结节囊肿或坐骨结节滑囊炎），抽毕再向囊内注入药液；再将针在前后左右方向做全面结节周围注射；然后采用边拔针、边回抽、边注射的方法逐步进行。每次可注射药液 20～40ml。

【注意事项】

（1）操作前令患者尽可能屈髋，使坐骨结节趋于浅表利于注射操作。

（2）穿刺针不要随意摆动，防止误刺附近血管或坐骨神经。

（3）禁止应用腐蚀组织或神经破坏性药物。

（4）治疗后，有些患者可能会有疼痛加重（尤其在坐位），嘱其卧床休息 1～2 天或加用镇痛药。

（5）可根据情况，每周注射 1 次，经 3 次治疗效果欠佳者，改用其他方法。

九、梨状肌注射

【适应证】

（1）梨状肌综合征。

（2）梨状肌痉挛。

（3）梨状肌坐骨神经样痛。

（4）合并骶髂关节炎。

（5）腰椎间盘突出症、髋关节疾患。

【操作方法】

（1）俯卧位。

（2）尾骨尖至髂后上棘连线中点至大转子尖端的垂直线，即大致代表梨状肌下缘的表面投影。这一标志线的内、中 1/3 处为梨状肌的注射点。

（3）定位标记后，常规皮肤消毒。用长针刺入皮肤，缓慢进针深入肌层。边进针边回吸，到位后回抽无血，即可注入药液 5～8ml。

【注意事项】

（1）同局部注射“概论”。

（2）了解梨状肌病变及其病因，是否有其他合并病灶。

（3）严禁使用腐蚀及刺激性药物，以免损伤坐骨神经或形成瘢痕。

十、髂胫束注射

【适应证】

（1）髂胫束挛缩。

（2）髂胫束炎症及粘连。

（3）膝关节痛、小腿痛。

【禁忌证】

（1）同局部注射“概论”。

（2）严重的髂胫束挛缩。

【操作方法】

（1）侧卧位，患侧在上。

（2）在股骨大转子尖近端1cm、大转子远端3cm处及膝关节外侧关节线上方7～10cm处，为髂胫束3点敏感区，并常有压痛，可作为每次注射点的主要部位。

（3）将3点作标记后，可分别由近端至远端按序操作。大转子下及膝上两点注射时，每次每点针尖刺入后，由浅入深至股骨外侧面，回抽无异常后，即可注药。使股骨面外侧、外侧肌间隔及髂胫束，均可得到药液浸润；股骨大转子尖近端点仅深至肌肉部，向近端做扇面状肌肉内注射即可。必要时还可沿髂胫束周围行程增加注射点和药量。药液8～10ml。

【注意事项】

（1）同局部注射“概论”。

（2）在近膝关节外侧点注射时，同时也将膝关节囊外侧扩张部、股四头肌外侧头与股中间肌肌间隙部，均做充分药液注射，对减轻膝关节外侧痛、防止髌骨外滑、改善关节疼痛及小腿痛等均有明显疗效。

十一、髌上股四头肌外侧头注射

【适应证】

（1）髌骨半脱位、髌骨不稳。

（2）股四头肌外侧头痉挛或挛缩。

【禁忌证】

同局部注射“概论”。

【操作方法】

（1）取仰卧位。

（2）首先确定股四头肌与中间肌肌间沟，是否有压痛、肌痉挛或肌挛缩现象。将针在该肌间沟处做浸润后，再注入足够注射液，进行肌间扩张。注射范围包括肌间上下极，下至髌骨外缘，上至髌上8～10cm处。每次注射药液10～20ml。

第二十二章　疼痛的手术治疗

第一节　软组织松解手术

软组织松解手术是通过对已经损害且发生不可逆变性的肌肉、筋膜、韧带、关节囊、骨膜、脂肪等软组织附着处以及血管和神经鞘膜周围结缔组织的切开、切断、分离、剥离、游离。手术可松解无菌性炎症病变和阻断该处的神经末梢对无菌性炎症的化学性刺激感受及传导，终止疼痛的恶性循环，改善了局部的新陈代谢，使无菌性炎症迅速消退。松解的软组织均能在合理调整的松弛位置上通过瘢痕组织重新附着长牢，从而改善机体的动力性平衡。

【适应证】

（1）因软组织损害引起的严重慢性顽固的头枕、颈、肩、臂、背、腰、骶、臀、腿痛，病程在半年以上，经多种等非手术疗法治疗无效，只有通过软组织松解手术才能消除严重的无菌性炎症，放松变性增厚、挛缩的相关筋膜及肌挛缩，才能达到新的平衡的病例。

（2）少数征象特别严重的腰骶臀髋部软组织损害，因合并非疼痛因素的成人股骨头缺血坏死或“髋关节骨关节病”病程较久，其变形的骨性因素必然促使髋关节周围软组织出现晚期继发因素的后期肌痉挛，可以首选相应的软组织松解手术。

（3）人工股骨头或全髋关节置换手术后遗严重的软组织损害性腰骶臀腿痛患者。

（4）邻近重要血管、神经、内脏的受损软组织部位，估计如用银质针治疗可能引起严重并发症的患者，可以选用局部松解手术。

【禁忌证】

（1）脊柱感染性疾患，如脊柱化脓性感染、脊柱结核。

（2）强直性脊柱炎的活动期。

（3）脊柱及椎管内肿瘤、脊髓压迫症。

（4）软组织损害合并严重的心血管疾患、严重糖尿病或脑动脉硬化等患者。

（5）软组织损害因年老体弱不能承受手术者。

（6）有手术禁忌的疾病，如血友病等。

【常用的手术方法】

小的软组织松解术可用小针刀完成。严重者需要切开手术松解。

（1）椎体棘突旁软组织松解术。

（2）肩胛骨软组织松解术。

（3）锁骨上窝部软组织松解术。

（4）颈背肩部软组织联合松解术。

（5）腰椎棘突旁与骶中嵴旁软组织松解术。

（6）腰部深层肌下外端松解术。

（7）腰椎横突与第 12 肋骨下缘软组织松解术。

（8）腰部深层肌游离术。

（9）单独的（亦称定型的）腰部软组织松解术。

（10）髂胫束 T 形切开术。

（11）臀部软组织分离术。

（12）阔筋膜张肌、臀中肌与臀小肌切痕剥离术。

（13）单独的（亦称定型的）臀部软组织松解术。

（14）定型的腰臀部软组织松解术。

（15）大腿根部软组织松解术。

（16）耻骨联合上缘软组织松解术。

（17）髌下脂肪垫切痕剥离术。

（18）跟腱鞘切开术。

（19）内踝后下方软组织松解术。

（20）外踝后下方软组织松解术。

（21）舟骨粗隆软组织松解术。

（22）跗骨窦软组织松解术。

第二节　神经外科止痛手术

神经外科止痛手术治疗的对象为镇痛药物和神经阻滞等常规治疗效果不佳、严重影响工作和日常生活的慢性顽固性疼痛患者。止痛手术需由神经外科医师操作完成。麻醉疼痛医师需要掌握其适应证和禁忌证，了解手术的主要步骤和并发症，明白手术的疗效，便于和患者沟通。

【适应证】

（1）累及范围较大的慢性疼痛。

（2）预期存活期超过 6 个月的癌性疼痛。

（3）中枢神经系统病变或功能障碍造成的中枢性疼痛，如脊髓损伤、脑血管病后的疼痛。

（4）截肢痛和幻肢痛。

（5）合并明显精神、性格和情绪改变的慢性疼痛，慢性疼痛患者会出现焦虑、抑郁、易激惹、恐惧不安等精神情绪症状，而这些症状又会加剧疼痛。

（6）长期镇痛药物治疗出现严重药物不良反应或不能耐受镇痛药物治疗者。

（7）其他严重影响患者生活质量的慢性疼痛。

【禁忌证】

（1）一般状况较差，存在严重的呼吸、循环功能障碍，或有肝、肾、凝血功能衰竭而不能耐受手术者。

（2）手术部位或其附近存在感染灶、血管畸形及其他性质难以明确的病变者。

（3）疼痛的范围、性质和程度等经常变化不定者。

（4）患者不愿接受者。

（5）急性疼痛一般不首选外科手术治疗。

一、脊神经后根切断术

【适应证】

（1）躯干、四肢的节段性疼痛或区域性疼痛。

（2）周围神经切断后疼痛复发者。

（3）部分内脏痛。

【操作方法】

（1）手术一般在全麻下进行，因为处理神经根时会引起患者剧烈疼痛。

（2）患者侧卧位，患侧在上，或者俯卧位。取后正中皮肤直切口，切口上下范围要超过预计脊椎节段椎板1或2个棘突。

（3）依次切开皮肤、皮下组织，剥离两侧椎旁肌肉，暴露相应椎板和棘突。分块咬除棘突和椎板，注意保留两侧的关节突。

（4）在手术显微镜下纵行切开硬脊膜，显露准备切断的脊神经后根，根据椎间孔的位置确定脊神经后根的节段。仔细分离与脊神经后根伴行的血管并加以保护，然后在脊神经后根靠近脊髓的部位将其切断。

（5）仔细确实止血，严密缝合硬脊膜，逐层缝合肌肉、皮下组织和皮肤，必要时可留置硬脊膜外引流管或引流条。

【注意事项】

（1）由于相邻脊髓节段的重叠支配，脊神经后根的切断范围应包括疼痛水平上下各2个神经根，一般需要切断相邻的3或4个脊神经后根才能产生一个带状的感觉缺失。

（2）在施行脊神经后根切断术之前，应该先行诊断性的相应脊髓节段的椎旁阻滞，如果椎旁阻滞后疼痛能够明显缓解，则脊神经后根切断术的止痛效果较好。

（3）手术应在显微镜下操作，注意清楚地分辨脊神经的前根和后根，避免损伤前根。

（4）术中注意保护与脊神经后根一同进入脊髓的根动脉和根静脉，防止术后发生脊髓缺血性损害。

二、脊髓前外侧束切断术

【适应证】

适用于解除各种原因所致的躯体及内脏疼痛，一般上肢、上腹部和胸部的疼痛行颈2水平的脊髓前外侧束切断；腹部、会阴部、下肢的疼痛宜做胸2水平的脊髓前外侧束切断；疼痛位于中线或双侧者，可以切断两侧脊髓的前外侧束，但在高颈髓不宜行双侧切断，以免引起呼吸肌麻痹。

【操作方法】

（1）手术可以在全麻下进行，也可以在局麻加静脉强化麻醉下进行，局麻手术有利于术中随时观察痛觉消失平面的变化和肢体的运动功能，避免损伤脊髓的皮质脊髓束。

（2）患者一般取侧卧位或俯卧位，后正中直切口，切除颈2～颈3或胸1～胸2的棘突和椎板，纵行切开硬脊膜。

（3）在脊髓的上下两个神经根之间找到齿状韧带，其基底部应位于脊神经前根和后根之间的中点。齿状韧带前方为脊髓前外侧束（脊髓丘脑侧束），后方为锥体束。在齿状韧带前方，用锋利的尖刀片将脊髓切开至前根的内侧，切开深度一般不能超过4.5mm，可以重复切割2或3次。

【注意事项】

（1）术中可以用蚊式血管钳钳住齿状韧带，牵拉脊髓向后旋转45°，使脊髓前外侧充分显露，以便于手术切断脊髓前外侧束。

（2）行双侧脊髓前外侧束切断术时，两侧脊髓的切口不能在同一水平上，上下至少要相差2cm，否则会影响脊髓的血供，导致严重并发症。最好分两次完成两侧的脊髓前外侧束切断，时间间隔2周以上。

（3）双侧脊髓前外侧束切断术可能出现肢体轻瘫、大小便功能障碍、性功能障碍等并发症，尤其是两侧颈髓前外侧束切断术较容易造成呼吸肌麻痹，出现呼吸功能障碍，严重者可引起患者死亡。因此，双侧脊髓前外侧束切断术应较慎重。

三、脊髓前连接切开术

【适应证】

主要用于治疗躯体双侧、中线部位的疼痛或内脏痛，上肢疼痛可做颈4～胸1脊椎节段的脊髓前连接切开术；胸腔疼痛、胸背部疼痛一般行脊椎胸2～胸8节段的脊髓前连接切开术；腹腔疼痛、盆腔疼痛、下肢疼痛宜行胸7～腰1脊椎节段的脊髓前连接切开术。

【操作方法】

（1）手术一般在全麻下进行，患者俯卧位或侧卧位。

（2）做相应脊椎节段的椎板切除，沿正中线纵行切开硬脊膜。

（3）根据脊髓背侧的后正中静脉或后正中沟的蛛网膜纵隔的位置，确定脊髓的中线。在手术显微镜下，用锋利的刀片沿中线先切开软脊膜，然后严格沿正中矢状面从后正中沟向腹侧将脊髓纵向切成两半。切口的腹侧到达脊髓前正中裂的底部，一般深度约7～8mm才能切开前连合。

【注意事项】

（1）由于从脊髓后角发出的痛觉二级神经传导纤维在3个节段以上仍有交叉，脊髓前连接切开的范围应比疼痛对应脊髓节段高出3个节段以上。

（2）切开脊髓前连接时，应注意不要切开脊髓前正中裂腹侧的软脊膜，以避免损伤软脊膜腹侧的脊髓前动脉。

（3）脊髓切口中的出血最好用小棉片压迫止血，尽量避免电灼。

四、脊髓后根入髓区（DREZ）毁损术

【适应证】

（1）臂丛神经撕脱伤后疼痛或腰丛神经撕脱伤后疼痛。

（2）脊髓损伤或截瘫后的中枢性疼痛。

（3）截肢后的残肢痛或幻肢痛。

（4）带状疱疹后的神经痛。

（5）头面部疼痛可以行脑干水平的三叉神经 DREZ 毁损术。

【操作方法】

（1）手术在全麻下进行，患者俯卧位或侧卧位，患侧在上。

（2）切除相应脊椎节段的棘突和椎板，纵行切开硬脊膜，显露脊髓。

（3）将尖端裸露约 2mm 的射频电极沿后外侧沟插入 DREZ 制造毁损灶，深度约 2mm；然后向上或向下每间隔 2~3mm 再做另 1 个毁损灶，形成一系列的毁损灶，一般要延续到后根撕脱处上方和下方的第 1 个正常根丝处，或者根据疼痛对应的脊髓节段确定毁损的范围。

【注意事项】

（1）术中要注意控制毁损灶的大小，毁损灶一般直径不宜超过 2mm，要尽量避免损伤脊髓后连合、皮质脊髓束等其他重要结构。

（2）手术要注意保护脊髓血管，避免射频电极损伤脊髓表面的血管，这样可以显著减少并发症的发生。

五、脊髓后正中点状切开术

【适应证】

适用于治疗各种盆腔和腹腔脏器肿瘤引起的癌性内脏痛，以及慢性炎症、放射治疗、化学治疗等其他原因所致的顽固性内脏痛。盆腔痛的手术节段一般在脊椎胸 7~胸 8 节段，下腹部痛选择胸 4~胸 5 节段，上腹部痛则选择胸 2~胸 3 节段。胸腔痛由于对应的脊髓节段在高颈髓，手术可能发生呼吸困难等严重并发症，一般不宜采用此术式。

【操作方法】

（1）手术在全麻下进行，患者俯卧位。

（2）咬除相应脊椎的棘突，椎板正中开窗约 2cm×3cm 大小，沿中线纵行切开硬脊膜。

（3）在手术显微镜下用锋利的尖刀片在脊髓后正中沟的两侧分别各做 1 个宽约 2mm 深约 5mm 的点状切开，以切断脊髓后柱中上行的内脏痛觉传导纤维。

【注意事项】

（1）手术时要注意保护脊髓后正中静脉，需先将其分离并向一侧牵拉后再行脊髓后正中切开。

（2）脊髓切开的角度要与脊髓表面垂直，注意不要过多偏离中线或切开过深，以

免损伤脊髓的其他重要结构。

六、丘脑感觉核团毁损术

【适应证】

适用于累及范围较大的躯体和头面部的各种慢性疼痛，躯干、四肢疼痛进行对侧丘脑腹后外侧核（VPL）的毁损，头面部疼痛则选择对侧丘脑腹后内侧核（VPM）。

【操作方法】

（1）手术在局麻下进行，术前给患者安装立体定向头架，行 MRI 扫描，计算靶点坐标。

（2）患者仰卧位，将立体定向头架牢固固定在手术床上，核对靶点坐标，校准定位仪。标记冠状缝前、中线旁开 3cm 的头皮常规消毒。经皮颅骨钻孔，穿刺。

（3）导入微电极，进行神经电生理记录和监测，并给予适当电刺激，观察患者对侧肢体或头面部的感觉或运动功能变化，进一步验证和确认靶点的位置。

（4）导入射频毁损电极，先行温度 50℃ ~55℃持续 20 ~30s 的试毁损，若无不良反应出现，再行温度 65℃ ~85℃持续 60 ~120s 的确切毁损。

（5）撤除电极和定位仪，缝合头皮。

【注意事项】

（1）VPL 和 VPM 由外侧向内侧的体表对应关系为下肢、躯干、上肢和头面部，应根据不同部位的疼痛，确定毁损靶点的中心位置，这样既能提高疗效又能减少并发症的发生。

（2）注意根据毁损电极的不同直径和尖端裸露的不同长度，选择适当的毁损温度和时间，以控制毁损灶的大小。

（3）毁损 VPL 和 VPM 治疗各种疼痛的短期疗效显著，但容易出现感觉迟钝等并发症，长期随访复发率较高。目前，VPM 或 VPL 的毁损大多与脑内其他核团或结构的毁损联合应用，以增强止痛效果、减少并发疗。

七、丘脑板内核群毁损术

【适应证】

适用于各种慢性顽固性疼痛，但对丘脑痛、幻肢痛和三叉神经痛效果不佳。

【操作方法】

（1）麻醉及靶点定位同“丘脑感觉核团毁损术”。

（2）将微电极导入靶点，进行神经微电极电生理记录和电刺激，电刺激中央中核（CM）和束旁核（PF）可引起对侧半身范围较为广泛的灼痛感，也可引起双侧的灼痛，据此可以进一步验证和确定靶点位置。

（3）导入射频毁损电极，65℃ ~85℃毁损 60 ~120s。

【注意事项】

（1）由于疼痛的非特异性投射纤维是双侧性的，一般需要做双侧的板内核群毁损；即使是单侧性的疼痛，双侧板内核群毁损的止痛效果也要优于单侧板内核群毁损。

（2）为了加强止痛效果、防止疼痛复发，一般不单独毁损 CM 或 PF，而是常常采取板内核群的联合毁损，如毁损中央旁核（PC）和中央外侧核（CL）等。

八、丘脑枕核毁损术

【适应证】

适用于治疗各种范围较弥散的顽固性疼痛和部分幻肢痛、精神性疼痛。

【操作方法】

同“丘脑感觉核团毁损术”。

【注意事项】

（1）毁损灶多选在丘脑枕核的前部，对于一侧性疼痛可毁损对侧丘脑枕核，对于双侧性疼痛或中线部位的疼痛可毁损双侧丘脑枕核。

（2）丘脑枕核内的毁损灶要足够大，毁损灶直径一般以 6～12mm 为宜。

九、中脑传导束毁损术

【适应证】

适用于偏侧性范围较广的躯干或头面部各种顽固性疼痛，躯干疼痛毁损对侧中脑脊髓丘脑束，头面部疼痛毁损对侧中脑三叉丘系。

【操作方法】

（1）麻醉及靶点定位同“丘脑感觉核团毁损术”。

（2）将微电极导入靶点进行术中电刺激，当刺激脊髓丘脑束时，会出现对侧躯体的疼痛、麻木、电灼或发凉等感觉；当刺激三叉丘系时，则会出现对侧头面部的异常感觉，根据电刺激的结果来确定最终的毁损靶点位置。

（3）置换直径 <1.1mm、尖端裸露 2mm 以内的射频毁损电极，70℃～75℃毁损 40～60s。

【注意事项】

（1）中脑脊髓丘脑束和三叉丘系的毁损靶点位置争议较大，这主要与中脑毁损的具体层面的不同有关。

（2）术中要注意保持患者神志清楚并能很好地与医生交流和配合，在预计靶点附近反复进行电刺激，观察电刺激时患者对侧躯干或头面部感觉的变化情况以及患者的眼球活动情况，据此来确定毁损的靶点位置，避免损伤动眼神经核等中脑的其他结构。

（3）毁损时要注意控制毁损的温度和时间，使毁损灶的直径不超过 3mm，以避免或减少对中脑其他结构的损伤。

十、双侧扣带回前部毁损术

【适应证】

适用于治疗各种伴有焦虑、抑郁、恐惧、强迫观念或行为等明显精神、情感异常的顽固性疼痛。

【操作方法】

操作同“丘脑感觉核团毁损术”。

【注意事项】

（1）由于两侧扣带回的纤维有直接的交叉和联系，应该同时进行双侧扣带回前部的毁损，才能获得较好的止痛效果。

（2）射频毁损电极宜选用直径1.6mm或较粗的电极，毁损时分别在扣带回的中心靶点和该靶点的上方和下方做一系列的毁损灶，使毁损的范围能够达到10～15mm长、4～6mm宽，以完全切开扣带回。

十一、三叉神经根微血管减压术

【适应证】

（1）药物治疗效果不满意，以及患者不愿意或不耐受长期药物治疗的三叉神经痛。

（2）经神经阻滞、周围支切断、半月节射频毁损等各种治疗无效或疼痛短期缓解后又复发的三叉神经痛。

（3）存在三叉神经第Ⅰ支痛且药物疗效不满意者，治疗手段应首选三叉神经根微血管减压术。

【操作方法】

（1）手术一般在全麻下进行，患者侧卧位，患侧在上。

（2）取乳突后皮肤横切口，长约5cm，依次切开皮肤、皮下组织、肌肉和骨膜，暴露局部颅骨。颅骨钻孔后用咬骨钳扩大骨窗，大小约3cm×3cm，骨窗的前外侧角要到达横窦和乙状窦的转折处。

（3）切开硬脑膜，基底部翻向横窦和乙状窦。缓慢放出脑脊液，待小脑组织张力减低后，用脑压板将小脑半球轻轻向内侧牵拉，逐渐向桥脑小脑角深部探查。

（4）分离桥脑小脑角附近的蛛网膜，清楚暴露三叉神经根部和周围的血管，辨别“责任血管”。用Teflon棉团将“责任血管”垫起，使其不再接触三叉神经根部，充分确实减压。

（5）术野仔细止血，严密缝合硬脑膜，逐层缝合肌肉、皮下组织和皮肤。

【注意事项】

（1）术中处理岩静脉时要慎重，双极电凝的电流要从小到大逐渐变化，直至将岩静脉完全电灼闭塞后再切断，避免电凝时电流过大将岩静脉灼爆造成大出血。

（2）Teflon棉团一般垫在血管的近脑干侧，使血管离开三叉神经根，尽量减少Teflon棉团与三叉神经根的接触，并要注意Teflon棉团的放置务必牢靠，防止滑脱移位。

（3）术中要注意仔细探查三叉神经根的背侧和腹侧，明确是否有多根血管压迫，如果存在多根“责任血管”，均要进行减压，避免遗漏。

（4）如果术中未发现三叉神经根有明确的血管压迫，或者虽有血管压迫，但无法进行满意减压时，可行三叉神经感觉根的后外侧3/4切断。对于三叉神经根微血管减压术后疼痛仍缓解不满意或复发者，也可以再次行三叉神经感觉根的部分切断。

十二、周围神经电刺激镇痛术

【适应证】

（1）局限于一个或相邻几个神经分布区的顽固性疼痛，如坐骨神经痛、三叉神经痛、局限性带状疱疹后神经痛等。

（2）疼痛部位的皮肤有丰富的感觉神经分布。

【操作方法】

（1）手术在局麻下进行，用经皮穿刺或手术直视下的方法将刺激电极放置在预定刺激的周围神经的表面，并给予电刺激验证电极放置的位置和神经相符合。

（2）若常用一期植入，将刺激脉冲发生器埋植在电极附近的皮下组织内，将导线通过皮下隧道与电极相连。检查导线连接稳妥后，缝合切口。若采用二期植入，仅将电极导线包埋在穿刺旁边的皮下组织内，导线头留置体外与临时脉冲发生器连接，测试成功后再择期植入脉冲发生器。

（3）根据患者疼痛的变化，调整脉冲发生器的刺激参数，以达到最佳的镇痛效果。以此参数进行长期电刺激治疗。

【注意事项】

（1）在施行周围神经长期电刺激术之前，最好对准备刺激的神经进行预刺激，观察电刺激时该神经分布区域的感觉变化，如果有明确的镇痛效果，再将发生器植入行慢性电刺激术。

（2）周围神经电刺激的部位并不仅限于疼痛区域的近侧，有时电刺激疼痛区域远侧的周围神经也能获得较好的镇痛效果。

十三、脊髓电刺激镇痛术

【适应证】

（1）交感神经功能失调和周围血管性病变引起的顽固性疼痛。

（2）范围较大的肩背痛、腰背痛和周围神经性疼痛。

（3）残肢痛、幻肢痛和脊髓损伤后疼痛。

（4）臂丛、腰丛神经撕脱伤后疼痛。

（5）复杂性局部痛综合征。

（6）带状疱疹后神经痛。

【操作方法】

（1）手术一般在局麻下进行，刺激电极植入多采用经皮穿刺的方法，在X线透视监测下将电极放置于疼痛相应脊椎节段的硬脊膜外。上肢痛者，电极一般置于颈6～胸1节段；躯干痛者，电极置于胸2～胸8节段；下肢痛者，电极置于胸9～胸11节段。

（2）进行脊髓电刺激试验，根据电刺激产生的异常感觉范围调整电极的位置，使异常感觉的范围覆盖或适当超过躯体疼痛的范围。

（3）若常用一期植入，将刺激脉冲发生器埋植在电极附近的皮下组织内，将导线通过皮下隧道与电极相连。检查导线连接稳妥后，缝合切口。若采用二期植入，仅将电极导线包埋在穿刺旁边的皮下组织内，导线头留置体外与临时脉冲发生器连接，测试成功后再择期植入脉冲发生器。

（4）调试刺激脉冲发生器，根据电刺激效果确定刺激参数，进行长期治疗。

【注意事项】

（1）刺激电极一般有针式电极和条状电极两种，经皮穿刺时多选用针式电极，注意电极植入后要稳妥固定，防止术后发生电极移位。

（2）放置刺激电极的位置一般在脊髓的背侧，偏向患侧方向，有时也可以放在脊髓的腹侧或外侧。

（3）开放式手术直视下安置刺激电极时，需行椎板部分切除，多选用条状电极，可以将电极准确地放置在相应脊椎节段的硬脊膜外或硬脊膜下，并牢固地固定在硬脊膜上。

（4）开始长期慢性脊髓电刺激治疗前，需要进行一段时间的试验治疗，若试验治疗无效或不能获得较好的镇痛效果，不宜再进行长期治疗，应该取出电极及相关装置，改用其他治疗方法。

十四、脑深部电刺激镇痛术

【适应证】

适用于各种范围较大的顽固性伤害感受性疼痛和神经性疼痛。伤害感受性疼痛一般选择刺激第三脑室后下部脑室旁灰质（PVG）或导水管周围灰质（PAG）；躯干和肢体神经性疼痛常选择刺激对侧的丘脑腹后外侧核（VPL）；头面部神经疼痛则选择对侧丘脑腹后内侧核（VPM）。

【操作方法】

（1）术前给患者安装立体定向头架，MRI 扫描，计算刺激电极植入的靶点坐标。

（2）在局麻下常规额部头皮直切口，颅骨钻孔，切开硬脑膜，将电极植入预定靶点位置。连接刺激发生器，进行实验性电刺激，调整电极的位置直至电刺激能够产生满意的镇痛效果，牢靠地固定电极。

（3）将刺激脉冲发生器埋藏在耳后的头皮下或锁骨下的皮下组织内，导线经皮下隧道与刺激电极稳妥连接。

（4）使用专用的体外刺激程序控制器，调整并确定脉冲发生器的最佳刺激参数，进行长期电刺激治疗。

【注意事项】

（1）VPL 或 VPM 刺激一般选择在疼痛的对侧，PAG 或 PVG 刺激可选择疼痛的对侧或双侧，为避免在主侧大脑半球手术，也可以选择在疼痛的同侧。

（2）刺激电极的固定一定要牢固和稳妥，避免电极移位造成刺激位置变化或损伤脑深部的重要结构。

十五、椎间盘切除术

【适应证】

（1）经保守治疗无效的椎间盘突出。

(2) 椎间盘脱出，压迫脊髓者，需急诊手术。

(3) 严重椎管狭窄。

【手术方式】

(1) 椎间盘旋切术。

(2) 椎间孔镜下椎间盘切除术。

(3) 椎间盘镜手术。

(4) 前入路颈椎间盘切除术。

(5) 椎板切开椎间盘切除术。

【注意事项】

(1) 根据患者的影像、临床表现、医疗条件和医师的熟练程度等选择合适的手术方式。

(2) 手术后需要药物镇痛 1 ~2 周。

第三节　中枢靶控镇痛系统植入术

中枢靶控镇痛系统植入术是通过一根特殊导管放置于蛛网膜下腔或脑室，然后将可编程镇痛泵置入患者皮肤下，用皮下隧道方式将导管与泵相连接。泵的输注系统可将药液经导管持续、缓慢地按照事先编制好的程序输入蛛网膜下隙或脑室的脑脊液中，达到控制疼痛的目的。蛛网膜下腔穿刺简单、安全、可靠，因而成为目前主流的手术方式。由于吗啡直接作用于脊髓和大脑的内啡肽受体，泵内放入微量吗啡即可达到满意的镇痛效果，其用量相当于口服用量的1/300，减少了由于吗啡全身用药带来的副作用，是目前治疗癌性疼痛最为有效可靠的治疗手段。

【适应证】

根据疼痛性质、程度等基本情况，对患者药物治疗进行全面评估，并进行测试筛选。肿瘤或非恶性疼痛患者的选择标准稍有不同。

(1) 肿瘤疼痛的选择标准　口服或静脉应用吗啡类药物治疗效果不满意或出现难以忍耐的不良反应；预期寿命大于3 个月；排外椎管内转移的患者。

(2) 非恶性疼痛的选择标准　不适合进一步保守治疗或其他手术介入治疗，不存在药物依赖或成瘾，心理状态稳定的顽固性疼痛。

【测试筛选】

植入前，应进行鞘内或硬膜外筛选试验，以确定患者对药物的反应性。测试效果良好方可进行植入手术。常用方法有单次注射、多次注射、连续注射。

【禁忌证】

(1) 患者身体无法耐受手术。

(2) 有局部或全身感染。

(3) 凝血功能障碍。

【操作方法】

1. 泵准备

程控仪检查泵的起始状态，核对相关参数，排空泵，然后填充药物，等待植入。

2. 植入步骤

（1）麻醉，根据患者的情况可选择局部或全麻。

（2）术前患者侧卧在可透视手术床上，用 C 型臂 X 光机定位穿刺间隙。常规消毒、铺巾后进行蛛网膜下腔穿刺。

（3）在 C 型臂 X 光机的引导下，将导管沿头侧方向放置到理想位置。如果导管难以顺利置入，可适当调整患者的姿势，轻轻旋转穿刺针和调整针的深度和角度。

（4）置入导管后，以穿刺针为基准纵行切一小口，暴露出棘上韧带，然后退出穿刺针，拔出导管内引导钢丝，用锚将导管缝合固定在棘上韧带上。

（5）横向切开腹部皮肤约 10cm，并进行钝性扩张，准备埋置泵荷包。荷包多选下腹部，深度不超过 2.5cm 为宜。

（6）用皮下隧道器将导管沿皮下走行与泵连接，计算泵管和导管内的容量，从而确定需要从储存器输出到导管端头的药物的填充数量。

（7）泵植入后进行编程，将药物名称、药物浓度、药物输注模式、每日剂量等参数输入，启动泵，开始治疗。目前，国内中枢靶控系统通过认证的药物为盐酸吗啡，吗啡的浓度可以根据患者每日的用量进行调整。输注模式有两种：一种在持续输注的基础上，配备患者自控遥控器；另一种通过编程，在持续输注的同时，中枢靶控系统可以在患者每次爆发痛之前自动给予单次冲击量。这两种方式均可实现个体化的镇痛方案。

【并发症】

（1）感染　一般永久置入时感染机会并不多见。应按严格无菌操作，术后应用抗菌素 1 周。泵储药器污染及再灌注时污染。

（2）导管打结、导管分离、导管泄漏、导管完全或部分闭合、导管移位或偏离、导管纤维化等。

（3）药物并发症　局部或全身药物中毒及相关不良反应，或使用不适用于输注系统或鞘内环境的药物引起的并发症。

（4）操作过程的并发症　植入泵面朝下/移位，泵周血肿、糜烂或感染，头疼、皮下积（脑脊）液，脊神经根炎，蛛网膜炎，蛛网膜下隙出血，脊髓损伤，脑膜炎等。

【注意事项】

泵植入患者应避免进行会使体温或血压产生快速变化的剧烈运动如跳伞、潜水、透热治疗或高压舱治疗。体温和血压的巨变会诱发泵功能失常。

第四节　经皮穿刺椎体成形术

经皮穿刺椎体成形术（PVP）是采用经皮穿刺的方法，通过向病变椎体内注入骨水泥（聚丙烯酸甲酯，PMMA），达到增强椎体强度和稳定性，缓解腰背疼痛的目的。对于骨转移患者，骨水泥不仅起到加强骨质的作用，聚合过程中释放的热量，可以杀灭部分肿瘤细胞，抑制局部转移瘤的发展。

【适应证】

（1）椎体压缩骨折　椎体新鲜压缩骨折，或经保守治疗 6 周以上腰背痛仍明显者，经 MRI 及 CT 证实仍未愈合的椎体压缩性骨折。

（2）椎体转移瘤　溶骨型椎体转移肿瘤。

（3）椎体骨髓瘤。

（4）椎体血管瘤　适用于进展性椎体血管瘤，尤其是引起局部剧烈疼痛的患者。

【禁忌证】

（1）绝对禁忌证　身体条件无法完成手术、椎体结核、细菌感染；出凝血功能严重障碍，且无法纠正；爆裂性骨折。

（2）相对禁忌证　椎体后缘骨质广泛破坏；椎体压缩程度超过75%；椎体成骨型转移肿瘤。

【操作步骤】

胸腰椎穿刺常采用俯卧位经椎弓根进针，颈椎则采用仰卧位经前侧方进针。全程需行心电及指脉血氧监护。

1. 胸、腰椎 PVP

（1）患者取俯卧位，常规消毒铺巾。

（2）在C型臂X光机后前位透视下使两侧椎弓根对称显示，选择椎弓根外缘的体表投影外侧1~2cm为穿刺点。

（3）用1%利多卡因行局部麻醉后，穿刺针穿过椎弓根后缘骨皮质，行正侧位C型臂X线透视。当穿刺针头端抵达椎体后缘时，正位透视应显示穿刺针正好越过椎弓根内缘，此为较理想的穿刺状态。最终，在侧位透视下将穿刺针推进至椎体前1/3交界处，此时正位可见穿刺针头端位于椎体中央。

（4）调制骨水泥。待骨水泥呈黏稠状时，在侧位透视下缓慢向椎体内注入，如发现明显渗漏则立即停止注射。

（5）注射完毕，旋转穿刺针向后退出，穿刺点局部压迫3~5min后包扎。

2. 颈椎 PVP

（1）颈3以下颈椎PVP经侧前路进行穿刺进针。

（2）患者仰卧于手术台，颈肩部垫高，头颈后伸并向对侧偏转。

（3）常规颈部消毒铺巾。

（4）透视下确定所要穿刺的颈椎，触摸颈动脉，在其内侧与气管之间确定穿刺点平行于选定的椎体。

（5）用1%利多卡因局部麻醉后，用穿刺针沿颈动脉与气管间隙进行穿刺。穿入椎体，正侧位透视证实穿刺针头端位于椎体中央或前中1/3交界处，则穿刺成功。

（6）骨水泥调配、注射和撤出穿刺针方法同“胸、腰椎PVP”中所述。

【注意事项】

（1）由于颈动脉和颈静脉容易移位，颈椎PVP术中应尽量向外推压颈动脉，避免伤到血管。

（2）胸椎穿刺点应选择在椎弓根体表投影偏外侧1~2cm，不宜太远，否则可能穿入胸膜腔造成气胸。

（3）注射骨水泥时，应反复透视，观察有无椎管渗漏及血管渗漏。

（4）经椎弓根穿刺时，应避免损伤椎弓根内侧骨皮质，以免损伤脊髓或神经。

（5）压缩性骨折患者可选择单侧或双侧注射。

第二十三章　疼痛的其他治疗方法

第一节　椎间盘化学溶解疗法

【适应证】

（1）临床诊断明确、保守治疗无效的慢性颈、胸、腰椎间盘突出症。

（2）急性和亚急性颈、胸、腰椎间盘突出症。

（3）大型和游离型腰椎间盘突出症（盘内法为禁忌证）。

（4）侧型和极外侧型腰椎间盘突出症。

（5）合并轻度骨性椎管狭窄未出现神经卡压和马尾神经综合征。

【禁忌证】

（1）合并骨性椎管狭窄出现神经卡压和马尾神经综合征。

（2）严重的双侧侧隐窝狭窄或病变同侧侧隐窝狭窄。

（3）颈、胸椎间盘突出症已出现脊髓变性或瘫痪者。

（4）有严重药物过敏史。

（5）严重的代谢性疾病如肝硬化、活动性结核、重症糖尿病者。

（6）孕妇及 14 岁以下的儿童。

（7）患者对治疗存在明显的忧虑。

【术前准备】

（1）术前口服地西泮 5mg。

（2）准备麻醉机或呼吸急救装置，备抢救用品。

（3）术前 1 天开始口服抗生素或手术开始前半小时静脉给予抗生素。

（4）向患者及家属介绍手术相关情况，签字同意后方可操作。

（5）患者步入或平车推入 X 线室，开放静脉通道。

（6）入室后常规多功能监测仪监测血压、心率、心电、血氧饱和度。

（7）术前术者阅 CT 或 MRI 片，确定病变间盘节段，必要时进行标记定位。

（8）患者取俯卧位或侧卧位，术者摸清骶裂孔或棘突间隙，用记号笔定位。

（9）护士打开一次性硬膜外包，术者清洁洗手，戴无菌手套，检查器械有无缺损，穿刺针、针头、导管是否通畅。

【操作方法】

1. 骶裂孔前间隙法

皮肤常规消毒，铺有孔洞巾。用 1% 利多卡因行局部浸润麻醉。使用 15cm 长、18 号椎间盘穿刺针经骶裂孔穿刺成功后，置入带钢丝硬膜外导管，置入深度 12 ~ 20cm。拔出钢丝后回抽无血液、脑脊液，遂注入椎管造影剂 2ml，经正侧位椎管造影，确定导管位于硬膜外前间隙，并于病变椎间盘节段相符。即注入 1.3% 利多卡因重比重液 3ml，

15min 后无脊麻现象，随后注入复方倍他米松注射液 1ml，胶原酶 2～4ml（1200～2400U）。置入硬膜外导管深度计算方法，从病变椎间盘平面的棘突间隙至穿刺针入口处的距离（cm）加 3cm。注入胶原酶后，患者取俯卧位或患侧卧位 6～8h。术前静脉注射地塞米松 5mg，手术当日开始口服马来酸氯苯那敏 4mg，每日 3 次，服用 3 天，以预防过敏反应。

2. 后路前、侧间隙法

常规无菌操作经后正中棘突间隙穿刺至病变相应节段的硬膜处后间隙，回抽无血液、脑脊液。插入硬膜外导管（不带钢丝）向患侧侧间隙置管 2～3cm，导管遇有骨性感，表明导管前端抵达椎体后缘，然后再置入 1cm，即可注入 2ml 造影剂，行正侧位椎管造影摄像，确认导管位于硬膜外前间隙或侧间隙，注入 1.3% 利多卡因重比重液 3ml，15min 后除外脊麻征象，注入复方倍他米松注射液 1ml 和胶原酶液 2～4ml。也可用三氧（臭氧，O_3）5～10ml 注入硬膜外间隙溶解突出的椎间盘。

3. 颈椎前入路椎间盘溶解术

在 X 线透视或 CT 引导下操作。常规消毒，无菌操作。在选定的椎间盘处，用食指分开气管和颈动脉，摸清相邻两椎体缘，在近中线位局麻，并用局麻细针探刺椎间盘成功后，用穿刺针刺入椎间盘 1cm。用影像引导、确定针尖在椎间盘靠近突出的位置。回抽无血或脑脊液，注射胶原酶液 2ml 或三氧 4～6ml。注入的阻力一般较大。不可用力过大，以免加重椎间盘的突出。若有纤维环破损者，三氧可进入椎管内，容量不超过 10ml。通常颈椎间盘突出常将盘内射频热凝和三氧注射合用，效果较好。也可用低温等离子行、椎间盘减压术，效果迅速确切。

4. 胸腰椎旁椎间盘穿刺溶解术

在 X 线透视或 CT 引导下，局麻无菌操作，后入路将穿刺针置入目标椎间盘，注射胶原酶液 2ml 或三氧 4～6ml 进行化学溶解。通常也将射频热凝和三氧注射联合使用。

【疗效评价】

（1）术后 1 个月评价近期疗效。术后 1～3 个月不要负重和过度劳累，不要剧烈扭腰和弯腰，可逐渐开始腰背肌锻炼，此期属于恢复和适应期。

（2）术后 3 个月评价中期疗效，此期可做轻微工作。

（3）术后 3 个月至 1 年后评价远期疗效，定期随访患者。

【注意事项】

（1）术后俯卧位或患侧卧位 8h，以后转成仰卧位。绝对卧床 24h 之后转平卧休息至术后 7 天。

（2）禁食海鲜类饮食 1 周。

（3）术后残留痛处理，选择非甾体抗炎药，口服 10～15 天。

（4）残留麻木者用 HANS 治疗效果较好。

【并发症】

（1）利多卡因高敏反应和中毒反应　注射局麻药前一定要回抽无血，且不要大剂量或反复注射。发生上述反应后立即进行对症处理。

（2）延迟性脊麻（特点：回抽无脑脊液，15min 后出现脊麻）的处理　①常规局麻药试验剂量观察 >20min，出现下肢麻痹时观察到 30min。②发现脊麻征调节体位至半卧位，防止脊麻平面升高，必要时对症处理。③放弃胶原酶溶解术，1 周后再做。

第二节 银质针疗法

【适应证】

(1) 由颈椎管或腰椎管外软组织损害所致的慢性痛症 颈肩臂痛、腰臀腿痛、头部与面部痛、肩周炎、膝关节痛和跟底痛。

(2) 与软组织损害相关的血管神经受累的临床综合征 ①半身麻木、发凉、多汗或上下肢发凉麻木；②头晕、眩晕症、耳鸣、视物模糊；③猝倒、头部发木、眼胀、张口困难。

(3) 与软组织损害相关的脏器功能障碍的征象 ①痛经、阳痿、生殖器痛；②胸闷、气短、失眠、心悸；③腹胀、腹痛、便秘；④尿频、尿急、排尿无力。

【禁忌证】

(1) 严重的心脑血管病、肾功能衰竭者。

(2) 月经期、妊娠或贫血衰弱者。

(3) 血小板减少等血液疾病或有出血倾向者。

【操作步骤】

(1) 依针刺治疗需要采取相应舒适的体位，如头颈背部采用坐位，并取颈部前屈位。腰部或臀部则采取俯卧、侧卧体位。股内侧部或膝踝关节部取仰卧位，以利于操作而且可以避免晕针的发生。

(2) 依据病情的需要确定针刺部位与范围。在软组织痛的特定病变组织中选取压痛点，一般压痛点之间的针距为 1.0～2.0cm。

(3) 在无菌操作下于每个进针点各做 0.5% 利多卡因皮内注射形成直径约 5mm 的皮丘，使进针时艾球燃烧时不会产生皮肤的刺痛与灼痛。

(4) 选择高压消毒的长度合适的银质针分别刺入皮丘，对准深层病变区域方向作直刺或斜刺。经皮下肌肉或筋膜直达骨膜附着处（压痛点），引出较强烈的酸沉胀麻针感为止。通常软组织病变严重，其针感愈强，往往合并有痛觉。每一枚针刺入到位后，不必提插捻针。

(5) 进针完毕后，在每一枚银质针的圆球形针尾上装一直径约 1.5cm 的艾球，点燃后徐徐燃烧。此刻患者自觉治疗部位深层软组织出现舒适的温热感。由于皮丘的麻醉作用，针体的发热作用不会使皮肤产生灼痛。

(6) 艾火熄灭后针体的余热仍有治疗作用，须待冷却后方可起针。逐一起针后在每个针眼处涂 2% 碘酊。让其暴露（夏秋）或纱布覆盖（冬春），3 天内不与水接触，以避免进针点感染。

(7) 也可选用电陶瓷取代艾灸对银质针加热。

【注意事项】

(1) 在同一个病变区域通常仅做一次针刺治疗，多个病变区域的治疗，间隔时间以 2 ~3 周为宜。

（2）对颈椎和胸椎病变伸肌群，尤其是肩胛骨脊柱缘附着的软组织针刺要特别谨慎，切勿刺伤胸膜或脊髓神经。颈椎、胸椎的其他部位及锁骨上窝软组织病变区域禁忌银质针治疗。

（3）若艾球燃烧加热值高峰时，因针体选择欠长会使针眼周围皮肤产生灼痛难忍，此时可用备好的装满凉水的 20ml 注射器将水从针头喷出直至高热的针柄，瞬间即可降温而消除灼痛。但切勿使用乙醇代替凉水，以免引燃乙醇发生烫伤。

（4）一般针刺 2 天局部有不适感，少数可有体温偏高，这是针后反应，不必处理，会自行缓解。

第三节　肌筋膜疼痛触发点针刺镇痛术

肌筋膜疼痛触发点（简称肌触点）是骨骼肌内高度异常的敏感小点形成的结节，在此处可触摸到一条紧绷的肌带。临床上，肌触点可分为活化触发点和隐性触发点两种。前者表现为自发性疼痛、局部或远处牵涉性疼痛、关节活动受限、易疲劳和失眠等症状；后者在没有机械性刺激的情况下，不会产生自发性疼痛。当创伤、疲劳、免疫力降低、营养物质缺乏、人体姿势长期失衡等因素刺激隐性触发点时，它们可以转化为活化触发点，导致触发点疼痛区域的大面积疼痛，并经触发点通路传导致远处牵涉性疼痛和自主神经高度过敏，形成一组疼痛症候群，临床上称其为肌筋膜疼痛综合征。多见于老年人和运动人群。流行病学调查显示 85% 的疼痛门诊患者都存在肌触点。

肌筋膜疼痛触发点为导致临床组织疼痛的最常见病因，其形成的主要因素为急慢性运动创伤、骨与关节退行性改变、脊椎的非细菌性炎症和压迫、内分泌和代谢性缺陷、营养因子缺乏以及局部慢性生物力学失衡等。对于“肌筋膜疼痛触发点的病因是源自梭内肌纤维病变还是梭外肌纤维病变”尚无定论。

一、肌触点疼痛的诊断和定位方法

灭活疼痛触发点是有效治疗肌筋膜疼痛综合征的关键。首先要准确定位疼痛触发点。临床上对肌筋膜触发点疼痛的诊断常根据以下依据：

1. 病史和体格检查

突然发作的肌肉过用或跟随肌肉过用发作的一个短暂时期后的疼痛；反复和慢性过用受累肌肉而引起的区域性疼痛或不明原因的区域性疼痛。利用骨科体格检查确认疼痛的来源，初步确定受累肌。

2. 利用牵涉痛规律定位

根据受累肌牵涉痛的规律定位触发点，在触发点处有明确的压痛和可触及紧张带或收缩性结节，深压还常出现牵涉痛。

3. 客观指标

静息状态下，肌电图上可记录到定位触发点处的自发性电位。MRI 或 B 超下触发点处有影像增厚。

二、肌筋膜疼痛触发点的治疗

引起肌筋膜疼痛触发点的病因可分为诱发因素和持续因素两大类。在治疗时都应考虑去纠正或消除。另外，还需注意由其他疾病引发的继发性触发点。肌筋膜疼痛综合征的治疗原则是以各种方法灭活触发点，使肌肉内的挛缩肌束松开，使机体或各关节的生物力学处于一个正常平衡状态。

1. 针法

各种针都可用来穿刺定位的触发点。准确刺到触发点，肌肉会有抽搐反应（跳动）或扎（针）牵涉痛。目前有 4 种方法：

（1）湿针疗法 + O_3　即对触发点穿刺，尽量引出肌肉的跳动。当患者感觉难忍的酸胀痛时，给予 0.1 ~ 0.2ml 局部麻醉剂（如 0.5% 利多卡因），以减轻穿刺时的疼痛。一般情况下用直径 0.4mm 的注射针头可以减少针后的针眼处的疼痛感。随后按照“先浅后深，先点后面”的原则给予低浓度三氧（O_3）。此法对于任何急慢性疼痛触发点综合征效果最好。

（2）干针疗法　不加任何局部麻醉剂进行针刺触发点，可以反复针刺，引出跳动；但是为了减轻患者的疼痛，这种干针疗法可以用直径 0.3mm 的细针，引出抽搐反应后，留针 8 ~ 15min，反复应用较好

（3）闪针　这种疗法快捷。是一种配合推拿按摩的快速针刺法，仍然针对疼痛触发点。当给患者做推拿时，如果发现一些肌肉上的疼痛结节推拿不能使之消除。根据解剖位置可用不同长短的毫针对定位的肌肉疼痛结节进行快速反复针刺。

（4）热凝射频疗法　治疗肌筋膜疼痛很有效，因为触发点可以在温度 45℃ 左右可被灭活，但前提是最好能定位触发点，使针尖进入触发点。也可用内热针法，成本较低。

2. 推拿按摩

与传统推拿按摩不同是需要找到触发点的位置，针对触发点去推拿按摩，任何一种推拿按摩的手法都可以被应用，但以一指禅推法和拇指点法以及手掌按法和滚法、拿捏法为主。如果效果不佳，可以改为针法治疗。

3. 理疗

这里推荐深部激光、微波、红外和超声波，聚焦于触发点内，而不是针对牵涉痛的位置上。因此，一个物理治疗师必须懂得怎样诊断和定位触发点。由于触发点常是多发的，因此这些设备需要是多探头的，需要配合对受累骨骼肌施予每天多次的牵张疗法加以辅助治疗。

4. 牵张疗法

牵张辅助疗法有两种：一种是自我牵张技术，用于患者在家中自我锻炼；另一种是治疗师的牵张技术，由治疗师为患者牵张同时整复关节位置。

5. 整脊技术

脊柱的轻微结构性改变都会对机体造成不同程度的影响，特别会引起脊柱关联周围软组织的疼痛，整脊可以在不同程度上纠正因姿势和骨骼肌力学紊乱造成的位置改变，使脊柱排序恢复。

6. 运动疗法

通过运动锻炼来纠正肌肉的不平衡和提高肌肉的耐力，以巩固其他疗法治疗的效果；同时恢复肌肉的柔韧性。运动疗法一般可以分成两类，牵张锻炼和力量训练。

7. 药物治疗

较轻的肌筋膜疼痛综合征可以给予解热镇痛药物或者肌松药。如果无效，可以给予非甾体抗炎药或选择性环氧化酶-2抑制剂，对于较为严重的肌筋膜疼痛有时可以用麻醉性止痛剂。如果肌筋膜疼痛伴有神经病理症状时，也可以同时用镇痛辅助剂，如抗忧郁剂和抗痉挛剂。安眠药物可以与上述药物合用以解决患者的精神问题和睡眠问题。在中国传统医学中，肌筋膜疼痛常常与肾气的缺乏有关。因此，金匮肾气丸和各种地黄丸可以改善肾气缺乏的症状，从而改善患者机体的整体情况。

三、常见肌触点的位置及其针刺镇痛要点

1. 额枕肌

（1）肌触点的位置

1）额肌：大约相当于阳白穴附近。

2）枕肌：距正中线约4cm，上项线稍上方的凹陷内。

（2）针刺操作　额肌肌触点选用0.5寸32号或34号针，顺着肌纤维刺入。

2. 颞肌

（1）肌触点的位置　仰卧，医生用手扪及颧弓上缘，向颞区滑动手指。可在额骨、顶骨和颧骨表面的扇形区域触诊。嘱患者张口或咬牙时，双手手指指腹可分别在患者双侧耳上颞肌的前、中、后触及。

（2）针刺操作　确定颞肌肌触点，用0.5寸32号或34号针，顺着肌纤维刺入。

3. 翼外肌

（1）肌触点的位置　下颌骨髁突稍前方，颧弓下方。翼外肌肌触点口腔内很难触诊到这一肌肉的下部。因此，通常从口腔外，透过咬肌触诊。

（2）针刺操作　寻找其肌触点后，选用长40mm 32号毫针，从下颌髁突前下方进针，朝水平向前方向针刺。需要透过咬肌针刺。

4. 翼内肌

（1）肌触点的位置　下颌骨内侧肌腹部，约下颌角上方1cm处。

（2）针刺操作

1）口腔外进针法：固定肌触点后，采用40mm长32号毫针，从下颌角下方5mm处进针，针尖贴近下颌骨内侧，朝向鼻翼方向针刺。注意避开面动脉及颈外动脉。

2）口腔内固定进针法：用手指从口腔内外固定肌触点，然后从颧弓下方向下颌角方向进针。进针后，提插，轻度捻转，不留针。

5. 头夹肌

（1）肌触点的位置　患者俯卧或坐位。在第2颈椎棘突水平，靠近斜方肌稍外侧。约与风池穴在同一水平。

（2）针刺操作　定位并固定头夹肌肌触点后，在其中间部分即枕下胸锁乳突肌近端与斜方肌上部起点前缘之间进针。然后将针刺入条索状物或肌触点中。由前外上向

后内下，呈扇形针刺。其下部针刺须透过斜方肌上部。其上部针刺则须透过胸锁乳突肌后侧与上侧。

6. 颈夹肌

（1）肌触点的位置

1）上部肌触点：在 C_3/C_4 棘突水平的脊柱旁大约 2 ~4cm 宽。约当天柱穴处。

2）下部肌触点：在 C_7 棘突水平的脊柱旁大约 2 ~4cm 宽。约当定喘穴处。与肩提肌肌触点十分接近。

（2）针刺操作　针刺时，患者俯卧位或侧卧位，头下置一枕头。针刺背向 C_3 或 C_4 棘突，在另一手指触诊指引下由外向内进行扇形针刺。针刺长度为 2 ~4cm 当向前针刺时，覆盖在颈夹肌外侧表面的肩提肌也会刺激到。通常会有反应。颈夹肌下部肌触点的针刺法与上部肌触点针刺法相似。针尖背向 C_7 棘突。将刺透过斜方肌。为了避免造成气胸，在正面针刺较安全。但也可以从一个背侧前或向内侧方向针刺，针尖朝向的 C_7 的浅层。可刺入大约 3 ~5cm。

7. 半棘肌

（1）肌触点的位置　患者仰卧，医生手心置于患者头部下方。向外下侧滑动手指到枕下区和椎弓沟。当患者端藏下颌使表浅结构放松时，在椎弓沟内沿垂直肌纤维向下扪及。

（2）针刺操作　患者坐位或俯卧。操作者找到并固定肌触点后，顺着肌纤维由头端向尾端的方向进针。进针后，透过其表层斜方肌与夹肌，顺着肌纤维深刺。可适当提插并轻度捻转。

8. 斜角肌

（1）肌触点的位置

1）前斜角肌：患者仰卧。医生先用指尖扪及斜方肌和胸锁乳突肌之间的颈椎横突。顺着细长、线状的斜角肌向下滑动指尖（注意不要太用力，因为臂丛神经经过此处）沿着肌纤维向下，可触向第 1、2 肋。嘱患者颈侧屈抗阻。

2）中斜角肌：在胸锁乳突肌后缘之后与颈外静脉交界处。约当奇穴颈臂穴处。

3）后斜角肌：位于深层，其肌触点很难触诊。其肌触点通常位于肩外深层。

（2）针刺操作

1）前斜角肌：选用 0.5 寸 32 号毫针。针刺时，用手将胸锁乳突肌的锁骨部和颈外静脉推开，当触及紧绷肌带中的小结时，用食指与中指固定，然后将针向前内上方刺入。一般来说，在按压此小结时，通常可再现患者的痛楚。

2）中斜角肌：肌触点位于前斜角肌肌触点稍内上方，约当天窗穴处。针刺时，患者仰卧，头轻微地向对侧。还可尝试用枕头稍微抬高头部与肩部，以便松弛胸锁乳突肌与斜方肌。由于臂神经丛位于前、中斜角肌之间的纵向沟痕，因此，针尖应避开神经，往上朝向前至中斜角肌。

3）后斜角肌：患者侧卧，头部稍微倾向患侧，以松弛上斜方肌。针刺时，推开上斜方肌。找出其下方的肩胛提肌。然后，在提肩胛肌的前面触及后斜角肌。可用 32 或 34 号 25mm 毫针。针尖朝后。

9. 斜方肌

（1）肌触点的位置

1）上斜方肌：常位于斜方肌肩上前部游离缘的中部。约当肩井穴处。上斜方肌附着性肌触点：位于斜方肌上部起点处。约当风池与天柱之间。

2）中斜方肌：可位于中部纤维的任何位置，主要位于 C_7 ~ T_3 棘突之间。通常位于肩提肌在肩胛骨上的附着部位内侧约 1cm 处，接近于水平走向的纤维中间处约当肩外俞稍内侧处。平滑式触诊可以用来定位这个中斜方肌里的中央型肌触点。

3）下斜方肌：下部斜方肌下部外缘，肩胛下角水平附近。大约相当于肌纤维横跨过肩胛骨的内侧处。约当膈俞、膈关穴水平。

（2）针刺操作

1）上斜方肌：患者俯卧、仰卧均可，或坐位。操作者用拇指与其他四指将上斜方肌从冈上肌与肺尖处捏起肌肉。强烈建议斜刺或平刺。15° ~ 45°斜刺或平刺。如果垂直进针则只能 2cm 左右，不能超过 3cm 反复插的同时进行捻转 3 ~ 5 次。不建议留针。

2）中斜方肌：病人俯卧或坐位。针尖斜向脊柱方向，斜刺或平刺即可

3）下斜方肌：病人坐位，上肢屈曲交叉置于胸前，使肩胛骨外展同时，低头以屈曲上背部的脊柱。病人俯卧位时，双手置于身体侧面。针刺时，针尖呈头尾方向。

10. 喙肱肌

（1）肌触点的位置　患者仰卧，手臂置于体侧。在腋窝前缘，沿肱骨内侧向后外侧触摸。沿喙肱肌止点处触诊，即与三角肌止点相对应的肱骨内侧，可触及肱二头肌深面的喙肱肌肌腹。嘱患者肩关节内收抗阻，可确认这一肌肉。常存在 2 ~ 3 个肌触点最常见的是肌腹中部。位于腋窝前缘，三角肌中部深层附近。其次为远端肱二头肌长头和近端肱二头肌短头的肌腱附着处。

（2）针刺操作　固定肌触点后，顺肌纤维斜刺，提插捻转。

11. 肩胛提肌

（1）肌触点的位置

1）肩胛提肌：颈部外侧约当颈根处。约当定喘穴处。

2）肩胛提肌附着性肌触点：肩胛骨内上角上方 1 ~ 2cm 处，或肩胛骨内缘上部与脊柱之间，靠近肩胛骨内缘处。约当第 1 胸椎水平，约当肩外俞处。

（2）针刺操作

1）肩胛提肌：患者俯卧位或坐位，或对侧侧卧。坐位时，上半身靠在椅背上，肘部以枕头支撑。嘱患者面部及颈部转向对侧，同时做耸肩抗阻，以确认肩提肌。进针时，用手指尽量推开上斜方肌前缘，针尖对准固定的肩提肌肌腹部的条索状物或硬结，针尖最好向内上方，或斜向外下方的肩井穴针刺。可反复提插。针刺时，如果肩关节内旋，可增加肩提肌张力，因此，更易产生针感，提高疗效。

2）肩提肌附着性肌触点：病人取坐位或俯卧位。在颈肩交界处进针，由肩胛骨内上角往外上方透过上斜方肌针刺。或由第 6 颈椎腹外侧向斜方肌方向针刺。

12. 冈上肌

（1）肌触点的位置　俯卧位，双手置于体侧。医生首先触及肩胛骨上缘及肩胛冈，

然后，在冈上窝可触摸到冈上肌肌腹。在喙突下沿其肌腱，可触摸到肱骨大结节。嘱患者肩关节外展抗阻，可以触及肌肉收缩。常见有3个肌触点：

1）冈上肌内侧肌触点：肩胛冈上方。约相当于冈上窝中间区域。约当秉风穴附近。

2）冈上肌外侧肌触点：肩胛冈与锁骨结合处。多呈点状压痛。约当肩峰的内侧。常可引起剧烈的疼痛。约当臑俞穴处。

3）冈上肌附着性肌触点：肌腱在肱骨头的附着处。约当肩髃处。

（2）针刺操作　坐位或俯卧位。固定肌触点，然后顺冈上肌纤维方向内或向外针刺。

13. 冈下肌

（1）肌触点的位置

1）冈下肌中间肌触点：肩胛冈下方正中稍下方，约当天宗穴附近。

2）冈下肌外侧肌触点：在肩胛冈下方外侧1/4与内侧3/4交界处，约当天宗外上方。定位方法：患者坐位或俯卧位，手横跨胸部，抓住椅子对侧的扶手，以适当牵拉这一肌肉。在冈下窝进行仔细地平触，寻找肌触点。

3）冈下肌附着性肌触点：肩胛骨内侧缘中点处。约当膏肓穴与神堂穴水平附近。定位方法：坐位或俯卧位触诊确认。

（2）针刺操作　患者侧卧或俯卧，上臂稍外展。侧卧时，肩屈曲约45°，手置于胸前在手指之间固定肌触后，顺着肌纤维，透过斜方肌刺入。得气后，可反复提插捻转。可不留针。刺入其肌触点后，常易诱发局部抽搐反应。针刺冈下肌附着性肌触点时，针刺朝向肩胛骨冈下窝中心的方向。

14. 大圆肌

（1）肌触点的位置　患者俯卧，手臂放于体侧。沿肩胛骨外下侧缘，操作者可触及厚圆的肌腹。它构成腋窝的后壁。嘱患者肩关节后伸抗阻，可触及大圆肌收缩。

1）大圆肌肌触点：位于肌肉中段的腋后皱处。正当背阔肌包绕大圆肌处。

2）大圆肌内侧附着性肌触点：位于大圆肌在肩胛骨起点附近的肌肉肌腱附着处，约当肩胛骨后面。

3）大圆肌外侧附着性肌触点：位于大圆肌外侧肌肉肌腱连接处。

（2）针刺操作　患者俯卧，手臂外展60°～90°；通过钳捏式抓握而在拇指和手指之间予以固定。对于大圆肌肌触点及内侧附着性肌触点，针尖由外下向内上斜刺；对于大圆肌外侧附着性肌触点，针尖可由外上向内下斜刺，提插捻转。不建议留针。

15. 小圆肌

（1）肌触点的位置　患者俯卧，手臂置于体侧。操作者从肩胛骨中部外侧缘向外上方移动，大冈下肌与大圆肌之间，可触及小圆肌腹。嘱患者肩关节交替地做外旋与内旋抗阻，可触及小圆肌纤维交替地收缩或放松。外旋时收缩，内旋时放松。肌触点常位于后三角肌的深处接近肱骨的附着处。约当肩髎穴处附近。

（2）针刺操作　健侧卧位，上臂置于胸前的枕头。或俯卧位，上臂内旋（手掌向上），并且外展到约45°～90°。寻找并固定小圆肌肌触点后，斜刺进针。针刺时将其肌触点固定在食指与中指之间，针尖背离向肩胛骨向外上方针刺。

16. 肩胛下肌

（1）肌触点的位置

1）肩胛下肌外下方肌触点：位于肩胛骨外侧缘之内的腹侧面上较为垂直走向的肌纤维里。

2）肩胛下肌外上方肌触点：位于肩胛下肌近水平走向的肌纤维束里，即在前一肌触点区域的上方。

3）肩胛下肌内侧附着性肌触点：位于肩胛骨肋面脊侧缘，即肩胛下肌的起始部。

4）肩胛下肌外侧附着性肌触点：位于肩胛下肌在肱骨上的附着处，即肱骨小结节处。正当肱二头肌长头肌腱稍内侧处。约当三角肌止点与肩峰连线中点内侧一横指处。

（2）针刺操作　患者仰卧或俯卧，上臂外展。轻轻按压肩胛下肌肌触点，通常可再现患者肩部及肩胛骨疼痛，有时甚至可向腕关节感传疼痛。甚至会引起局部抽搐反应。如果上臂无法充分外展，可行采用让患者肩关节交替外展与内收的被动运动，逐渐扩大其活动范围。由于肩胛下肌肌触点的针刺有一定难度，通常应在先灭活其他相关肌肉如大圆肌。

17. 肱三头肌

（1）肌触点的位置

1）肱三头肌长头肌触点：位于长头中央深部，即长头越过大圆肌再往远端 2～4cm 处。

2）肱三头肌内侧头肌触点：位于内侧头远端外侧，外上髁上方 4～6cm 处约当肘劳穴处。主要引起外上髁处疼痛，常被诊断为网球肘。

3）肱三头肌外侧头肌触点：位于肱三头肌外侧头外缘肌腹部。此处紧绷肌带可能对桡神经形成卡压，按压时，可能诱发手部刺痛感。

4）肱三头肌内侧头深头肌触点：位于肱骨内上髁稍上方的内侧头纤维中部的肌腹。通常向肱骨内上髁感传疼痛和压痛。可从患者仰卧位，肩关节外旋位时触到。

5）肱三头肌附着性肌触点：位于肱三头肌远端附着处。常位于尺骨鹰嘴上方附近。它通常是继发于长头及外侧头和内侧头深头的肌触点。

（2）针刺操作

1）肱三头肌长头肌触点：患者俯卧，上臂外旋，手掌朝上，上臂外展。也可侧卧或俯卧从后侧进行。操作者钳捏住长头，在中、食指固定触摸的紧绷肌带后，于手指间顺着肌纤维方向斜刺进针。

2）肱三头肌内侧头肌触点：侧卧位，患侧朝上，可以以枕头支撑患侧上臂。将肌触点两侧的肌肉按压在肱骨上，将肌触点固定在中、食指之间，然后顺着肌纤维方向，针尖对着肱骨方向进针，提插捻转。

3）肱三头肌外侧头肌触点：姿势同上。以切线方式进针至薄层肌肉，可往远端或近端，以鸡爪刺方式刺探肌触点，以便尽可能灭活更多的肌触点。

18. 肱二头肌

（1）肌触点的位置　患者仰卧或坐位，手臂旋置于体侧。操作者可在肩肘之间，上臂前面触及肱二头肌肌腹。嘱患者屈肘，前臂旋后抗阻，可触及肱二头肌收缩。肌触点常位于肱二头肌肌腹中部，约当青灵、侠白穴附近。

（2）针刺操作　操作者用拇指与其余四指将肱二头肌含有肌触点的紧绷肌带牢牢地拿捏式住，然后在肱二头紧绷肌带的头端进针，顺着肌纤维斜刺。可提插捻转。如果紧绷肌带比较长，可用倒马刺法。针刺后，可配合推拿、牵拉及拨罐疗法。

19. 背阔肌

（1）肌触点的位置　背阔肌肌腹的定位：患者仰卧或坐位，手臂置于体侧；操作者手掌从骶骨和嵴后面及腰椎棘突向肩胛下角方向触诊；嘱患者肩关节内收和后伸抗阻，可确认这一宽阔的肌腹。背阔肌腋窝后缘的定位：患者坐位或俯卧；操作者用拇指和其他 4 个手指从腋窝内面拿捏其后部与外侧肌肉；嘱患者肩关节后伸抗阻，可确认背阔肌。

1）背阔肌上方肌触点：位于腋后褶的弧顶部稍下方。

2）背阔肌下方肌触点：约在京门与大包之间。

（2）针刺操作　将肌肉从胸壁上提起，用四指及拇指牢牢地固定肌肉。针刺稍朝外侧或平行于肋骨表面。针尖及针身在操作者的手指之间进行提插与捻转。针后可配合肌肉牵拉。

20. 三角肌

（1）肌触点的位置　患者仰卧或坐位。首先触及肩峰，用手掌沿肌腹向下触诊，直至肱骨外侧中上部。嘱患者屈肩和或外展、伸展抗阻，可分别确定三角肌前、中、后纤维。

1）前三角肌肌触点：位于三角肌前部靠近头静脉处。很易触诊。

2）中三角肌肌触点：可出现于三角肌外侧中部任何部位。

3）后三角肌肌触点：位于三角肌后缘，较之前三角肌稍远端一点。

（2）针刺操作　坐位或卧位，顺着肌纤维直刺。针后可推拿拨罐。

21. 锁骨下肌

（1）肌触点的位置　患者仰卧。操作者用拇指在锁骨下缘滑动，逐步向深处触摸，嘱患者下降肩胛骨抗阻时，可触及锁骨下肌纤维收缩。锁骨下肌肌触点多见于锁骨正中下方稍内侧。大约相当于气户穴内侧附近。

（2）针刺操作　针刺时，先固定肌触点。平刺进针，针尖朝向锁骨。稍作小幅度提插，捻转。不留针。

22. 胸大肌

（1）肌触点的位置　患者仰卧位，双臂置于体侧。操作者锁骨下方，胸骨内侧及肋弓上缘之间，用手掌可触及胸大肌肌腹。嘱患者肩关节内旋抗阻，可正确判断胸大肌的位置。胸大肌腋窝前缘的定位：患者仰卧，手臂外展。操作者用拇指触及锁骨下方，其他四个手指以腋窝内的胸大肌外侧缘伸进去，通过拇指与其余四指的挤压。嘱患者肩关节内旋抗阻，可触及胸大肌的收缩。

1）胸大肌锁骨部肌触点：约当云门、中府附近

2）胸大肌胸骨部肌触点：约当屋翳、膺窗附近。

3）胸大肌肋骨部肌触点：约当乳根穴附近。

（2）针刺操作　从胸壁上提起胸大肌，并牢牢固定在四指与拇指之间。针身与肋桶平行。速刺不留针。

23. 胸小肌

（1）肌触点的位置　患者仰卧，垫高肩部，上臂被动外展放松。或坐位时，上臂置于身前，前臂放在腹部。以适当达拉胸小肌。操作者须透过胸大肌触诊。触诊时，手指从外则向内侧深入腋窝。在外上方扪及喙突，在内下方可触及肋骨。两者之间即胸小肌纤维。从纤维走同可区分胸大肌与胸小肌。如果病人不太胖，也可用钳捏式触诊。嘱患者肩胛骨下降抗阻，可触及胸小肌收缩。

1）胸小肌肌触点：位于胸小肌肌腹中部，大约相当于喙突至侧胸部第3、4、5肋的中点部位。大约相当于周荣、天溪、胸乡等穴附近。

2）胸小肌附着性肌触点：位于胸小肌在喙突附着处稍前下方，大约相当地肩前穴附近。

（2）针刺操作　胸小肌肌触点：选触诊定位并固定胸小肌肌腹上的敏感痛点。操作者用左手从腋窝前缘下方深入胸小下方，从胸壁上方将其隔离开来。针尖由内下斜向外上，提插捻转得气后，出针。不留针。

24. 肱桡肌

（1）肌触点的位置　肱骨外上髁与桡骨茎突联机上。约当手三里附近大约距肘横纹外侧端2cm左右。按压时，可诱诱发出其特征性的感传痛：拇指与食指之间的合谷穴位疼痛。

（2）针刺操作　患者仰卧，屈肘90°，前臂旋前置于支撑物上。拿捏固定肌腹中的TP后，用1.5~2寸毫针深部斜刺。针刺时，针感可向阳溪、合谷穴处感传

25. 旋前圆肌

（1）肌触点的位置　坐位或仰卧。被动屈肘，前臂旋前。医生触及肱骨内上髁，由内侧向远程滑动拇指，触及旋前圆肌肌腹。嘱患者前臂旋前抗阻，可确认这一肌肉。旋前圆肌肌触点多位于其肌腹部，尺骨与桡骨之间。约当曲泽与郄门穴之间。

（2）针刺操作　患者仰卧或坐位，前臂旋后位，针尖略向下，顺肌纤维针刺。

26. 胸锁乳突肌

（1）肌触点的位置　患者仰卧，轻轻将头转向对侧。医生用拇指找到乳突，向前下方触及胸锁乳突肌表面，轻轻夹住其肌腹，触到胸骨，区分其内侧的胸骨头与外侧的锁骨头。嘱患者轻轻前屈抗阻可确认。

1）胸骨段：胸骨段大约有3~4个肌触点。分别位于两端附着点及其中上与中下1/3交界处。

2）锁骨段：锁骨段大约有2~3个肌触点。分别位于其两端与肌纤维的中部。

（2）针刺操作　患者仰卧于枕头。头稍侧倾向患侧，面部稍微向上转至对侧，以放松这一肌肉。针刺时，从中间提起胸锁乳突肌，将其与其下方的组织拉开。一般先针刺胸骨段的肌触点，然后再针刺后侧深层锁骨段的肌触点。用34~36号1寸针，将针准确地刺入肌触点的最大压痛处。如果出现局部抽搐反应，和（或）相应的感传痛，表明针刺位置准确。针刺锁骨段肌触点时，操作者要用拇指与其食指夹住整块肌肉，将其与其下方的血管、神经以及斜角肌拉开。在锁骨上方，以手指按压血管，可以使颈外颈静脉显现。针刺时，以手指将静脉拨往外侧或是内侧，以避免针尖刺到血管。针刺下段肌触点时，针刺宜向头顶方向。不留针。

27. 前锯肌

（1）肌触点的位置　患者侧卧，手臂前伸。医生用手触及肩胛骨最外侧，沿肩胛骨外侧缘前下方向肋骨外侧方向触摸。可在各个肋骨止点附近触及肌腹嘱患者抗阻躯干上部前伸，可确认这一肌肉。前锯肌肌触点常在皮下，约当第 5 或 6 肋上方的腋中线上，大致与乳头等高处检查时，患者半侧卧，将身体转向对侧，患侧上臂部伸展。医生将患者上臂向后伸展，使肩胛骨内收。沿胸部向下延申到腋中线触诊，可摸到压痛性小结。使用弹拨式触诊，可诱发 LTR。

（2）针刺操作　病人侧卧。根据肌触点的位置，病人健侧卧位，上半身稍向后旋转，上臂内收并前倾。拿捏肌肉后，针刺朝向肋骨平行

28. 腹直肌

（1）肌触点的位置　患者仰卧。医生触及胸廓前下缘，双手沿剑突向下滑动至耻骨联合之间，在腹白线两侧可触及腹直肌的节段性纤维。嘱患者双肩稍离桌面，可确认该肌。

1）腹直肌上部肌触点：位于腹直肌上段。约当剑突稍外下方，即腹直肌肋软骨附着处。约当腹通谷、阴都与承满、梁门之间。可引起剑突周围疼痛（似胆囊炎、消化性溃疡等），及双侧中背部条带状疼痛（单侧常为背阔肌）。左侧腹直肌上部肌触点还可引起心前区疼痛。

2）腹直肌中部肌触点：位于脐周，约当肚脐外下方 2 ~ 3 寸的腹直肌外侧缘。约当腹结、府舍与水道、归来之间。可引起腹胀、腹部痉挛或腹绞痛。身体前屈可缓解疼痛，运动会加重疼痛。如果位于右侧，约当髂前上棘与脐连线中点，即阑尾炎的麦氏点附近。右引起阑尾炎相似的疼痛，疲劳、焦虑、月经前会加重。

3）腹直肌下部肌触点：位于腹直肌下段，约当耻骨联合与脐连线中点附近近正中线处。可引起双侧腰痛、痛经等，或加重痛经。

（2）针刺操作

1）腹直肌上部肌触点：先用中指与食指固定肌触点，然后在两指之间，由外下向内上刺入。

2）腹直肌中部肌触点：基本同腹直肌上部肌触点。针尖朝向耻骨，斜刺。

3）腹直肌下部肌触点：基本同腹直肌上部肌触点。针尖略向下，顺肌纤维针刺。

29. 腹外斜肌

（1）肌触点的位置　患者仰卧。医生双手触摸胸廓前外侧下缘，手掌在髂嵴和胸廓下缘之间滑动。从胸廓外侧至腹白线向前下方，可触及腹外斜肌，嘱患者抗阻抬同侧肩部，可确认该肌肉。

1）腹外斜肌上方肌触点：位于腹外斜肌上方深层，正当剑突外下方腹部肋弓处。

2）腹外斜肌外侧肌触点：位于腹外斜肌外侧。大约在第 12 肋尖与髂嵴之间。

（2）针刺操作　针刺肋骨部的肌触点时，针刺操作同前锯肌与后锯肌。针尖对着肋骨，而不是肋骨之间，注意不要刺得太深，以免引起气胸。针刺下部的肌触点时，将腹外斜肌用拇指与其他四指从侧腹部提起。然后在手指之间搓揉，寻找肌触点并固定。固定肌触点后，将针顺着肌纤维的方向，斜刺而入，注意不要刺破腹腔。

疼痛科诊疗常规

30. 腹内斜肌

（1）肌触点的位置　患者仰卧。医生双手触摸胸廓前外侧下缘，手掌在髂嵴和胸廓下缘之间滑动。从腹白线向后下方的髂嵴触摸，可扪及腹内斜肌，嘱患者轻轻抗阻向同侧转动躯干，可确认该肌肉。可能有多个肌触点。常位于 7 ~ 12 肋的肋尖下缘。也可能位于近耻骨处。

腹内斜肌中心型肌触点：在髋嵴的前方，下腹部的外侧。约当髂前上棘附近。

（2）针刺操作　病人仰卧。医生定位腹内斜肌肌触点后，在左手中、食指之间固定其肌触点。右手持针，针尖朝内上方，顺着肌纤维方向盘斜刺。可留针。针刺耻骨附着处的肌触点时，针尖朝向耻骨弓上缘。

31. 髂肋肌

（1）肌触点的位置　患者仰卧。医生首先触及腰椎与胸椎棘突，手指向外侧滑动至竖脊肌。然后在肋骨上面可向外弹拨髂肋肌。嘱患者抬头和背伸躯干抗阻，可确认该肌肉。

1）胸髂肋肌上部肌触点：位于第 6 胸椎水平，肩骨内侧中点附近。约当督俞穴附近。

2）胸髂肋肌中部肌触点：位于第 10、11 胸椎水平附近。约当胆俞、脾俞附近。

3）胸髂肋肌下部肌触点：可能位于腰髂肋肌内。大约相当于三焦俞附近。

4）腰髂肋肌肌触点：约当 L_1 水平附近。即三焦俞附近。

（2）针刺操作　患者俯卧。操作者平滑式触诊其紧绷肌带中的肌触点后，在手指之间扪及肌触点，然后顺着肌纤维方向刺入。在肋骨附近针刺时，针尖应对着肋骨，而不是肋骨之间。提插捻转得气后，可出针，也可留针。

32. 髂腰肌

（1）肌触点的位置

1）腰大肌：患者仰卧，屈髋屈膝。医生首先找到髂前上棘，然后沿其内上方深处，至腰椎体外侧。手指可以轻轻地压到腰大肌的斜纤维，来回弹拨其管状肌肉。嘱患者屈髋抗阻可确认。

2）髂肌：患者仰卧，屈髋屈膝。医生首先找到髂前上棘，然后在髂骨前面向其内下方深处触诊。用手指可以轻轻触扇形的髂肌纤维。嘱患者屈髋抗阻可确认。

3）腰大肌肌触点：约当髂前上棘与肚脐连线中点处。大约相当于腹结穴附近。

4）髂肌肌触点：髂嵴内表面上端。大约相当于维道与五枢穴附近。

5）髂腰肌附着性肌触点：约当维道穴内下方，平股骨小转子处。

（2）针刺操作

1）腰大肌肌触点腹部进针法：仰卧，微屈膝抗阻。以确定腰大肌腹部的肌腹部位。用0.3 或0.35mm ×（60 ~90） mm 毫针，从腹部或腰部直刺，不留针。针感通常向大腿或腰部扩散。

2）腰大肌肌触点背部进针法：患者仰卧。操作者触及两髂嵴最高点联线，此处是第4 腰椎棘突水平。然后，以此联线下 3cm，正中线旁开 3.5 ~7.5cm，为进针点。病人俯卧位、腹部垫枕、抬高腰部，对患侧腰第 4、5 椎横突定位划线，消毒后，在其棘突旁开 3.5 ~7.5cm 处进针。也可在更外侧一些进针。选取 75 ~120mm 长的 0.3 ~

0.35mm 的毫针，垂直进针到 $L_{4\sim5}$ 横突，调整针尖方向，沿其上、下缘探刺然后针尖滑过横突上缘，再进针 0.5 ~ 1cm，说明针尖已达腰大肌间隙。一般从皮肤至腰大肌间隙的距离为 5 ~ 7cm。

3）髂肌针刺操作方法：患者仰卧或侧卧，触及肌带中的肌触点。沿髂嵴内表面缓慢斜刺。针刺将透过腹外斜肌等。少提插，可捻转。病人仰卧位，从髂前上棘内侧 0.5cm 处开始，向上沿髂嵴内缘缓慢斜刺。针尖紧贴髂窝由前外向后内方向行骨膜下刺，深度约 8 ~ 10cm。不行提插，避免引起髂肌血肿。不留针。

4）髂腰肌附着性肌触点针刺操作方法：病人仰卧位，患肢屈髋屈膝外展，抬高足跟，充分外旋下肢，使小转子旋到前方。同时，尽可能使髂腰肌与肌神经和股动脉分开。选用 60 ~ 75mm 长的 0.3 ~ 0.35mm 毫针，固定肌触点后，在腹股沟下 6cm、股动脉外 3cm 处进针。针尖向外下刺入，提插捻转。针尖沿股直肌内侧、股内侧肌外侧深入，直达小转子后，缓慢小幅度提插后留针。该处进针应避免伤及股动脉、旋股外侧动脉和股神经。针尖紧贴股骨内侧，向后缓刺，确定达小转子后方可小幅度提插与捻转。

33. 腰方肌

（1）肌触点的位置

1）俯卧位：患者仰卧。医生先循脊柱找到腰椎棘突然后滑向竖脊肌。在第 12 肋与髂骨之间深部可触及腰方肌的斜行纤维。嘱患者轻轻上抬臀部抗阻，可确认这一肌肉。

2）侧卧位：患者侧卧，上肢上抬或举过头。医生用手指尖或肘部找到髂嵴。沿竖脊肌外侧，向上方滑动至胸廓。在第 12 肋和髂骨之间深部触摸可发现其斜行的肌纤维。受检者轻微上抬臂部抗阻，可确认这一肌肉。

3）腰方肌浅层上方肌触点：位于腰方肌浅层上方。通常在第十二肋中点下方处。

4）腰方肌浅层下方肌触点：位于腰方肌浅层下方。通常在髂嵴后缘高点稍上方。

5）腰方肌肌触点深层上方肌触点：位于腰方肌深层上方。通常在 L_3 横突处可找到。

6）腰方肌肌触点深层下方肌触点：位于腰方肌深层下方。通常在 L_4、L_5 横突之间可触及。

（2）针刺操作　侧卧位，患侧朝上，患侧手臂置于后头部。患侧下肢稍置于下侧膝后方。如果疼痛剧烈，可置于下侧踝上方，或垫以枕头。操作者扪及紧张肌带中的肌触点后，左手将其固定。选用 0.3 或 0.35mm 粗的 60 ~ 90mm 毫针，对着肌触点向尾侧斜刺。

34. 桡侧腕短伸肌

（1）肌触点的位置　患者仰卧或坐位，前臂中立位。被动屈肘手腕桡侧偏。医生用拇指触及肱骨外上髁，向远端滑动触及桡侧腕长伸肌然后继续向远端滑动，可触及桡侧腕短伸肌。嘱患者抵抗腕关节背伸和外展，可确认。桡侧伸腕短肌的中央型肌触点：位于前臂外侧，距肱骨外上髁 7 ~ 8cm，距尺骨茎突 2 ~ 3cm 左右。约当下廉穴处。

（2）针刺操作　定位桡侧腕短伸肌的肌触点后，用食指与中指之间固定其肌触点，顺着肌纤维斜刺。反复提插 3 ~ 5 次后，同时可做适当捻转。留针或不留针。

35. 桡侧腕长伸肌

（1）肌触点的位置　患者仰卧或坐位，前臂中立位。被动屈肘手腕桡侧偏。医生用拇指触及肱骨外上髁，向远程滑动触及桡侧腕长伸肌。嘱患者抵抗腕关节背伸和外展，可确认。

1）桡侧腕伸肌肌触点：其中心性肌触点与肱桡肌在同一水平上，约当上廉穴稍外侧处。

2）桡侧腕伸肌附着性肌触点：在桡侧腕伸肌远端附着处，大约位于第 1、2 掌骨之间，尤其是其基底部，约当董氏奇穴灵骨穴处。

（2）针刺操作　患者仰卧，屈肘，以枕头等支撑肘部，用食指与中指之间固定其肌触点，顺着肌纤维斜刺。

36. 桡侧腕屈肌

（1）肌触点的位置　患者仰卧，前臂旋后。被动屈肘屈腕。医生拇指在外上髁远程扪及肱桡肌肌腹，移动拇指到稍内缘的桡侧腕屈肌。嘱患者拮抗屈腕和桡偏。可以确认这一肌肉。

肌触点通常位于其肌腹纤维的中部，位置很浅。约当孔最与郄门之间。呈点状压痛。按压时可再现病人的疼痛等症状。

（2）针刺操作　找到桡侧腕屈肌肌触点后，在手指之间固定其肌触点，或将其肌触点重按至桡骨上，加以固定。然后，针尖稍朝向桡侧，顺着其肌纤维方向刺入。

37. 尺侧腕屈肌

（1）肌触点的位置　患者仰卧，前臂旋后。被动屈肘屈腕。尺侧腕屈肌医生拇指在外上髁远程扪及掌长肌肌腹，移动拇指到稍内缘的尺侧腕屈肌。嘱患者拮抗屈腕和尺偏。可以确认正确的触诊。肌触点通常位于其肌腹纤维的中部，位置很浅。呈点状压痛。按压时可再现病人的疼痛等症状。

（2）针刺操作　找到尺侧腕屈肌肌触点后，固定。将肌触点压在尺骨上，然后，针尖朝向尺骨刺入可进行合谷刺法提插并换捻转。

38. 旋后肌

（1）肌触点的位置　患者仰卧，前臂中立位。被动屈曲肘关节 15°～30°。医生首先触及肱骨外上髁，向远程稍前方触及旋后肌桡侧头。嘱患者抵抗旋后，可确认这一肌肉的肌腹。

1）旋后肌中央型肌触点：位于旋后肌肌腹部。常见于肘关节外下方，肱二头肌腱与肱桡肌之间，约当手三里与下廉之间。

2）旋后肌附着性肌触点：位于旋后肌在桡骨处附着处。大约相当于下廉穴附近。

（2）针刺操作　针刺时，轻微地屈曲手肘（15°～30°），前臂完全旋后，推开肱桡肌，找到并固定其肌触点后，顺着其肌纤维走向斜刺并提插与捻转 3～5 次。

39. 指深屈肌

（1）肌触点的位置　患者仰卧，前臂旋后，被动屈腕。首先触及指浅屈肌的肌腱，然后向深部滑动指深屈肌肌腹较宽，位于指浅屈肌深层。嘱患者远侧指指关节屈曲抗阻，可触及肌纤维收缩。肌触点位于指深屈肌肌腹部中心。约当曲泽与郄门穴之间深层。

（2）针刺操作　触及紧绷肌带中的肌触点后，固定。针尖顺着肌纤维的方向刺入，提插 3～5 次，稍捻转。可留针，也可不留针。

40. 指浅屈肌

（1）肌触点的位置　患者仰卧或坐位。被动屈肘屈腕。首先定位掌长肌肌腹，然后向其远程和深处滑动手指。指浅屈肌的肌腹较宽，位于其他浅屈肌的深处。嘱患者屈指和屈肘抗阻，可确认其肌纤维收缩。指浅屈肌可能存在 2～3 个中央型肌触点。多位于其肌腹中部。

（2）针刺操作　患者仰卧，前臂旋后。平触确认肌肉后进针。针尖朝向目指浅屈肌，顺着肌纤维针刺。

41. 指伸肌

（1）肌触点的位置　患者仰卧或坐位，前臂旋前，被动屈肘。操作者先找到鹰嘴，然后沿尺骨外侧缘向远端触摸。向前外侧滑动拇指触其尺侧腕伸肌，然后向其外侧可触及指伸肌。嘱患者伸指抗阻，可确认指伸肌。肌触点位于其肌腹中部。其中以中指伸肌肌触点常见。其位置约当手三里与上廉、下廉之间。食指伸肌的肌触点很少单独存在，约当养老穴附近。环指伸肌与小指伸肌的肌触点很难定位。因为这些肌触点位于腱膜之下的大块肌肉内，位置较深。拇指伸肌很少形成肌触点。可能是因为拇长伸肌与拇短伸肌很少参与抓握活动，而且拇指的控制功能只涉及一个指间关节，而不是两个。

（2）针刺操作　定位指伸肌的肌触点后，在食指与中指之间固定其肌触点，或用拇指与其余四指夹信其肌触点，顺着肌纤维斜刺。反复提插 3～5 次后，同时可做适当捻转。留针或不留针。

42. 尺侧腕伸肌

（1）肌触点的位置　患者仰卧或坐位，前臂旋前。被动屈曲和尺偏肘部。医生首先找到鹰嘴，然后沿尺骨外侧缘向远程触摸。向前外侧滑动可触摸到尺侧腕伸肌。如果嘱患者伸腕伸肘时，用力张开手指，其中尺侧明显突出的肌肉条即是尺侧腕伸肌。嘱患者伸腕并尺偏抗阻，可确认该肌肉。尺侧腕伸肌的肌触点：可以位于其肌腹任一部位通常在距肘横纹约 7～8cm 处多见。约当支正穴附近。

（2）针刺操作　患者仰卧，屈肘，以枕头等支撑肘部，用食指与中指之间固定其肌触点，顺着肌纤维斜刺。

43. 肱桡肌

（1）肌触点的位置　仰卧或坐位，前臂中立位。被动屈肘。医生先触及肱骨外上髁远侧的前臂外面，在外上髁远程拿捏肱桡肌肌腹，并朝向其桡骨茎突止点处触摸。嘱患者抵抗屈肘，可确认肱桡肌。

（2）针刺操作　患者仰卧，屈肘，以枕头等支撑肘部，用食指与中指固定其肌触点，顺着肌纤维斜刺。

44. 掌长肌

（1）肌触点的位置　患者仰卧，前臂旋后。肘部被动屈曲。医生用拇指扪及桡侧腕屈肌的肌腹，沿内侧在掌长肌的肌腹上移动拇指。嘱患者握拳并抗屈腕。可确认掌长肌。

1）掌长肌肌触点：常位于其肌腹中下部，位置比较表浅。约当曲泽与郄门穴之间。

2）掌长肌附着性肌触点：通常位于掌长肌两端的附着处。

3）掌长肌近端附着性肌触点：位于掌长肌近端附着处，靠近肘横纹。约当曲泽内下方。

4）掌长肌远端肌触点：通常位于掌长肌的肌腹与肌腱交界处，约当间使与大陵穴之间。

（2）针刺操作　患者仰卧，前臂旋后，肘伸直。用食指与中指固定其肌触点，顺着肌纤维斜刺。

45. 拇长屈肌

（1）肌触点的位置　拇长屈肌位于屈肌中最深层。一般很难触及。通常在前臂屈侧，桡侧腕屈肌桡侧深层，嘱患者屈曲拇指，有时能感觉到深层肌纤维的收缩。检查时，如果屈拇指时压痛加重，表明此外可能有肌触点。肌触点位于拇长屈肌肌腹部。其中下段多见。约当二白穴（桡侧穴），二白穴位于前臂掌侧，腕横纹上4寸，桡侧腕屈肌腱的两侧，一侧二穴。

（2）针刺操作　固定紧绷肌带中的肌触点后，斜刺进针。也可在其紧绷肌带头端及尾端各进一针，与董氏奇穴的倒马针一样，相对而刺。提插3～5次后，捻转。或一边提插，一边捻转可留针，也可不留针。

46. 臀大肌

（1）肌触点的位置　患者俯卧。操作者沿患者骶骨外缘，用指尖向外侧和远端滑动到大转子。沿其汇合于髂胫束的肌纤维方向触诊。嘱患者轻轻伸展髋关节抗阻，可确认其收缩的肌纤维。

1）臀大肌内上肌触点：位于臀大肌肌腹内侧。

2）臀大肌下方肌触点：位于臀大肌肌腹下方，近臀沟稍上方。

3）臀大肌内下方肌触点：位于臀大肌与尾骨交界处。

（2）针刺操作　患者俯卧或侧卧。操作者扪及紧绷肌带中的肌触点后，将其固定。用直径0.3～0.35mm，长60～90mm的毫针，对着肌触点，顺着臀大肌纤维方向斜刺。

47. 臀中肌

（1）肌触点的位置　患者俯卧。医生首先触及髂嵴的外侧缘。指尖向大转子方向的远端滑动。沿肌纤维汇合于大转子外侧面触诊。嘱患者外展髋关节轻轻抗阻，可确认该肌肉。

1）臀中肌的肌触点：均位于臀小肌头端。

2）臀中肌后侧肌触点：位于臀中肌肌腹后部。约当胞肓穴处。注意，臀大肌覆盖了臀中肌后侧的大部分。

3）臀中肌附着性肌触点：位于臀中肌在肌骨大转子附着处，正当大转子正上方。

4）臀中肌中间肌触点：位于臀中肌后侧肌触点与臀中肌附着性肌触点之间。

（2）针刺操作　患者俯卧或侧卧（膝间夹一枕头）。操作者扪及并固定其肌触点后，选用直径0.3mm或0.35mm，长60～75mm的毫针，顺着肌纤维直刺。

48. 臀小肌

（1）肌触点的位置　患者俯卧。医生首先触及髂嵴的前缘外侧，指尖向内侧和远端大转子方向滑动。沿肌纤维汇合于大转子外侧前缘触诊。嘱患者内旋髋关节，轻轻抗阻，可确认该肌肉。注意：由于臀中肌与臀小肌均位于肥大的臀大肌深层，而且，臀小肌大部分被臀中肌远端覆盖，因此，临床上触诊很难区分臀中肌与臀小肌。

1）臀小肌前侧肌触点：位于臀小肌前侧。

2）臀小肌后侧肌触点：位于臀小肌后侧。

（2）针刺操作　患者俯卧或侧卧（膝间夹一枕头），操作者扪及并固定其肌触点后，选用直径0.3～0.5mm，长60～75mm的毫针，顺着肌纤维斜刺，提插捻转。

49. 梨状肌

（1）肌触点的位置　患者俯卧。医生沿骶骨外缘，从骶骨外侧和远端向股骨大转子滑动。在骶骨与大转子之间，可触及梨状肌。嘱患者轻轻外旋髋关节抗阻，可确认深层的梨状肌。

1）梨状肌内侧肌触点：位于梨状肌与骶部交界处稍外侧。约当秩边穴附近。

2）梨状肌外侧肌触点：位于股骨大转子稍内上方，约当环跳穴附近。

（2）针刺操作　患者俯卧或侧卧。操作者触及梨状肌紧绷肌带中的肌触点后，固定。选用直径0.3～0.35mm，长60～75mm的毫针，透过臀大肌，顺着梨状肌纤维斜刺针刺其内侧肌触点时，可从其条索状物内侧头稍内侧进针，以60°～75°方向斜刺向大转子，提插捻转3～5次。针刺外侧的肌触点时，可从条索状物外侧端外缘，以60°～75°角度向骶骨外侧中点方向进针。针法要求如上。以上两针，类似董氏奇穴的倒马刺法。

50. 参与膝关节活动的肌肉

（1）膝后屈曲　由股二头肌及半腱、半膜肌、腓肠肌完成。

（2）膝前伸展　主要由股四头肌负担。前伸的最后15°是股四头肌的内侧头负责完成。伤病较重者都由股四头肌内侧头萎缩。也有认为膝前伸的最后30°与腓肠肌有关。膝的屈伸过程中还有微小的旋转运动。

（3）膝内旋肌　半腱肌、半膜肌、股薄肌、腘肌、缝匠肌。

（4）膝外旋肌　股二头肌。

51. 股二头肌

（1）肌触点的位置　患者俯卧，膝关节微屈。医生用手掌扪及腘窝近端外侧边界，然后手掌向近端朝坐骨结节轻轻滑动。嘱患者轻轻抵抗屈曲和外旋的膝关节，以确认股二头肌。或者让患者轻轻抵抗屈曲和外旋膝关节时，从坐骨结节处开始向腓骨小头方向触诊，仔细辨认股二头肌。

1）中心性肌触点：坐骨结节和骨头连线中点。约当殷门穴外侧附近。

2）附着性肌触点：腓骨小头处。约当阳陵泉穴。

（2）针刺操作　针具可用30号60～75mm的毫针。对侧卧位或俯卧，触及到其紧绷肌带与肌触点后，固定其肌触点，针尖靠近大腿中线，直接从胫神经及其他主要神经血管组织外侧刺入。尽量避免损及坐骨神经的腓骨支。可多向提插3～5次，以尽可能灭活其多重性肌触点。

52. 半腱肌

（1）肌触点的位置　患者俯卧，轻轻屈曲膝关节。医生循腘窝内侧向坐骨结节方向触诊。嘱小腿轻轻屈曲和内膝关节抗阻，可确认肌肉。

1）中央性肌触点：坐骨结节和胫骨内侧髁上髁连线中点。

2）附着性肌触点：鹅足肌腱处，膝内下方4cm处。

（2）针刺操作　与股二头肌肌触点操作相似。

53. 半膜肌

（1）肌触点的位置　患者俯卧，膝关节微屈。操作者用手掌从腘窝上端内侧向坐骨结节方向触摸，在股薄肌后内侧至大腿中部可触及半膜肌。嘱患者轻轻屈曲和内旋膝关节抗阻，可感觉到半膜肌收缩。

1）中央性肌触点：坐骨结节和股骨内髁之连线的中点。大约相当于殷门与委中连线中点附近。

2）附着性肌触点：胫骨内侧髁后方。

（2）针刺操作　与股二头肌肌触点操作相似。

54. 跖肌

（1）肌触点的位置　患者俯卧。医生首先触及腓骨头后面。然后在肠肌后两个头之间，拇指向内侧远端滑动，触及跖肌的小肌腹。嘱患者踝关节跖屈抗阻，可以确认这一肌肉。跖肌肌触点通常位于膝后腘横纹处，或稍上外方。常位于绳肌腱突出的内侧。

（2）针刺操作　定位跖肌肌触点后，在拇指与食指之间固定。针刺从头端刺入，斜刺进针，捻转得气针感常向膝后近端与远端感传。

55. 腘肌

（1）肌触点的位置　患者俯卧，微屈膝关节。医生首先触及胫骨内侧髁。在腘窝远端边缘找到胫骨干后面。朝股骨外侧髁方向可触及腘肌。嘱患者在足中立位内旋膝关节轻轻抗阻，可以确认腘肌。

（2）针刺操作　腘肌中的肌触点一般难以被确诊。它通常是在腓肠肌或股二头肌中肌触点灭活以后才被发现。患者俯卧或仰卧。在胫骨后面平推，在穿越腘窝皱折处中线下方1～2指幅处。约当半腱肌的止点向外一指幅处。大约相当于委阳穴处。针刺时，术者用手指将腓肠肌往外推，针尖向着胫骨后面插入。针刺时，患者俯卧位，伸膝。进针点在横纹的内3/4与外1/4之交界点稍下方附近的压痛点。针刺向胫骨粗隆方面斜刺针。或电针治疗1～20min后再出针。进针深度一般为1.0～2.0cm不等。

56. 阔筋膜张肌

（1）肌触点的位置　患者仰卧，髋关节内旋。医生首先触及髂前上棘，指尖由外下方向大腿外侧滑动。它在髂胫束处明显变厚和光滑。嘱患者髋关节外展和屈曲抗阻，在髂前上棘与股骨大转子之间，可触及紧张的阔筋膜张肌。阔筋膜张肌肌触点位于肌肉近端1/3段前缘。多见于股骨大转子前方两指幅宽处。大约相当于居髎与髀关穴之间。主要引起髋关节疼痛，及股骨大转子处酸软疼痛，部分引传痛由大腿前外侧至膝外侧。

（2）针刺操作　定位其肌触点后，医者用左手中指与食指固定该肌中的肌触点，然后可从条索状物的尾端向头端进针。进针时医生用左手绷紧皮肤，针尖向下与腿长轴呈 45°角刺入，或向后与患者仰卧的床面呈 45°角刺入。提插捻转后，尽量使针感向大腿外侧及膝部感传，也可向臀部甚至腰骶部牵扯。

57. 股外侧肌

（1）肌触点的位置　患者仰卧，屈膝，髋略外旋。操作者从股骨大转子沿大腿外侧，在髂胫束前后可触及股外侧肌。嘱患者伸膝抗阻，可感觉其肌纤维收缩。肌触点呈多发性。其 5 个肌触点位置能引起整个大腿外侧长度的感传痛及膝外侧疼痛。

（2）针刺操作　将肌触点固定在股骨干上。对着肌触点斜刺，提插捻转。

58. 股内侧肌

（1）肌触点的位置　患者仰卧，屈膝，髋微内旋。操作者从髂前上棘触及缝匠肌，然后其深部沿大腿内侧可触及股内侧肌。嘱患者轻轻伸膝抗阻，可感觉到股内侧肌收缩。

1）肌触点 1：位于较下方，最常见。约当血海穴处。可引传疼痛至膝前方。

2）肌触点 2：位于较上方。其较近端的肌触点 2 引传酸痛呈线性分布。

（2）针刺操作　患者仰卧。从股骨上提起股内侧肌，固定肌触点。或将股内侧肌触点固定在股骨上。对着肌触点斜刺。

59. 股直肌

（1）肌触点的位置　患者仰卧。操作者在髂前上棘下方，阔筋膜张肌与缝匠肌之间可触到股直肌纤维。嘱患者默默屈髋伸膝抗阻，可感觉股直肌纤维收缩。肌触点常位于髋部、大腿上部，或正当髂前下棘下方。约当髀关穴。

（2）针刺操作　仰卧，伸膝。触及紧绷肌带中的肌触点后，固定肌触点。针尖向下，对着肌触点斜刺。提插捻转 1 ~3 次。

60. 股中间肌

（1）肌触点的位置　患者仰卧，屈膝，髋微外旋。操作者从髌骨上端向髂前上棘触诊，从内侧或外侧推开正中的股直肌向深部触诊。嘱患者轻轻伸膝抗阻，可感觉股中间肌的收缩。股中间肌中的肌触点常为多发性，很少单独出现。股中间肌位置较深，肌触点常藏在股直肌下，较难触及，触诊时要从股直肌的外缘进行，并向大腿深部触诊。

（2）针刺操作　同“股直肌”。

61. 内收长肌

（1）肌触点的位置　患者仰卧，髂关节外旋。医生从耻骨开始向外侧滑动至缝匠肌，可找到最明显的肌腱。在缝匠肌深层可触及长收肌（注意：股三角位于长收肌外侧，内有淋巴结、股神经、股动脉和股静脉。应尽量避免挤压这些结构，可在腹股沟褶皱远侧触诊）。嘱患者内收髋关节并屈曲抗阻，可感觉由收长肌收缩。肌触点位于该肌的近 1/2 段。当髋关节屈曲、内收时该肌的肌触点比较易触及。因此患者应取仰卧位。大约在坐骨结节下方四指幅处。

（2）针刺操作　仰卧，触诊固定肌触点后，针尖对着肌触点。针尖向内下刺入。提插捻转。

62. 内收短肌

（1）肌触点的位置　患者仰卧，髋关节外旋。操作者沿耻骨外侧缘向缝匠肌触摸，在耻骨肌与内侧收肌之间，可触及短收肌。嘱患者髋关节轻轻屈曲和内收抗阻，可感觉其纤维收缩。当髋关节屈曲、内收时该肌的肌触点比较易触及。因此患者应取仰卧位。肌触点位于该肌的近1/2段。位于长收肌肌触点稍内上方。

（2）针刺操作　同“内收长肌”。

63. 大收肌

（1）肌触点的位置　患者仰卧。医生先触摸到坐骨大结节，然后沿大腿内侧向下滑动至股骨内侧髁。在股薄肌和腘绳肌腱的内侧之间，在大腿内侧中部触诊。嘱患者轻轻内收髋关节抗阻，可以确认这一肌肉。

1）肌触点1：位于耻骨结节和股骨内髁连结线的中点处。

2）肌触点2：位于从耻骨结节向下一指幅处，相当于其起点附近。

（2）针刺操作　患者仰卧，大腿略外展。触及肌触点的紧张肌带后，固定肌触点。选用0.3mm×（60～90）mm的毫针，针尖对着肌触点斜刺。得气后提插捻转。

64. 股薄肌

（1）肌触点的位置　患者仰卧，髋关节外旋，膝微屈。医生首先触摸其股骨内侧髁向近端滑动至耻骨。嘱患者内收髋关节和屈曲膝关节，可确认这一细长的肌肉。肌触点位于肌腹中1/3。耻骨结节和没骨内髁连结线中点略上处。在大收肌肌触点1附近。

（2）针刺操作　患者仰卧，髋关节外旋，膝关节微屈。触及紧绷肌带中的肌触点后，固定肌触点。针刺对着肌触点斜刺。

65. 缝匠肌

（1）肌触点的位置　患者仰卧，屈膝，髋关节外旋。医生首先触及髂前上棘。指尖沿股三角外侧缘向内下方滑动手指在大腿浅层触及缝匠肌带状纤维嘱患者屈膝和外旋髋关节抗阻，可确认。缝匠肌常有三个肌触点，分别位于其上、中、下三个部分。

1）肌触点1：髂前上棘与胫骨内上髁连线的上/4处。

2）肌触点2：髂前上棘与胫骨内上髁连线的中点。

3）肌触点3：髂前上棘与胫骨内上髁连线的下1/4处，约当血海穴附近。

（2）针刺操作　确认缝匠肌紧绷肌带中的肌触点后，用手将缝匠肌提起来，以便与其下方的组织隔离开。然后顺着缝匠肌的方向斜刺。由于缝匠肌位于浅层，因此，针刺不需要太深。用0.5寸针即可。如果大腿皮下脂肪比较厚，则另当别论。

66. 腓肠肌

（1）肌触点的位置　患者仰卧或坐位。医生用手掌触解放窝远程的大块肌肉，手掌向内、外侧滑动可识别其内、外侧头。向远程触诊，可触及跟腱。嘱患者踝关节跖屈抗阻可确认。腓肠肌位置比较表浅，不难定位。首先找到股骨内上、外上髁，及始于小腿下1/3左右的跟腱。其中腓肠肌外侧头稍短于内侧头。腓肠肌内外侧头各有2个肌触点，共4个肌触点。

1）上方的肌触点：常位于窝部稍下方。其内侧头上方的肌触点约当腘纹内侧端。

2）腓肠肌内侧头下方的肌触点则位于上方肌触点的下约一掌幅宽，大约地机穴附近。腓肠肌内、外侧头下方肌触点基本处于同一水平在线，外侧肌触点可能位于稍下方0.5～1cm，大约相当于承筋穴外上方。

（2）针刺操作　针刺内侧头中的肌触点时，患者最好侧卧于要针刺侧或俯卧。常规消毒后，通过钳捏式触摸或平滑式触摸，在手指之间固定其紧绷肌带中的肌触点，然后针刺。由于这一区域常常存在多重性肌触点，因此或以反复向下提插捻转，以尽可能灭活肌束中所有的肌触点。针刺腓肠肌外则头肌腹中远程肌触点时，患者最好侧卧于对侧或俯卧。

67. 比目鱼肌

（1）肌触点的位置

1）肌触点1：常位于腓肠肌肌腹末端远侧23cm及中线稍内侧，约相当于筑宾穴处。其引传痛及压痛主要集中在足后跟、足底部或足跟部稍前方。多见于经常长跑者。

2）肌触点2：位于小腿肚外侧上方。主要引起小腿肚上半部弥漫性疼痛。

3）肌触点3：位于腓肠肌内侧头远程外侧，较少见。除可引起局部疼痛及肌触点1相似的疼痛外，其引传痛还可远达同侧骶骨区，甚至可达到下巴区、头面部等。

（2）针刺操作

1）肌触点1：定位肌触点位置后，用左手拇指将其肌肉硬结推向胫骨侧以固定，然后右手捻转进针，向上后方深刺。一般针感较强烈，常可诱发明显的局部肌肉抽搐反应。每提插1次，捻转3～5圈。反复2～3次即可。

2）肌触点2：先用左手将检查后发现的肌肉硬结压向深层牢牢地固定，然后将针从肌触点稍上方斜向下深刺。手法同前。常可见到明显的局部肌肉抽搐反应。

3）肌触点3：将含有肌触点的硬结肌肉推向腓骨侧牢牢地固定，然后从发硬的肌肉条下方进行，斜向上方深刺，也可诱发明显的局部肌肉抽搐反应。

68. 趾长屈肌

（1）肌触点的位置　患者俯卧。医生首先触及内踝。拇指向上滑动，在胫骨干与跟腱之间触及趾长屈肌。沿趾长屈肌继续向上触摸，可触及比目鱼肌内侧缘深部。嘱患者屈曲第2～5趾抗阻，可确认肌肉。由于这一肌肉位于强壮的腓肠肌及比目鱼际深层，因此，有时难以直接触及。触诊时，嘱患者将足趾向下屈曲，但不要将整个足向下屈曲。肌触点通常位于膝后胫骨中上部，从胫骨后面向后一指幅处。约当漏谷穴稍上方。

（2）针刺操作　针刺时，患者患侧向上卧位，屈膝90°，足跖屈，将腓肠肌从胫骨处压到后缘，以暴露趾长屈肌。确定其肌触点压痛点后，从骨后表面斜刺透过比鱼肌内侧，尽可能以避免刺到胫神经与胫后血管。可用60～75mm长的针具。针刺是否进入肌触点，可通过病人是否有疼痛反应（惊跳）来确认。

69. 胫骨后肌

（1）肌触点的位置　患者俯卧，屈膝。医生首先触及胫骨内侧缘。然后向后侧滑动沿胫骨边缘，在胫腓骨之间触摸胫骨后肌羽状纤维。嘱患者踝关节跖屈和内翻抗阻，可确认该肌肉。胫骨后肌位于深层，其肌触点难以准确定位。通常位于比鱼肌与趾长屈肌之间

（2）针刺操作　由于胫骨后肌位于小腿后部最深层，其肌触点定位难以精确。找

准压痛点及肌肉硬结后，推开腓肠肌及比目鱼肌，从胫骨后缘进针。或从小腿后面正中合阳穴处进针，从上斜向下深刺，向承筋穴深层方向透刺。针刺与其本身的疼痛模式基本一致。其次，针刺时，也可从小腿前缘入针，经胫腓骨之间，透过骨间膜进入胫骨后肌。

70. 胫骨前肌

（1）肌触点的位置　患者仰卧或坐位。医生首选触摸胫骨外侧缘用拇指从外侧滑向胫骨前肌。向远程触诊可触及肌腱。嘱患者踝关节背伸抗阻，可确认该位置。常位于胫骨前肌中上1/3处，约当足三里与上巨虚之间。

（2）针刺操作　找到肌触点后，将其紧绷肌带压向胫骨前缘，以便固定其肌触点。然后，将毫针按头尾方向斜刺。针感通常向小腿前缘感传，远者可到达趾长肌踝关节前方，甚至足大趾内侧。少数针感向膝上感传。

71. 趾长伸肌

（1）肌触点的位置　患者仰卧或坐位。医生首先触及胫骨外侧缘，然后手指向外滑过胫骨前肌，可触及趾长伸肌。嘱患者伸展第2～5个足趾抗阻，可确认这一肌肉。从胫骨结节向下四指幅，胫骨脊向外两指幅处。约当足三里外下方，上巨虚与下巨虚之间。

（2）针刺操作　找到肌触点后，用手指将其紧绷肌带压向胫骨前缘，或在两个手指之间将其固定。然后将针斜刺紧张肌带。通常针感向小腿下方感传，可引起足背感传痛

72. 踇长伸肌

（1）肌触点的位置　患者仰卧或坐位。首先触摸胫骨前肌的肌腱结合处远程。然后手指轻轻向外侧滑到长伸肌的肌腱上。踇长伸肌位于胫骨前肌与趾长伸肌之间，长伸肌间的深层。在其远程触诊，可从支持带下及踇趾背面触及肌腱。嘱患者踇趾背屈抗阻，可确认这一肌腱。肌触点位于外踝上三指幅，胫骨向外一指幅处。大约相当于悬钟穴处。

（2）针刺操作　找到踇长伸肌紧绷肌带后，医生用左手拇指、食指固定其中的肌触点。然后将针斜刺，透过胫骨前肌与趾长伸肌。使针感到达足背，最好能到达踇趾留针时，嘱患者伸踇趾，如果针感加强，表示针刺已达踇长伸肌。否则，需要调节针尖方向与深度，继续探刺。

73. 腓骨长肌

（1）肌触点的位置　患者仰卧。医生首先触及腓骨小头。然后沿腓骨外侧向远程外踝触诊嘱患者足外翻轻轻抗阻，可确认其上小腿上半部的腓骨长肌纤维。腓骨长肌肌触点常位于该肌附着处的骨头下方2～4cm处。约当阳陵泉附近。

（2）针刺操作　沿腓骨外侧，在胖骨头之下2～4cm进针，由于其肌触点常贴近骨膜，因此，针刺向朝腓骨方向。

74. 腓骨短肌

（1）肌触点的位置　患者仰卧。腓骨短肌位于腓骨长肌深层，但可在其下端触及。嘱患者足外翻轻轻抗阻，可确认这一肌肉。腓骨短肌肌触点，通常位于腓骨长肌肌触点垂直下方，近外踝上方。约当悬钟穴处。常可在小腿中下1/3接合处的腓骨长肌腱

的侧面及深部找到，对着腓骨干处可触压到这些肌触点。

（2）针刺操作　除位于小腿中下1/3结合处的肌触点外，腓骨短肌肌触点注射方法与前相类似针尖从后外侧方向，经过深部的腓骨长肌腱，到达该肌。此处针刺，一般不会伤及腓总神经。

第四节　三氧注射技术

三氧注射技术是指通过穿刺或其他手段将治疗浓度的医用三氧注入局部区域，以达到治疗目的的一种方法。三氧具有很强的氧化性，可氧化椎间盘髓核内的蛋白多糖，使突出髓核回缩，解除对神经根的机械性压迫，从而治疗椎间盘突出症。疼痛与炎症反应密切相关，三氧可能通过拮抗炎症反应中免疫因子的释放、减轻疾病部位炎症反应，增加局部氧供应，减轻水肿，促进组织修复，从而缓解疼痛；或可直接作用于神经末梢，刺激抑制性中间神经元释放脑啡肽等物质，获得镇痛效果。三氧可能通过以上作用，达到替代激素的目的。除此之外，三氧具有较强的抗菌能力，注射后不易发生局部感染。在临床实践中，应严格掌握适应证和操作规范，加强围术期管理，尽量预防并发症的发生。

一、适应证

（1）关节炎　颞下颌关节、肩关节、指骨间关节、骶髂关节、髋关节、膝关节与踝关节骨性关节炎等。

（2）神经病理性疼痛　三叉神经痛、带状疱疹后神经痛等。

（3）软组织疼痛　肩关节周围炎、梨状肌综合征、肌筋膜炎（肌筋膜疼痛综合征）、纤维肌痛、软组织劳损（运动系软组织损伤性疼痛）、腰肌劳损等。

（4）颈、腰椎间盘突出症。

（5）骨坏死　股骨头缺血性坏死、距骨坏死等。

（6）肌腱炎、腱鞘炎、腕管综合征。

（7）以上疾病合并肝肾功能欠佳或糖尿病的患者，替代激素注射从而避免激素副作用。

二、禁忌证

（1）一般状况较差，合并严重的心脑血管疾患、呼吸功能不全的患者。

（2）注射部位或其附近存在血管畸形及其他性质难以明确的病变者。

（3）疼痛的范围、性质和程度等经常变化不定者。

（4）血小板减少（低于$50\times10^9/L$）、严重凝血障碍等。

（5）葡萄糖-6-磷酸脱氢酶缺乏症（蚕豆病）。

（6）毒性弥漫性甲状腺肿（Graves病）。

（6）癫痫发作、抽搐状态。

（7）早期妊娠。

（8）三氧椎间盘注射时，需禁忌合并椎管狭窄、黄韧带重度肥厚、腰椎滑脱、脊柱及椎管内肿瘤、脊髓压迫症、马尾综合征、椎间盘钙化者。

三、治疗参数

（1）三氧浓度　一般治疗使用三氧化水浓度为10～23μg/ml；O_2-O_3混合气体浓度为10～40μg/ml，推荐30μg/ml。可根据疾病病情、治疗次数而调整治疗参数。

（2）注射量　三氧关节腔内注射术时，注射量与关节容量相关。一般指关节1～2ml，其他部位5～20ml。三氧用于痛点注射时，注射量根据病变区组织学特征确定。一般筋膜表面、骨膜面、韧带3～5ml；肌肉间隙、关节滑膜组织内5～10ml。椎间盘三氧注射术时，颈椎间盘盘内注射量一般为1～3ml，胸、腰椎间盘一般注射6～10ml。

（3）治疗前禁食6h，禁饮水2h。

四、常用的三氧注射技术

（一）三氧颞下颌关节上腔注射

【适应证】

颞下颌关节紊乱病。

【操作方法】

（1）患者取坐位，常规耳前区消毒。注射前嘱患者半张口并稳定下颌位置。

（2）最好在超声引导下注射。选择耳屏切迹到外眦连线上耳屏前1cm凹陷处为穿刺注射点，5号针头刺入皮肤，针尖直达髁突时向前下方进入关节囊，此时有落空感，抽吸无回血即缓慢注射0.5%～2%利多卡因1ml，顺利回抽后再重复1次关节腔冲洗，最后抽净利多卡因注入10～30μg/ml的O_2-O_3混合气体1～3ml，或10～23μg/ml的三氧化水1～3ml。

（3）嘱患者注射后即刻作上下、左右的下颌运动，使药物均匀分布于关节腔内。每周注射1次，3次为一个疗程。

（二）三氧半月神经节注射

【适应证】

三叉神经痛，头颅核磁检查排除颅内微血管压迫和占位性病变。

【操作方法】

（1）患者仰卧位，头稍后仰，常规监护心电和脉搏氧饱和度，开放静脉通路，镇静可以选用苯二氮䓬类药物或右美托咪定，镇痛可以选用芬太尼类。在CT或C型臂X光机的引导下穿刺。

（2）以左侧口角外2.5cm为穿刺点标记，分别向左侧颧弓中点及左侧瞳孔方向做直线。碘伏消毒，局部穿刺点1%～2%利多卡因局部麻醉后，用22G穿刺针以上述所做两条直线为穿刺方向进行穿刺。

（3）影像显示穿刺针尖接近卵圆孔，为安全起见，针尖最好不进入卵圆孔。定位成功回抽无血、无脑脊液后注射0.5%～2%利多卡因1～2ml，无全脊麻现象，再注入10～30μg/ml的O_2-O_3混合气体5ml，或10～23μg/ml的三氧化水5～10ml。推注过程中密切观察患者的生命体征，推注完毕后拔出穿刺针，局部敷贴包扎。

【注意事项】

（1）操作的过程中，有可能引起颅内积气、眩晕、恶心、呕吐等。因此治疗过程中需要密切监测患者反应及血压、心率及脉搏血氧饱和度等生命体征。注射后需静卧30min，观察有无气颅症状及其他不适。

（2）慎重掌握穿刺方向和深度，进针深度控制在6～7.5cm以内，以免引起严重并发症。

（三）三氧星状神经节注射

【适应证】

（1）交感神经相关的疼痛性疾病　偏头痛、带状疱疹或带状疱疹后遗神经痛、外周动脉性疼痛（雷诺病、Burger病、糖尿病血管病变、动脉栓塞等）、肿瘤性疼痛（乳腺癌切除后疼痛）、Ⅰ型和Ⅱ型区域性复杂性疼痛伴失眠。

（2）失眠。

（3）全身自主神经系统相关性疾病　如多汗症。

【操作方法】

（1）患者仰卧位，肩下垫枕，头稍后仰，并偏向对侧约30°。常规皮肤消毒、铺巾。

（2）常规前入路或侧入路星状神经节穿刺。推荐在超声引导下穿刺。

（3）穿刺成功后，回吸无血，注入0.5%～1%利多卡因3～5ml。再注射10～23μg/ml的三氧化水1～3ml。拔针后以无菌敷料压迫穿刺部位直到没有出血。成功的标志为穿刺同侧出现霍纳综合征，表现为瞳孔缩小、眼睑下垂、结膜充血等。一般2～3次/周，尽量选择左侧，每次只阻滞一侧，5～10次为一个疗程。

【注意事项】

（1）气管沟旁前路穿刺易损伤甲状腺下动脉、椎动脉和食管。胸锁乳突肌后缘侧入法和肌间沟侧入法穿刺可避免损伤甲状腺与食管，尽可能避开血管和神经，但可能会因颈内静脉与C_6、C_7横突距离过近而损伤静脉，出现血肿。

（2）星状神经节阻滞后患者会出现暂时性一侧膈神经阻滞、膈肌瘫痪，正常人不会出现明显症状，然而严重慢性阻塞性肺疾病或其他呼吸功能不全（如对侧肺切除或对侧膈肌瘫痪者）患者可能会导致呼吸困难等严重后果，因此禁止行星状神经节注射。

（四）三氧背根神经节注射术

【适应证】

带状疱疹及带状疱疹后神经痛。

【操作方法】

（1）患者取健侧卧位，常规监测心率、血压、血氧饱和度和心电图。根据皮肤损伤区域和疼痛的神经节段来确定损伤的神经水平，标记穿刺点和与穿刺有关的局部重要体表标志。以穿刺点为中心常规消毒、铺巾。

（2）在超声、C型臂X线机或CT引导下穿刺可以提高准确性和减少并发症；超声引导由于无放射损害和实时性等优点，应为首选。必要时可以将超声与CT或C型臂X线机配合使用。

（3）覆盖有无菌护套的超声探头横向放置于椎旁位置，以便获得患者横轴视图。

22G 穿刺针在最接近背根神经节的前、后结节间进针，边进针边回抽。针尖到达目标位置且回抽无血后，缓慢注射 0.5% ~2% 利多卡因 2 ~5ml，根据颈、胸和腰段不同部位注射 10 ~30μg/ml 的 O_2-O_3混合气体 1 ~15ml，或 10 ~23μg/ml 的三氧化水 1 ~15ml。

【注意事项】

（1）确定最合适的进针路径，以避免损伤重要邻近结构。特别在胸段，进针角度不当可能损伤胸膜和肺脏，引起气胸。

（2）术后平卧 5 ~30min，观察是否发生头晕、恶心、呕吐、呼吸抑制、低血氧与血压波动等不良反应。

（五）经皮穿刺椎间盘三氧注射术

【适应证】

临床诊断明确、保守治疗无效的颈、胸、腰椎间盘突出症。

【操作方法】

（1）在导管室、手术室或 CT 室进行，严格无菌操作。患者俯卧位或健侧卧位，腹部或腰部垫枕，常规消毒、铺巾，1% ~2% 利多卡因 5ml 局部浸润麻醉。

（2）穿刺入路以侧后方入路最为常见。理想的穿刺针为锥形多侧孔空心针，外径 20 ~22G（如 21G 多侧孔注射针）。棘突中线旁开 6 ~8cm 处为穿刺点，穿刺角度 30° ~40°，正侧位透视定位，使针尖位于椎间隙的中心位置或后 1/3 区域。除非有明确适应证，一般不需要做髓核造影。

（3）一次性无菌注射器取浓度为 25 ~50μg/ml 的 O_2-O_3混合气体，较短时间内（一般不超过 30s）匀速注入椎间盘。颈椎间盘盘内注射体积一般为 1 ~3ml，胸、腰椎间盘一般注射 6 ~10ml。包容性椎间盘突出者推注时阻力较高，可见气体在盘内呈不规则线带状弥散，切忌将气体完全推入以免导致纤维环破裂。纤维环破裂者气体易进入硬脊膜外腔，透视下显示为椎体后缘浅状透光影。

（4）必要时一周后重复注射 1 次。

【注意事项】

（1）操作结束后绝对卧床 1 天。临床症状较轻者卧床休息即可。对症状较重者，有作者推荐 20% 甘露醇 250ml、地塞米松 5mg 及神经营养药静脉滴注 3 天，但这些并无循证医学证据。有感染迹象者，经实验室和影像检查证实后可经静脉注射抗生素。

（2）建议术后休息 2 ~4 周，避免长时间坐立，根据个体情况行腰背部锻炼，6 个月内禁止负重及剧烈运动。

（3）O_2-O_3混合气体浓度高于 50μg/ml 时，可能会继发纤维环破裂，不推荐浓度过高。

（六）三氧肩关节注射术

【适应证】

肩关节疼痛：包括肩部软组织损伤和肩周炎等。前者建议排除肌腱断裂需要手术的病例。

【操作方法】

（1）患者坐位，监测心率、血压、血氧饱和度和心电。常规消毒。

（2）痛点注射　推荐超声引导下穿刺，以提高准确性和减少并发症。覆盖有无菌护套的超声探头识别肱骨大结节、小结节、结节间沟、喙突、肩峰下滑囊、肩胛下角外侧缘部位。在肩部有明显压痛点的部位，给予痛点局部浸润式注射。常用 O_2-O_3 混合气体的浓度为 10～30μg/ml，或三氧化水 10～23μg/ml。一般每个痛点注射 3～5ml，每周 1～2 次。

（3）肩关节腔注射　穿刺途径以前侧入路最简单，即在喙突尖端的下方肱骨头中间的部位，沿关节间隙直接向背侧、内侧刺入，如有明显的落空感，即进入关节腔。三氧的注射剂量为 5～10ml，3～4 次为一个疗程。

【注意事项】

（1）注射后需休息 5～15min。治疗完毕嘱患者避免过度活动肩关节，谨慎进行肩关节康复训练。

（2）不可快速、强力推注，以免造成三氧气体逸出病变区影响疗效。

（3）三氧注射对病程较短、关节粘连较轻、有明显局限性压痛点的肩周炎效果较好。肩关节粘连、挛缩严重的患者，配合理疗可能有助于康复，但要慎用按摩和其他有创治疗。

（七）三氧膝关节腔内注射术

【适应证】

骨性膝关节炎。

【操作方法】

（1）患者仰卧位或坐位，膝关节屈曲 70°～90°，监测心率、血压、血氧饱和度和心电图。常规局部消毒、铺巾。

（2）推荐超声引导下穿刺，以提高准确性和减少并发症。

（3）以髌骨上缘的水平线与髌骨外缘的垂直的交点为进针点，经此点向内下方刺入关节腔；也可经髌韧带的任何一侧、紧贴髌骨下方向后进针。

（4）0.5%～2% 利多卡因局部麻醉后，7 号、5cm 长针经进针点垂直皮肤面穿刺，若回抽有血说明刺入血管，则将穿刺针退出少许，改变方向后再继续进针。遇关节囊时稍有韧感，突破关节囊有落空感，回抽尽量吸尽关节腔积液。

（5）注射 10～30μg/ml 的 O_2-O_3 混合气体 5～10ml，或 10～23μg/ml 的三氧化水 5～10ml，注液注气时应无阻力。一般每周治疗 2 次。

【注意事项】

（1）关节及关节周围注射治疗时，穿刺器械及操作均需严格无菌，以防关节腔渗液发生继发感染。

（2）动作轻柔，不要刺入太深，避免损伤关节软骨。

（4）有关节积液者先抽尽关节积液。

（5）膝屈曲位间隙较大，便于注射。

（6）局麻药浓度不宜过大，以免引起呼吸、循环功能障碍。

（7）注射结束后观察 5～15min，无异常方可离开。

（八）三氧踝关节腔内注射术

【适应证】

踝关节退行性关节炎、痛风性关节炎、创伤后踝关节病变和缺血性骨坏死等。

【操作方法】

（1）患者仰卧位，双下肢伸直，患足中立；或屈膝，足平放于床面。常规局部消毒、铺巾。

（2）触摸内踝前缘、胫前肌内缘、距骨所构成的三角间隙，间隙中心为进针点。注射针头由前内向后外方向，平行距骨上关节面穿入踝关节腔，有落空感，回抽无血后注入0.5%～2%利多卡因1ml，再注入10～30μg/ml的O_2-O_3混合气体3～5ml，或10～23μg/ml的三氧化水3～5ml。

（3）拔出注射针头后按压2min，无菌敷贴覆盖，并背伸、跖屈、内外旋踝关节，以使三氧在关节腔均匀分布。

（九）三氧桡骨茎突腱鞘注射术

【适应证】

桡骨茎突狭窄性腱鞘炎。

【操作方法】

（1）患者取坐位，患肢置于治疗台或治疗床上，肘关节屈曲约100°，手置于中立位，前臂放松，微握拳，腕下垫软枕，桡侧朝上。常规局部消毒、铺巾。

（2）推荐超声引导下穿刺，以提高准确性和减少并发症。在桡骨茎突水平，将覆盖有无菌护套的频率9～11MHz线阵超声探头置于拇长展肌和拇短伸肌上纵横切扫查，观察两肌腱与腱鞘的厚度、回声、有无积液等。在彩色多普勒模式下确定桡动脉，以便于区分紧贴于桡动脉桡侧的桡神经浅支。于超声引导下将穿刺针刺入拇长展肌、拇短伸肌肌腱与腱鞘之间区域，注入0.5～2%利多卡因1ml，再注射10～30μg/ml的O_2-O_3混合气体1～3ml，或10～23μg/ml的三氧化水1～3ml。一般每周治疗1～2次，3～5次为一疗程。

【注意事项】

（1）嘱患者24h内保持局部干燥，适当活动。

（2）在桡骨茎突附近压痛最明显处常可触及到条索、硬结节。

（十）三氧肌肉筋膜注射

【适应证】

适用于全身各处肌肉筋膜综合征。

【操作方法】

患者卧位或坐位，确认最明显的疼痛触发点，常规消毒。用5ml注射器7号针头予以痛点局部浸润式注射0.5%～2%利多卡因。注射完毕留针，一次性注射器取10～30μg/ml的O_2-O_3混合气体3～5ml，或10～23μg/ml的三氧化水3～5ml注射。一般每周治疗1～2次。4次一个疗程。推荐超声引导。

【注意事项】

（1）适用于单纯肌肉、筋膜、韧带损伤所致的疼痛和肌肉痉挛。不适合韧带断裂、关节错位、滑膜嵌顿、筋膜钙化者。

（2）注射三氧后可能产生局部酸胀不适，可自行缓解。

（十一）直肠三氧灌注

【适应证】

溃疡性结肠炎等肠道局部病变患者，或需要全身应用三氧治疗者。

【操作方法】

（1）设备准备　监护仪、医用三氧发生器、外接氧气瓶等均处于完好开启备用状态。

（2）耗材准备　一次性灌肠包、一次性 50ml 注射器、过滤器、清洁剪刀、治疗巾等。治疗过程中接触三氧的注射器和导管等耗材，均应选用抗氧化产品。

（3）患者取左侧卧位，暴露肛门，臀下垫治疗巾。常规监护。

（4）修剪肛管长度，润滑肛管前端 10cm，成人一般置入 7～10cm。夹子夹闭尾端。置管过程动作轻柔，嘱患者深呼吸调整情绪，放松肛门括约肌，遇阻力调整肛管位置，缓慢置入或重置，忌蛮力硬性操作。

（5）取气后即刻倒转注射器，避免气体泄漏。打开夹子，匀速注入适合剂量和浓度的 O_2-O_3混合气体，成年人剂量一般为 100～300ml，浓度 30μg/ml 左右。注入完毕将夹子迅速夹闭。如患者有不适或便意及时停止操作。治疗频率每天 1 次或隔天 1 次，每个疗程 10～20 次。

【注意事项】

（1）嘱患者治疗前一晚吃半流质食物，治疗前空腹并且排空肠道。

（2）询问患者是否有痔疮，痔疮可能在直肠置管过程中有损伤出血的风险。

（3）治疗后患者卧床休息 20～30min，并最好坚持 20～30min 不排气。

（4）注入三氧速度过快可能会出现腹痛和腹胀等不适，所以注气过程不宜过快，以 5～7min 为宜。

第五节　物理方法治疗疼痛

一、低、中频脉冲电疗法

用频率 1000Hz 以下的脉冲电流治疗疾病的方法称为低频电疗法。脉冲频率在 1001～100000Hz 之间的电疗法，称为中频电疗法。

脉冲电由上升时间、持续时间、下降时间和间歇时间所组成。常用波形有方波、正弦波、锯齿波、三角波、梯形波和指数曲线波等，脉冲还分为单向、双向、连续和调制等。

【适应证】

（1）急性疼痛　腰部扭伤、关节韧带损伤、关节置换术后。

（2）慢性疼痛　颈臂痛、腰腿痛、肩周炎、关节挛缩。

（3）周围神经损伤、脑卒中后遗症、废用性肌肉萎缩。

【禁忌证】

急性皮肤炎症、出血倾向、严重心脏病安装起搏器者。

【治疗方法】

1. 电极

有铅板、铜片和导电硅橡胶电极、衬垫不必很厚，用一绒布即可。

2. 电极的放置

采用并置法或对置法。

3. 电流强度

一般以患者能耐受为准。

4. 治疗时间和频次

一般每次 20 ~ 30min，每日 1 次，10 次为一疗程。

【注意事项】

（1）治疗前要告诉患者该电流的感觉，消除顾虑，求得患者配合。

（2）治疗前询问或检查治疗部位皮肤有无感觉减退、大瘢痕或破损。

（3）治疗时应除去治疗部位的金属物品如手表、发夹、首饰等。

二、间动电疗法

间动电疗法是将 50Hz 交流电经整流后叠加在直流电上构成的一种脉冲电流，用这种电流来治疗疾病的方法称为间动电疗法。常用间升波、疏密波、疏波密波治疗疼痛。

【适应证】

枕大神经痛、三叉神经痛、耳大神经痛、神经根炎、坐骨神经痛、交感神经综合征、挫伤、扭伤、骨折后遗症、网球肘、肩周炎、退行性骨关节病、肱二头肌腱鞘炎、颞颌关节功能紊乱、动脉内膜炎。

【禁忌证】

急性化脓性炎症、急性湿疹、出血倾向、严重心脏病、安装心脏起搏器者，对直流电过敏者。

【治疗方法】

1. 痛点治疗

以直径 2 ~ 3cm 小圆电极置痛点与阴极连接，阳极置痛点附近或对置。

2. 沿血管或神经干治疗

阴极置患部，阳极置血管或神经干走行方向，电极大小依情况而定。

3. 交感神经节与神经根治疗

小圆电极或小片电极置于神经干或神经根投影区与阴极相连，稍大电极置相应部位与阳极相连。

4. 离子导入

用片状电极，方法同直流电药物导入法。它比直流电离子导入的深度较深。

5. 肌肉刺激

用小或大圆电极，分别放于肌肉的起点和止点处或肌腹两侧。

【注意事项】

同“低、中频脉冲电疗法”。

三、经皮神经电刺激疗法

经皮神经电刺激疗法（TENS）将电极置于体表，电刺激止痛的方法。

【适应证】

1. 急性疼痛

（1）手术后切口痛　各种胸、腹部手术、关节手术。

（2）骨科疼痛　急性踝关节扭伤、肩周炎、急性腰扭伤、运动创伤等。

（3）妇产科疼痛　分娩疼痛、痛经。

（4）颌面部疼痛　主要是急性牙痛。

（5）内脏疼痛　胆绞痛、心绞痛。

2. 慢性疼痛

（1）腰背痛。

（2）关节炎。

（3）神经源性疼痛　带状疱疹后神经痛、肢幻痛、周围神经变性、格林巴利综合征、三叉神经痛。

（4）头痛　偏头痛和紧张型头痛。

【禁忌证】

急性化脓性炎症、急性湿疹、出血倾向、严重心脏病、安装心脏起搏器者，对直流电过敏者。

【治疗方法】

1. 电极的放置

一般置于痛区、运动点、扳机点、穴位、病灶同节段的脊柱旁，沿着周围神经走向。

2. 参数的选择

常用2Hz和100Hz交替，强度以患者能够耐受为准。约为6～12mA。

【注意事项】

同“低、中频脉冲电疗法”。

四、干扰电疗法

将两组或三组不同频率的中频电流交叉地输入人体，在体内发生干扰后产生低频电流，这种电流称作干扰电流。应用干扰电流治疗疾病的方法称为干扰电疗法。

临床上常用90～100Hz或0～100Hz扫频及100Hz固频来治疗疼痛。

【适应证】

1. 软组织损伤

干扰电疗对软组织扭挫伤、挤压伤、慢性劳损、肌纤维组织炎、腱鞘炎伤病，有较好的止痛、消肿、加速损伤修复的作用。

2. 骨关节疾病

用干扰电流治疗关节扭伤、肩周炎、退行性骨关节病、滑囊炎、骨膜钙化等关节疾病，可以达到止痛、消肿、恢复关节活动度的效果。

3. 神经系统疾病

神经炎、神经痛、坐骨神经痛、三叉神经痛、枕神经痛、带状疱疹等。

4. 骨折

对骨折延迟愈合的患者在不撤除外固定和金属内固定的情况下进行干扰电疗，可加速骨折的愈合。国外常用干扰电流治疗骨折后骨不连、假性关节病、骨折后骨萎缩等。

【禁忌证】

出血倾向、恶性肿瘤、活动性结核、植入心脏起搏器者。

【治疗方法】

1. 由理疗科专人员操作完成

2. 治疗时间和疗程

治疗中可选用1或2种或更多的差频，每种差频作用5～10min，总治疗时间20～30min。每日或隔日治疗1次，一般6～12次为一疗程，慢性病可多至20次。

【注意事项】

注意皮肤刺激反应和皮肤烧灼。

五、调制中频电疗法

1. 正弦调制中频电疗法

是调制中频电疗法中的一种。正弦调制中频电疗法有较好的镇痛作用，尤其以即时止痛效果较为突出。由专人操作仪器完成。

2. 脉冲调制中频电疗法

是一种较新的调制中频电疗法，是在正弦调制中频电疗法的基础上发展起来的。脉冲调制中频电疗仪的载波中频频率在1～10kHz之间可调。

3. 双调制中频电疗法

也称为双动态调制中频电疗法，传统的调制中频电疗法属于“单动态”调制，即只有低频调制波的变化，中频载波是不变的。双调制中频电疗法则是一种新型的低频调制中频电疗法，载波频率和调制波同时产生周期型变化，故称为“双动态调制”。

【适应证】

1. 骨关节疾病

肩周炎、颈椎病、肱骨外上髁炎、骨性关节炎、风湿性和类风湿关节炎、强直性脊柱炎。

2. 软组织疾病

急性扭挫伤、肌纤维组织炎、腱鞘炎、滑囊炎、注射后硬结、血肿机化、淋巴回流障碍。

3. 神经系统疾病

神经炎、神经根炎、周围神经损伤、坐骨神经痛、股外侧皮神经炎、中枢性瘫痪。

4. 消化系统疾病

胃及十二指肠溃疡、不完全性肠梗阻、慢性胆囊炎、术后肠麻痹、习惯性便秘。

5. 泌尿系统疾病

尿路结石、前列腺炎、尿失禁。

6. 妇产科疾病

盆腔炎、附件炎、宫缩无力。

【禁忌证】

同“干扰电疗法”。

六、超短波电疗

超短波电疗机，输出的高频电磁波为等幅正弦波，常用波长有6nm、7. 37nm 两种。

【适应证】

1. 炎症性疾病

疖、痈、脓肿、蜂窝织炎、淋巴腺炎、乳腺炎、阑尾炎、阑尾周围脓肿、切口感染、痔疮合并感染、皮脂腺囊肿合并感染、骨髓炎、神经炎、神经根炎、睑板腺炎、鼻窦炎、中耳炎等。

2. 血管和某些自主神经功能紊乱疾病

深静脉炎、血栓性静脉炎、闭塞性脉管炎、手血管痉挛综合征等。

3. 呼吸系统疾病

咽喉炎、气管炎、支气管炎、支气管哮喘、肺炎、肺脓肿、胸膜炎、气胸等。

4. 运动系统疾病

肌纤维组织炎、肌肉劳损、软组织扭挫伤、肩周炎、良性关节痛、风湿性关节炎、类风湿关节炎、关节滑膜炎、关节积血、关节积液、退行性骨关节病、骨折等。

5. 其他

冻伤、血肿、术后切口反应、溃疡、窦道、神经痛、高血压病（早期）。

【禁忌证】

出血或出血性疾病、心血管功能代偿不全、活动性结核、恶性肿瘤、植入心脏起搏器患者。

【治疗方法】

由专人操作仪器完成。每日1~2次或隔日1次，5~15次为一疗程。

七、磁疗

利用磁场的物理性能作用于人体来治疗疾病的方法叫磁疗法，简称磁疗。

【适应证】

1. 内科疾病

风湿性关节炎、类风湿关节炎、坐骨神经痛、纤维组织炎、三叉神经痛、面神经麻痹、神经衰弱、腮腺炎、支气管炎、支气管哮喘、胃炎、胃及十二指肠溃疡、冠状动脉粥样硬化性心脏病等。

2. 外科疾病

急性扭挫伤、术后伤口疼痛、肌内注射后硬结、残肢痛肿、静脉炎、血栓闭塞性脉管炎、甲状腺瘤、前列腺炎、甲沟炎、腱鞘囊肿、肱骨外上髁炎、肩周炎、肥大性脊椎炎、颈椎病、外伤后遗症、骨折、落枕、泌尿系结石、肛周疾病、乳腺炎、乳腺增生症等。

3. 妇科疾病

月经不调、痛经、盆腔炎等。

4. 小儿科疾病

小儿单纯性腹泻、小儿气管炎、小儿哮喘、先天性肌性斜颈、小儿遗尿、小儿血管瘤、肠蛔虫病、小儿肺炎等。

5. 皮肤科疾病

皮肤溃疡、带状疱疹、湿疹、荨麻疹、神经性皮炎、冻伤等。

【禁忌证】

磁疗法目前尚未发现有绝对禁忌证，但严重的心、肺、肝及血液疾病，癌症，体质极度衰弱者等可不用或慎用。

【治疗方法】

1. 种类

主要有静磁场法（直接敷贴法、间接贴敷法、直流恒定磁场法），动磁场法（旋转磁疗法、电磁按摩法、电磁法）等方法。

2. 磁场强度

场强一般分为低、中、高。低的场强在50mT以下，中场强在50～150mT，高场强在150mT以上。应用场强大小应视病情而定，一般可依据下列几点：

（1）患者情况　年老体弱、久病、危病、儿童、磁敏感者及白细胞、血压低者宜用小剂量，而年轻体壮者可用中、高剂量。

（2）病变性质　急性疾病开始时可用小或中场强，慢性疾病开始即可用中或高场强。风湿性关节炎、类风湿关节炎、坐骨神经痛、剂量可大些。高血压、神经衰弱、失眠等，剂量宜小。

（3）治疗部位　头颈胸宜用小剂量，背部、腰腹部及四肢用中等剂量，对于肌肉丰满的部位如臀部及大腿，可以用高剂量。

3. 磁疗时间

一般每次20～30min，每日或隔日1次。磁片贴敷可连续进行，根据病情定期复查，对于某些慢性病，在无不良反应的情况下，疗程可延长至2～3个月。

【注意事项】

（1）不同疾病选择不同的磁片。磁片要消毒，以免发生感染；保管时注意防氧化、防震动、防高温。

（2）注意磁疗的不良反应。磁疗后出现兴奋、恶心、胃部不适等症状。个别患者有白细胞减少，还有的患者在局部出现疼痛、刺痒、灼热或水疱等。

（3）使用电磁治疗时，应根据治疗部位外形，选用合适的磁头，使磁头开放面与治疗部位密切接触，使磁力线能更多的通过患区组织。

八、体外冲击波疗法

体外冲击波是由专用的设备将物理学介质（空气或气体）转换成精确的、弹道式机械性、脉冲压强波，通过治疗探头的定位和移动，使疼痛部位发生较广泛的组织反应，达到一定的松解、镇痛、促进组织修复等效果。

【适应证】

1. 适应证

（1）骨组织疾病　骨折延迟愈合及骨不连、成人早期股骨头坏死。

（2）软组织慢性损伤性疾病　肱二头肌长头肌腱炎、钙化性冈上肌腱炎、肱骨外上髁炎、肱骨内上髁炎、足底筋膜炎、止点性跟腱炎等。

2. 相对适应证

骨性关节炎、距骨骨软骨损伤、腱鞘炎、肩峰下滑囊炎、髌前滑囊炎、髌腱炎、股骨大转子滑囊炎、弹响髋和肌痉挛、骨坏死性疾病（月骨坏死、距骨坏死、舟状骨坏死）等。

【禁忌证】

1. 禁忌证

（1）出血性疾病　凝血功能障碍患者可能引起局部组织出血；未治疗、未治愈或不能治愈的出血性疾病患者。

（2）血栓形成患者　该类患者禁止使用冲击波治疗，以免造成血栓栓子脱落，引起严重的后果。

（3）生长痛患儿　生长痛患儿疼痛部位多位于骨骺附近，为避免影响骨骺发育，不宜行冲击波治疗。

（4）严重认知障碍和精神疾病患者。

（5）肌腱、筋膜断裂及严重损伤患者

（6）冲击波焦点位于脑及脊髓组织者、位于大血管及重要神经干走行者、位于肺组织者、骨缺损 >2cm 的骨不连患者。

（7）关节液渗漏的患者　易引起关节液渗出加重。

2. 相对禁忌证

以下疾病在使用电磁、压电式冲击波治疗机时为相对禁忌证，而气压弹道式冲击波治疗机不完全受以下禁忌证限制。

（1）严重心律失常患者。

（2）严重高血压且血压控制不佳患者。

（3）安装有心脏起搏器患者。

（4）恶性肿瘤已多处转移患者。

（5）妊娠者。

（6）感觉功能障碍患者。

（7）严重骨质疏松症患者。

【使用方法】

（1）严格掌握适应证和禁忌证。

（2）将冲击波探头垂直对准靶点部位，开启震动。

（3）每次 15min，每周 1 次，5 次一个疗程。

（4）可与神经阻滞、痛点注射、药物和其他理疗联合使用。

【不良反应】

（1）治疗部位局部血肿、瘀紫、点状出血。

（2）治疗部位疼痛反应增强。

（3）治疗部位局部麻木、针刺感、感觉减退。

第六节　疼痛的心理治疗

【适应证】

（1）反复因头痛、颈部、背部、腰部和四肢疼痛在综合医院有关科室就诊，临床查体和实验室检查结果未提示器质性病变者。

（2）因焦虑、恐怖、疑病、抑郁等精神因素所致的慢性疼痛。

（3）各种原因引起的慢性全身疼痛。

（4）紧张型头痛。

（5）偏头痛。

【禁忌证】

（1）精神分裂症发作期。

（2）严重智力缺陷，检查不配合者。

（3）不愿接受心理治疗的患者。

【患者评估】

（1）确定疼痛对躯体障碍影响的程度和范围。

（2）明确心理异常的类型和程度，可应用抑郁量表、焦虑量表及情感与疼痛多元量表进行检测，以明确心理因素与疼痛的关系。

（3）建立行为目标，包括活动水平、医疗保健系统应用、药物应用和治疗反应。

（4）提供关于患者对药物治疗及以往治疗的感觉和对目前治疗的期望。

（5）了解患者的职业史和工作情况。

（6）了解其他人在维持和加剧患者异常行为中的重要作用，以便有针对性治疗。

（7）通过患者及其有关者认识疼痛的可变性，心理、行为、社会因素影响疼痛的性质和程度，开始改变患者的疼痛评价。

【常用方法】

（一）暗示疗法

是患者不经过逻辑判断，自觉地接受医生灌输给他的观念而取得治疗效果的一种方法。暗示疗法的关键在于使患者相信医生，医生具有权威性，相信医生正采取措施能减轻自己的痛苦，自己的疼痛能够减轻或解除。

1. 言语暗示

言语对痛觉既有增强、延长的作用，也有抑制、减弱或消除的作用。适当的言语暗示能显著提高痛阈，降低疼痛感。

2. 安慰剂药物暗示

30% 的疼痛患者可以用蒸馏水代替普鲁卡因，75% 慢性疼痛患者可以用生理盐水暗示为哌替啶，起到镇痛效果；癌症患者疼痛时用安慰剂止痛，止痛作用持续 4h 以上者高达 77%。

3. 采用有助于镇静患者情绪的暗示措施

医护人员对疼痛患者要给予同情，应表现出对他的痛苦理解，耐心倾听患者对其疼痛的诉说，一切医疗护理行为应沉着、娴熟、准确，让患者感到医生护士已经理解自己疼痛的部位、性质、强度，他们正采取措施减轻自己的痛苦。此外，要为患者创造一个安静、清洁有序的环境，经常让患者听音乐、看小说、看画报、下棋、散步，以分散对疼痛的注意力，改善情绪，提高患者的痛阈。

4. 自我暗示法

偏头痛患者感到头痛即将发作时，立即将双手呈半握拳状（保持其他姿势也可以），并设想自己的双手确实在逐渐变热、额肌逐渐变凉。进行这项治疗方法时，注意力一定要集中于“额凉手热”这一自我暗示上。

5. 其他

利用催眠下的暗示疗法缓解患者的疼痛（见催眠疗法）。

（二）生物反馈疗法

生物反馈疗法是利用现代电子仪器，使通常人们不能察觉的内脏生理功能（如血压、呼吸、心率、生物电活动等），给予处理转换成个体能觉察到的信号显示出来，以帮助个体自我控制和调节这些活动，从而达到治疗的目的。

生物反馈治疗是松弛疗法与生物反馈技术相结合的产物，通过各种松弛训练程序，反复训练，逐步达到全身放松的目的。

1. 慢性疼痛的生物反馈疗法

（1）在治疗前，向患者说明所患疼痛与心理社会应激因素的关系，并介绍生物反馈的原理及注意事项，说明治疗的可靠性及安全性，增强患者治疗疼痛的信心，并强调治疗成败的决定因素在于患者的配合程度，只要患者循序渐进、持之以恒，将会取得满意疗效。

（2）训练前，应排除各方面的干扰因素，一般在进餐后 30min 进行训练，训练前不应饮用茶、咖啡、酒精等刺激性饮料。

（3）治疗室内要安静，光线柔和，温度应在 26℃左右，患者坐在有扶手的靠椅上，双腿放松，感觉舒适，或躺在与平面呈 45°角的床上，解松领扣、腰带，换上拖鞋或便鞋，保持头脑清静，微闭双目，呼吸均匀、缓慢、自然。

（4）每次治疗前 5min，均应测查并记录极限数据，测查时输出反馈信息，只记录平均值，作为本次基线值。

（5）测定基线值后，给患者增加精神负荷，同时观察肌电、皮电、指端皮温、脉搏、血压等指标变化，找出反应敏感指标，找出并确定下一步的训练目标。对前后变化不显著的指标，不宜作为训练指标。

（6）实施全身肌肉放松程序。一般依次为头部、颈部、肩部、上肢、下肢、躯干。

开始进行收缩与放松交替练习，之后做全身肌肉放松练习。

（7）呼吸要求自然、缓慢、均匀。训练时尽可能保持头脑清静，排除杂念，使自己处于旁观者的地位，观察头脑中自发涌现什么思想及情绪变化，这叫被动集中注意；或自己反复默念："我的腹部、腰部感到很沉重，很温暖……"以达到自我暗示的作用；也可以想象自己躺在温馨、微风轻拂、柔和阳光的海滩或乡村草地上，天是蓝的，水是绿的，一切都是透明的，自己置身于大自然的怀抱，接受自然的洗礼，有与自然融合在一起的感觉。入静好时可达到思维停止，万念俱寂。但训练时应注意避免完全入睡。

（8）治疗者应注意调节反馈信号。调节阳性强化阈值，使患者获得自控生物性指标的阳性信号占70%，阴性信号占30%左右；当阳性信号达90%以上，即可提高阈值要求标准，当阳性信号占50%左右时，就降低阈值要求标准，使训练循序渐进，稳步进行。每次治疗结束，让患者做几次肢体屈伸运动，让患者轻松愉快地离开治疗室。

（9）在反馈训练结束后，要求回家后（住院患者在医院）自行练习，一般在中午、晚上睡觉前或清晨时自行练习，每次10～30min，每日1或2次。

（10）反馈仪治疗疗程。每周2次，5周为一疗程，10次左右。其他时间要求患者在家练习，一般要求坚持训练4～6个月。

（11）在治疗中，应密切观察患者的各种反应，并详细记录，必要时填写症状自评量表，以判定疗效。

2. 皮温反馈训练治疗偏头痛

（1）皮温反馈仪置于利手示指，简单说明生物反馈原理及温度变化与反馈信号关系。测定基础值。

（2）进行15～20min反馈练习。手温升高时给予及时鼓励，并要患者体验升温时的舒适感，头痛强度降低的等级。

（3）训练结束后头痛强度自我评定。

（4）布置家庭作业，每天2次，每次15min不用仪器的手指升温练习。

（5）疗程同"慢性疼痛的生物反馈疗法"。

3. 颞动脉搏动反馈技术治疗偏头痛

（1）头痛部位同侧颞动脉处置放反射式光电体积描记器，反馈信号为血容量读数显示，或医师的读数报告。

（2）如用专用血容量反馈仪，则由仪器提供听觉信号，例如报警声的强、弱、消失。警报声强表示血容量大大超过预置的阈限；减弱，表示正在减少；消失，表示已达到预置阈限以下。可以确定新的阈限，让患者设法继续使声音减弱和消失。

（3）为了提高控制颞动脉血容量的能力，训练中期可让患者进行双向练习，即设法使血容量增加，然后立即降低。患者如能迅速降低血容量，则表明已具备有应付偏头痛的能力。

（4）门诊训练每周3次，每次20～30min，一般经过2～4周训练，结合每日2次不用仪器的家庭放松训练，偏头痛症状可以消除。

4. 注意事项

（1）治疗的目的是让患者躯体和精神放松，缓解疼痛症状。

（2）治疗时要求患者的心理状态对过去淡然置之，对未来不忧心忡忡，对目前顺其自然，使机体处于无意识的自由飘荡状态。

（3）事先告示患者在松弛状态下可能出现一过性的躯体感觉，如沉重感、温暖感、飘荡感等，以免引起患者的担心和不安。

（4）如果通过多次训练，生物反馈指标无明显变化，应与患者一起寻找原因，必要时选择其他生物反馈指标。有的患者通过治疗，生物反馈指标虽有明显变化，自我调节也好，但临床症状无明显改善，则考虑选用其他疗法进行治疗。

（5）对紧张型头痛和偏头痛患者采用反馈训练前必须排除器质性病变，如肿瘤等。

（6）对头痛治疗的训练结果：①患者学会改变生理反应，头痛消失；②学会改变生理反应头痛不消失；③没有学会生理反应，头痛消失；④没有学会生理反应，头痛不消失。第①种最理想，不需要附加治疗。第③种可能是安慰剂效应，头痛的缓解是暂时的，应进行长期训练，同时逐渐拉大两次训练之间的间隔时间。第②种可能是患者有意无意地害怕深度松弛，以熟悉的高唤醒状态抵制临时出现的松弛状态。实际出现过头痛解除的片刻而感觉不到。第②、第④种患者应先进行心理或行为治疗，解决认识问题。

（7）生物反馈训练早期阶段思想杂念繁多，告诉患者不必禁止这些思想的出现，采取随它去的态度，杂念自会消失。

（8）对头痛反馈训练中患者应采取被动注意态度，不要因作过分的主观努力而引起焦虑。对于训练无进展的患者可以试用以下辅助方法：①视觉想象，想象手浸在热水中，烤着火，血在涌向手指；②腹式深呼吸，冥想血正随着呼气流向手和脚；③双臂转圈，使血液离心，集中于手；④增加室温；⑤对于接受肌电反馈训练者，可以轻抬其手腕，帮其慢慢摇动，松弛其手臂。

（三）支持性心理治疗

支持性心理治疗又称支持疗法，其主要特点是运用治疗者与患者之间的良好关系，积极发挥治疗者的权威和知识来支持患者，采用消除疑虑、说服劝慰、启发建议、激励鼓舞及消除应激因素等方式，目的在于发挥患者内在的潜力，使其面对现实，协助患者渡过难关，避免精神崩溃。

1. 详细倾听

治疗者应热情接待患者，对他们的疼痛给予高度重视和同情，认真倾听患者的叙述，详细了解病史，使患者感到治疗者在认真关注他们的痛苦，以消除疑虑，产生信赖。同时患者尽情的倾诉，也能起到疏泄郁闷情绪的作用，使其一吐为快，心情放松。

2. 认真解释

根据患者疾病及心理因素的特点，向其提出切合实际的、真诚的解释和劝告，以协助患者端正对疼痛的看法，调整和改善心理行为问题。慢性功能性疼痛患者常有好胜、敏感、嫉妒、固执、孤僻、怕羞、死板及强迫倾向等性格特点。起病时又常由社会心理因素的影响，如生活受挫、意外打击、家庭纠纷、夫妻不和等。有些患者怀疑自己患了器质性疾病，怕别人不理解他的痛苦，担心自己的病治不好。

（1）必须诚恳、耐心地指出患者性格上的弱点，帮助他们正确处理矛盾，讲清疾病的性质和机制，说明心理机制在疾病发生上的作用。

（2）通过治疗性语言，对患者进行解释、启发、疏导，使患者消除焦虑，松弛紧张情绪。

（3）对功能性慢性疼痛患者，要消除患者对癌症或精神失常的恐惧。对其做出肯定的答复，此种疼痛不是癌症，也不会导致精神失常，使患者的恐惧和焦虑情绪得以缓解。

（4）向患者解释此种慢性疼痛之所以迁延，是由于疼痛、失眠、抑郁或焦虑恶性循环所致。要中断这种恶性循环，必须消除焦虑、抑郁，主动去控制情绪使其缓和。这样有利于安眠，使疼痛减轻。

（5）在解释无效时，需要做一些特殊检查，以消除其疑虑。让患者认识疾病的性质是功能性的，可出示检查、会诊结果，引导患者认识功能性慢性疼痛实质是一种心理问题的躯体化表现，并指出本病是可以治愈的。

3. 适当保证

一些慢性疼痛患者存在明显的紧张、焦虑、恐惧、抑郁等负性情绪，为消除患者的疑虑与错误观念，给患者以适当心理上的支持，适当的保证是十分有益的。但提出的保证要有足够的依据，使患者深信不移，这种信任感是取得疗效的前提。适当的保证能使患者对自身疼痛的治疗抱有足够的信心，避免悲观失望，加重病情。

4. 合理建议

指导与建议是支持性心理治疗的重要手段之一，与求治者一起分析，寻求应付和处理疼痛的恰当方法。如建议患者：

（1）经常保持镇静和乐观情绪，尽量放松头颈部及肌肉，且以新的条件刺激，如到空气新鲜的环境中散步、打太极拳、洗温水浴等。

（2）应尽量调整环境，培养兴趣，用以转移注意力，达到缓解情绪、松弛肌肉、防止疼痛发作的目的。

（3）保持充足睡眠，减轻生活和工作中的压力，心情愉悦，精神放松。

（4）要避免某些精神刺激，因会导致病情反复，如有不良性格，或他们对人、对事不正确的态度，指出并鼓励他们加以纠正。

5. 注意事项

支持性心理治疗一般要 4 或 5 次，每次 1h 左右。在使用支持性心理治疗时，最重要的是取得患者的信任，但也应注意对患者过分关心、同情和长期保护，可能会使患者形成对医务人员的过度依赖，使其丧失自我适应及康复成长的机会和能力。

（四）催眠疗法

催眠疗法是指用催眠的方法使求治者进入催眠状态，其意识范围变得极度狭窄，借助暗示性语言，以消除病理心理和躯体障碍的一种心理治疗方法。

1. 治疗前的准备

首先要向求治者说明催眠的性质和要求，讲清治疗的目的和步骤，取得患者的同意和充分合作；其次，应测试患者的受暗示的程度，这是决定催眠疗法好坏的关键。受暗示程度低和不接受暗示者，不能接受暗示治疗。有 4 种方法测试患者受暗示的程度。

（1）测试嗅觉　用 3 个装有清水的试管，让患者分辨出哪个是清水，哪个装的是稀乙醇，哪个装的是淡醋。分辨不出者得 0 分，辨别出后两种者得 2 分，辨别出后两种中的一种者得 1 分。

（2）测试记忆力　让患者看一幅彩色画，画面上是一个房间内有一扇窗户，绿色的窗帘，1 张桌子和 1 把椅子。30s 后拿走彩色画，提问："房间里有 2 张桌子还是几张桌子？窗帘是蓝色的还是淡黄色？房间里有 2 扇还是 3 扇窗户？"若回答和问话一致则具有暗示性，每一问得 1 分，若回答与画面一致则得 0 分，此项测试得分为 0～3 分。

（3）测试平衡功能　让患者面对墙站着，双目紧闭，平静呼吸 2min 后，施治者用低沉语调慢慢地说："你是否感觉身体来回摇晃，你注意体会我所说得感受，是否有些来回摇晃。"反复问 3 次后，让患者回答或观察患者，未感到摇晃者得 0 分，轻摇晃者得 1 分，明显摇晃者得 2 分。

（4）测试视觉分辨能力　在白纸上画两个一样大的圆圈，圆圈中分别写 12 与 14 两个数字，让患者回答哪个圆圈大，回答一样大者得 0 分，如果回答其中之一大者得 1 分。

通过上面 4 项测试，患者可得 0～8 分，分数愈高提示患者暗示性愈强，接受催眠治疗的可能性就愈大。

2. 催眠的环境

催眠应在安静、昏暗的房间内进行，实治者最好应有助手在场，特别是在对异性单独施治时必须有助手在场。求治者舒适地坐位或卧位，放松数分钟，然后进行催眠。

3. 催眠的方法

催眠的类型可分为集体催眠、个体催眠和自我催眠。①集体催眠是让病情、年龄等都比较近似的患者数人或更多一些一起进行催眠，其优点是可以同时治疗多个患者，有可消除求治者恐惧以及孤单的心理，并且可以让对催眠治疗效果好的患者现身手法，通过患者相互之间的暗示与模仿来提高疗效，增进患者对催眠的信服。②个别催眠是对单个患者的催眠。③自我催眠是指在施治者的指导下，由患者对自己进行的催眠。常用的催眠方法有以下四种：

（1）言语暗示加视觉暗示　让患者全神贯注地凝视前方的某一物体，数分钟以后，施治者便用单调的暗示性语言进行暗示。"你的眼睛已经开始疲倦了，你已经睁不开眼睛了，闭上眼睛吧，你现在手、腿都开始放松了，全身都开始放松了，眼皮发沉了，头脑开始模糊了，你要睡着了，睡吧"。求治者如果暗示性较高，可立即进入睡眠状态。如果第一次暗示不成功，应重新暗示，并把凝视物放到离求治者双眼更近些，以加强暗示，使双眼皮变得更加沉重。

（2）言语暗示加听觉暗示　让患者闭目放松，注意听单调的节拍声或滴水声。几分钟后，给予上述的言语暗示，同时还可以加上数数。

（3）言语暗示加皮肤感觉刺激　施治者在患者面前洗净手，并将手烤热后嘱患者闭目放松，按同一个方向反复、均匀地在患者额部、两颊以及双手上慢慢移动，并配以语言暗示。

（4）药物催眠　某些患者暗示性低，可考虑药物诱导。

4. 催眠结果

（1）浅度催眠状态的患者感到全身疲倦、肌肉松弛、呼吸深缓，醒后对睡眠中发生的事情有回忆力。

（2）中度催眠状态的患者感到四肢僵硬，睡意较浓，对催眠中发生的事情只保留了部分记忆。

（3）深度催眠状态下的患者只对施治者的说话有反应，醒后无记忆。中度和深度催眠状态下无法进行心理治疗，浅度催眠状态下若心理治疗效果较好，可根据患者症状，让其回忆已遗忘的过去经历，发泄其受创伤的体验。可以询问其生活、工作中的挫折。可以给患者以暗示，告诉患者疼痛症状会很快消失。

5. 催眠治疗的疗程

一般为 5 次，隔日 1 次或 3 日 1 次，做完 3 次后每周 1 次，每次时间应在 30min 左右，总的治疗次数最多不超过 10 次。

6. 注意事项

（1）催眠术是一种对症疗法，首先在于解除患者主观上的疼痛及躯体不适，一般不应用于器质性疼痛，除非在器质性疼痛的基础上有心理因素存在，如焦虑、恐惧、疑病、抑郁等。

（2）并非所有医生均可采用催眠疗法治疗患者，只有经过专门训练的心理医生和精神科医生在治疗和研究需要时，并在患者自愿配合的情况下方可应用。

（3）治疗前患者应签《知情同意书》。

（五）放松疗法

放松疗法又称松弛训练，是指通过一定的肌肉松弛训练程序，有意识地控制自身的生理心理活动，降低唤醒水平，改善躯体及心理功能紊乱状态，达到治疗疾病的作用。

1. 基本要求和操作

（1）治疗房间安静、整洁、光线柔和、环境适宜。

（2）指示语应低沉、轻柔和愉快。

（3）让患者坐在沙发上或平躺床上，尽量使自己感到舒适愉快，并轻轻地闭上眼睛。

（4）引导患者“我现在教你怎样使自己放松。为了做到这一点，我教你先紧张，然后放松全身肌肉。紧张及放松的意义在于使你体验到放松的感觉，从而学会如何保持松弛的感觉。好，我先让你体验一下紧张的感觉”。

（5）治疗者用手握住患者的手腕，并告诉患者：“请用力弯曲你的前臂，与我的拉力形成对抗，体验肌肉紧张的感觉”。（停 5s）

“好，请放松，尽量放松，体验感受上的差异”。（停 5s）

“这就是紧张与放松的基本体验。下面我教你使全身肌肉逐渐紧张和放松，从手部开始，依次是上肢、肩部、头部、颈部、胸部、腹部、臀部、下肢，直至双脚，顺次对各组肌群进行先紧张后放松的练习，最后达到全身放松的目的”。

2. 注意事项

（1）治疗的目的是让患者躯体和精神放松，缓解疼痛症状。

（2）治疗时要求患者的心理状态对过去淡然置之，对未来不忧心忡忡，对目前顺其自然，使机体处于无意识的自由飘荡状态。

（3）事先告示患者在松弛状态下可能出现一过性的躯体感觉，如沉重感、温暖感、飘荡感等，以免引起患者的担心和不安。

（4）在掌握放松训练的程序之后，可给患者提供书面指示语或录音磁带，要求患者回家或在病室里自行练习，每日 1～2 次，每次 15min，并要求患者持之以恒，循序渐进，坚持训练，最终会取得较好疗效。

总之，疼痛的心理治疗方法很多，除以上介绍的方法外，还有疼痛的认知行为治疗、疼痛的精神分析治疗、疼痛的团体治疗和家庭治疗等。